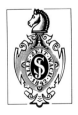

Dietmar Wolter · Walther Zimmer (Hrsg.)

Die Plattenosteosynthese und ihre Konkurrenzverfahren

Von Hansmann bis Ilisarow

Mit 497 Abbildungen in über 1000 Einzeldarstellungen, davon 11 farbig

Springer-Verlag
Berlin Heidelberg New York
London Paris Tokyo
Hong Kong Barcelona
Budapest

Prof. Dr. med. D. WOLTER
Dr. med. W. ZIMMER

Berufsgenossenschaftliches
Unfallkrankenhaus
Bergedorfer Str. 10
W-2050 Hamburg 80

ISBN 3-540-53536-5 Springer-Verlag Berlin Heidelberg New York

Die Deutsche Bibliothek − CIP-Einheitsaufnahme
Die Plattenosteosynthese und ihre Konkurrenzverfahren:
von Hansmann bis Ilisarow / Dietmar Wolter; Walther Zimmer
(Hrsg.). − Berlin; Heidelberg; New York; London; Paris;
Tokyo; Hong Kong; Barcelona; Budapest: Springer, 1991
  ISBN 3-540-53536-5
NE: Wolter, Dietmar [Hrsg.]

Die Wiedergabe von Gebrauchsnamen, Handelsnamen, Warenbezeichnungen usw. in diesem Werk berechtigt auch ohne besondere Kennzeichnung nicht zu der Annahme, daß solche Namen im Sinn der Warenzeichen- und Markenschutz-Gesetzgebung als frei zu betrachten wären und daher von jedermann benutzt werden dürften.

Produkthaftung: Für Angaben über Dosierungsanweisungen und Applikationsformen kann vom Verlag keine Gewähr übernommen werden. Derartige Angaben müssen vom jeweiligen Anwender im Einzelfall anhand anderer Literaturstellen auf ihre Richtigkeit überprüft werden.

Reproduktion der Abbildungen: Gustav Dreher GmbH, Stuttgart
Satz: K+V Fotosatz GmbH, Beerfelden; Druck: Appl, Wemding
Bindearbeiten: Schäffer GmbH & Co. KG, Grünstadt
24/3130-543210 − Gedruckt auf säurefreiem Papier

Vorwort

Vom 14. bis 16. September 1989 fand im Kongreß-Zentrum Hamburg der Kongreß *100 Jahre Plattenosteosynthese und ihre Konkurrenzverfahren* statt.

Den Anstoß zu diesem Kongreß ergab die Tatsache, daß vor 100 Jahren C. Hansmann am Krankenhaus St. Georg in Hamburg die erste Plattenosteosynthese durchführte und diese Methode auf dem Kongreß der Deutschen Gesellschaft für Chirurgie in Berlin 1886 vorstellte.

Nicht selten werden jedoch Pioniere und ihre Leistungen, gerade wenn sie ihrer Zeit voraus sind, vergessen. Zu ihnen hat C. Hansmann gehört. Nach seiner ersten Veröffentlichung ist die Methode nach Hansmann ein auch in anderen Publikationen zitiertes Verfahren. Im angloamerikanischen Schrifttum lassen sich noch in den 20er Jahren Arbeiten finden, welche die Hansmann-Platte anführen. In den zahlreichen Publikationen über Plattenosteosynthese in den letzten Jahrzehnten taucht Hansmann jedoch nur noch ganz selten auf.

In den *Heften zur Unfallheilkunde* (Band 175) über die Osteosynthese der Thoraxwandinstabilität weist K. E. Rehm auf die Hansmann-Methode hin.

Da 1886 lediglich das Allgemeine Krankenhaus St. Georg in Hamburg bestand, muß C. Hansmann St. Georger Chirurg gewesen sein. Dies konnte durch Nachforschungen zur Person und zu seinem Lebenswerk bestätigt werden.

Gut 100 Jahre sind seit dieser Veröffentlichung vergangen, Grund genug also, die Plattenosteosynthese mit ihren Vorzügen, aber auch ihren Gefahren und Komplikationen als Kongreßthema zu wählen und damit den St. Georger Chirurgen Hansmann nachträglich zu ehren.

Die Bedeutung eines Verfahrens kann jedoch nur im Bezug zu den Konkurrenzverfahren richtig beurteilt werden. Bei den vielen ausgezeichneten Vorträgen waren es dann insbesondere die Beiträge von Prof. Ilisarow aus Kurgan/Sibirien, die diesen Kongreß geprägt haben. Sie zeigten, daß wir trotz einer intensiven Weiterentwicklung noch nicht am Ende der Optimierung unserer knochenchirurgischen Verfahren angelangt sind, sondern daß wir umdenken müssen, um mit Hilfe der Kallusmodulation und Distraktion, der dynamischen Osteogenese und der Suche nach der „optimalen Instabilität" eine Verbesserung unserer Ergebnisse zu erzielen.

1989 wurde gleichzeitig das 30jährige Bestehen des Berufsgenossenschaftlichen Unfallkrankenhauses Hamburg gefeiert. Die enge Verbindung der unfallchirurgischen Abteilung des Allgemeinen Krankenhauses St. Georg mit dem Berufsgenossenschaftlichen Unfallkrankenhaus war Grundlage für die gemeinsame Ausrichtung dieses Kongresses zusammen mit dem Landesverband der gewerblichen Berufsgenossenschaften Nordwestdeutschland.

Der vorliegende Band – vom Springer-Verlag in hervorragender Qualität herausgebracht – spiegelt insofern auch die heutige Situation der Unfallchirurgie und orthopädischen Chirurgie wider. Die wichtigen Methoden werden konkurrierend angewendet. Die Kunst des Anwenders wird darin zu sehen sein, Vorzüge und Nachteile der einzelnen Methode zum Wohle des Patienten richtig zu beurteilen und im jeweiligen Fall erfolgreich einzusetzen.

Die Hamburger Organisatoren dieses Kongresses danken allen Teilnehmern für ihre wertvollen Beiträge und Diskussionen sowie dem Springer-Verlag für die gute Zusammenarbeit und großzügige Ausstattung.

Hamburg, Sommer 1991   D. WOLTER
                                                                        W. ZIMMER

Inhaltsverzeichnis

Mitarbeiterverzeichnis

Die Anschriften sind jeweils am Beitragsbeginn angegeben

Begrüßung durch Senator O. Runde, Präses der Behörde für Arbeit, Gesundheit und Soziales

Sehr geehrter Herr Professor Ilisarow,
meine sehr geehrten Damen und Herren,

im Namen des Senats der Freien und Hansestadt Hamburg möchte ich Sie ganz herzlich in unserer Stadt begrüßen. In gewisser Weise bin ich geradezu prädestiniert, man kann sogar sagen präpariert, diesen Kongreß zu eröffnen, da ich selbst vor kurzem eine Knieoperation nach dieser Methode vornehmen lassen mußte. Ich freue mich sehr, daß so viele namhafte Wissenschaftler der Einladung der Veranstalter gefolgt sind und damit auch den Hamburger Chirurgen Hansmann, den „Erfinder" der Plattenosteosynthese, ehren.

Wenn ich vom *Hamburger* Chirurgen Hansmann spreche, ist das eigentlich nicht ganz korrekt, denn geboren wurde er bei Homburg/Efze – das ist ein gutes Stück von Hamburg/Elbe entfernt – und gestorben ist Hansmann im 65. Lebensjahr in Frankreich.

Dazwischen hielt er sich nicht nur in Marburg, Würzburg, München, Buenos Aires und Völklingen, sondern auch einige Jahre in Hamburg auf und erfand eben hier die Plattenosteosynthese.

Deshalb ist er auch ein bißchen „der Hamburger Chirurg Hansmann"!

Meine Damen und Herren, als Hansmann seine neue Methode im Jahre 1886 in einer medizinischen Zeitschrift veröffentlichte, tat er das in einem Jahr, das mit vielen Ereignissen in die Geschichte eingegangen ist: Ludwig II. von Bayern nahm sich das Leben, Lichtwarck wurde Direktor der Hamburger Kunsthalle, die Freiheitsstatue in New York wurde errichtet und der amerikanische Apotheker Pemberton gab das Ursprungsrezept für Coca-Cola preis. Vielleicht wäre Hansmann berühmter geworden, wenn er ein anderes Jahr für die Veröffentlichung gewählt hätte. Dieses „Mißgeschick" wird nun mit gut 100jähriger Verspätung durch diese Veranstaltung ein wenig wettgemacht, und ich hoffe, daß der Name Hansmann künftig in einem Atemzug mit seinem jüngeren und berühmteren Kollegen Küntscher genannt wird.

Die erste Plattenosteosynthese, seinerzeit die neueste Methode der Fixierung von Fragmenten bei sehr komplizierten Knochenbrüchen, war Ausgangspunkt für die Erfindung weiterer Verfahren. Professor Küntscher hat mit der Erfindung des Nagels und der geschlossenen Marknagelung praktisch die Arbeit Hansmanns fortgesetzt. Beide haben damit nicht nur die Knochenchirurgie, sondern auch benachbarte Disziplinen wie die Unfallchirurgie maßgeblich beeinflußt. Hamburg wurde sozusagen zum Mekka der Unfall- und Knochenchirurgie. Die Gründung des Berufsgenossenschaftlichen Unfallkrankenhauses Hamburg vor 30 Jahren ist auch eine Folge dieser Erfindungen, denn die Übernahme der Verfahren in Hamburger Kliniken erweiterte das Operationsspektrum erheblich. Neben der Allgemeinchirurgie war insbesondere die Unfallchirurgie mit operativer Knochenbruchbehandlung einschließlich der Hüft- und Wiederherstellungschirurgie betroffen. Eine enge Zusammenarbeit zwischen den Berufsgenossenschaften und den größeren, der Not- und Unfallversorgung angeschlossenen Hamburger Kliniken war und ist deshalb sinnvoll und notwendig. Mit ihrer eigenen, nun 30jährigen Einrichtung bieten die Berufsgenossenschaften schwerpunktmäßig Leistungen bei Arbeitsunfällen und Berufskrankheiten an; insbesondere schwerste Verletzungen werden dort hervorragend behandelt und versorgt. Die Fortschritte der Medizin sind in diesem Bereich für den Laien oft „wunderbar", viele Schwerstverletzte verdanken ihr Leben neuen Behandlungsmethoden. Ich meine, Hansmann und Küntscher sind gute Paten für diesen Kongreß.

Meine Damen und Herren, ich wünsche Ihnen einen anregenden Gedankenaustausch, interessante Diskussionen und einen schönen Aufenthalt in Hamburg.

Behörde für Arbeit, Gesundheit und Soziales der Freien und Hansestadt Hamburg, Hamburger Str. 47, W-2000 Hamburg 76, Bundesrepublik Deutschland

Wolter/Zimmer (Hrsg.)
Die Plattenosteosynthese und ihre Konkurrenzverfahren
© Springer-Verlag 1991

Zielsetzung des Kongresses

W. Zimmer

Es war die Idee der Fragmentstabilisierung und die Philosophie der primären Knochenheilung, die der Osteosyntheseplatte Form und Gestalt gegeben hatten. Ihr beispielloser Siegeszug wurde aber erst möglich, weil Methode und Material immer weiter optimiert werden konnten. Nachdem Danis und Key Anfang der 30er Jahre die Bedeutung der Fragmentkompression entdeckt hatten, war die Auseinandersetzung um die operative Knochenbruchbehandlung vielerorts zu einem nahzu unversöhnlichen Streit und damit zu einer Herausforderung für die Unfallchirurgie geworden, durch die weittragende Veränderungen in Gang gesetzt werden sollten.

Die Väter der Arbeitsgemeinschaft für Osteosynthesefragen, Willenegger, Allgöwer, Schneider und Müller, haben diese historische Herausforderung angenommen und sich Ende der 50er Jahre zusammengeschlossen, um ihr strategisch zu begegnen.

Wenn wir das Prinzip der stabilen Osteosynthese in vielen standardisierten Operationsverfahren heute erfolgreich verwirklicht sehen, so ist das der seit mehr als 30 Jahren systematisch betriebenen biologischen, biomechanischen und Materialforschung zu danken.

Hier sind besonders die exzellenten mechanischen und histologischen Ergebnisse von Perren und Schenk zu nennen.

Aber wir wissen auch, daß Tausende von nicht genannten Wissenschaftlern und Klinikern in aller Welt, besonders aber in der Schweiz, in Österreich und in Deutschland, zu diesem enormen Fortschritt beigetragen haben.

Überzeugende Behandlungserfolge haben dem Prinzip der stabilen Osteosynthese und der Philosophie der primären Knochenheilung eine derartige Ausstrahlung und Anziehungskraft verliehen, daß diejenigen, die unter ihrem Einfluß groß geworden

sind, wohl ein wenig geblendet wurden. Aber auch wer von uns – aus der konservativen Knochenbruchbehandlung kommend – von Anfang an den langen, manchmal dornenreichen Weg mitgegangen ist, hat begeistert seine immer besser werdenden eigenen Ergebnisse begrüßt.

Der Erfahrene erkannte aber bald und lernte es zu akzeptieren, daß er nun gezwungen war, als Operateur selbst neue Risiken besonderer Qualität und oft schwer abschätzbarer Größe zu schaffen. Man konnte sich bei allem schließlich nicht der demütigen Erkenntnis verschließen, daß die Natur in ihrem Heilungsplan kaum eine Technik vorgesehen haben kann, die wir gerade erst im Begriff waren, gegen Ende des 20. Jahrhunderts zu entwickeln, sozusagen während einer Millisekunde der Weltgeschichte.

Eine echte Grundsatzdiskussion, gerade bei speziellen Indikationen, kam jedoch lange Zeit nicht mehr auf. Die überwiegend guten Erfolge lenkten die Aufmerksamkeit bei Fehlergebnissen vielmehr hin zur Suche nach Fehlern bei der Anwendung, und die vorherrschende Meinung stellte Prinzip und Philosophie kaum mehr in Frage.

Wen wundert es da, daß Wissenschaftler begannen, die kallöse Knochenheilung in das Zentrum ihrer Bemühungen zu rücken und neue Anregungen zur Förderung der Knochenheilung zu erarbeiten. Zwei von ihnen, die Entscheidendes auf diesem Gebiet geleistet haben, Herr Ilisarow und Herr De Bastiani, sind nach Hamburg gekommen, um uns ihre Erfahrungen vorzutragen.

Damit habe ich das Hauptziel unseres Kongresses schon angesprochen: – die Auseinandersetzung zwischen unterschiedlichen Philosophien zur Osteosynthese im offenen Gespräch und freier Diskussion, ohne persönliche, aber mit sachlicher Schärfe; in kollegialem Verständnis, aber mit argumentativer Härte, getragen von wissenschaftlicher Überzeugung – so wie es unsere chirurgischen Väter viele Jahrzehnte lang geübt haben.

Unser Programm zeigt, wie wir versuchen wollen, die Methoden einander gegenüberzustellen,

Berufsgenossenschaftliches Unfallkrankenhaus, Bergedorfer Str. 10, W-2050 Hamburg 80, Bundesrepublik Deutschland

Wolter/Zimmer (Hrsg.)
Die Plattenosteosynthese und ihre Konkurrenzverfahren
© Springer-Verlag 1991

um abschließend Pro und Contra zu diskutieren.

Alle Konkurrenzverfahren wetteifern darum, die Knochenheilung im Einzelfall optimal zu fördern – daran kann kein Zweifel bestehen. Aber auch Selbstverständliches muß bei Gelegenheit deutlich gesagt werden: Die richtig gewählte, technisch einwandfreie Methode schafft im Einzelfall lediglich die Voraussetzung für eine optimale Wiederherstellung, welche postoperativ erst erarbeitet werden muß.

– Welche Situation erfordert primäre Stabilität?
– Welche Situation erfordert dagegen dynamischaxiale Fixation?
– Führt ein nichtoperativer Weg möglicherweise besser zum Ziel?
– Wann und wie wird eine Montage gelockert, um Kallus anzuregen?

Dies sind Fragen, die uns Knochenchirurgen heute weltweit täglich beschäftigen, weil sie immer wieder bei der Versorgung unzähliger Unfallverletzter individuell beantwortet werden müssen.

Auch dieser Kongreß wird keine Patentantworten geben können. Eine Standortbestimmung aber, die sich erneut mit den Vorzügen, Gefahren und Komplikationen der unterschiedlichen Osteosynthesemethoden auseinandersetzt, sollte helfen, die richtige Einschätzung einer Verletzungssituation

und die Methodenwahl zu erleichtern und die Phantasie und den Erfindungsgeist anzuregen beim Bemühen, die schon sehr weit entwickelten Osteosynthesetechniken noch zu verbessern.

Es war ein glücklicher Zufall, daß wir in Hamburg den 100. Geburtstag der Plattenosteosynthese von Hansmann feiern konnten. Die neu entfachte Diskussion über die Wertigkeit der Osteosynthesemethoden, über den Kallus und über neue Entwicklungen, nicht zuletzt in der Materialkunde, hat uns dazu veranlaßt, zusammen mit dem Landesverband Nordwestdeutschland der gewerblichen Berufsgenossenschaften diesen Kongreß zu veranstalten.

Wir wollen damit zum einen Hansmann, den weitgehend vergessenen Pionier der Osteosynthesetechnik, ehren, zum anderen aber auch ein Forum schaffen, das die Plattenosteosynthese und ihre Konkurrenzverfahren kritisch gegenüberstellt.

Daß wir die erste Wahl aus der Reihe der Knochenchirurgen und Orthopäden gewinnen konnten, zu uns nach Hamburg zu kommen, ist eine große Ehrung für Hansmann und bietet Ihnen, meine sehr verehrten Zuhörer, die Gewähr, den Kongreß mit Gewinn erleben zu können.

Veranstalter, Förderer, Mitwirkende und alle unsere Helfer wünschen von Herzen, daß es ein Kongreß der interessanten Information, fruchtbaren Diskussion, konstruktiven Auseinandersetzung und vielleicht neuer Ausblicke wird.

Wer war C. Hansmann?

D. Wolter und P. Bürgel

1986 war in den *Heften zur Unfallheilkunde* (Bd. 175), das Rehm über „Die Osteosynthese der Thoraxwandinstabilitäten" geschrieben hat, folgender Satz zu lesen:

> Ein neues Zeitalter der Knochenbruchbehandlung beginnt mit dem Vortrag des Hamburger Chirurgen Hansmann 1886 bei der Deutschen Gesellschaft für Chirurgie mit seiner neuen Methode der Fixierung der Fragmente bei komplizierten Frakturen.

1886 – vor 100 Jahren also – gab es nur ein großes Krankenhaus in Hamburg, das Allgemeine Krankenhaus St. Georg.

Ist Hansmann Chirurg am Krankenhaus St. Georg gewesen? Selbst an diesem Haus tätig, hat die Beantwortung dieser Frage natürlich interessiert.

Damit begann der Versuch, den Lebensweg des Chirurgen Hansmann nach über 100 Jahren – soweit möglich – nachzuvollziehen. Diese Rekonstruktion gestaltete sich schwierig und langwierig [1].

Es war der 9. Juli 1852, als um 11.00 Uhr morgens ein Junge in Holzhausen bei Homberg an der Efze in der Nähe von Kassel zur Welt kam. Sein Vater war der Berginspektor Philipp Werner Hansmann, seine Mutter Maria Hansmann.

Vater Hansmann arbeitete in der Eisenhütte und war für die Gewinnung der Metalle aus der Eisensteingrube verantwortlich. In diesem kleinen Dorf Holzhausen wurde der Junge Carl groß; die Gewinnung und Verarbeitung von Metallen gehörte zu seinem Alltag und vielleicht ist hier eine Wurzel für die spätere Erfindung zu suchen.

Warum Hansmann nach seinem Abitur in Gießen nicht den Beruf seines Vaters wählte, sondern mit dem Medizinstudium an der Universität Marburg begann, wissen wir nicht. Er trat in Marburg dem Corps Teutonia bei, einer schlagenden Studentenverbindung.

Berufsgenossenschaftliches Unfallkrankenhaus Hamburg, Bergedorfer Straße 10, W-2050 Hamburg 80, Bundesrepublik Deutschland

Diesem Umstand verdanken wir das einzige Bild von Hansmann, das uns heute zur Verfügung steht (Abb. 1). Neben Marburg war Würzburg der Studienort. Hier besteht er sein medizinisches Staatsexamen, und promoviert anschließend in München 1880 unter Bollinger über: „Bindegewebe produzierende Krankheitsvorgänge am Herzen". Im selben Jahr erhält er seine Approbation.

1883 trat er seine Assistenzarztstelle bei Schede in der chirurgischen Abteilung des Allgemeinen Krankenhauses St. Georg in Hamburg an. Das Allgemeine Krankenhaus war neben der Berliner Charité und dem später erbauten Eppendorfer Krankenhaus mit über 1000 Betten das größte jener Zeit.

Wo Hansmann von 1880–1883 gearbeitet hat, ist nicht bekannt. Es ist aber anzunehmen, daß er während dieser Zeit schon chirurgisch tätig war, denn 1886, als er seine entscheidende Arbeit auf dem Chirurgenkongreß in Berlin vorstellte, hatte

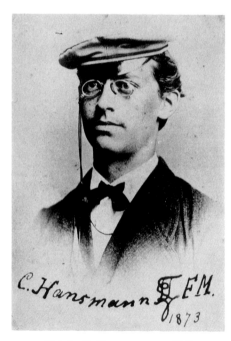

Abb. 1. C. Hansmann um 1874

Wolter/Zimmer (Hrsg.)
Die Plattenosteosynthese und ihre Konkurrenzverfahren
© Springer-Verlag 1991

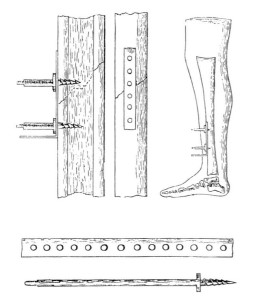

Abb. 2. *Eine neue Methode der Fixierung der Fragmente bei komplizierten Frakturen* (C. Hansmann [3])

Hansmann schon zahlreiche Patienten mit der neuen Methode operiert.

Diese Veröffentlichung von Hansmann 1886, die nach unserem jetzigen Wissensstand als die Geburtsstunde der Plattenosteosynthese angesehen werden muß, ist in zweierlei Hinsicht von größter Wichtigkeit [3]:

Einerseits sind hier die Grundzüge der Plattenosteosynthese dargelegt. Hansmann berichtet, daß die Fragmente mit einem schmalen Metallstreifen überbrückt werden, in welchen in kleinen Intervallen Löcher vorgebohrt sind. Dieser Metallstreifen wird durch eigens konstruierte vernickelte Stahlschrauben fixiert. Mit diesen Schrauben wird das Stahlblech zu beiden Seiten der Fraktur festgeschraubt, die Löcher in den Knochen werden mittels eines Drillbohrers vorgebohrt. Die Stiele der Schrauben schauen aus der Wunde heraus, die Hautwunde wird nach der Verschraubung genäht. Mit dieser Methode hat Hansmann bis 1886 insgesamt 21 Knochen vereinigt (Abb. 2).

Neben dieser Mitteilung über die erste Plattenosteosynthese enthält die Arbeit von Hansmann jedoch noch eine weitere aufregende Information. Hansmann schreibt 1886:

> Herr von Langenbeck hat vor vielen Jahren einen Apparat angegeben, um bei komplizierten Frakturen und Pseudarthrosen die Knochenenden genau fixiert zu halten. Dieser Apparat besteht aus zwei Schrauben und einem verbindenden Querstab. Die Schrauben werden durch einen Schraubenführer wie ein Korkenzieher in die Knochensubstanz eingeführt. Nach Entfernung des Schraubenführers steckt man durch die beiden viereckigen Öffnungen am Ende der Schraube den verbindenden

> Querstab und zieht die Schrauben so zusammen, daß die Knochenwundflächen genau aufeinanderliegen. In dieser Stellung werden die Knochenschrauben durch kleine Schräubchen an den Querstab befestigt und durch ihn festgehalten.

Wir haben nach den Angaben von Hansmann diesen Langenbeck-Apparat nachkonstruiert und erhalten so den ersten Monofixateur externe, viele Jahre also, bevor Lambotte 1902 seinen Fixateur angewandt hat (Abb. 3) [5].

Der Lebensweg von Hansmann nimmt am 17. 10. 1887 eine überraschende Wende, die Gründe dafür sind unbekannt. Er verläßt Hamburg mit dem Dampfer Cambyses in Richtung Südamerika. Zu Beginn des folgenden Jahres wird Hansmann Hospitalarzt am Hospital Aleman in Buenos Aires. Zusammen mit Dr. Beeck, dem Leiter der medizinischen Abteilung, versorgt er pro Jahr 1000, größtenteils mittellose Patienten. 90% der im Jahre 1890 vorgenommenen Operationen werden unentgeltlich durchgeführt.

In den uns zur Verfügung gestellten Aufzeichnungen des Hospital Aleman ist geschrieben:

> Die Konsultationen, Operationen und sonstiger ärztlicher Beistand, welche im Laufe des Jahres, besonders seitens Herrn Dr. Hansmanns, erledigt werden, ohne daß dieser dafür von dem Behandelten eine Remuneration irgendwelcher Art erhält, sind buchstäblich zahllos.

Hansmann erwarb sich durch seine selbstlose Arbeit großen Respekt und Anerkennung. Nach 4 Jahren verläßt er 1892 Argentinien, um nach Deutschland zurückzukehren.

Im Jahre 1893 nimmt er seine neue Tätigkeit als Leitender Lazarettarzt im Knappschaftslazarett Völklingen auf. Aus dieser Zeit stammen vermutlich letzte Entwicklungen [2, 4], und zwar

- eine Universal-Vorderarmextensions- und -lagerungsschiene,
- eine Spritzenmodifikation sowie

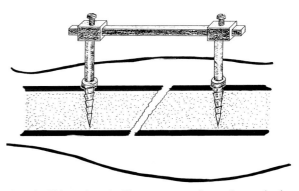

Abb. 3. Skizze des „1. Fixateur externe" von Langenbeck nach Angaben von C. Hansmann

– eine Schiene zur Lagerung bei Verletzungen der unteren Extremität.

1904 wurde Hansmann zum Sanitätsrat ernannt; 1907 geht er im Alter von 56 Jahren in den Ruhestand.

Hansmann zieht nach Montigny bei Metz und erlebt den 1. Weltkrieg. Er leitet während des Krieges ein Feldlazarett in Montigny und verstirbt am 13. Mai 1917 an einem Schlaganfall.

Am 7. Juli 1917 schreibt der Verband der alten Würzburger Rhenanen, eine Verbindung, der Hansmann ebenfalls angehörte, zu seinem Tod:

> Am 13. Mai 1917 starb in Montigny/Metz unser lieber Corpsbruder, Sanitätsrat Dr. Carl Hansmann, an einem Schlaganfalle. Die Leiche wurde nach Mainz überführt und dort eingeäschert. Hansmann wird allen Corpsbrüdern, die ihn aus der Zeit seiner Aktivität kennen, als ein liebenswürdiger Freund in Erinnerung bleiben.

Weiterhin ist zu lesen:

> Er war auch später sehr anhänglich, wenn auch ein Rückenmarksleiden es ihm verbot, öfter in Würzburg zu erscheinen.

Vielleicht ist dies ein Hinweis, warum Hansmann schon mit 56 Jahren seine offizielle Tätigkeit in Völklingen aufgegeben hat.

Der Kontakt mit der Firma Aesculap in Tuttlingen und die daraus resultierende intensive Suche im Archiv der Firma, die 1867 gegründet worden war, führte zu dem Fund einer Original-Hansmann-Platte, ausgewiesen im Katalog von 1904, also zu einer Zeit, als Hansmann noch als Chirurg in Völklingen aktiv tätig war (Abb. 4).

In Deutschland und anderen europäischen Ländern war und ist die Einführung der Osteosynthese in die operative Bruchbehandlung meist mit den Namen Lambotte und Lane verbunden [5, 6]. Beide brachten hervorragende Neuerungen und Weiterentwicklungen auf diesem Gebiet und sie haben zweifellos entscheidenden Anteil an der heutigen Bedeutung der Plattenosteosynthese. Wir dürfen jedoch nicht vergessen, daß es Carl Hansmann war, der den ersten Schritt in dieser langen Entwicklung zu der heute routinemäßig angewandten Osteosynthesetechnik tat.

Neben von Langenbeck, der wohl den ersten Fixateur erfand und einsetzte, und Küntscher, der den

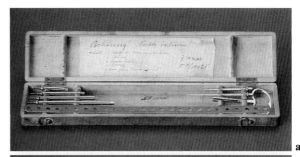
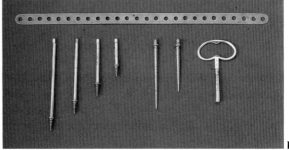

Abb. 4a, b. Original-Hansmann-Platte, Schrauben und Instrumentarium aus dem Archiv der Firma Aesculap

Marknagel in die Knochenchirurgie einführte, ist Hansmann der Vater der Plattenosteosynthese. Den Chirurgen und Menschen Hansmann zu ehren, seine Methode in der Konkurrenz zu anderen Verfahren zu analysieren und zu diskutieren, ist unsere Aufgabe in den nächsten Tagen.

Literatur

1. Bürgel P (1990) C. Hansmann – Vater der Plattenosteosynthese. Promotionsarbeit, Hamburg
2. Hansmann C (1885) Ein Apparat für Fußgelenksextension, ein abnehmbarer Gypsstiefel für Plattfüße, eine Armschiene und eine Spritzenmodifikation. Arch Klin Chir 32:989
3. Hansmann C (1886) Eine neue Methode der Fixierung der Fragmente bei complicierten Fracturen. Verh Dtsch Ges Chir 15:134
4. Hansmann C (1898) Universal-Vorderarm-Extensions- und Lagerungsschiene. Monatsschr Unfallheilkunde 1898/99:183
5. Lambotte A (1907) Le traitement des fractures. Masson, Paris
6. Lane WA (1913) The operative treatment of fractures. The Med Publish Comp, London

Teil I
Knochenheilung

Von der Schienung zur Kompression – oder – wie sehr sind wir an der primären Knochenheilung interessiert?

S. M. Perren und K. Klaue

Einleitung

Spontan heilt der Knochen meist solide, aber in Fehlstellung. Die ersten Behandlungsmethoden bestanden daher in externer Schienung. In frühen Versuchen mit der chirurgischen Behandlung sind auch die Implantate als Schienen verwendet worden. Die Entwicklung der Osteosynthese hat mit der Erkenntnis der mechanischen Bedeutung der Kompression eine Wende genommen. Ein neues Heilungsbild, das den anspruchsvollen Titel „Primärheilung" erhielt, faszinierte den Arzt wissenschaftlich und klinisch. Heute betrachten wir die Kompression und die direkte Knochenheilung differenzierter. Beide Elemente haben in umschriebener Umgebung ihre Bedeutung erhalten. Die Wertung dieser Elemente kann nur mit Blick auf die Zielsetzung der Knochenbruchbehandlung erfolgen.

Die folgende Analyse beruht zum großen Teil auf Beobachtungen aus dem Laboratorium. Es werden aber auch Arbeitshypothesen zu Hilfe genommen, die uns ein Leitgerüst für zielgerichtetes und kreatives Denken geben sollen. Es soll dabei vermieden werden, für neue technische Möglichkeiten Anwendungen zu suchen, deren phantasievolle Namen die fehlende, relevante Indikation ersetzen.

Echter, relevanter Fortschritt kann nur durch klare Erkenntnis der Zielsetzung der Behandlung und konsequente Lösung der praktischen Probleme unter Einsatz all jener technischen Möglichkeiten realisiert werden, die sich einfach und effizient einsetzen lassen. Einfache Technologien sind gleichbedeutend mit zuverlässigem Einsatz im chirurgischen Alltag. Die Kenntnis der grundlegenden biologischen Zusammenhänge leitet den Chirurgen und den Forscher.

Unfälle mit Knochenbruch stellen eine Verletzungsart dar, die neben Schmerz und Funktionsein-

buße allein in der Schweiz pro Jahr eine halbe Milliarde Franken Kosten verursacht. Da der Kostenanteil der medizinischen Behandlung nur etwa 13% ausmacht [24] und die übrigen Kosten größtenteils vom Behandlungsergebnis abhängen (temporäre und dauernde Arbeitsunfähigkeit), ergeben sich neben den menschlichen auch wirtschaftliche Gründe für die Verbesserung der Behandlung.

Knochenbruch

Der Knochen bricht meist durch einmalige Überlastung, seltener sind die Ermüdungsfrakturen. Wie Moor et al. [22] gezeigt haben, bricht der Knochen im Bruchteil einer Tausendstel Sekunde (Abb. 1). Die Bruchform hängt in erster Linie von der Belastungsart ab (Torsion resultiert in Spiralbrüchen, Biegung in queren Brüchen etc.). Neben der Bela-

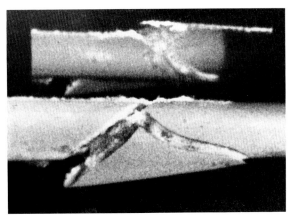

Abb. 1. Kavitation während des Bruchs des Knochens. Der mit Hilfe einer Hochgeschwindigkeitskamera in Wasser aufgenommene Bruchvorgang zeigt die Kavitation im Bruchspalt und in der Nähe davon. Der Knochenbruch läuft innerhalb eines Bruchteils einer Tausendstelsekunde ab (ca. 400 µs). Er setzt hohe Energien frei, die zu starken Traumatisierung der umliegenden Weichgewebe führen dürften. Technische Daten: 10 000 Bilder/s, Drehgeschwindigkeit 90°/s [22]

Laboratorium für experimentelle Chirurgie, Dischmastr. 22, Forschungszentrum der AO Stiftung, 7260 Davos, Schweiz

Wolter/Zimmer (Hrsg.)
Die Plattenosteosynthese und ihre Konkurrenzverfahren
© Springer-Verlag 1991

stungsart spielt aber auch die bis zum Bruch aufgenommene Energie eine wesentliche Rolle. Hohe Energie führt zu einem multifragmentären, niedrige Energie zu einem einfachen Bruch. Dabei ist die Geschwindigkeit der Belastungsänderungen weniger wichtig als der Zustand des Knochens (Festigkeit in bezug auf die einwirkende Last). Die Untersuchungen von Moor haben gezeigt, daß der Vorgang des Knochenbruchs bei schlagartiger Energiefreisetzung zu einem kavitationsähnlichen Phänomen führt. Wie bei Schußverletzungen führen solche Prozesse zu einer zusätzlichen Traumatisierung der umliegenden Gewebe, was in bezug auf den Knochen bisher nicht erkannt worden war.

Knochenbruchbehandlung

Ziel der Behandlung

Die Knochenbruchbehandlung will zuerst Schmerzfreiheit erreichen. Hierzu werden die Bruchfragmente am Unfallort geschient und damit ruhiggestellt. Als Fernziel der Behandlung gilt die vollständige Wiederherstellung der Funktion der betroffenen Gliedmaße. Als Nahziel gilt das frühe Erlangen zumindest der Bewegungsfunktion der benachbarten Gelenke. Es ist bekannt, daß die schmerzbedingte und iatrogene Ruhigstellung der benachbarten Gelenke zu trophischen Störungen (Sudeck) führt [20]. Derartige Störungen lassen sich durch Erhaltung oder frühe Wiederaufnahme der Bewegungsfunktion der betroffenen Extremität vermeiden.

Reposition

Die Reposition der Bruchfragmente erfolgt meist unter Zug bei geschlossenem Vorgehen oder durch direkte Kraftanwendung bei chirurgischer Behandlung. Neuere Techniken legen großen Wert auf die indirekte Reposition [21]. Hierbei werden die einzelnen Fragmente nicht mehr „in die Hand genommen", sondern vielmehr durch Zug an den Hauptfragmenten mit Hilfe z. B. des Distraktors dadurch reponiert, daß sie im Weichteilmantel einem Zug ausgesetzt werden. Sie legen sich dabei meist selbst in die richtige Position ohne genaue Apposition. Mit der Hilfe kleiner spitzer Instrumente kann die Reposition, ohne das Fragment darzustellen, verbessert werden. Mit diesen atraumatischen Techniken wird die Blutversorgung der Fragmente geschont.

Fixation

Die Fixation bedient sich verschiedenster Techniken:

1. Zug: Zug war früher eine der meist angewendeten Techniken zur Stabilisierung der Fraktur. Die Zugbehandlung richtet die Fragmente und vermeidet grobe Beweglichkeit, ohne die Feinbewegungen auszuschalten. Zug kann direkt mit Hilfe eines Gewichtes oder indirekt z. B. durch einen Rucksackverband bei Klavikulafraktur angewendet werden (Abb. 2).

Schienung z. B. durch Gipsverband (Abb. 4 s. S. 12) vermindert die Beweglichkeit der Fragmente, vermeidet sie jedoch nicht vollständig. Die Wirksamkeit der Schienung hängt von der Steifigkeit der Schiene (Geometrie und Material) und von der Ankoppelung zwischen Schiene und Knochen ab. Bei der Schienung durch Gips ist die Ankoppelung durch die Weichteile beeinträchtigt.

2. Schienung: Die Schienung findet auch in der chirurgischen Behandlung des Knochenbruchs durch Osteosynthese vielfältige Anwendung. Klassische Schienen sind der Marknagel und der Fixateur externe. Bei der Verriegelungsnagelung wird der Marknagel als innere Schiene durch Schrauben so mit den gelenktragenden Fragmenten verbunden, daß Torsion und Verkürzung bei komplexen Frakturen vermieden wird. Die Tatsache, daß eine Schiene immer Bewegung zuläßt nach dem Ausmaß der wirkenden Last und der Steifigkeit (und Ankoppelung) des Implantats, spielt bei nicht präziser Reposition keine Rolle (s. Gewebsdeformation). Auch

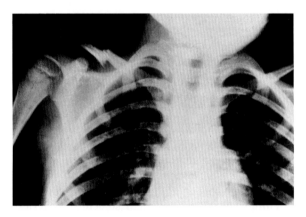

Abb. 2. Reposition und Stabilisation durch indirekten Zug. Bei dieser Klavikulafraktur eines Kindes bestand die Behandlung nur im Anlegen eines Rucksackverbandes. Dieser bewirkt Zug und damit Reposition und (relative) Ruhigstellung. Die indirekte Knochenheilung bot kein Problem

die Platte kann als Schiene verwendet werden. Bei einfachen Brüchen wird dabei eine vorgängige Schraubenfixation, die Stabilität, aber wenig Festigkeit bietet, durch die Platte geschient und dabei entlastet. Die Entlastung des Knochens durch die Platte ist dabei nicht etwa eine unangenehme Nebenerscheinung, sondern eigentlicher Zweck der Plattenanwendung. Die Schienung durch Schrauben oder Bolzen (im Extremfall durch Kirschner-Drähte) ist möglich, sie ist aber auf Spezialfälle beschränkt.

3. Kompression: Kompression wird in der Osteosynthese als Hilfsmittel zur Stabilisierung und zur Entlastung, z. B. der Platten, verwendet. Die statische (stationäre) Kompression hat selbst keine Wirkung auf die Knochenbiologie, solange die Knochenstruktur nicht durch übermäßige Kompression geschädigt wird und Instabilität auftritt (Rahn und Mitarbeiter 1971). Es ist auch erwähnenswert, daß viele Reaktionen, die früher als Drucknekrose bezeichnet wurden, mit der instabilitätsbedingten Induktion von Oberflächenresorption zu erklären sind.

Knochenbruchheilung

Als Knochenbruchheilung bezeichnen wir den Prozeß, der zur Wiedererlangung der ursprünglichen Integrität des Knochens führt. Betrachten wir den Knochenbruch als Diskontinuität der Knochensteifigkeit, so ist die Heilung funktionell dann abgeschlossen, wenn die Steifigkeit wiederhergestellt worden ist, am besten, wenn sie gleichmäßig über die Länge des Knochens erreicht ist.

Spontane Heilung ohne Behandlung

Beim freilebenden Tier (Abb. 3) zeigt sich, daß ein Knochenbruch ohne Behandlung solide zu heilen imstande ist, ja daß dieser Verlauf die Regel darstellt. Hier zeigt sich aber auch, daß die Heilung ohne Behandlung zu Fehlstellungen führt. Das Ziel der Behandlung ist also vorerst nicht, die Heilung zu erreichen, sondern die spätere Funktion sicherzustellen, ohne die Heilung zu stören. Frühe Wiederaufnahme der Gelenkbeweglichkeit und vollständige Restitution der Gliedmaßenfunktion sind damit wichtige Etappenziele. Nicht die Frage, ob die solide Heilung eingetreten ist, sondern jene nach der späteren Funktion entscheidet bei der Auswahl der Methode.

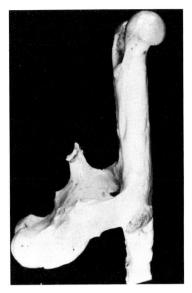

Abb. 3. Spontane Heilung ohne Behandlung beim Hund. Der Knochen hat die Fähigkeit, solid zu verwachsen. Problematisch ist die resultierende Fehlstellung. (Freundlichst überlassen von G. Sumner-Smith)

Heilung des frischen Knochenbruchs unter relativer Stabilität durch Schienung

Die Heilung unter Schienung tritt bei vielen Knochenbrüchen zuverlässig ein. Als Nachteil der konservativen Behandlung durch Gipsverband (Abb. 4) wird die Tatsache empfunden, daß durch die äußere Schienung nicht nur die Fraktur, sondern auch die Gelenke ruhiggestellt werden. Die Fraktur soll versteifen, die Gelenke dürfen dies nicht.

Relative Stabilität

Eine Schiene wirkt aufgrund ihrer Steifigkeit, d. h. durch ihre Eigenschaft, sich einer lastbedingten Deformation zu widersetzen. Je steifer ein Körper, desto geringer die lastbedingte Deformation. Ein weitverbreiteter Irrtum ist es zu glauben, daß die Materialsteifigkeit entscheidend sei. Trotz der viel höheren Materialsteifigkeit einer Stahlplatte ist diese 50mal *weniger* biegesteif als der entsprechende Knochen (z. B. die Tibia im Zusammenhang mit der schmalen 4,5-mm-Platte). Die Form der Schiene ist hier viel entscheidender als deren Material. Das erklärt auch, warum es sinnlos ist, Platten aus sog. weichen Materialien zu fertigen. In bezug auf die (notwendige) Entlastung des Knochens ergibt die Veränderung der Plattenform einen viel größeren Effekt. Die klinischen Versuche mit Kohlenfa-

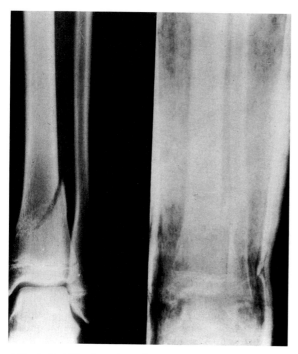

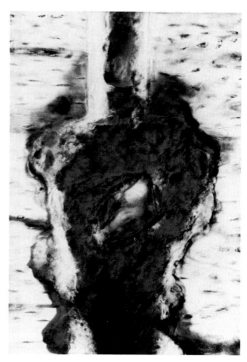

Abb. 4. Stabilisation eines distalen Spiralbruchs der Tibia bei einem Jugendlichen. Die wenig dislozierte Fraktur ist durch Gipsverband geschient. Die Knochenheilung ist unproblematisch und Gelenkversteifungen sind beim Kind kaum zu befürchten

Abb. 5. Histologisches Bild einer instabil fixierten Spalte. Die Veränderungen der queren Osteotomie sind in Abb. 6 analysiert

serkunststoff [32] waren bisher wenig ermutigend. Als Zielvorstellung hat ein Osteosynthesematerial, das gleiche Materialsteifigkeit wie der Knochen aufweist, wenig Sinn. Die Entlastung nimmt mit weicherer Platte kontinuierlich ab. Erwähnenswert scheint zu sein, daß das Elastizitätsmodul der Platte nur einen geringen Einfluß auf die Entlastung des Knochens hat [6].

Aspekte der Gewebedeformation (Dehnung)

Die Zelle sieht die äußere Beweglichkeit der Fraktur nicht. Hier wird oft angenommen, daß die Zelle über ihre unmittelbare Umgebung hinaussieht. Eine derartige Übertragung unserer Gedankenwelt auf die Zellebene ist nicht zulässig. Die Zelle „sieht" mit Sicherheit die Deformation, die sie erleidet. Nun hängt die Deformation der Zelle nicht allein von der Beweglichkeit der Fraktur ab, sondern viel mehr noch von der Ausdehnung der Gewebeelemente, die durch die Instabilität deformiert werden (Abb. 5). So ist z. B. eine große Beweglichkeit bei der spontanen Frakturheilung nicht mit hohen Deformationen verbunden, da die Frakturspalten weit sind. Wenn aber ein Chirurg die Frakturspalte fast schließt und bei fehlender Kompression

noch geringe Beweglichkeit zuläßt, dann ergeben in einer Spalte von 10 µm Weite Bewegungen von nur 20 µm Deformationswerte, die nicht einmal mehr mit den initialen Stufen der Knochenheilung kompatibel sind. Granulationsgewebe kann eine Dehnung von 200% nicht ertragen ohne Bruch, oder bei hoher Dehnung kann sich Granulationsgewebe nicht bilden. Die Stufen der indirekten Knochenheilung führen von Geweben, die zwar wenig steif, aber dehnungsunempfindlich sind, zu Geweben, die steif, aber dehnungsempfindlich sind. Wichtig ist zu erkennen, daß in den initialen Phasen eines Heilungsvorgangs die Steifigkeit des neugebildeten Gewebes kaum zur Stabilisierung beiträgt, daß aber die Dehnungsempfindlichkeit unabhängig von der quer zur Kraft liegenden Ausdehnung ist. Auf dieser Überlegung beruht die Theorie der dehnungsgesteuerten Knochenheilung oder Gewebedifferenzierung überhaupt. Die Dehnung erklärt selbstverständlich nicht alle Differenzierungsprozesse; Blutversorgung, Zellaktivität und anderes spielen eine wichtige Rolle. Die Dehnung setzt aber Grenzen für die biologisch möglichen Prozesse (Dehnungstoleranz). Neben der Toleranz der Dehnung ist die Induktion von Reparaturvorgängen durch die Dehnung ebenso wichtig. Dem Kliniker ist allgemein bekannt, daß Instabilität der Fixation eine Kallusbildung unter bestimmten Umständen begünstigt. Auch hier ist die Induktion der Bildung von reparativen Geweben nicht allein von der Dehnung abhängig, die Dehnung entscheidet aber bei gegebener Biologie über die Richtung und die Grenzen der Differenzierung (Dehnungsinduktion). Der Zusammenhang zwischen Dehnung und der Induktion der oberflächlichen Knochenresorption ist im histologischen Bild sehr deutlich (Abb. 6). Der Effekt dieser Resorption besteht darin, daß durch die biologische Aufweitung des Frakturspalts bei gleichbleibender Beweglichkeit der Fraktur die Dehnung verringert wird. Dies ist eine Voraussetzung für die weitere Gewebedifferenzierung.

Indirekte Knochenheilung

Die indirekte Knochenheilung (Heilung über Umwegdifferenzierung, Abb. 7) wird unter Bedingungen relativer Stabilität beobachtet. Im noch beweglichen Frakturspalt wird das Hämatom durch Granulationsgewebe ersetzt, das seinerseits durch Bindegewebe, Knorpel und schließlich Knochen ersetzt wird. In jedem dieser Stadien der Differenzierung reparativer Gewebe bewirkt eine Ruhigstellung das Überspringen der restlichen Stadien mit direkter Knochenbildung. Dies weist darauf hin, daß der Prozeß der Differenzierung über verschiedene Zwischenstufen zu Knochen ein von mikromechanischen Bedingungen abhängiges Phänomen ist. Es

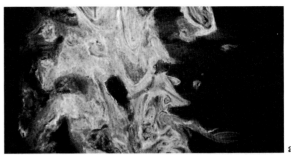

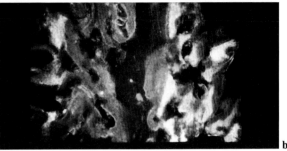

Abb. 7a, b. Indirekte Knochenheilung. **a** Der Frakturspalt zeigt bei der indirekten Knochenheilung eine von beiden Fragmentenden gegen die Mitte des Frakturspaltes fortschreitende Bildung interfragmentären Kallus. **b** Später heilt der Restspalt knöchern zu. (Schaf, unentkalkte Knochenschnitte mit polychromer Sequenzmarkierung)

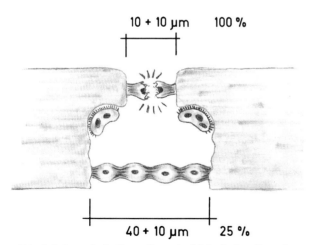

Abb. 6. Schematische Darstellung der biologischen Veränderungen in engen Spalten bei geringer Instabilität. Die hohe Dehnung bewirkt eine Knochenresorption, die zur Aufweitung der Bruchspalte führt. Die Osteoklasten sind in den Howship-Lakunen gut geschützt. Der Effekt der Resorption besteht in der Verringerung der Gewebedehnung. Damit wird das Einwachsen von reparativen Geweben in die Bruchspalte ermöglicht

wäre falsch, einzelne Elemente aus diesem Prozeß, wie z. B. die Kallusbildung, isoliert zu betrachten und zu werten. Im Zusammenhang mit der stabilen Plattenosteosynthese ist früher die direkte Knochenbildung als rationellste Knochenbildung u. ä. gepriesen worden. Der Kallus wurde gleichzeitig oft als schlecht abgestempelt. Beide Feststellungen sind aus heutiger Sicht unzutreffend: Die direkte Knochenbildung ist ein Phänomen, das isoliert betrachtet keine wesentlichen Vorteile bietet. Sie geht weder schneller, noch zuverlässiger, noch spielt das Argument des rationellen Einsatzes von reparativen Geweben eine Rolle. Die Kallusbildung ist isoliert betrachtet wertneutral, in vielen Situationen jedoch hilft die Kallusbildung über kritische Zeiten der Instabilität hinweg. Dies ist z. B. der Fall, wenn eine stabile Osteosynthese sich lockert. Die solide Überbrückung durch Kallus bietet in diesem Falle die einzig mögliche Rettung in einer kritischen Situation.

Heilung des frischen Knochenbruchs unter absoluter Stabilität durch Kompression

Vorerst analysieren wir die Wirkung der Kompression: Mechanisch unterstützt die Kompression die

Stabilisierung der Fraktur, sie vermeidet Relativbewegungen und bewirkt absolute Stabilität.

Absolute Stabilität

Wird eine Fraktur unter interfragmentäre Kompression gesetzt, hängt die Bewegungsmöglichkeit im Frakturspalt vom Zusammenspiel der physiologischen Last (eine Last mit verschiedenen Komponenten, die im Laufe der Zeit variiert) und einer durch das Osteosyntheseimplantat vorgegebenen Vorspannung im Sinne der Kompression ab. Wenn die physiologische Last zeitweilig zu Zugbelastung der Fraktur führt, vermeidet die durch Kompression erzeugte Vorspannung ein Auseinanderweichen der Frakturfragmente, solange die Zuglast weniger groß ist als die Vorspannung. Während der Phasen der physiologischen Belastung auf Druck wirken die beiden Kraftarten (physiologische Drucklast und Kompression durch Osteosynthese) gleichsinnig. In dieser Phase besteht die Möglichkeit der Überlastung des Knochens durch Kompression, eine Möglichkeit, die in Zusammenhang mit der Frage nach der optimalen Kompression z. B. durch Zugschraube wesentlich ist.

Die Situation, die durch jederzeit genügende Vorspannung gekennzeichnet ist, d. h. durch dauernde Vermeidung der Unruhe im Frakturspalt charakterisiert werden kann, nennen wir „absolute Stabilität". Da die Gewebe (wie alle Materialien) nicht unendlich steif sind, sich also unter Belastung deformieren, gilt der Begriff der absoluten Stabilität nicht allgemein, sondern nur für den Ort und die Zeit der Beobachtung.

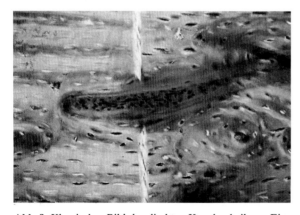

Abb. 8. Klassisches Bild der direkten Knochenheilung. Eine quere Osteotomie der Schafstibia wird bei stabiler Adaptation und Kompression vom einen Fragment ins andere durchwandert. Dies führt zu einer inneren Verzahnung der Fraktur. Diese Heilungsart führt ohne Zwischenstufen zur ursprünglichen Integrität des Knochens

Aspekte der Gewebedeformation

Unter der Wirkung genügender Kompression ergibt sich an Kontaktstellen eine Relativbewegung zwischen den Knochenfragmenten. Die Dehnung der Gewebe in der Zone zwischen den Kontaktstellen beträgt nicht mehr als jene, die durch die Knochenkontakte ermöglicht wird, d. h. Dehnungen in der Größenordnung von maximal 2%. In stabil abgestützten Spalten (durch nahe Kontaktstellen) ergibt sich die Gefahr, daß die minimale Dehnung, die für die Induktion der Gewebedifferenzierung notwendig ist, nicht erreicht wird und damit keine Differenzierung zustande kommt.

Direkte Knochenheilung

Der Heilungsprozeß, der sich bei absoluter Stabilität abspielt, besteht im inneren Umbau des Havers-Systems durch die Fraktur. Der von Schenk u. Willenegger [31] erstmals beschriebene Vorgang der Kontaktheilung (Abb. 8) stellt uns heute noch vor Probleme: Wie wichtig ist diese spezielle Form der Knochenheilung? Warum kommt dieser Prozeß überhaupt zustande?

In bezug auf die Bedeutung der direkten Knochenheilung gehen wir davon aus, daß es für den Kliniker irrelevant ist, wie ein Knochenbruch solide verbunden wird, vorausgesetzt, daß dies rasch, zuverlässig und adäquat steif und fest geschieht. Es gibt aber eine Reihe von speziellen Situationen, bei denen die direkte Knochenheilung klinisch wichtig ist:

1. In jeder Situation, in der ein Implantat verwendet wird, das nach Lockerung der Kontaktzone zwischen Implantat und Knochen kein freies Zusammensinken der Knochenfragmente ermöglicht. Ein derartiges Implantat nennen wir eine sperrende Schiene (Platte), im Unterschied zur gleitenden (z. B. nicht verriegelter Marknagel). Als Arbeitshypothese stellen wir uns den Ablauf des Geschehens so vor: Wurde initial nicht stabil fixiert, bestehen also Mikrobewegungen in der Kontaktzone der Fraktur, wird oberflächliche Knochenresorption induziert. Die Frakturspalte erweitert sich, und der gebrochene Knochen entlastet das Implantat nicht mehr. Die Kontaktzonen zwischen Implantat und Knochen werden stärker belastet und damit tritt stellenweise Mikrobewegung zwischen Knochen und Implantat auf. Die Mikrobewegung induziert oberflächliche Knochenresorption. Damit lockern sich die Schrauben ein wenig. Die Reibung zwischen Platte und Knochen, die bis dahin für eine ri-

gide Kraftübertragung gesorgt hatte, geht verloren. Die Platte lockert sich, ohne jedoch die Knochenfragmente so weit freizugeben, daß die Frakturspalte sich schließen kann. Es wurde früher gezeigt [23], daß ein Knochendefekt, der durch eine locker angelegte Platte geschient ist, mit hoher Wahrscheinlichkeit zur Pseudarthrose führt. Diese Überlegungen gelten nicht für die multifragmentäre Fraktur, die durch eine Überbrückungsplatte oder durch sog. „biologische" Plattenosteosynthese versorgt wurde. Bei diesen Osteosynthesen resultiert durch die relativ großen Frakturspalten eine geringe Empfindlichkeit gegen Mikrobewegungen. Hinzu kommt, daß die „biologische" Plattenosteosynthese eine rasche Kallusbildung zur Folge hat und damit biologisch rascher stabilisiert.

2. Bei floride Infektion: Rittmann u. Perren [29] haben beobachtet, daß bei floride, lokaler Staphylokokkeninfektion unter stabiler Fixation mit Kompressionsplatte eine geringere Neigung zu Bildung von Sequester besteht. Damit scheint erwiesen, daß die stabile Fixation und damit die direkte Heilung in bezug auf eine folgenlose Ausheilung eines Infektes von Vorteil sind.

3. In allen Situationen, in denen die Kallusbildung mechanisch stören würde: Gelenkfrakturen können bei fehlender Kongruenz der beiden Gelenkflächen zu posttraumatischen Arthrosen führen. Die Kongruenz kann durch Mangel an exakter Reposition, aber auch durch Kallusbildung gestört sein.

Stabilität und Implantat

Die mit einem Implantat erreichte Stabilität ist beim ersten Blick vom Implantat unabhängig. Mit einer Platte kann instabil fixiert werden, und zwar dann, wenn die Platte einen Defekt überspannt. Wenn die Knochenfragmente komprimierten Kontakt haben, dann bewirkt die Plattenosteosynthese absolute Stabilität.

Schraubenfixation

Stabilität

Die interfragmentäre Zugschraube bewirkt eine hohe Kompression, die über die Frakturfläche verteilt ist. Kleinere Lasten, wie z. B. direkter Zug oder durch Biegung bewirkte Zugkräfte, werden von der Schraubenkompression bewegungsfrei aufgefangen.

Festigkeit

Die Chirurgen bewirken mit der Zugschraube axiale Kräfte in der Größenordnung von 2000–4000 N [1]. Zu beachten ist, daß die axiale Schraubenkraft bei Anziehen der Schraube kleiner sein muß als jene axiale Kraft, bei der das Knochengewinde ausreißt (Ausreißkraft). Die optimale Zugkraft der Zugschraube ist also nicht die höchste noch ohne Zusatzbelastung tolerierte Kraft. Nach dem Anziehen der Schraube entspricht die optimale Schraubenzugkraft jener Größe, d. h. der Summe der durch Anziehen *und* durch physiologische Last erzeugten Kraft *und* der entsprechenden Reserve.

Sehr unterschiedliche Knochenqualität von weicher Spongiosa bis zu harter Kortikalis bedingt sehr unterschiedliche Anziehdrehmomente. Technische Einrichtungen wie drehmomentbegrenzende Schraubenzieher sind nicht oder nur unter komplizierten Voraussetzungen imstande, das Drehmoment sicher zu begrenzen. Der erfahrene Chirurg hat aber „das Gefühl" für die drohende Gefahr des Ausreißens der Schraube. Wie Cordey et al. [8] gezeigt haben, ziehen die Chirurgen Schrauben in unterschiedlichem Knochen etwa auf 70% der Haltekraft an.

Die Zugschraube erleidet bei einmaliger kurzer Überlastung einen völligen Zusammenbruch der Haltekraft. Im Gegensatz zur Kompression durch Plattenüberbiegung ist damit die Zugschraube sehr empfindlich auf Überlastung.

Plattenfixation

Die Platte wirkt v. a. als Schiene. Sie wird fast ausschließlich zusammen mit Zugschrauben angewandt. Reine Plattenosteosynthesen am Schaftknochen sind selten indiziert und meist gefährlich. Am ehesten finden wir sie am Vorderarm.

Stabile Plattenfixation

Stabilität. Die Kompression der Fraktur durch Zugkraft in der Platte. Die Platte und der Knochen wirken dabei als Federn. Die in vivo angelegte Kraft bleibt unter stabilen Bedingungen über Wochen hinweg erhalten. Die Plattenkompression bewirkt eine sehr hohe Belastung oder Vorspannung der Fraktur unmittelbar in der Nähe der Platte. Die Gegenkortikalis wird nicht komprimiert oder sogar distrahiert. Es sind daher zusätzliche Maßnahmen erforderlich: Zugschrauben und/oder Plattenüberbiegung (11, 13, 27).

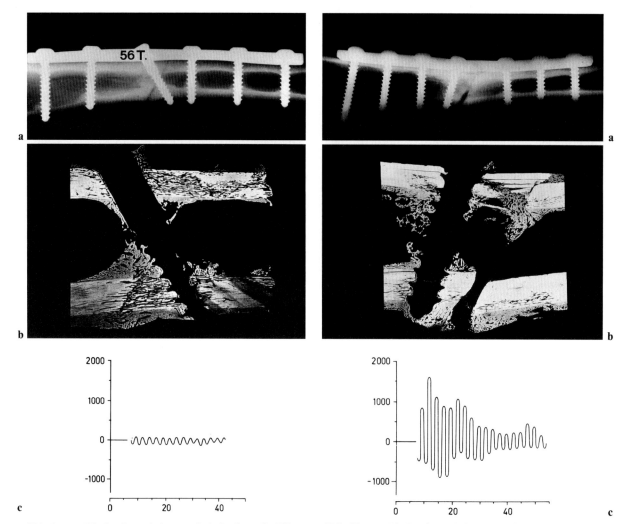

Abb. 9a–c. Die Implantatbelastung bei absoluter Stabilität der Fixation. Die axial vorgespannte Platte überspannt einen Frakturspalt, der durch eine interfragmentäre Zugschraube komprimiert ist: Das Röntgenbild (**a**) zeigt eine kallusfreie, die Mikroradiographie (**b**) eine vollständige Heilung. Die Belastungsmessung der Platte läßt eine geringe Biegebelastung erkennen (**c**)

Abb. 10a–c. Die Implantatbelastung bei geringer Stabilität der Fixation. Die axial komprimierende Platte überspannt einen Frakturspalt, ohne daß eine interfragmentäre Zugschraube Kompression bewirkt: Das Röntgenbild (**a**) zeigt eine verzögerte, die Mikroradiographie (**b**) eine unvollständige Heilung. Die Belastungsmessung der Platte läßt eine hohe Biegebelastung erkennen, die auf Dauer zum Plattenbruch führen könnte (**c**)

Platten ohne Zugschrauben finden wir am Vorderarm. Dort wird aber die Plattenosteosynthese durch Überbiegung stabilisiert. Die Überbiegung toleriert kurzzeitige Überlastungen besser, die im elastischen Bereich belastete Platte federt nach Überlastung zurück. Die Überbiegung ist bei kleinen Knochen und bei porotischen Knochen wirkungsvoller [4, 28].

Festigkeit. Die Osteosyntheseplatte ist meist aus Stahl oder Titan hoher Festigkeit gefertigt (ISO 5832/1 5832/2). Unter stabilen Bedingungen, d. h. bei komprimierten Frakturen, wird die Platte nur geringgradig belastet. Klaue et al. [19] haben ge-

zeigt, daß eine Platte, die eine Schrägfraktur am Röhrenknochen ohne interfragmentäre Zugschraube fixiert (Abb. 9), verglichen zu Plattenosteosynthese mit Zugschraube (Abb. 10), ein Mehrfaches an Biegebelastung aufnimmt. Hertel et al. [16] wiesen nach, daß die Plattenlöcher ohne Schrauben nur wenig mehr belastet sind als jene, die mit Schrauben besetzt sind.

Kraftübertragung Platte – Knochen. Die Platte wird durch die Schraubenkraft an den Knochen gepreßt. Es entsteht in der Kontaktzone ein recht hoher Betrag der Reibung. Wie Hayes [13] und auch Enzler [9] gezeigt haben, ist der Reibungskoeffizient zwischen Knochen und Platte ca. ≥ 0,4. Wenn eine Sechslochplatte mit je 3000 N Schraubenkraft an den Knochen gepreßt wird, entsteht auf jeder Seite der Fraktur 3·3000·0,4 = 3600 N Reibkraft. Damit ist eine sichere Verankerung der Platte ohne Verschiebung in vielen Fällen gewährleistet [10]. Cordey et al. [7] haben aber nachgewiesen, daß die Reibung einer Stahlplatte am Femurschaft zu gering sein kann, um eine bewegungsfreie Kraftübertragung zu gewährleisten. Unter den gleichen Bedingungen hat Cordey zeigen können, daß die Reibung einer „glatten" Titanplatte genügte.

Instabile Plattenfixation

Vorausgeschickt sei der Hinweis, daß die Platte um ein Vielfaches weniger steif ist als der Knochen. Dabei besteht die Platte aus steifem Stahl und der Knochen aus weicherem biologischem Material. Wie oben erwähnt, spielen hier die Dimensionen eine entscheidende Rolle.

Instabilität und Festigkeit. Die Platte ist generell nicht imstande, über Monate hinweg die volle Last, die am Knochen wirkt, zu tragen. Entweder wird – wie dies bei der konventionellen Plattenosteosynthese der Fall ist – die Platte durch den stabil verbundenen Knochen entlastet, oder es bildet sich bei instabiler, „biologischer" Plattenosteosynthese genug früh Kallus, der die Platte entlastet.

Bei einfachem Bruch. Bei einfachem Bruch ist es leicht, die Knochenfragmente kraftschlüssig zu verbinden, z. B. durch die Zugschraube. Bei einfachem Bruch ist die Gefahr der iatrogenen Schädigung der Weichteile und v. a. der Knochenzirkulation gering. Vorausgesetzt, daß der Chirurg schonend operiert. Betrachten wir die bewegungsabhängige Dehnung der reparativen Gewebe, so ist die einfache Fraktur auf Mikrobewegung sehr empfindlich. Instabile Osteosynthese bei einfachen Brüchen ist daher biomechanisch kritisch (Abb. 11).

Bei komplexem Bruch. Der multifragmentäre, komplexe Bruch ergibt bei Bewegung eine viel geringere Dehnung der reparativen Gewebe. Die weiten und seriell wirkenden vielen Bruchspalten halten die Dehnung gering und verteilen sie auf viele Bruchspalten. Die Grenze der Dehnungstoleranz wird nicht erreicht, und geringe Beweglichkeit der Fragmente erhöht die Induktion der Kallusbildung. Die biologische Osteosynthese ist auch wesentlich weniger empfindlich auf bewegungsinduzierte Oberflächenresorption.

Marknagelfixation

Der Marknagel dient als innere Schiene. Er hält die Achsenstellung der Hauptfragmente gut ein, ist aber in bezug auf Torsion und axiale Verschiebung (Verkürzung) weniger stabil. Der Nagel führt meist zu einer eher langsamen Heilung, die jedoch der guten Festigkeit des Nagels wegen völlig unproblematisch ist. Selten sehen wir eine direkte Knochenheilung (Abb. 12), normalerweise ist das Bild einer indirekten (Abb. 13) oder sogar zeitweise verzögerten Heilung zu sehen. Da der Marknagel eine volle

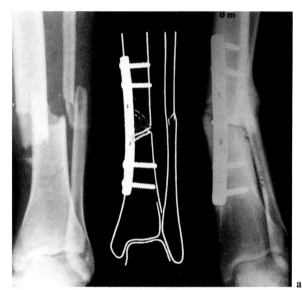

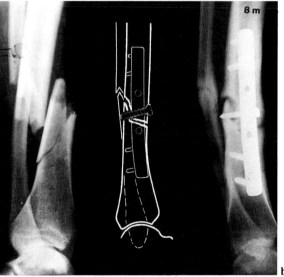

Abb. 11a, b. Pseudarthrose nach instabiler Plattenfixation. Die Platte überbrückt eine quere, distale Tibiafraktur (**a**). Sie ist offensichtlich ohne Kompression angelegt. Zusammen mit einer Stellschraube, die den Bruch quert, bestand eine instabile Fixation. Nach 8 Monaten (**b**) ist eine Pseudarthrose zu erkennen mit Achsenfehlstellung

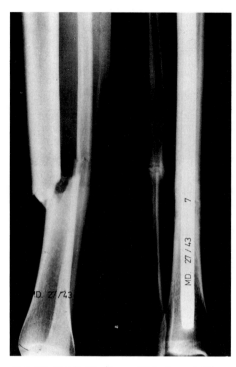

Abb. 12. Stabile Fixation mit Marknagel. Dieses eher seltene Bild kallusfreier Heilung nach Marknagelung wurde nach einer offenen Nagelung mit festsitzendem Implantat beobachtet

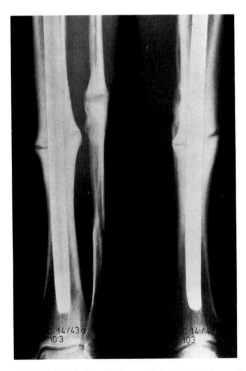

Abb. 13. Typisches Heilungsbild nach Marknagelung. Meist findet sich v. a. nach gedeckter Nagelung ein reichlicher Kallus und oft das Bild einer eher verzögerten Heilung

Gewichtsbelastung bei unvollständiger Heilung zulassen kann, ist die Frage nach der Geschwindigkeit der Heilung irrelevant.

Symmetrie

Der Nagel wird im Unterschied zur Platte in der Biegeneutralachse des Knochens angewendet.

Festigkeit

Die Festigkeit des Nagels ist in der Praxis imstande, die volle Belastung des Knochens viele Monate lang aufzunehmen. Spezielle Nageltypen (mit partiellem Schlitz) sind auch nach der Knochenheilung auf Belastungen durch physiologische Deformation des Knochens unter Last empfindlich. Anrisse und sehr selten Brüche sind beobachtet worden. Beaupré et al. [2] sowie Perren u. Beaupre [26] haben durch eine Studie mit Hilfe finiter Elemente die kritischen Parameter der Konstruktionselemente aufgezeigt.

Steifigkeit

Der Nagel ist unter Biegung und Torsion weniger steif als die Platte und wesentlich weniger steif als der Knochen [5]. Die Steifigkeit der Fixation durch Marknagel ist aber durch die relativ geringe Steifigkeit der Ankoppelung zwischen dem Knochen und Nagel unter axialer Belastung und Torsion gekennzeichnet. Diese Mängel des konventionellen Nagels werden durch die Verriegelung kompensiert. Damit wird es möglich, den Nagel auch bei komplexen Frakturen anzuwenden. Als Vorteil ist das geringe Operationstrauma bei sorgfältiger, gedeckter Nagelung zu erwähnen. Nachteilig ist der relativ große Gefäßschaden durch die Zerstörung der medullären Gefäße und durch die Embolisierung der intrakortikalen Gefäße durch das Bohren. Die Schädigung der Zirkulation scheint bei unkomplizierten Frakturen ohne Bedeutung zu sein, bei offenen Brüchen kommt heute aber nur die unaufgebohrte Marknagelung in Frage [12, 15, 17, 33, 34].

Äußere Festhalter

Die externen Fixateure sind in bezug auf die biomechanischen Eigenschaften mehr Schienen als Kompressionselemente. Sie sind durch ihre geringe Zirkulationsschädigung bei offenen Frakturen indiziert. In bezug auf die mögliche Überlastung der Implantate sind die externen Fixateure unkritisch. Der Komfort des Patienten und die mit der Zeit auftretenden transkutanen Infekte stellen ein Hindernis für die breite Anwendung der Fixateure dar.

Kompressionsdistraktion

Die Methode nach Ilisarow [18] stellt für ein sehr eng umschriebenes Indikationsgebiet einen epochalen Fortschritt dar. Mit Hilfe der Methode, die im wesentlichen als ideales, autologes, gut vaskularisiertes Segmenttransplantat angesehen werden kann, das in idealem Kontakt zu den umgebenden Weichteilen steht, haben wir heute eine Möglichkeit, offene, schwere angeborene Defekte und posttraumatische Knochendefekte zu behandeln. Die Möglichkeiten dieser Methode sind bei weitem noch nicht ausgelotet, und die neueren Methoden der Distraktion mit längslaufendem Draht [30] und v. a. auch die Anwendung der Ilisarow-Methode mit dem Marknagel als Kraftträger [3] eröffnen völlig neue und für den Patienten schonendere Anwendungsmöglichkeiten.

Ausblick

Es ist faszinierend zu erkennen, wie heute, trotz wesentlicher Fortschritte der Forschung und Klinik in den vergangenen Jahren, neue Entwicklungen möglich sind. Praktisch auf allen Gebieten der Osteosynthese wird Neuland betreten. Bei der Vielfalt der Möglichkeiten darf sich das Rüstzeug eines Knochenchirurgen keineswegs auf die Osteosynthese mit einem einzelnen Implantatsystem beschränken. Keine der Techniken allein erlaubt es, alle Frakturen optimal zu behandeln. Die Implantate, oder besser die Techniken, sind vielfältig und decken mehrere Gebiete ab. Welche Technik gewählt wird, hängt von der Ausbildung und dem Geschick des Operateurs, von seiner Umgebung und der Mitarbeit und Zuverlässigkeit sowie der Mitarbeit des Patienten ab. Auf dem Gebiet der Plattenosteosynthese laufen heute neuartige Entwicklungen, die viel versprechen [25]. Es gibt aber keine Methode, die eine leichte Osteosynthese verspricht. Die biomechanische, biologische und praktisch-technische Ausbildung gehört auch weiterhin und vermehrt zu den Voraussetzungen der chirurgischen Knochenbruchbehandlung.

Literatur

1. Arx C von (1975) Schubübertragung durch Reibung bei Plattenosteosynthesen. AO Bull 1:34
2. Beaupré GS, Schneider E, Perren SM (1984) Stress analysis of a partially slotted intramedullary nail. J Orthop Res 2:369–376
3. Brunner U, Rahn BA, Schweiberer X, Perren SM (1989) Segmentverschiebung (Ilisarow) bei großen Schaftdefekten langen Röhrenknochen: Knochenregeneration auch am Marknagel. 53. Jahrestagung der Deutschen Gesellschaft für Unfallchirurgie Berlin
4. Claudi B, Schläpfer F, Cordey J, Perren SM, Allgöwer M (1979) Die schräge Plattenzugschraube – In vitro-Messungen der Stabilität an queren Osteotomien des Tibiaschaftes. Helv Chir Acta 46:177–182
5. Cordey J (1984) Mécanique de l'os intact et ostéosynthèse. In: Perren SM (ed) Osteosynthese und Endoprothese/Ostéosynthèse et endoprothèse. Birkhauser, Basel, pp 41–46
6. Cordey J, Perren SM (1984) Stress protection in femora plated by carbon fiber and metllic plates. In: Ducheynes, Aubert (eds) Advance in biomaterials, vol 5. Elsevier, Amsterdam, pp 189–194
7. Cordey JR, Perren SM (1987) Limits of plate on bone friction in internal fixation of fractures. In: Bergmann G, Kölbel R, Rohlmann A (eds) Biomechanics: Basic and applied research. Martinus Nijhoff, Dordrecht Boston Lancaster, pp 393–398
8. Cordey J, Rahn BA, Perren SM (1980) Human torque control in the use of bone screws. In: Uhthoff HK (ed) Current concepts of internal fixation of fractures. Springer, Berlin Heidelberg New York, pp 235–243
9. Enzler MA (1977) Die Reibung zwischen Metallimplantat und Knochen. Dissertation, Basel
10. Galgoczy E, Cordey J, Blümlein H, Schneider U, Perren SM (1977) Der Reibungskoeffizient Metall-Knochen bei der Plattenosteosynthese im Tierexperiment. Z Orthop 115:601
11. Gotzen L, Strohfeld G, Haas N (1980) Die Wertigkeit von Plattenvorbiegung und Vorspannung sowie schräger Plattenzugschrauben für die Osteosynthesestabilität. Langenbecks Arch Chir [Suppl] 21–25
12. Harvey FJ, Hodgkinson AH, Harvey PM (1975) Intramedullary nailing in the treatment of open fractures of the tibia and fibula. J Bone Joint Surg [Am] 57:909–915
13. Hayes WC (1980) Basic biomechanics of compression plate fixation. Springer, Berlin Heidelberg New York, pp 49–62
14. Hayes WC, Perren SM (1971) Flexural rigidity of compression plate fixation of fractures. Proc 2nd, Nordic Conf Med Biol Eng 242–244
15. Helfet DL, Di Pasquale TG, Howey TD, Sanders R, Zinar D, Popman D, Brooker A (1990) The treatment of open and/or unstable tibial fractures with an unreamed double-locked tibial nail. AAOS New Orleans
16. Hertel R (1984) Beanspruchung von Osteosyntheseplatten mit schraubenfreiem Plattenloch. Dissertation, Bern
17. Holbrook JL, Swiontkowski MF, Sanders R (1989) Treatment of open fractures of the tibial shaft: Ender nailing versus external fixation. A randomized, prospective comparison. J Bone Joint Surg [Am] 71:1231–1238
18. Ilisarow GA (1989) The tension-stress effect on the genesis and growth of tissue. Clin Orthop 238:249–281
19. Klaue K, Frigg R, Perren SM (1985) Die Entlastung der

Osteosyntheseplatte durch interfragmentäre Plattenzug-schraube. Helv Chir Acta 52:19–23

20. Lucas-Championnière J (1907) Les dangers de l'immo-bilisation des membres – Fragilité des os – Alération de la nutrition du membre – Conclusions pratiques. J Méd Chir Pratique 78:81–87

21. Mast J, Jakob R, Ganz R (1989) Planning and reduction technique in fracture surgery. Springer, Berlin Heidelberg New York Tokyo

22. Moor R, Tepic S, Perren SM (1989) Hochgeschwindig-keits-Film-Analyse des Knochenbruchs. Z Unfallchir 82:128–132

23. Müller J, Schenk R, Willenegger H (1968) Experimen-telle Untersuchungen über die Entstehung reaktiver Pseudarthrosen am Hunderadius. Helv Chir Acta 35:301–308

24. Perren SM (1971) Soziale Aspekte des Frakturumfalls. Habilitations-/Antrittsrede, Basel

25. Perren SM (in press) The concept of biological plating using the Limited Contact DCP (LC-DCP). AO Bull

26. Perren SM, Beaupre G (1984) Breakage of AO/ASIF medullary nails. Material related or design tradeoff? Arch Orthop Trauma Surg 102:191–197

27. Perren SM, Hayes WC, Eliasson E (1974) Biomechanik der Plattenosteosynthese. Med Orthop Tech 94:56–61

28. Regazzoni P (1982) Osteosynthesen an Röhrenknochen: Technische und biologische Untersuchungen zur Stabili-tät und Heilung. Habilitationsschrift, Med Fak Univer-sität Zürich

29. Rittmann WW, Perren SM (1974) Corticale Knochen-heilung nach Osteosynthese und Infektion. Springer, Berlin Heidelberg New York

30. Rüter A, Brutscher R (1988) Die Behandlung ausge-dehnter Knochendefekte am Unterschenkel durch die Verschiebeosteotomie nach Ilisarow. Chirurg 59:357–359

31. Schenk RK, Willenegger H (1963) Zum histologischen Bild der sogenannten Primärheilung der Knochenkom-pakta nach experimentellen Osteotomien am Hund. Ex-perientia 19:593

32. Tayton K, Johnson-Nurse C, McKibbin B, Bradley J, Hastings G (1982) Use of semi-rigid carbon fibre rein-forced plastic plates for fixation of human fractures. J Bone Joint Surg [Br] 64:105

33. Velasco A, Whiteside TE jr. Fleming LL (1983) Open fractures of the tibia treated with the Lottes nail. J Bone Joint Surg [Am] 65:879–885

34. Wiss DA, Segal D, Gumbs VL, Salter D (1986) Flexible medullary nailing of tibial shaft fractures. J Trauma 26:1106–1112

Die Reaktion der Kortikalis nach Verplattung – eine Folge der Belastungsveränderung des Knochens oder ein Vaskularitätsproblem?

E. Gautier und S. M. Perren

Fraktur und Frakturbehandlung

Das Ziel der operativen und konservativen Frakturbehandlung ist die möglichst vollständige Wiederherstellung der Funktion des verletzten Skelettabschnitts. Frakturen konsolidieren in der Regel spontan, d. h. ohne jegliche Behandlung, dies allerdings in einer oft grotesken Fehlstellung (Abb. 1).

Die konservative, nicht-operative Frakturbehandlung zielt darauf ab, die Fehlstellung durch Reposition der Fragmente auf ein akzeptables Ausmaß zu reduzieren und eine sekundäre Dislokation durch äußere Fixation der Fraktur zu verhindern (Prinzip der Schienung).

Die operative Therapie mit präziser Reposition der Fragmente ist bei dislozierten artikulären Frakturen Voraussetzung, um eine posttraumatische Arthrose zu vermeiden (Müller et al. 1963). Bei diaphysären Frakturen steht die Rekonstruktion der Knochenanatomie bezüglich Länge, Achse und Torsion des Knochens im Vordergrund, die exakte Reposition jedes Frakturfragmentes mit entsprechender Devaskularisierung wird bei mehrfragmentären Frakturen weitgehend verlassen (Mast et al. 1989, Ganz pers. comm.). Die frühfunktionelle Nachbehandlung zur Vermeidung von immobilisationsbedingten trophischen Störungen und eine optimale Spätfunktion bei wiederhergestellter Knochengestalt sind die Hauptvorteile des operativen Vorgehens. Als Nachteile müssen v. a. das Operations- und Infektionsrisiko angeführt werden.

Mechanisch gesehen führt eine Kontinuitätsunterbrechung im Schaftbereich des Knochens zu einer pathologischen Fragmentbeweglichkeit. Die Fähigkeit des verletzten Skelettabschnitts zur Last- und Momentenübertragung ist verändert (Instabilität gleich Funktionsverlust). Ein gebrochener Röhrenknochen kann in Abhängigkeit vom Verlauf der Frakturfläche nur auf Druck beansprucht werden. Aufgabe der Osteosyntheseimplantate ist es, die operativ erzielte Reposition zu halten und Zug- und Scherspannungen, welche der frakturierte Knochen nicht ohne Fragmentdislokation tolerieren kann, zu neutralisieren.

Der Knochen wird in Abhängigkeit vom Implantattyp (biomechanische Wertigkeit des Implantates) in unterschiedlichem Ausmaße entlastet. Je nach der durch die Osteosynthese erzielten Stabilität sind radiologisch und histologisch unterschiedliche Formen der Frakturheilung zu beobachten. Die kallusfreie Knochenbruchheilung, wie sie nach Plattenosteosynthesen unter absolut stabilen Rahmenbedingungen auftritt (Schenk u. Willenegger 1963), stellt kein eigenständiges Behandlungsziel

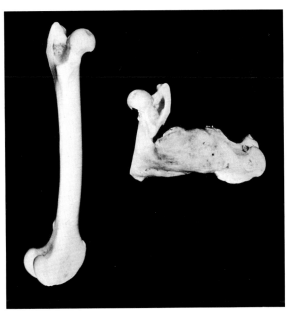

Abb. 1. Spontane Knochenbruchheilung. Nahezu jede Fraktur der Diaphyse eines langen Röhrenknochens konsolidiert ossär ohne Behandlung. Als funktionell störend wirkt sich jedoch die häufig auftretende Fehlstellung der Fragmente aus. Die diaphysäre Femurfraktur einer Gemse ist in einer massiven Flexionsfehlstellung von etwa 110° mit entsprechender Verkürzung des Knochens solid geheilt (Präparat Dr. med. vet. U. Geret, Davos)

Laboratorium für experimentelle Chirurgie,
Forschungszentrum der AO-Stiftung, Dischmastr. 22,
7260 Davos, Schweiz

dar. Vielmehr wird die Wahl des geeignetsten Implantates und dessen biomechanische Anwendung durch die Frakturart und -lokalisation sowie die evtl. vorhandenen Begleitverletzungen diktiert (Oestern u. Tscherne 1983). Der in einem Sekundenbruchteil (0,3–0,5 ms) ablaufende Bruchvorgang des Knochens verursacht durch den Kavitationseffekt[1] eine erhebliche Schädigung der Weichteile in Frakturnähe (Moor et al. 1989).

Die teilweise Entlastung des Knochens durch ein Implantat ist in der frühen Phase postoperativ erwünscht und nötig, um eine Teilbelastung des betroffenen Skelettabschnitts bei der Mobilisation des Patienten ohne die Gefahr einer sekundären Dislokation der Frakturfragmente zu erlauben. Im Verlauf der Frakturheilung wird dieser Effekt jedoch mehr und mehr überflüssig, da der Knochen mit zunehmender Konsolidierung des Bruches seine ursprüngliche Steifigkeit wiedererlangt.

---

[1] Kavitation ist als plötzlich auftretender, strukturzerstörender Unterdruck bei Schiffsschrauben definiert. Auf die Knochentraumatologie übertragen bedeutet dies: In der sich im Bruchteil einer Sekunde verbreiternden Frakturspalte entsteht ein starker Unterdruck, durch welchen Weichteilgewebe eingesogen und traumatisiert wird

Belastungsveränderung nach Plattenosteosynthese

Der Einfluß von Material und Form einer Osteosyntheseplatte auf die Dehnungsverteilung im Knochen läßt sich sowohl rechnerisch mit der Zweibalkentheorie oder der Finite Element Analyse ermit-

Abb. 2a, b. Verschiebung der Neutralachse unter Biegebelastung. Die Verschiebung der Neutralachse ist maximal, wenn die Platte auf der Zugseite des Knochens liegt. Nur für diesen einen Belastungsfall ergibt sich die scheinbare Übereinstimmung zwischen Porosezone und implantatinduzierter Knochenentlastung. Liegt die Platte im Bereich der Biegeneutralebene, so ergibt sich keine Neutralachsenverschiebung im Verbundsystem Knochen-Platte. **b** Biegefestigkeit einer Plattenosteosynthese in Abhängigkeit von der Plattenlage (Berechnung der Belastungsfälle aus **a**). Je nach der Plattenlage verändert sich die gesamte Biegesteifigkeit einer Plattenosteosynthese. Die Gesamtbiegesteifigkeit ist minimal, wenn die Biegeneutralachse mit den Trägheitshauptachsen von Platte und Knochen zusammenfällt. Maximale Biegesteifigkeit wird dann erreicht, wenn sowohl die Platte als auch der Knochen möglichst exzentrisch belastet werden. Die Steifigkeitszunahme ist direkte Folge der Neutralachsenverschiebung der beiden Elemente und berechnet sich nach dem Steiner-Satz (*schraffierte* Anteile der Platten- bzw. Knochensteifigkeit). Berechnungen anhand eines idealisierten Modells: Knochenrohr: 20 mm Außen- und 14 mm Innendurchmesser, Elastizitätsmodul 1800 kp/mm²; Platte: 12 mm breit, 4 mm hoch, Elastizitätsmodul 19 000 kp/mm²

----- **Biegeachse Platte**

--- **Biegeachse Knochen**

— **Biegeachse Verbund**

▨ **Neutralzone**

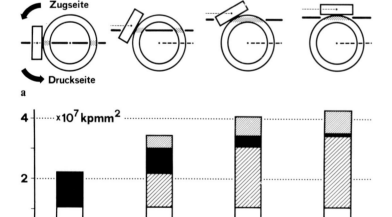

■▨ **Steifigkeit Platte**

□▨ **Steifigkeit Knochen**

b

teln als auch direkt experimentell mit Hilfe der Dehnungsmeßstreifentechnik messen.

Rechnerische Analysen gehen immer von idealisierten Bedingungen, wie einfacher Geometrie von Knochen und Platte sowie Homogenität der Materialien bezüglich ihres Elastizitätsmoduls, aus. Beides gilt für einen Röhrenknochen nur bedingt, die entsprechenden Analysen vermögen somit lediglich eine Größenordnung für den erwarteten Entlastungseffekt einer Platte zu geben. Die Dehnungsmeßstreifentechnik berücksichtigt zwar die mechanisch relevanten Parameter des biologischen Materials Knochen recht genau, der meßtechnische Fehler liegt aber bei ca. 5 – 10%. Dehnungsmeßstreifen lassen sich sowohl in vitro unter standardisierter Belastungsart, als auch in vivo unter physiologischer Beanspruchung des Knochens verwenden.

Diehl u. Mittelmeier (1974) beschreiben für das Verbundsystem Knochen-Platte unter Biegebelastung eine Verschiebung der Neutralachse des Knochens in Richtung auf die Platte hin. Die ursprünglich innerhalb der Markhöhle lokalisierte Neutralachse fällt nach der Plattenosteosynthese in den Bereich der implantatnahen Knochenkortikalis, in welchem histologisch eine porotische Zone festgestellt werden kann.

Eine genauere Analyse zeigt aber, daß das scheinbare Übereinstimmen von neuer Neutralachse und Porose lediglich für ganz bestimmte Belastungsfälle Gültigkeit hat (Abb. 2a). Wird eine Plattenosteosynthese auf eine Biegung beansprucht, so tritt das Maximum der Neutralachsenverschiebung dann auf, wenn die Osteosyntheseplatte exakt auf der Zugseite des Knochens fixiert ist. Wird die Platte hochkant beansprucht, so tritt keine Verschiebung der Neutralachse auf. Bei schiefer Biegung resultieren entsprechende Zwischenstufen der Neutralachsenverschiebung. Dementsprechend fehlt auch das Korrelat zur histologisch immer unter der Platte liegenden Porosezone. Die Biegesteifigkeit einer Plattenosteosynthese wird durch die Lage der Osteosyntheseplatte auf der Knochenzirkumferenz wesentlich beeinflußt (Abb. 2b).

Cordey weist mit Hilfe der Zweibalkentheorie nach, daß bei Knochen unter 15 mm Außendurchmesser die neue gemeinsame Neutralachse des Verbundsystems Knochen-Platte in die Platte und nur bei größeren Knochen in den Bereich der implantatnahen Kortikalis fällt. Unter reiner Axialbelastung wird die Knochendehnung implantatnah auf ca. 20% reduziert, während implantatfern eine Dehnungszunahme auf 140% resultiert. Unter Biegebelastung reduziert sich die Dehnung implantatnah auf 0% – 10%, implantatfern auf 40% – 60%. Auch Fux et al. (1984) geben bei Plattenosteosynthesen mit rigiden Implantaten nicht für jeden Be-

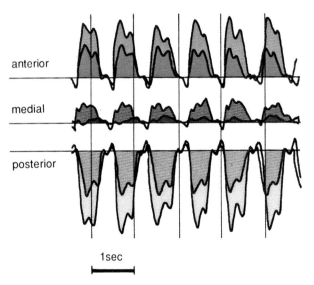

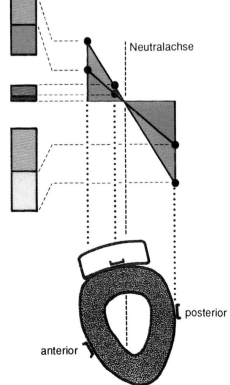

Abb. 3. Dehnungen des Knochens vor und nach Plattenosteosynthese. An der Schafstibia werden die Knochendehnungen auf der anterioren, medialen und posterioren Seite in vivo vor und nach Verplattung mit einer Stahlplatte aufgezeichnet. Die *helleren Kurven* entsprechen den Dehnungen des Knochens vor, die *dunkleren* nach der Osteosynthese. Auf der anterioren und posterioren Seite wird die Knochenbelastung durch die Platte um rund 40%, medial direkt unter Platte um rund 70% verkleinert

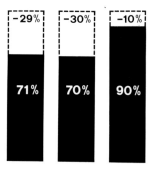

Abb. 4. Prozentuale Dehnungsveränderung nach Verplattung. Durch eine Plattenosteosynthese werden nur die Normalspannungen unter Axial- und Biegebelastung in relevantem Ausmaße verändert. Die Dehnungsreduktion liegt in der Größenordnung von jeweils rund 30%. Die Schubspannungen unter Torsion des Knochens bleiben nahezu unbeeinflußt, die entsprechende Dehnungsreduktion liegt bei lediglich etwa 10%

Diese In-vitro-Ergebnisse finden durch die Resultate von In-vivo-Studien ihre Bestätigung. Brennwald u. Perren (1974) bestimmen an der Schafstibia mit einer Titanplatte eine Dehnungsreduktion von 60–65%, Schatzker et al. (1980) beschreiben am Hundefemur eine Reduktion von 60–70%.

Eigene Untersuchungen (Gautier 1988) an der Schafstibia zeigen nach Plattenosteosynthese eine markante Reduktion der Knochendehnungen über den Knochenquerschnitt. Prozentual ist die Dehnungsreduktion direkt unter dem Implantat am größten (Abb. 3).

Durch eine Plattenosteosynthese werden aber fast nur die Normalspannungen unter Axial- und Biegebelastung reduziert, während die physiologisch hohen Schubspannungen unter Torsionsbelastung nahezu unverändert bleiben (Abb. 4 und 5).

lastungsfall und jeden Ort auf der Kortikaliszirkumferenz eine Knochenentlastung an.

Direkte Dehnungsmessungen ergeben in vitro am Hundefemur nach Verplattung eine mittlere Dehnungsreduktion von 45%, dabei ist die Dehnungsreduktion mit 78% direkt unter dem Implantat am höchsten (Cochran 1969). An der menschlichen Tibia werden nach Brennwald u. Perren (1972) die Dehnungen durch Verplattung mit einer Stahlplatte um 72%, mit einer Titanplatte um 63% reduziert. Ähnliche Ergebnisse finden Diehl u. Mittelmeier (1974), die Dehnungsreduktion beträgt an der menschlichen Tibia unter Axialbelastung zwischen 60 und 78%, unter Biegebelastung zwischen 55 und 84%.

Funktionelle Adaptation des Knochens

Die funktionelle Anpassung des Knochens an die mechanische Belastung stellt ein seit langem bekanntes Phänomen dar, welches im Verlauf des letzten Jahrhunderts am spongiösen Knochen (Ward 1838, Wyman 1857, Culmann 1866, von Meyer 1867, Roux 1885, Wolff 1892) beobachtet und später auch auf den kortikalen Knochen übertragen wurde (Gebhardt 1910, Koch 1917, Pauwels 1948, 1955, Kummer 1962, Lanyon 1987). Die Dehnung des kortikalen Knochens pendelt sich durch An- und Abbau von Knochengewebe auf einen Wert um 1000 µe ein. Eine Zunahme der mittleren Gewebedehnung bewirkt eine Knochenapposition, eine

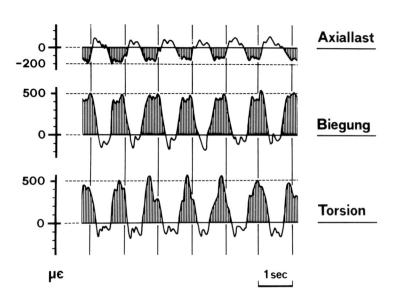

Abb. 5. Physiologische Gewebedehnung. An der Schafstibia bewirkt die rein axial gerichtete Komponente der physiologischen Belastung beim Gehen mit einer Ganggeschwindigkeit von 3 km/h eine Gewebedeformation von etwa 100 Mikrostrain. Die Biege- bzw. Torsionskomponente der physiologischen Belastung deformiert das Knochengewebe um je rund 500 Mikrostrain (Mikrostrain ist die Einheit der Dehnung eines Körpers. Dehnung ist definiert als Quotient aus Längenänderung und ursprünglicher Länge eines Körpers. Dieser Quotient ist dimensionslos, 1 Mikrostrain entspricht einer Deformation von $1/10^6$)

Verminderung der Knochendehnung eine Knochenresorption (Kummer 1972, Rubin u. Lanyon 1985) (Abb. 6).

Die Spitzendeformationen der Knochen unter Höchstbelastung des Skeletts betragen nach Rubin (1984) 2000–3000 me, dies ohne Abhängigkeit von der Tierspezies oder der Lokalisation im Knochen (dynamic strain similarity). Prinzipiell ist eine Veränderung der mechanischen Eigenschaften (Steifigkeit) eines Körpers sowohl über eine Veränderung der Materialeigenschaft (Elastizitätsmodul) als auch über eine Veränderung der Formeigenschaft des beanspruchten Körperquerschnitts möglich. Veränderungen des Elastizitätsmoduls sind als Dekalzifizierung des Skeletts unter Schwerelosigkeitsbedingungen aus der Raumfahrt bekannt (Hattner u. McMillan 1968, Marino et al. 1979, Tilton et al. 1980). Die Dekalzifizierung des Knochens ist uns auch als radiologisch eindrückliches Phänomen im Rahmen der konservativen Frakturbehandlung bekannt. Formveränderungen des Knochens begegnen uns im klinischen Alltag im Rahmen von v. a. neuromuskulären Erkrankungen, als Anpassungsphänomene nach Osteotomien und Arthrodesen sowie als Gewebehypertrophie durch Training.

Die Folgerung, die nach Plattenosteosynthesen experimentell nachgewiesenen Veränderungen der Dehnungsverteilung innerhalb des Knochenrohres bewirkten die klinisch und auch experimentell nachgewiesenen Veränderungen von Form und Struktur des Knochens im Sinne der funktionellen Anpassung (Inaktivitätsatrophie durch Streßprotektion), erscheint auf den ersten Blick nicht abwegig zu sein. Für die biomechanische Forschung stellt die Problematik des Knochenverlustes nach Plattenosteosynthese seit Jahren ein grundsätzliches Problem dar; in der Klinik wird dessen praktische Bedeutung meist erst im Zusammenhang mit dem Auftreten von Refrakturen nach vermeintlichem Behandlungsabschluß erkannt.

Refrakturproblematik

Refrakturen, welche nach Metallentfernung auftreten können, werden insbesondere nach Plattenosteosynthesen mit implantatinduzierten Knochenstrukturveränderungen in Zusammenhang gebracht und häufig als sog. Streßprotektioneffekt gedeutet (Allgöwer et al. 1969, Strmiska 1974, Lehmann et al. 1977, Convent 1977, Müller-Färber u. Decker 1978, Delpierre et al. 1978, Hidaka u. Gustilo 1984). Allerdings findet sich in der Literatur noch eine Vielzahl anderer Ursachen, welche eine Refraktur bewirken können: So werden v. a. eine zu frühe Metallentfernung (Richon et al. 1967, Dietschi u. Zenker 1973, Lehmann et al. 1977, Hidaka u. Gustilo 1984), eine zu späte und damit schwierige Metallentfernung (Convent 1977), unvollständige Frakturkonsolidation (Richon et al. 1967, Dietschi u. Zenker 1973, Terbrüggen et al. 1974, Lehmann et al. 1977, Delpierre et al. 1978, Grob u. Magerl 1987), Spannungskonzentrationen im Bereich von Schraubenlöchern sowie an den Plattenenden (Convent 1977, Delpierre et al. 1978, Grob u. Magerl 1987), unvollständige Restruktuierung der Kortikalis (Terbrüggen et al. 1974, Rüedi et al. 1975) und gestörte Fragmentvitalität (Terbrüggen et al. 1974, Kessler et al. 1986, Grob u. Magerl 1987, Kessler u. Schweiberer 1988) angeführt.

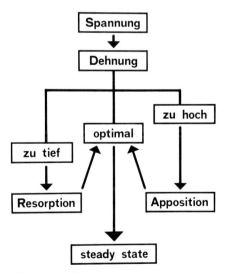

Abb. 6. Regelkreis der funktionellen Anpassung. Nimmt die Knochendeformation durch vermehrte Belastung zu, so wird die Deformation durch appositionelles Knochenwachstum in den Normbereich gesenkt. Bei reduzierter Deformation führt eine Verkleinerung der Querschnittsfläche durch Resorption zur Normalisierung der Knochengewebedehnung (Kummer 1972)

Knochenstrukturveränderung im Röntgenbild

Bei postoperativen radiologischen Verlaufskontrollen werden die implantatnahen Strukturveränderungen des Knochens oft durch das noch liegende Osteosynthesematerial verdeckt. Die Beurteilung des Ausmaßes und des Schweregrades derartiger implantatinduzierter Veränderungen sowie die Beurteilung der Konsolidierung der Fraktur direkt

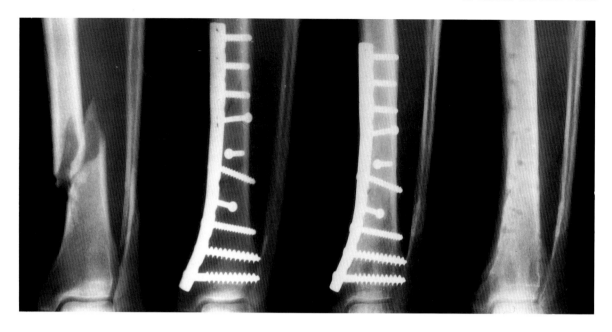

Abb. 7. Maskierung der Strukturveränderungen des Knochens durch das noch liegende Implantat. Bei ungenügender Röntgentechnik ist die implantatnahe Kortikalis oft durch die Platte verdeckt. Eine Beurteilung der Konsolidierung des Knochens plattennah und das Erkennen implantatinduzierter Strukturveränderungen ist damit unmöglich oder zumindest erschwert

unter einer Osteosyntheseplatte sind dadurch erheblich erschwert oder gar unmöglich.

Erst die Röntgenkontrolle nach erfolgter Metallentfernung läßt dann die Knochenstrukturveränderung und die damit verbundene Verminderung der

mechanischen Festigkeit des Knochens als potentielle Gefahrenquelle erkennen (Abb. 7).

Die Veränderungen der Knochenstruktur unter Osteosyntheseplatten normalisieren sich meist bei noch liegendem Implantat (Abb. 8). Computerdensitometrische Untersuchungen von Cordey et al. (1985) ergeben, daß bei termingerechter Metallentfernung Strukturunregelmäßigkeiten unter der Platte eher die Ausnahme darstellen.

Da bei der Plattenosteosynthese aus mechanischen Gründen die Platte meist auf der Zugseite des Knochens angebracht wird, kann sich das Persi-

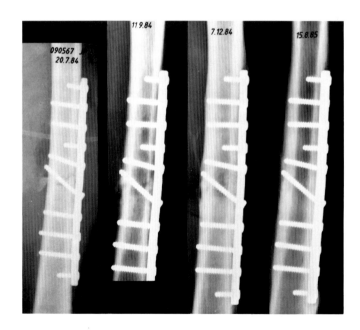

Abb. 8. Regredienz der Strukturveränderungen unter einer Platte (Röntgenbilder unmittelbar postoperativ sowie nach 2, 4 und 13 Monaten). 2 Monate nach Osteosynthese findet sich im Bereich der plattennahen Kortikalis eine ausgeprägte Osteoporose. Die Struktur des Knochens hat sich nach weiteren 2 Monaten fast vollständig normalisiert

stieren von Strukturunregelmäßigkeiten nachteilig auswirken. Nach Metallentfernung wird die alterierte Kortikalis den Zugbelastungen ohne Schutz durch das Implantat unterworfen, so daß evtl. eine Refraktur des Knochens auftreten kann (Abb. 9). Interessant ist dabei, daß die Zugfestigkeit des Knochens tiefer ist als die Druckfestigkeit (menschliches Femur: 12,4 kg/mm^2, 17,0 kg/mm^2) (Yamada u. Evans 1970).

Die Forderung nach einer korrekten Röntgeneinstelltechnik mit „Freiprojizieren" der implantatnahen Knochenkortikalis erscheint somit im Zusammenhang mit möglichen Komplikationen nach Plattenosteosynthesen wünschenswert. Eine korrekte Röntgenaufnahme sollte in jedem Fall dann durchgeführt werden, wenn die Indikation für eine Metallentfernung gestellt werden muß.

andererseits als Verminderung des Mineralsalzgehaltes des Knochens (Paavolainen et al. 1978, Zenker et al. 1980, Terjesen u. Benum 1983) beschrieben.

Andere Autoren berichten über Veränderungen der Querschnittsgeometrie des Knochens, wobei eine Reduktion der Querschnittsfläche sowohl durch eine periostale Resorption (Uhthoff u. Dubuc 1971, Uhthoff u. Lavigne 1971, 1972) als auch durch eine endostale Aufweitung des Knochenrohres (Gördes et al. 1975, Paavolainen et al. 1978, Strömberg u. Dalen 1978) zustande kommen soll.

Die Reversibilität dieser Knochenveränderung erst nach Metallentfernung wird von Uhthoff u. Dubuc 1971, Uhthoff u. Lavigne 1971, Moyen et al. 1978, Grabowski u. Dunaj 1980, Uhthoff u. Finnigan 1983 beschrieben. Andere Autoren (Matter et

Knochenstrukturveränderungen im Tierversuch

Im Tierversuch stellen sich die Form- und Strukturveränderungen des Knochens unter einer Platte ganz unterschiedlich dar. Die Strukturveränderungen werden einerseits als ausgeprägte Porosierung der Kortikalis (Uhthoff u. Dubuc 1971, Uhthoff u. Lavigne 1971, 1972, Gördes et al. 1975, Refior et al. 1975, Paavolainen et al. 1978, Strömberg u. Dalen 1978, Grabowski u. Dunaj 1980, Terjesen u. Benum 1983, Carter et al. 1984, Claes 1989) (Abb. 10) und

Abb. 9. Refraktur im Zusammenhang mit implantatinduzierten Knochenstrukturveränderungen. Die postoperativen Röntgenkontrollen zeigen bei Zustand nach Plattenosteosynthese einer Fermurschaftfraktur bei einem 12jährigen Knaben im Bereich der plattennahen Kortikalis eine auffällige Osteoporose. Trotzdem wird rund 14 Monate nach Osteosynthese die Metallentfernung durchgeführt, was kurze Zeit später eine Refraktur bei minimalem Trauma nach sich zieht. Die Refrakturlinie hat ihren Ausgangspunkt in der ursprünglichen Frakturlinie direkt unter der Platte, weicht dann aber gegen medial zu vom Verlauf der initialen Frakturlinie ab (Spannungskonzentration der unter der Platte noch nicht vollständig konsolidierten Fraktur sowie des Schraubenlochs). Die Fraktur heilt nach gedeckter Marknagelung folgenlos aus

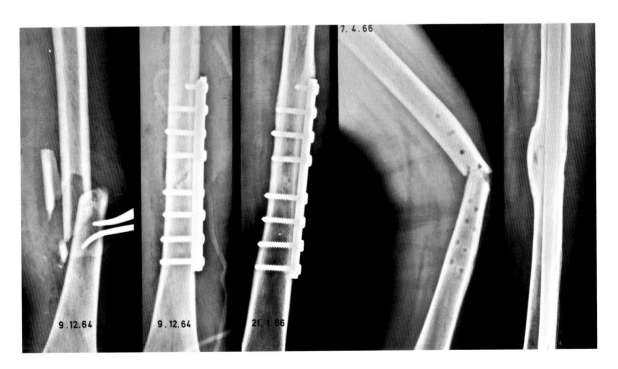

al. 1974, Gautier et al. 1984, 1986, Vattolo 1986) sehen eine Reversibilität der intrakortikalen Porose
selbst bei noch liegendem Implantat.

Um diese Veränderungen des Knochens zu vermeiden, wird die Verwendung von weniger rigiden
Implantaten propagiert (Allgöwer et al. 1969). In
der Literatur finden sich allerdings kontroverse Angaben darüber, ob die Struktur- und Formveränderungen des Knochens durch die Verwendung von
flexibleren Implantaten positiv beeinflußt werden
können:

Eine Verkleinerung der intrakortikalen Porose unter flexiblen Platten wird von Akeson et al. 1975,
Zenker et al. 1975, Coutts et al. 1976, Tonino et al.
1976, Tonino u. Klopper 1980, Szivek et al. 1981,
Uhthoff et al. 1981, Claes 1989 beschrieben, während Akeson et al. 1976, Hutzschenreuter et al.
1980, Claes et al. 1981, Uhthoff u. Finnigan 1983
unter flexiblen Platten keinen derartigen Effekt erkennen können. Eine weniger ausgeprägte Kortika-

lisverdünnung wird von Zenker et al. 1975, Akeson
et al. 1976, Moyen et al. 1980, Claes et al. 1981,
Uhthoff et al. 1981, Moyen et al. 1982, Uhthoff u.
Finnigan 1983 beobachtet.

Biologische, vaskuläre Erklärung der implantatnahen Porose

Das Auftreten der implantatnahen Osteoporose
wird nicht nur mit den Veränderungen der Knochendehnung nach Plattenosteosynthese in Zusammenhang gebracht, als Ursache der Porosierung
wird vielfach auch ein vaskuläres Geschehen angeführt.

Unter anderem erwähnt Rhinelander (1965) anhand eines Mikroangiogramms am Hunderadius
bei satt aufliegender Osteosyntheseplatte eine fast
vollständige Avaskularität der Kortikalis, während
bei gelockertem Implantat die Durchblutung des
Knochens normal zu sein scheint.

Gunst et al. (1979) weisen mit der intravitalen
Disulfinblaufärbung an der verplatteten Kanin-
chentibia eine ausgedehnte Zirkulationsstörung des
Knochens nach, welche bei subperiostaler Plattenlage größer ist als bei epiperiostaler Lage des Implantats. Im Gegensatz dazu beschreiben Wilde u.
Stürmer (1979) an der Schafstibia nur bei subperiostaler Plattenlage eine Durchblutungsstörung, während Rand et al. (1981) keinen Unterschied bezüglich intrakortikaler Durchblutungsstörung bei epi-
oder subperiostaler Implantatlage erkennen. In einer ganzen Reihe weiterer Arbeiten wird unter
Osteosyntheseplatten eine Durchblutungsstörung
nachgewiesen (van de Berg 1973, Schweiberer et al.
1974, Lüthi 1980, Jacobs et al. 1981, Regazzoni
1982, Alexander et al. 1983, Gautier et al. 1983).
Diese implantatnahen Zirkulationsausfälle treten
nicht nur nach Plattenosteosynthesen auf, sie werden auch nach Marknagelosteosynthesen beschrieben (Pfister et al. 1979, Eitel et al. 1980, Stürmer
u. Schuchardt 1980, Kessler et al. 1983, Stürmer
1983, Weiss u. Schmit-Neuerburg 1983, Klein
1989).

Eigene Versuche an der Tibia des Schafes zeigen
in der Frühphase nach Plattenosteosynthese eine
ausgedehnte Zirkulationsstörung im Plattenlager.
Diese Störung ist offensichtlich bei liegender
Osteosyntheseplatte reversibel; nach rund 5 Monaten findet sich im Plattenlager keine Durchblutungsstörung mehr, mit der Disulfinblaufärbung
erscheint das Gewebe unter der Platte normal perfundiert (Abb. 11).

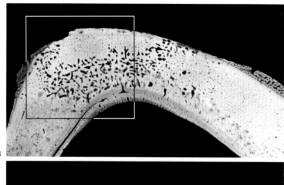

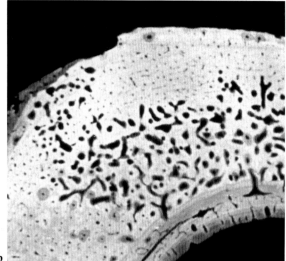

Abb. 10a, b. Beispiel der Strukturveränderung des Knochens
unter einer Osteosyntheseplatte. 10 Wochen nach Verplattung der intakten Schafstibia ist im Bereich der plattennahen Kortikalis eine ausgeprägte Porosierung zu erkennen.
Die übrigen Anteile der Kortikalis sind frei von porotischen
Veränderungen

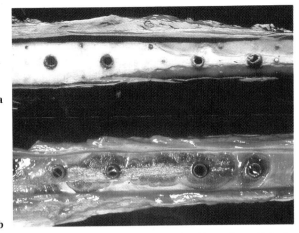

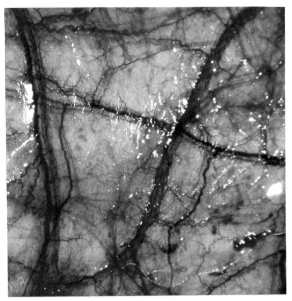

Abb. 11 a, b. Durchblutungsstörung im Plattenlager (Schafstibia, 4 Wochen nach Operation). Die Länge der Durchblutungsstörung ist durch die Länge der Platte gegeben. Die Breite der Störung ist variabel und hängt von der mehr oder weniger übereinstimmenden Geometrie von Knochenoberfläche und Plattenunterseite ab. **b** Normalisierung der Perfusion im Plattenlager (Schafstibia, 20 Wochen nach Operation). Die ursprüngliche Perfusionsstörung hat sich innerhalb von 5 Monaten selbst bei liegendem Implantat durch Revaskularisationsvorgänge vollständig normalisiert

Abb. 12. Periostales Gefäßnetz. Der Gefäßreichtum des Periostes zeigt sich klar in stärkerer Vergrößerung. In diesem Ausschnitt von 1 cm² Periostgewebe sind die oberflächlich liegenden Arteriolen mit den Begleitvenulen deutlich erkennbar. Die tieferen Schichten zeigen lediglich ein kommunizierendes Netz von Kapillargefäßen. Die intravitale Disulfinblaufärbung zeigt nun erste Anfärbungen der tieferen Schichten des Periosts, was die Bedeutung der venösen Drainage des Knochens durch das periostale Gefäßnetz illustriert

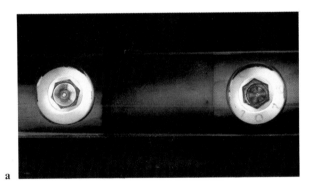

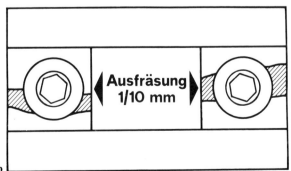

Abb. 13 a, b. Plattenkontakt und periostale Gefäßzerstörung. Der Einfluß des Plattenkontaktes auf die periostale Zirkulation wurde im Akutversuch am Schaf mit experimentellen Plexiglasplatten mit unterschiedlich konfigurierten Ausfräsungen auf der Plattenunterseite ausgetestet. Eine nur geringe Ausfräsung der Plattenunterseite von 1/10 mm Tiefe genügt, um die periostale Zirkulation funktionstüchtig zu erhalten [25]

Das Periost zeigt ein sehr reiches Gefäßnetz (Abb. 12), dessen genauer Aufbau u. a. von Hammersen (1981) beschrieben wird. Die physiologische Bedeutung des Periostes für die Knochendurchblutung wird unterschiedlich beurteilt. Gesichert scheint, daß die Perfusion des äußeren Kortikalisdrittels (je nach den Gefäßanastomosen mit den umgebenden Weichteilen) von einer funktionierenden periostal-arteriellen Zirkulation abhängt (Trueta u. Cavadias 1955, Göthman 1961, Rhinelander 1968, Brookes 1971, Macnab u. de Haas 1974, Trueta 1974, Ficat u. Arlet 1977). Wichtiger noch scheint die Rolle des Periosts für den venösen Abfluß aus der Kortikalis zu sein, indem in einigen Arbeiten ein hauptsächlich zentrifugaler Blutstrom durch den Knochen postuliert wird (Rhinelander 1974, Harms u. van de Berg 1975, Lopez-Curto et al. 1980).

Besteht zwischen Plattenunterseite und Knochen eine bestimmte kritische Distanz, so bleibt das Periost funktionstüchtig erhalten (Abb. 13).

Auf Knochenquerschnitten zeigt sich unter der Platte ein in Tiefe und seitlicher Ausdehnung variierendes Ausmaß einer kortikalen Durchblutungsstörung (Abb. 14). Außerhalb des Plattenlagers ist die kortikale Zirkulation ungestört. Die Fläche des

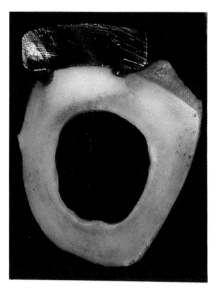

Abb. 14. Intrakortikale Durchblutungsstörung. Direkt unter der Platte läßt sich mit der intravitalen Disulfinblaufärbung ein Areal vollständig devaskularisierten Knochens nachweisen. Die Tiefe der Perfusionsstörung ist variabel, sie kann in Einzelfällen bis 3/4 der Kortikalisdicke betragen. Die Breite der Störung erreicht maximal die Plattenbreite

Durchblutungsstörung

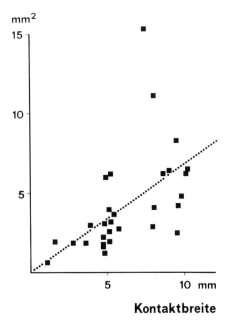

Abb. 15. Korrelation zwischen Plattenauflage und intrakortikalem Perfusionsausfall. Das Ausmaß der Plattenauflage bewirkt über die Zerstörung des periostalen Gefäßnetzes eine mehr oder weniger ausgeprägte intrakortikale Durchblutungsstörung. Die Breite der Plattenauflage ist mit der Fläche der Perfusionsstörung der Kortikalis korreliert (rank correlation test: p < 0,01 hochsignifikant)

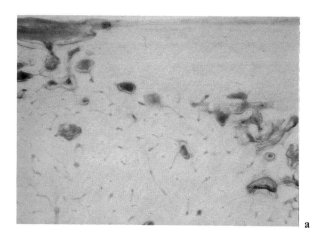

a

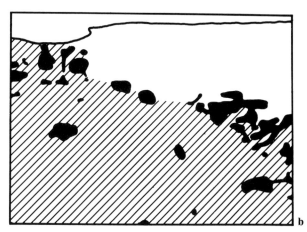

b

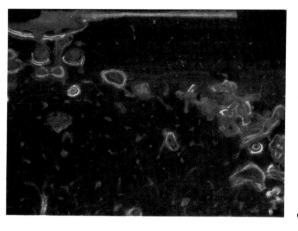

c

Abb. 16 a–c. Zusammenhang zwischen Durchblutungsstörung, Knochenporose und Knochenumbau. In der Grenzzone zum normal vaskularisierten Knochen findet sich eine Zone relativer Hypervaskularität. Diese liegt exakt im aktuell porotischen Bezirk des Knochens, wo mit der polychromen Sequenzmarkierung auch die erste Knochenneubildung verfolgt werden kann. Die Porosierung der Kortikalis ist Voraussetzung für das Einsprossen von Gefäßen in die avitale Kortikalis. Die Knochenrevaskularisation geht meist mit der Erneuerung und Revitalisierung des ganzen Osteons einher, nur in seltenen Fällen kann eine Gefäßeinsprossung in ein bestehendes Osteon ohne dessen vollständigen Ersatz beobachtet werden (Kleinosteon)

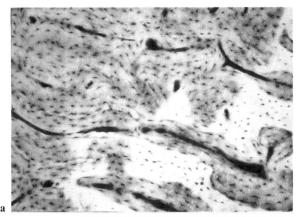

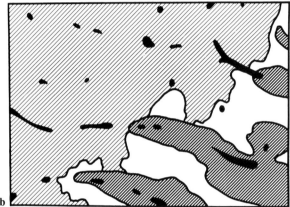

Abb. 17a, b. Nachweis der Knochennekrose. Mit der Fuchsinfärbung werden die Osteozyten mit ihren protoplasmatischen Zellausläufern in den Kanalikuli rot angefärbt. Das Areal unter der Platte ist fuchsinnegativ (weiß, nekrotisch), der restliche Knochen zeigt normale Färbung und damit auch erhaltene Vitalität. Neu aufgebaute Osteone innerhalb der Nekrosezone werden intensiver angefärbt (*dichte Schraffur*) als der ursprüngliche vitale Knochen außerhalb der Nekrosezone (*weniger dichte Schraffur*)

Perfusionsausfalls der Kortikalis ist mit der Größe des Kontaktes der Osteosyntheseplatte auf der Knochenoberfläche korreliert (Abb. 15). Flexiblere Platten aus Polyacetal (Hostaform) zeigen durchschnittlich einen etwas größeren Perfusionsausfall. Dies wird darauf zurückgeführt, daß sich die Platten der Knochenoberfläche leichter anschmiegen und damit das periostale Gefäßnetz auf größerer Fläche komprimieren.

In einer späteren Phase etwa 2 – 3 Monate nach Operation treten in der Grenzzone zwischen dem normal durchbluteten und dem nicht durchbluteten Knochen Resorptionshöhlen auf. Ungefähr gleichzeitig läßt sich in dieser Grenzzone mit Hilfe der Fluoreszenzmarkierung (Rahn 1976) der erste Einbau von Knochenlamellen in die aufgeweiteten Havers-Kanäle nachweisen (Abb. 16).

Nach Sarkar (1985) sind für die Aktivität osteoklastärer Zellelemente chemotaktisch wirksame Subtanzen aus nekrotischem Knochengewebe als steuernder Faktor maßgebend. Die Knochennekrose läßt sich histologisch mit einer Fuchsinfärbung nachweisen (Abb. 17).

Anhand eines einzelnen Osteons läßt sich exemplarisch der Zusammenhang zwischen Knochenanbau (zentripetaler Einbau von Knochenlamellen in eine Resorptionshöhle) und der den Umbau zwangsläufig begleitenden temporären Porosierung festhalten (Abb. 18 und 19) (Frost 1973).

20 Wochen nach der Plattenosteosynthese zeigen sich die Fluoreszenzmarker im ganzen Gebiet der Kortikalis, welches initial nicht perfundiert war (Abb. 20a). Die früh verabreichten Substanzen bauen sich eher markraumnahe im Bereich der Demarkationszone ein, die spät verabreichten Marker fin-

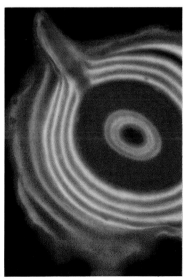

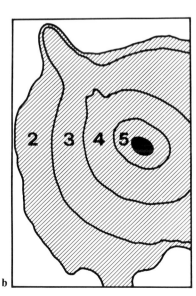

Abb. 18a, b. Zentripetale Knochenapposition innerhalb eines Osteons. **a** Die Fluoreszenzaufnahme eines einzelnen Osteons zeigt den sequentiellen Einbau der Markiersubstanzen Xylenolorange, Calceingrün, Alizarinkomplexon und Tetrazyklin, welche in wöchentlichen Abständen appliziert wurden. Das im Verlauf des 2. Monats verabreichte Xylenolorange findet sich in der Peripherie des Osteons komplexgebunden eingebaut. Weiter gegen das zentrale Havers-Gefäß zu werden dann die anderen Marker vorgefunden. **b** Die schematische Darstellung zeigt *schraffiert* die monatlichen Knochenanbauflächen vom 2. bis zum 5. Monat

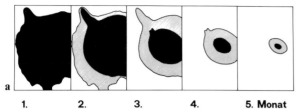

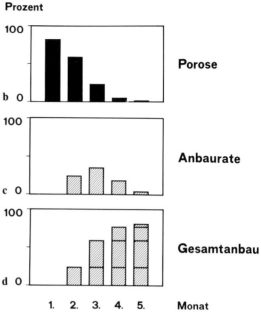

Prozent

Porose

Anbaurate

Gesamtanbau

1.   2.   3.   4.   5.   **Monat**

Abb. 19a–d. Zusammenhang zwischen Knochenporose und Knochenanbau. Anhand des gleichen Osteons läßt sich die Verkleinerung der Knochenporosität durch den monatlichen Knochenanbau nachweisen. 1 Monat nach Operation zeigt sich im betrachteten Bildausschnitt eine hohe relative Porosität von etwa 80%, welche im weiteren Verlauf deutlich abnimmt und nach 5 Monaten normalisiert ist. Der Knochenanbau beginnt im 2. Monat, die monatliche Anbaurate ist im 3. Monat maximal und nimmt bis zum Ende der Beobachtungszeit deutlich ab. Der gesamte Knochenanbau zeigt einen asymptomatischen Verlauf und ist nach etwa 5 Monaten für das hier betrachtete Osteon beendet

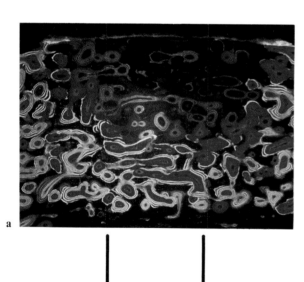

Abb. 20a, b. Remodellingfront. Die früh applizierten Fluoreszenzfarbstoffe werden implantatfern eingebaut, die später verabreichten jeweils immer weiter gegen die Platte hin. Die Umbauaktivität und ihre Begleitporose wandert in Richtung zum Implantat und liegt nicht stationär in einer Zone evtl. vorhandener Knochenentlastung

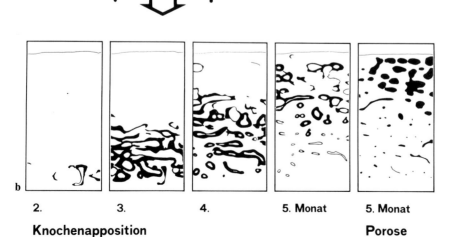

2.   3.   4.   5. Monat   5. Monat

Knochenapposition   **Porose**

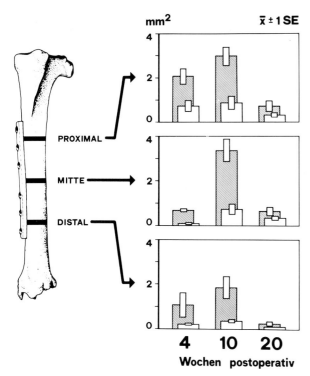

Abb. 21. Einfluß des Plattenmaterials auf die Porosität unter einer Platte. Weichere Platten aus Polyacetal (*schraffierte Säulen*) zeigen praktisch durchwegs eine ausgeprägtere Porose unter der Platte als die steiferen Stahlplatten (*weiße Säulen*). Ungeachtet des Plattenmaterials findet sich nach etwa 10 Wochen ein Maximum der porotischen Knochenveränderungen. Nach 20 Wochen ist die Porosität der Kortikalis durch Knocheneinbau in die Resorptionshöhlen fast normalisiert. Knochenschnitte aus den proximalen und mittleren Anteilen des verplatteten Knochensegmentes zeigen eine eher höhere Porosität als im distalen Bereich. Dies illustriert die Abhängigkeit der Porosität von der initialen Schädigung des Knochengewebes

(Stahlplatte und Polyacetalplatte) ergibt folgende Resultate (Abb. 21): Die Porosität der Kortikalis ist 4 Wochen nach Operation relativ gering, steigt dann bis zur 10. Woche massiv an und fällt nach 20 Wochen praktisch wieder auf Normalwerte ab. Die flexibleren Platten aus Polyacetal verursachen eine eher größere Porosität als die rigiden Platten aus Stahl.

Nach Plattenosteosynthese eines Röhrenknochens sind neben den Umbauvorgängen im Bereich der implantatnahen Kortikalis auch ausgeprägte Veränderungen der Querschnittsgeometrie durch peri- und endostale Knochenapposition zu beobachten (Abb. 22). Quantitativ überwiegen die Ossifikationen periostalseits, wobei die steiferen Stahlplatten gegenüber den weicheren Polyacetalplatten einen deutlich höheren Knochenanbau zur Folge haben (Abb. 23).

Eine Verbesserung der intrakortikalen Zirkulationsverhältnisse konnte von Vattolo (1986) und Jörger (1987) durch verschiedene Modifikationen der Plattenunterseite experimentell nachgewiesen werden. Die daraus resultierende Abnahme der Remodellingzone unter gerillten Platten im Langzeitversuch vermag den Vorteil der Modifikation der Plattenunterseite zu dokumentieren.

Die Ergebnisse dieser vielfältigen Untersuchungen aus dem Labor für Experimentelle Chirurgie in Davos stellen zusammen mit den mechanischen Resultaten von Klaue u. Perren (1982) die Grundlage zur Entwicklung der **LC-DCP** (**L**imited **C**ontact **D**ynamic **C**ompression **P**late) als eine neue Plattengeneration dar, welche demnächst in die Klinik eingeführt wird (Perren 1990).

den sich eher gegen das Implantat hin. Dies beweist das Wandern einer Remodellingfront aus dem initial nicht geschädigten Kortikalisgebiet in Richtung auf die Platte hin. Der dichte Kontakt des Implantates auf dem Knochen verhindert dabei das Einsprossen von Gefäßen aus dem Periost. In der späten Phase nach Osteosynthese ist lediglich noch dicht unter der Platte eine Osteoporose nachweisbar, die weiter markraumwärts liegenden Resorptionslakunen sind mittlerweile mit neuem lamellärem Knochen ausgekleidet (Abb. 20b). Die Knochenporose ist folglich nur temporäres Stadium eines intensiven Havers-Knochenumbaus und findet sich nicht in *dem* Bereich der Knochenkortikalis, in welchem rechnerisch die höchste mechanische Entlastung besteht.

Die Quantifizierung der Osteoporose unter Osteosyntheseplatten unterschiedlicher Steifigkeit

Zusammenfassung

Die funktionelle Adaptation des Knochens stellt ein seit langem bekanntes und wenig umstrittenes Phänomen dar. Eine Osteosyntheseplatte hält die Reposition einer Fraktur und entlastet den Knochen im Bereich des verplatteten Segments. Diese Entlastung ist in der Frühphase nach Operation erwünscht, sie wird mit zunehmender Konsolidierung des Knochenbruchs überflüssig. Die nach Plattenosteosynthese beobachtete Porosierung der implantatnahen Kortikalis wird häufig als Anpassung der Knochenstruktur an die veränderte Belastung interpretiert. Unsere tierexperimentellen Untersuchungen lassen keine Übereinstimmung zwischen dem Entlastungsmuster des Knochens nach Plattenosteosynthese und der Kortikalisporose erkennen.

Die Porose der implantatnahen Kortikalis stellt ein temporäres Stadium eines intensiven Havers-

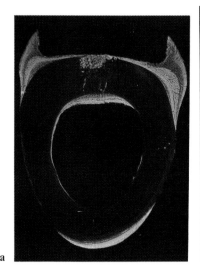
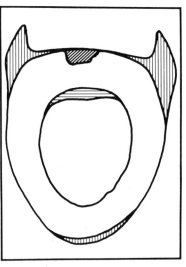

a   b

Abb. 22 a, b. Veränderung der Querschnittsform nach Plattenosteosynthese. Die Fixation von Osteosyntheseplatten auf das Periost verursacht deutliche periostale und endostale Knochenauflagerungen

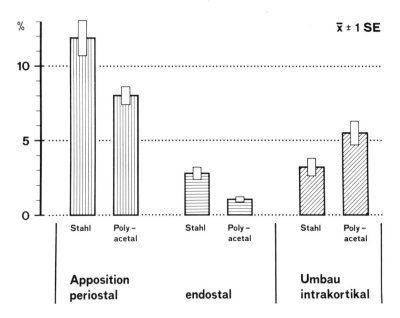

Abb. 23. Quantitative Resultate der Querschnittsveränderung. Die Verplattung des Knochens mit einer Stahlplatte führt durch periostale und endostale Knochenapposition zu einer durchschnittlichen Vergrößerung der Querschnittsfläche von rund 15%, mit den Polyacetalplatten beträgt die Zunahme etwa 10%. Demgegenüber nimmt sich die intrakortikale Umbaufläche von durchschnittlich 3% mit Stahlplatten und 5,5% mit Polyacetalplatten eher bescheiden aus

Umbaus des Knochens dar. Spezifischer Reiz zum Knochenumbau ist nekrotisches Knochengewebe im Bereich der Fraktur und unter der Platte, welche durch eine traumatisch und operationstraumatisch bedingte Durchblutungsstörung des Knochens hervorgerufen wird. In einer 1. Phase werden die nekrotischen Osteone durch Osteoklasten wegresorbiert. In einer 2. Phase wird durch zentripetalen Einbau von Knochenlamellen in die Resorptionshöhlen die ursprüngliche Osteonenstruktur wiederhergestellt.

Für Erfolg oder Mißerfolg der operativen Frakturbehandlung ist die Balance zwischen der operationsbedingten Devaskularisation der Gewebe (Knochen und umgebender Weichteilmantel) und der durch eine Osteosynthese erzielten Stabilität ausschlaggebend. Eine *biologische Osteosynthese* bewahrt einerseits die Vitalität der Gewebe und setzt andererseits die verfügbaren Implantate biomechanisch optimal ein (Ganz, persönliche Mitteilung).

Nur bei genauer präoperativer Analyse der Frakturform und -lokalisation sowie des begleitenden Weichteilschadens ergibt sich eine korrekte Indikation für das bestmögliche Behandlungsverfahren bezüglich des mechanischen Leistungsvermögens des gewählten Implantats (mechanische Implantatwertigkeit) und des notwendigen operationstechnischen Aufwands (biologische Störwirkung).

Literatur

Akeson WH, Woo SL-Y, Coutts RD, Matthews JV, Gondsalves M, Amiel D (1975) Quantitative histological evaluation of early fracture healing of cortical bones immobilized by stainless steel and composite plates. Calcif Tissue Res 19:27–37

Akeson WH, Woo SL-Y, Rutherford L, Coutts RD, Gonsalves M, Amiel D (1976) The effects of rigidity of internal fixation plates on long bone remodeling. Acta Orthop Scand 47:241–249

Alexander AH, Cabaud HE, Johnston JO, Lichtman DM (1983) Compression plate position. Extraperiosteal or subperiosteal? Clin Orthop 175:280–285

Allgöwer M, Ehrsam R, Ganz R, Matter P, Perren SM (1969) Klinische Erfahrungen mit der neuen Kompressionsplatte „DCP" (Clinical experience with a new compression plate „DCP"). Acta Orthop Scand (Suppl) 125:1–20

Berg PA van de (1973) Zur Frage der Blutversorgung des Knochens nach Marknagelung und Verplattung. Bruns Beitr Klin Chir 220:103–109

Brennwald J, Perren SM (1972) Bestimmung der Knochendehnung in vitro und in vivo nach Plattenosteosynthese. Langenbecks Arch Chir (Suppl) Chir Forum

Brennwald J, Perren SM (1974) In-vivo-Messung der belastungsabhängigen Knochendehnung. Helv Chir Acta 41:455–457

Brookes M (1971) The blood supply of bone. An approach to bone biology. Butterworth, London

Carter DR, Shimaoka EE, Harris WH, Gates EI, Caler WE, McCarthy JC (1984) Changes in long-bone structural properties during the first 8 weeks of plate implantation. J Orthop Res 2:80–89

Claes L (1989) The mechanical and morphological properties of bone beneath internal fixation plates of differing rigidity. J Orthop Res 7:170–177

Claes L, Kinzl L, Neugebauer R (1981) Experimentelle Untersuchungen zum Einfluß des Plattenmaterials auf die Entlastung und Atrophie des Knochens unter Osteosyntheseplatten. Biomed Tech 26:66–71

Cochran GVB (1969) Effects of internal fixation plates on mechanical deformation of bone. Surg Forum Orthop Surg 20:469–471

Convent L (1977) On secondary fractures after removal of internal fixation material. Acta Orthop Belg 43:89–93

Cordey J (1987) Analyse mécanique de l'ostéosynthèse par plaque. Thèse Faculté des Sciences, Université de Lausanne

Cordey J, Schwyzer HK, Brun S, Matter P, Perren SM (1985) Bone loss following plate fixation of fractures? Helv Chir Acta 52:181–184

Coutts RD, Akeson WH, Woo SL-Y, Matthews JV, Gonsalves M, Amiel D (1976) Comparison of stainless steel and composite plates in the healing of diaphyseal osteotomies of the dog radius: report on a short term study. Orthop Clin North Am 7:223–229

Culmann C (1866) Die graphische Statik. Meyer & Zeller, Zürich

Delpierre J, De Nayer P, Mullier J, Boucquey P (1978) Réflexions sur les fractures secondaires après ablation du matériel de synthèse. Acta Orthop Belg 44:783–787

Diehl K, Mittelmeier H (1974) Biomechanische Untersuchungen zur Erklärung der Spongiosierung bei der Plattenosteosynthese. Z Orthop 112:235–243

Dietschi C, Zenker H (1973) Refrakturen und neue Frakturen der Tibia nach AO-Platten- und Schrauben-Osteosynthese. Arch Orthop Unfallchir 76:54–64

Eitel F, Schenk RK, Schweiberer L (1980) Corticale Revitalisierung nach Merknagelung an der Hundetibia. Unfallheilkunde 83:202–207

Ficat P, Arlet J (1977) Ischémie et nécrose osseuses. L'exploration fonctionelle de la circulation intraosseuse et ses applications. Masson, Paris New York Barcelone Milan

Frost HM (1973) Bone remodelling and its relationship to metabolic bone disease. Thomas, Chicago

Fux HD, Mattheck C, Morawietz P, Spohn K (1984) Theoretische Untersuchungen zum Verständnis der „Streßprotektion" bei osteosynthetisch versorgten Frakturen. Aktuel Traumatol 14:266–270

Gautier E (1982) Unpublizierte Resultate aus dem Labor für Experimentelle Chirurgie, Davos

Gautier E (1988) Belastungsveränderung des Knochens durch Plattenosteosynthese. In vivo Dehnungsmessungen an der intakten Schafstibia. Dissertation Medizinische Fakultät, Universität Bern

Gautier E, Cordey J, Lüthi U, Mathys R, Rahn BA, Perren SM (1983) Knochenumbau nach Verplattung: biologische oder mechanische Ursache? Helv Chir Acta 50: 53–58

Gautier E, Cordey J, Mathys R, Rahn BA, Perren SM (1984) Porosity and remodelling of plated bone after internal fixation: result of stress shielding or vascular damage? In: Ducheyne P, van der Perre G, Aubert AE (eds) Biomaterials and Biomechanics 1983. Elsevier, Amsterdam, pp 195–200

Gautier E, Rahn BA, Perren SM (1986) Effect of different plates on internal and external remodelling of intact long bones. 32nd Annu Orthop Res Soc (ORS), New Orleans, p 322

Gebhardt FAMW (1910) Die spezielle funktionelle Anpassung der Röhrenknochen-Diaphyse. Arch Entwicklungsmech 30:516–534

Gördes W, Kossyk W, Holländer H (1975) Histologische und histomorphometrische Veränderungen bei Plattenosteosynthesen nach Osteotomien an der Tibia des Kaninchens. Arch Orthop Unfallchir 82:123–133

Göthman L (1961) Vascular reactions in experimental fractures. Acta Orthop Scand (Suppl) 284:1–34

Grabowski MT, Dunaj W (1980) Mikroskopische Untersuchungen langer Röhrenknochen von Kaninchen nach der Osteosynthese mittels selbstspannender Metallplatten. Z Exp Chir 13:169–182

Grob D, Magerl F (1987) Refrakturen. Unfallchirurg 90:51–58

Gunst MA, Suter C, Rahn BA (1979) Die Knochendurchblutung nach Plattenosteosynthese. Helv Chir Acta 46:171–175

Hammersen F (1981) Anordnung und Musterbildung der terminalen Strombahn des Periostes. In: Draenert K, Rütt A (Hrsg) Histo-Morphologie des Bewegungsapparates/Bd 1. Art and Science, München, S 53–63

Harms J, van de Berg PA (1975) Die venöse Drainage des langen Röhrenknochens nach Aufbohrung und Marknagelung. Arch Orthop Unfallchir 82:93–99

Hattner RS, McMillan DE (1968) Influence of weightlessness upon the skeleton: a review. Aerospace Med 39:849–855

Hidaka S, Gustilo RB (1984) Refracture of bones of the forearm after plate removal. J Bone Joint Surg [Am] 66:1241–1243

Hutzschenreuter P, Mathys R, Walk H, Brümmer H (1980) Polyacetal plates with a metal core. In: Uhthoff HK (ed)

Current concepts of internal fixation of fractures. Springer, Berlin Heidelberg New York, pp 149–155

Jacobs RR, Rahn BA, Perren SM (1981) Effect of plates on cortical bone perfusion. J Trauma 21:91–95

Jörger KA (1987) Akute intrakortikale Durchblutungsstörung unter Osteosyntheseplatten mit unterschiedlichen Auflageflächen. Dissertation Veterinärmedizinische Fakultät, Universität Bern

Kessler SB, Rahn BA, Eitel F, Schweiberer L, Perren SM (1983) Die Blutversorgung der Knochencorticalis nach Marknagelung – Vergleichende Untersuchungen an verschiedenen Tierspecies in vivo. Hefte Unfallheilkd 165:7–10

Kessler SB, Grabmann A, Betz A, Remberger K (1986) Zur Genese von Refrakturen nach operativer Frakturenbehandlung. Hefte Unfallheilkd 181:248–250

Kessler SB, Schweiberer L (1988) Refrakturen nach operativer Frakturenbehandlung. Hefte Unfallheilkd 194:1–73

Klaue K, Perren SM (1982) Fixation interne des fractures par l'ensemble plaque-vis à compression conjuguée (DCU). Helv Chir Acta 49:77–80

Klein MPM (1985) Aufbohren oder nicht Aufbohren. Zirkulationsstörung durch Marknagelung an der Hundetibia. Dissertation Medizinische Fakultät, Universität Basel

Koch JC (1917) The laws of bone architecture. Am J Anat 21:177–298

Kummer BKF (1962) Funktioneller Bau und funktionelle Anpassung des Knochens. Anat Anz 110:261–293

Kummer BFK (1972) Biomechanics of bone: mechanical properties, functional structure, functional adaptation. In: Fung YC, Perrone N, Anliker M (eds) Biomechanics. Its Foundations and Objectives. Prentice-Hall, Englewood Cliffs New Jersey

Lanyon LE (1987) Functional strain in bone tissue as an objective, and controlling stimulus for adaptive bone remodelling. J Biomech 20:1083–1093

Lehmann L, Kaufner H-K, Friedrich B (1977) Zur Problematik der Sekundärfrakturen nach Entfernung des Osteosynthesematerials. Unfallheilkunde 80:449–455

Lopez-Curto JA, Bassingthwaighte JB, Kelly PJ (1980) Anatomy of the microvasculature of the tibial diaphysis of the adult dog. J Bone Joint Surg [Am] 62:1362–1369

Lüthi UK (1980) Auflageflächen von Osteosyntheseplatten und intrakortikale Durchblutungsstörungen. Dissertation Medizinische Fakultät, Universität Basel

Macnab I, de Haas WG (1974) The role of periosteal blood supply in the healing of fractures of the tibia. Clin Orthop 105:27–33

Marino AA, Becker RO, Hart FX, Anders F (1979) Space osteoporosis: an electromagnetic hypothesis. Aviat Space Environ Med 50:409–410

Mast J, Jakob RP, Ganz R (1989) Planning and reduction technique in fracture surgery. Springer, Berlin Heidelberg New York Tokyo

Matter P, Brennwald J, Perren SM (1974) Biologische Reaktion des Knochens auf Osteosyntheseplatten. Helv Chir Acta (Suppl) 12:1–44

Meyer HG von (1867) Die Architectur der Spongiosa. Arch Anat Physiol 34:615–628

Moor R, Tepic S, Perren SM (1989) Hochgeschwindigkeits-Film-Analyse des Knochenbruchs. Z Unfallchir Berufskr 82:128–132

Moyen BJ-L, Lahey PJ, Weinberg EH, Harris WH (1978) Effects on intact femora of dogs of the application and removal of metal plates. J Bone Joint Surg [Am] 60:940–947

Moyen BJ-L, Lahey PJ, Weinberg EH, Rumelhart C, Harris

WH (1980) Effects of application of metal plates to bone. Acta Orthop Belg 46:806–815

Moyen BJ-L, Comtet JJ, Santini R, Rumelhart C, Dumas P (1982) Réactions de l'os intact sous des plaques d'ostéosynthèses en carbone. Une étude sur le fémur du chien. Rev Chir Orthop (Suppl II) 68:83–90

Müller ME, Allgöwer M, Willenegger H (1963) Technik der operativen Knochenbruchbehandlung. Springer, Berlin Göttingen Heidelberg

Müller-Färber J, Decker S (1978) Wandel in der Behandlung von Unterarmschaftfrakturen des Erwachsenen. Unfallheilkunde 81:103–109

Oestern HJ, Tscherne H (1983) Pathophysiologie und Klassifikation des Weichteilschadens. Hefte Unfallheilkde 162:1–10

Paavolainen P, Karaharju E, Slätis P, Ahonen J, Holmström T (1978) Effect of rigid plate fixation on structure and mineral content of cortical bone. Clin Orthop 136:287–293

Pauwels F (1948) Die Bedeutung der Bauprinzipien des Stütz- und Bewegungsapparates für die Beanspruchung der Röhrenknochen. Z Anat Entwicklungsgesch 114:129–166

Pauwels F (1955) Über die Verteilung der Spongiosadichte im coxalen Femurende und ihre Bedeutung für die Lehre vom funktionellen Bau des Knochens. Gegenbaurs Morphol Jahrb 95:35–54

Perren SM (1990) The concept of biological plating using the limited contact dynamic compression plate (LC-DCP). The scientific background, design and application

Pfister U, Rahn BA, Perren SM, Weller S (1979) Vaskularität und Knochenumbau nach Marknagelung langer Röhrenknochen. Aktuel Traumatol 9:191–195

Rahn BA (1976) Die polychrome Sequenzmarkierung. Habilitation Medizinische Fakultät, Universität Freiburg

Rand JA, An KN, Chao EYS, Kelly PJ (1981) A comparison of the effect of open intramedullary nailing and compression-plate fixation on fracture-site blood flow and fracture union. J Bone Joint Surg [Am] 63:427–442

Refior HJ, Meister P, Matzen K (1975) Untersuchungen zum Verhalten der Mikrostruktur der menschlichen Corticalis nach Druckplattenosteosynthese. Arch Orthop Unfallchir 81:45–56

Regazzoni P (1982) Osteosynthesen an Röhrenknochen: technische und biologische Untersuchungen zur Stabilität und Heilung. Habilitation Medizinische Fakultät, Universität Basel

Rhinelander FW (1965) Some aspects of the microcirculation of healing bone. Clin Orthop 40:12

Rhinelander FW (1968) The normal microcirculation of diaphyseal cortex and its response to fracture. J Bone Joint Surg [Am] 50:784–800

Rhinelander FW (1974) Tibial blood supply in relation to fracture healing. Clin Orthop 105:34–81

Richon A, Livio JJ, Saegesser F (1967) Les réfractures après ostéosynthèse par plaque à compression. Helv Chir Acta 34:49–62

Roux W (1885) Beiträge zur Morphologie der functionellen Anpassung. Beschreibung und Erläuterung einer knöchernen Kniegelenksanchylose. Arch Anat Entwicklungsgeschichte 120–158

Rubin CT (1984) Skeletal strain and functional significance of bone architecture. Calcif Tissue Int (Suppl) 36:11–18

Rubin CT, Lanyon LE (1985) Regulation of bone mass by mechanical strain magnitude. Calcif Tissue Res 37:411–417

Rüedi T, Kolbow H, Allgöwer M (1975) Erfahrungen mit der

dynamischen Kompressionsplatte (DCP) bei 418 frischen Unterschenkelschaftbrüchen. Arch Orthop Unfallchir 82:247–256

Sarkar MR (1985) Untersuchungen zur Chemotaxis bei durchblutungsgestörtem Knochengewebe. Dissertation Medizinische Fakultät, Universität Tübingen

Schatzker J, Manley PA, Sumner-Smith G (1980) In vivo strain gauge study of bone response to loading with and without internal fixation. In: Uhthoff HK (ed) Current concepts of internal fixation of fractures. Springer, Berlin Heidelberg New York, pp 306–314

Schenk R, Willenegger H (1963) Zum histologischen Bild der sogenannten Primärheilung der Knochenkompakta nach experimentellen Osteotomien am Hund. Experientia 19:593

Schweiberer L, Dambe LT, Eitel F, Klapp F (1974) Revascularisation der Tibia nach konservativer und operativer Frakturenbehandlung. Hefte Unfallheilkd 119:18–26

Strmiska J (1974) Zur Problematik der Refrakturen nach Entfernung des Osteosynthesematerials am Unterschenkel. Hefte Unfallheilkd 119:191–193

Strömberg L, Dalen N (1978) Atrophy of cortical bone caused by rigid internal fixation plates. Acta Orthop Scand 49:448–456

Stürmer KM (1983) Die Bedeutung von Bohrmehl und Periost bei der offenen und gedeckten Marknagelung. Hefte Unfallheilkd 165:61–64

Stürmer KM, Schuchardt W (1980) Neue Aspekte der gedeckten Marknagelung und des Aufbohrens der Markhöhle im Tierexperiment. III. Knochenheilung, Gefäßversorgung und Knochenumbau. Unfallheilkunde 83:433–445

Szivek JA, Weatherly GC, Pilliar RM, Cameron HU (1981) A study of bone remodeling using metalpolymer laminates. J Biomed Mat Res 15:853–865

Terbrüggen D, Müller J, Ruetsch H (1974) Refrakturen nach Tibiaschaftosteosynthesen. Hefte Unfallheilkd 119:122–125

Terjesen T, Benum P (1983) The stress-protection effect of metal plates on the intact rabbit tibia. Acta Orthop Scand 54:810–818

Tilton FE, Degioanni JJC, Schneider VS (1980) Long-term follow-up of Skylab bone demineralization. Aviat Space Environ Med 51:1209–1213

Tonino AJ, Klopper PJ (1980) The use of plastic plates in the treatment of fractures. In: Uhthoff HK (ed) Current concepts of internal fixation of fractures. Springer, Berlin Heidelberg New York, pp 342–347

Tonino AJ, Davidson CL, Klopper PJ, Linclau LA (1976) Protection from stress in bone and its effects. J Bone Joint Surg [Br] 58:107–113

Trueta J, Cavadias AX (1955) Vascular changes caused by the Küntscher type of nailing. An experimental study in the rabbit. J Bone Joint Surg [Br] 37:492–505

Trueta J (1974) Blood supply and the rate of healing of tibial fractures. Clin Orthop 105:11–26

Uhthoff HK, Dubuc FL (1971) Bone structure changes in the dog under rigid internal fixation. Clin Orthop 81:165–170

Uhthoff HK, Finnegan M (1983) The effects of metal plates on post-traumatic remodelling and bone mass. J Bone Joint Surg [Br] 65:66–71

Uhthoff HK, Lavigne P (1971) Influence de la plaque rigide sur la structure osseuse. Acta Orthop Belg 37:654–657

Uhthoff HK, Lavigne P (1972) Effects d'une plaque rigide sur l'os non fracturé. Union Med Can 101:1772–1775

Uhthoff HK, Bardos DI, Liskova-Kiar M (1981) The advantages of titanium alloy over stainless steel plates for the internal fixation of fractures. J Bone Joint Surg [Br] 63:427–434

Vattolo M (1986) Der Einfluß von Rillen in Osteosyntheseplatten auf den Umbau der Kortikalis. Dissertation Veterinär-Medizinische Fakultät, Universität Bern

Weiss H, Schmit-Neuerburg KP (1983) Tierexperimentelle Erfahrungen mit dem Verriegelungsnagel bei der Versorgung von Tibia-Etagenbrüchen. Hefte Unfallheilkd 161:11–23

Ward FO (1838) Outlines of human osteology. London

Wilde CD, Stürmer KM (1979) Corticalisdurchblutung des wachsenden Röhrenknochens nach Plattenosteosynthese. Hefte Unfallheilkd 138:289–294

Wolff J (1892) Das Gesetz der Transformation der Knochen. Hirschwald, Berlin

Wyman J (1857) On cancellate structure of some of the bones of the human body. Boston J Nat Hist 6:125–140

Yamada H, Evans G (1970) Strength of biological materials. Williams & Wilkins, Baltimore

Zenker H, Hepp W, Ungethüm M, Bruns H (1975) Sind von einer sogenannten elastischen Osteosyntheseplatte gegenüber einer starren Platte Vorteile für die Knochenbruchheilung zu erwarten? Z Orthop 113:765–768

Zenker H, Bruns H, Hepp W, Nerlich M (1980) Long-term results of animal investigations with elastic fixation plates for osteosynthesis. In: Uhthoff HK (ed) Current concepts of internal fixation of fractures. Springer, Berlin Heidelberg New York, pp 363–374

Analyse der Refrakturen nach Plattenosteosynthese

S. B. KESSLER

Der Ausdruck Refraktur wird im klinischen Sprachgebrauch auf mehrere Heilungskomplikationen angewandt, für die dieser Begriff zum Teil unpassend ist. Als Refrakturen sollten solche Kontinuitätsdurchtrennungen verstanden werden, die im Bereich einer ehemaligen Fraktur aufgetreten sind, die ohne ein angemessenes Trauma zustande gekommen sind und die aufgetreten sind, nachdem die vorausgegangene Fraktur als belastungsfähig angesehen worden war [8, 11]. Insofern sind Brüche am Plattenrand, neue Brüche aufgrund eines angemessenen Traumas sowie Implantatbrüche bei noch nicht durchbauter Fraktur nicht als Refraktur zu bezeichnen. Diese Komplikationen haben eine andersartige Entstehung und aus diesem Grunde eine andersartige Prophylaxe bzw. Behandlung. Die Genese der Refraktur nach Plattenosteosynthese ist bis heute strittig. Diskutiert werden: eine nicht angemessene chirurgische Technik [6, 10, 14, 15], eine Beeinträchtigung der Blutversorgung des Knochens und seiner Fragmente [6, 7, 10, 14], eine zu frühe Implantatentfernung [4, 12] oder eine zu späte Implantatentfernung [3, 9]. Daneben wird eine Verminderung der Knochensubstanz als Implantatfolge [1, 7, 9, 13, 16] sowie die verbliebenen Schraubenlöcher als Ursachen diskutiert [2, 3, 5]. Schließlich werden Veränderungen der mechanischen Eigenschaften des Knochens unter der Platte angenommen [9, 13].

Von 28 Refrakturen bei 25 Patienten liegen die klinischen und radiologischen Verläufe vor. Von 14 Patienten konnten Biopsien aus der Refraktur entnommen werden. Die Präparate wurden durch konventionelle histologische Technik sowie Mikroradiographien aufgearbeitet und beurteilt.

Zieht man tierexperimentelle Befunde nach Plattenosteosynthese von Drehkeilfrakten an der Schafstibia mit in Betracht, ergibt sich folgende Genese der Refrakturen: Im kortikalen Knochen der Diaphyse langer Röhrenknochen können unter der Platte als Kombination von Unfall- und Operationstrauma langstreckige Vitalitätsschäden entstehen. Besonders gefährdet sind lange Schräg- oder Mehrfragmentfrakturen. Die exakte Reposition der Kompaktafragmente und eine formflüssige Anlage der Platte behindern die Revaskularisation der geschädigten Knochenanteile nachhaltig, so daß die Fraktur unter der Platte nur mit Verzögerung heilt (Abb. 1).

Die Biopsien, die zum Zeitpunkt der Refrakturversorgung aus dem ehemaligen Plattenlager entnommen worden sind, zeigen entsprechend einen avitalen Knochen, der gar nicht oder nur teilweise wieder revaskularisiert worden ist. Zur Refraktur kommt es, wenn nach der Plattenentfernung der Frakturanteil, der unter der Platte gelegen ist, noch

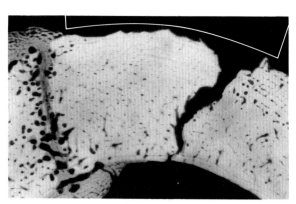

Abb. 1. Mikroradiographie, Schafstibia 8 Wochen nach Versorgung einer Mehrfragmentfraktur durch Schrauben und Platte (Ausschnitt, Vergr. 20fach). Die Lage der Platte wurde eingezeichnet. Sie bedeckt Teile des rechten Hauptfragments und das gesamte Zwischenfragment. Das linke Hauptfragment hat keinen Implantatkontakt. Es weist Umbauvorgänge (Porose) als Zeichen der Vitalität in der ganzen Breite auf. Umbau findet sich im rechten Fragment, v. a. im äußeren Bereich. Das Zwischenfragment ist aber überwiegend frei von Umbaueinheiten und, wie sich auch im histologischen Schnitt dokumentieren läßt, überwiegend nekrotisch. Am rechten Spalt sind die Frakturflächen avital und dementsprechend noch nicht von Reparationsknochen verbunden. Der linke Spalt ist von vitalen Frakturflächen eingesäumt und deshalb in ganzer Breite von Geflechtknochen überbrückt

Chirurgische Klinik Innenstadt der LMU, Nußbaumstr. 20, W-8000 München 2, Bundesrepublik Deutschland

Wolter/Zimmer (Hrsg.)
Die Plattenosteosynthese und ihre Konkurrenzverfahren
© Springer-Verlag 1991

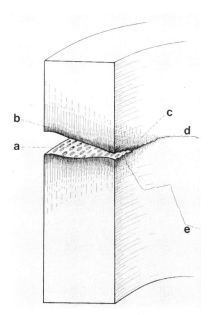

Abb. 2. Die unvollständige Überbrückung (Kerbe) im vitalitätsgeschädigten Knochen als Ursache der Refraktur. Die unvollständig überbrückte Fraktur (*a*) stellt nach Entfernung der Platte eine Sollbruchstelle (stress-raiser) dar. Im geschädigten Knochen (*b*) vertieft sich die Kerbe unter Wechsellast (*c*), weil der Knochen zu einer adäquaten Reparation nicht in der Lage ist. Dadurch wird der Schaft allmählich geschwächt, so daß er schließlich ohne adäquates Trauma bricht. Die Refraktur (*d*) verläuft meist quer oder leicht schräg und orientiert sich im plattenfernen Bereich nicht an den verheilten Abschnitten der Erstfraktur (*e*). Im vitalen Knochen führen evtl. vorhandene Kerben nicht zur Fraktur, weil sie angemessen knöchern aufgefüllt werden

nicht überbrückt ist. Dieser wirkt als Kerbe und führt somit zu einer Streßkonzentration. Dies hat zur Folge, daß die Kerbe, die klein sein kann, sich langsam vertieft, bis der Knochen so weit geschwächt ist, daß er unter Normallast oder Minimaltrauma komplett versagt. Die Refrakturen nach Plattenosteosynthese im Schaftbereich sind einheitlich nach diesem Muster vonstatten gegangen (Abb. 2).

Die Frage ist, weshalb die unvollständige Überbrückung unter der Platte auf den Röntgenaufnahmen nicht erkannt worden ist. Die nachträgliche Analyse der vorausgegangenen Röntgenaufnahmen zeigt, daß in folgenden Situationen die unvollständige Überbrückung leicht übersehen werden kann:

Fehlerhafte Aufnahmetechnik

Die automatische Belichtung bei der Röntgenaufnahme kann dazu verleiten, daß der gelenknahe spongiöse Knochen zwar korrekt belichtet wird, der wesentlich dichtere kompakte Knochen im Fraktur-

bereich aber unterbelichtet. Details wie unterbrochene Bälkchen oder verbliebene Kerben sind nicht zu erkennen (Abb. 3a).

Daneben ist es möglich, daß die Platte den nicht überbrückten Frakturanteil überdeckt, nämlich dann, wenn der Strahlengang nicht parallel zur Plattenunterseite gerichtet ist. In unserer Serie kamen 7 Refrakturen auf diese Weise zustande (Abb. 3b).

Unzureichende Beurteilung der Röntgenaufnahmen

An die Möglichkeit der verzögerten Überbrückung der Fraktur unterhalb der Osteosyntheseplatte wird vielfach nicht gedacht. Aus diesem Grunde wird an diesen Stellen der Überbrückungsdefekt nicht vermutet und deshalb darüber hinweggesehen (Abb. 3b).

In 19 Fällen wurde die unvollständige Überbrückung, obwohl auf der Röntgenaufnahme dargestellt, nicht bemerkt.

Nichtberücksichtigung der Vorgeschichte

Eine Schädigung der Gefäßversorgung der Fragmente führt zu einer Verzögerung der Frakturheilung. Dabei ist es von untergeordneter Bedeutung, ob die Ursache des Schadens auf den Unfall, die Operation oder eine Infektion zurückzuführen ist. Zeigt die Röntgenaufnahme 6 Monate nach der operativen Versorgung eine unvollständige Überbrückung unter der Platte, liegt eine wesentliche Verzögerung der Heilung bei einem ausgedehnten Vitalitätsschaden vor. In derartigen Fällen sollte das Implantat möglichst noch mindestens 1 Jahr belassen werden, nachdem im Röntgenbild erstmals eine knöcherne Konsolidierung dokumentiert worden ist; es ist nämlich davon auszugehen, daß die knöcherne Überbrückung auf mikroskopischem Niveau noch lange Zeit unvollständig und lückenhaft ist, so daß die wenigen Osteone, die den Frakturspalt passieren, unter normaler Belastung oder Minimaltrauma wieder einreißen. Zwei der von uns beobachteten Refrakturen sind dadurch ausgelöst worden, daß die Platte entfernt worden ist, kurz nachdem die Röntgenaufnahme erstmals eine knöcherne Überbrückung dargestellt hatte.

Anhand der vorliegenden Befunde lassen sich folgende Empfehlungen zur Verhütung von Refrakturen ableiten [8]: Der kompakte Knochen reagiert besonders empfindlich auf eine Schädigung der Durchblutung. Im Rahmen der operativen Versor-

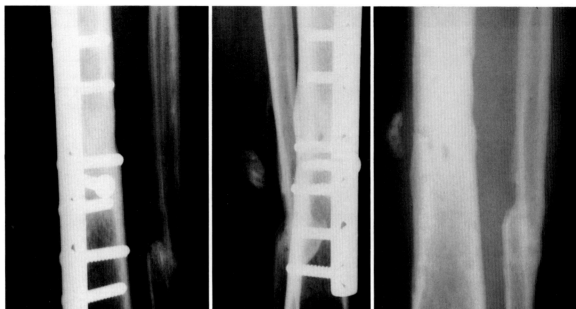

a, b, c

Abb. 3a–c. 14 Monate nach Plattenosteosynthese einer Unterschenkelfraktur am distalen Drittel. **a** Bei der Röntgenaufnahme vor der Implantatentfernung ist die Frakturzone unterbelichtet dargestellt. Die Knochenstrukturen lassen sich nicht differenzieren. Außerdem verdeckt die Platte den nicht verheilten Frakturanteil, so daß der Überbrückungsdefekt nicht dargestellt wird. **b** Die Seitaufnahme zeigt trotz ungünstiger Technik den Überbrückungsdefekt, der zur Refraktur geführt hat. **c** Der Überbrückungsdefekt nach der Plattenentfernung

gung sollte deshalb die Weichteilablösung auf ein Minimum beschränkt werden. Dies ist besonders bei unfallbedingten Weichteilschäden zu beachten. Nagelosteosynthesen sollten aus diesem Grunde, soweit sie anwendbar sind, im Schaftbereich der unteren Extremität der Vorzug gegeben werden.

Bei der Nachbehandlung ist die sorgfältige Röntgenkontrolle von entscheidender Bedeutung. Die Sorgfalt ist nicht automatisch durch häufige Aufnahmen gewährleistet. Wesentlich ist vielmehr die einwandfreie Belichtung und vollständige Darstellung der Frakturzone sowie die gewissenhafte Beurteilung der Aufnahmen. Dabei ist zu beachten, daß die Fraktur unter der Platte erst mehrere Monate verzögert überbrückt werden kann. In Zweifelsfällen ist es ratsam, die Implantatentfernung hinauszuschieben.

Literatur

1. Blaimont P (1968) Considerations theoriques au sujet de la fragilisation oseuse par les implants metalliques. Acta Chir Belg 2:118–126

2. Chrisman OD, Snook GA (1968) The problem of refracture of the tibia. Clin Orthop 60:217–219

3. Dietschi C, Zenker H (1973) Refrakturen und neue Frakturen der Tibia nach AO-Platten- und Schraubenosteosynthesen. Arch Orthop Unfallchir 76:54–64

4. Fisher WD, Hamblen DL (1978) Problems and pitfalls of compression fixation of long bone fractures: a review of results and complications. Injury 10:99–107

5. Frankel H, Burstein AH (1968) The biomechanics of refracture of bone. Clin Orthop 60:221–225

6. Grob D, Magerl F (1987) Refrakturen. Unfallchirurg 90:51–58

7. Hidaka S, Gustilo RB (1984) Refractures of bones of the forearm after plate removal. J Bone Joint Surg [Am] 66:1241–1243

8. Keßler SB, Schweiberer L (1988) Refrakturen nach operativer Frakturenbehandlung. Springer, Berlin Heidelberg New York Tokyo (Hefte zur Unfallheilkunde 194)

9. Köbler H, Schipke A (1972) Die Refraktur von Schaftbrüchen. Monatsschr Unfallheilkd 75:302–311

10. Lehmann L, Kaufner HK, Friedrich B (1977) Zur Problematik der Sekundärfrakturen nach Entfernung des Osteosynthesematerials. Unfallheilkunde 80:449–455

11. Müller ME, Allgöwer M, Schneider R, Willenegger H (1977) Manual of internal fixation. Springer, Berlin Heidelberg New York, p 153

12. Richon A, Livio JJ, Saegesser F (1967) Les refractures apres osteosynthese par plaque a compression. Helv Chir Acta 1/2:49–62

13. Sarmiento A, Latta LL (1981) Closed functional treatment of fractures. Springer, Berlin Heidelberg New York, p 102

14. Terbrüggen D, Müller I, Ruetsch H (1974) Refrakturen nach Tibiaschaftosteosynthesen. Unfallheilkunde 119:122–125

15. Thunold J, Varhaug JE, Bjerkeset T (1975) Tibial shaft fractures treated by rigid internal fixation. Injury 7:125–133

16. Uhthoff HK, Jaworski ZFG (1978) Bone loss in response to long term immobilization. J Bone Joint Surg [Br] 60:420–429

Wann ist die Plattenosteosynthese die Methode der ersten Wahl?

U. Holz

Ein Befürworter der Plattenosteosynthese als Behandlungsmethode der Wahl war noch vor 3 Jahrzehnten ein Progressiver und vor 2 Jahrzehnten ein Liberaler unter den konservativ-programmatischen Vertretern einer Frakturbehandlung zwischen Extension, Gips und intramedullärer Schienung. Heute, im Trend der Verriegelungsnagelung und äußeren Fixation, wird dem Befürworter der Plattenosteosynthese mitunter schon unterstellt, er sei dem Hergebrachten verhaftet. Warum dieser Positionswandel?

Über die augenscheinlichen Vorteile der Plattenosteosynthese hinaus, nämlich die übungsstabile, anatomisch korrekte Fixation unter offener Reposition der Fraktur und sparsamer, oft unnötiger intraoperativer Röntgenkontrolle, haben sich methodische und operationstechnische Schwächen dieses Verfahrens gezeigt.

Unter den methodischen Schwächen ist lange Zeit das Problem der „stress protection" angeführt und mißverstanden worden. Heute sind es eher Phänomene der Vaskularisation des Knochens unter der Platte, die diskutiert werden [7]. Als operationstechnische Probleme sind die zusätzliche Devastierung von Fragmenten, die Evakuierung des Hämatoms mit den die Osteogenese aktivierenden Substanzen zu nennen. Konditionen, welche die Frakturheilung verzögern, bedingen grundsätzlich ein höheres Risiko zum Materialermüdungsbruch [5, 8].

Verzögerte Heilung, Plattenbrüche und anfänglich auch höhere Infektionsraten haben erfreulicherweise nicht nur die Skeptiker stimuliert, sondern v. a. eine kontinuierliche Verbesserung dieses Implantats in seiner Form, seinem Werkstoff und seiner operativen Handhabung mit sich gebracht. Dazu gehörte zwangsläufig auch eine dem anatomischen Ort angepaßte Vielfalt der Plattenformen und des Designs. Die Stabilisierungsprinzipien

Schienung und *Kompression* werden wohl auch in Zukunft nicht ohne dieses Implantat in vielen Situationen auskommen. Es ist zu erwarten, daß sich Formen und Werkstoffe verändern werden, den innovativen Trends folgend.

Die Beantwortung der Frage, in welchem Indikationsbereich die Plattenosteosynthese die Behandlungsmethode der ersten Wahl ist, muß die positiven und negativen klinischen Erfahrungen und die experimentell gewonnenen Erkenntnisse berücksichtigen. Erkenntnistheoretische Vielfalt verbreitert die Basis des Entschlusses, erschwert aber gleichzeitig die Entscheidung selbst. Für die Pragmatiker empfiehlt sich daher eine Einengung des Problems auf die klinisch relevanten Faktoren:

- Wie kann ich schnell und sicher eine Fraktur stabilisieren?
- Welche Risiken birgt das Verfahren?
- Gibt es bessere Alternativen?

Der Entschluß zur einen oder anderen Methode beruht auf verschiedenen Aspekten:

- Mechanik,
- Wiederherstellung von anatomischer Form und Funktion,
- Operationszugang und verfahrensspezifische biologische (vaskuläre Schädigungen), Veränderungen,
- persönliche Erfahrung,
- herrschende innovative Trends (Forschung und Industrie).

In der Abgleichung gegen andere Behandlungsmethoden müssen v. a. die Einzelaspekte 1−4 die Plattenosteosynthese favorisieren.

Beispiel. Die Unterarmschaftfraktur läßt sich durch Platten komprimieren und damit stabil − auch rotationsstabil − fixieren. Die Reposition gelingt anatomisch perfekt, so daß die Voraussetzungen für die Erhaltung der Funktion gegeben sind. Die Operationszugänge sind relativ einfach und so-

Abt. Unfallchirurgie, Katharinenhospital, Kriegsbergstr. 60, W-7000 Stuttgart 1, Bundesrepublik Deutschland

Wolter/Zimmer (Hrsg.)
Die Plattenosteosynthese und ihre Konkurrenzverfahren
© Springer-Verlag 1991

mit besteht kaum die Gefahr der unnötigen Devastierung. Die Weichteildeckung der Implantate ist
gut. Die Häufigkeit dieser Fraktur bringt es mit
sich, daß praktische Erfahrung früh gesammelt
werden kann. Letztlich bietet kein anderes Verfahren solche optimale Voraussetzungen für eine ungestörte Frakturheilung *und* für eine funktionelle Re-
stitutio ad integrum; daher gilt die Plattenosteosynthese hier als Methode der ersten Wahl, auch bei
offenen Unterarmfrakturen [1, 6].

Als *Gegenbeispiel* soll der Unterschenkelschaft-
bruch dienen: Überlegene axiale und hinreichende
Rotationsstabilität läßt sich durch den Marknagel
erreichen. Mit der intramedullären Schienung entstehen keine Probleme am dünnen Weichteilmantel
medial oder in der Muskelloge lateral. Keine zusätzliche Devastierung droht, und auch der Schwie-
rigkeitsgrad der Operationstechnik – auch der geschlossenen Marknagelung – steht diesem Verfahren nicht entgegen.

Beispiel und Gegenbeispiel zeigen die große Bedeutung der Mechanik und die mögliche Gefährdung
des Weichteilmantels (Vaskularisation des Knochens) als Entscheidungskriterium der Indikation
zum jeweiligen Verfahren.

Es wäre eine zu starke Vereinfachung zu sagen,
daß überall dort, wo mit anderen Methoden so viel
Stabilität erreicht werden kann, daß eine funktionelle Wiederherstellung – also auch keine stören-
den Achsen- oder Rotationsfehler – und eine
Frakturheilung in adäquater Zeit erreicht werden
kann, die Plattenosteosynthese aus biologischen
Gründen *nicht* die Methode der ersten Wahl sein
könne. Die Methode der ersten Wahl muß jeweils
für den individuellen Fall gesucht werden und dabei
spielen heute auch Erwartungen und Ansprüche
des Patienten, der Komfort während der Genesung
und die Erleichterung der Pflege des Schwerverletzten eine Rolle.

Beim Schwerverletzten hat sich die Fixierung
langer Röhrenknochen und instabiler Beckenfrakturen mit starkem Blutverlust als wichtige Maßnahme in der Stabilisierung des Kreislaufs erwiesen [3,
4, 9, 10]. Zusammen mit Autotransfusionsmaßnah-
men hat sich nach unseren Erfahrungen gerade hier
die Plattenosteosynthese bei Frakturen der Femora,
des Humerus und des Beckens beim Polytraumatisierten bewährt. In diesem Indikationsbereich wird
die Platte bei der Überbrückung von Trümmerzonen dem Prinzip der Schienung gerecht.

Die Überbrückungsosteosynthese soll die Devastierung in Trümmerzonen verhindern. Im Vergleich zur Plattenosteosynthese mit Fragmentkom-

pression ist die relative Instabilität zwar groß, dies
wird aber sehr wohl toleriert, weil bei größerer
Fragmentdistanz keine für die Frakturheilung kritischen Deformationen in der Trümmerzone auftreten. Die spontane Gewebedifferenzierung der Frakturheilung kann stattfinden und führt zur knöchernen Verfestigung, bevor eine Materialermüdung
auftritt. Überlastungen während der Heilungspe-
riode können aber zur Verbiegung des Implantats
führen.

Die Weiterentwicklung äußerer Fixationssyste-
me mit der Möglichkeit zur unkomplizierten Montage und zur Stellungskorrektur durch gut verstell-
bare Fixationselemente ist bei der Stabilisierung
von Femur- und Humerusfrakturen bei Polytraumatisierten eine gute Alternative, wenn nicht gar
ein besseres Verfahren [2].

16 Schwerverletzte mit Mehrfachosteosynthesen
(mindestens 4)

Plattenosteosynthesen	48
Fixateur externe/interne	11
Andere Osteosynthesen	11
(Kirschner-Drähte, Schraube)	
Marknagel	0
Gesamt	70

Plattenosteosynthesen 1987/1988 (Unfallchirurgie,
Katharinenhospital Stuttgart)

Fibula	125
Femur	122
Tibia	65
Ulna	53
Radius	46
Humerus	46
Becken	13
Klavikula	8
Metakarpale	5
Metatarsale	5
HWS	5
Skapula	4
Finger	1
Gesamt	501

Die Osteosynthese mit Platten einschließlich der
Kondylen- und Osteotomieplatten zur funktions-
stabilen Schienung bzw. Abstützung und Kompression ist bei folgenden Frakturen zur anspruchsvollen Wiederherstellung als **Behandlungsmethode der
ersten Wahl** hervorzuheben:

Obere Extremitäten

- Schulterluxation mit instabiler Glenoidfraktur
- Osteotomien des Humerus
- Distale intraartikuläre (B 1–2, C 1–3) und suprakondyläre (A 2–3) Frakturen
  (II.- und III.-gradig offene Humerusschaftfrakturen)[1]
- Unterarmschaftfrakturen (geschlossene und offene)
- Osteotomien am Unterarm
- Flexionsfraktur des distalen Radius (B 2–3)
- Osteotomien der Mittelhand
- **Pseudarthrosen** von Klavikula, Humerus, Unterarm, Mittelhand.

Becken und untere Extremitäten

- Instabile Frakturen des Beckenrings
- Azetabulumfrakturen
- Osteotomien am Femur
- Subtrochantäre Frakturen (A 2–3)
  (II.- und III.-gradige offene Schaftfrakturen des Femur)[1]
- Distale intra- und extraartikuläre Femurfrakturen (A 1–3, B 1–2, C 1–3)
- Schienbeinkopffrakturen (A 2–3, B 1–3, C 1–3)
- Fibulafraktur im Rahmen der Brüche des oberen Sprunggelenkes
- Frakturen des Pilon tibial (A, B, C, 1–3) (bei primärer oder sekundärer Versorgung)
- Kalkaneusfrakturen in besonderen Fällen
- **Pseudarthrosen** des Schenkelhalses (Osteotomie), am per- und subtrochantären Femur und am distalen Femur.

Sonstige

- Ventrale Abstützung bei instabilen Halswirbelsäulenfrakturen und Luxationen

---

[1] Alternativ dynamisch-axiale Fixation.

- Gesichts-Schädel-Frakturen und -Osteotomien
- Pathologische Frakturen.

Dieser Vorschlag widerspricht nicht dem Umstand, daß sich für die Beherrschung der therapeutischen Aufgabe am Knochen meistens mehrere Alternativen anbieten. Die Vielfalt der prinzipiell möglichen Methoden hat den Vorzug, daß eine relativ große Freiheit in der individuellen Wahl der Mittel erhalten bleibt. Der gewissenhafte Arzt wird eine Methode zur ersten Wahl nur dann erheben, wenn das Studium der Grundlagen, eigene Erfahrungen und unvoreingenommener Erfahrungsaustausch dies rechtfertigen.

Literatur

1. Anderson LD, d'Alonzo RT (1974) Fractures of the odontoid process of the axis. J Bone Joint Surg 56:1663
2. Brug E, Pennig D, Gähler R, Haeske-Seeberg H (1988) Polytrauma und Femurfraktur. Akt Traumatol 18: 125–128
3. Ecke H, Faupel L, Quoika P (1985) Gedanken zum Zeitpunkt der Operation bei Frakturen des Oberschenkelknochens. Unfallchirurgie 11:89–93
4. Goris RJA, Gimbrere JSF, van Niekerk JLM, Schoots FJ, Booy LHD (1982) Early osteosyntheses and prophylactic mechanical ventilation in the multitrauma patient. J Trauma 22:895
5. Holz U, Heyd M, Hemminger W, Lange G (1977) Typische Implantatbrüche in klinischen und metallkundlichen Bild. Akt Traumatol 7:165
6. Moed R, Kellam JF, Foster RJ, Tile M, Hansen ST (1986) Immediate internal fixation of open fractures of the diaphysis of the forearm. J Bone Joint Surg 1008
7. Perren SM (1979) Physical and biological aspects of fracture healing with special reference to internal fixation. Clin Orthop Relat Res 138:175–196
8. Rehn J, Katthagen B-D (1980) Osteosynthesen oder Operationen am Knochen. Unfallheilkunde 83:226–232
9. Schoots FJ, van den Wildenberg FAJM, von der Sluis RF, Goris RJA (1989) Extralange Plattenosteosynthese bei Femurfrakturen. Unfallchirurg 92:373–378
10. Thielemann FW, Blersch E, Holz U (1988) Die Plattenosteosynthese der Femurschaftfraktur unter Beachtung biologischer Gesichtspunkte. Unfallchirurg 91:389–394

Teil II
Kallusdistraktion und -modulation

August Bier – ein Pionier der Kallusdistraktion

E. Brug, W. Klein, D. Baranowski und St. Winckler

Die seit erst etwa 3 Jahren von Ilisarow in der westlichen Welt vorgetragenen, in 30 Jahren erzielten Ergebnisse der Gliedmaßenverlängerung und des Knochenersatzes durch Kallusdistraktion bringen mit einem Male wieder eine Technik in Erinnerung, die schon über 60 Jahre vorher bekannt, jedoch wieder in Vergessenheit geraten war.

Wir selbst wurden über den Gebrauch eines von De Bastiani entwickelten unilateralen Fixateurs (ORTHOFIX) im traumatologischen Indikationsbereich auf diese Methode aufmerksam gemacht, die auch von De Bastiani in Verona seit einigen Jahren praktiziert wurde.

Bei seinen Forschungen um den Kallus stieß mein Mitarbeiter Klein auf eine recht interessante Publikation [4] von August Bier, der 1905 in der *Medizinischen Klinik* schreibt:

> Ebenso gut kann der Bluterguß nützlich für die Heilung der Knochenbrüche sein, denn sie erfolgt ja immer unter dem Einflusse außerordentlicher großer, zwischen und um den Bruch ergossener Blutmengen. Diese stellen also die natürlichen Verhältnisse für die Heilung eines Knochenbruches dar.

An anderer Stelle fährt er fort:

> Der Grund für die verzögerte Callusbildung in diesen Fällen ist mir jetzt klar: wir räumten die Blutergüsse aus und stillten sorgfältig die Blutung.
> Also überall lehrt die Beobachtung: wo ein großer Bluterguß vorhanden ist, entsteht erhebliche Knochen- und Bindegewebsneubildung.

Eine recht bemerkenswerte Feststellung, die über 80 Jahre später wieder aktuell klingt.

Und schließlich fanden wir im *Langenbeck's Archiv für Klinische Chirurgie* von 1923 jene Publikation [5], in der er zum ersten Mal Beinverlängerungen beschreibt, bei denen er nach Osteotomie für 3–5 Tage ohne Distraktion immobilisiert und danach die Distraktion mehr oder weniger kontinuierlich fortsetzt.

Er schreibt:

> Ich sagte mir, daß auch der frische Knochenbruch einen knochenbildenden Reiz auf das benachbarte Bindegewebe ausübe, daß dieser Reiz aber offenbar nicht weit genug reiche, um die Ausfüllung größerer Lücken zu bewirken, während er, wie die meisten Knochenbrüche zeigen, an den Bruchenden, die sich mit spindelförmigem Kallus weit nach oben- und untenhin umgeben, hoch hinauf- und hinab reicht. Deshalb stellte ich an Gliedern, die ich verlängern wollte, die Enden des durchmeißelten Knochens erst drei bis fünf Tage zusammen und zog sie dann mit großen Gewichten auseinander. Ich hoffte, daß die durch den Reiz des Knochenbruches jetzt zu metaplastischen Knochenbildungen einmal erregten Weichteile nun auch nach Entfernung der Bruchenden aus ihrem Bereiche neuen Knochen bilden würden. Auf diese Weise habe ich sieben Oberschenkel operiert, sechs mit vollem, einen mit teilweisen Erfolg. Ich schicke einige allgemeine Bemerkungen voraus:
>
> 1. Um einen Oberschenkel um mehr als 3–4 cm zu verlängern, braucht man ganz gewaltige Züge, die nur wirksam sind, wenn sie in Gestalt von Nagel- oder Drahtextensionen am Knochen selbst angreifen.
>
> 2. Ich ziehe die Klappsche Drahtextension als das schonendste Verfahren vor. Es ist ein ebensolcher Irrtum, zu glauben, daß ein feiner Draht bei starker Belastung den Knochen, wie daß ein Faden bei starker Spannung der Naht die Haut durchschneidet.
>
> 3. Wir konnten nur im letzten Falle die Verlängerung aufrechterhalten, die wir mit schweren Gewichten schon erzielt hatten.
> Unerträgliche Schmerzen oder gar vorübergehende Ischiadicuslähmungen zwangen uns, in den übrigen Fällen die Belastung herabzumindern und uns mit einem geringeren Erfolg zu begnügen. Die erreichten Verlängerungen betrugen im Mindestfalle 3, im Höchstfalle 7 cm.
>
> 4. Ich versuchte, ohne Erfolg, durch Tenotomie der Sehnen der Kniekehle und bei Adduktorenspannung auch der Sehnen dieser Muskeln, die Verlängerung zu erreichen ... usw. ? (Abb. 1).

Die Erfolge, die August Bier erzielte, wurden offensichtlich mit viel Aufwand und Schmerzen für den Patienten erkauft. Was ihm fehlte, war ein gutes Distraktionsgerät, das nicht nur eine kontinuierliche, sondern auch eine kontrollierte graduelle Distraktion ermöglichte. Ein solches Gerät stellten Klapp u. Block [11] 1929 vor und nach ihm Wittmoser

Klinik und Poliklinik für Unfall- und Handchirurgie, Westfälische Wilhelms-Universität Münster, Jungeboldtplatz 1, W-4400 Münster, Bundesrepublik Deutschland

Wolter/Zimmer (Hrsg.)
Die Plattenosteosynthese und ihre Konkurrenzverfahren
© Springer-Verlag 1991

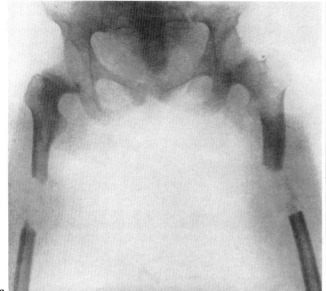
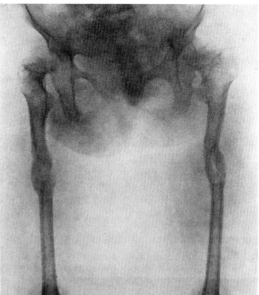

a

b

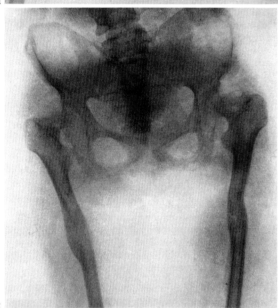

c

Abb. 1 a – c. Beispiel einer graduellen Beinverlängerung durch Kallusdistraktion aus der Originalveröffentlichung von August Bier 1923 [5]

Die ersten Berichte gehen bis in das letzte Jahrhundert zurück und häufen sich Anfang dieses Jahrhunderts [5, 6, 14, 15]. Unter den verschiedenen Techniken der Gliedmaßenverlängerung kann man im wesentlichen 3 Grundkonzeptionen erkennen (Tabelle 1):

1. Die einmalige intraoperativ definitiv erzielte Verlängerung bis maximal 3 cm. Die erzeugten Defekte wurden in der Regel mit Knochenspänen überbrückt, von Fassett mit der Lane-Platte [9]; Küntscher [13] löste das Problem mit Innensäge und seinem Detensornagel, wobei Bohr- und Sägemehl der Osteotomiestelle den Defekt partiell auffüllten.

2. Ein wesentlicher Fortschritt war die *kontinuierliche* graduelle und kontrollierbare Verlängerung, wie sie von der Edinburgher Schule [1, 2, 3] praktiziert wurde und im deutschsprachigen Raum am meisten von Wagner bekannt gemacht wurde [17, 18]. Dieses Prinzip ist am ehesten eine „Fragmentdistraktion".

3. Hiervon unterscheidet sich die Kallusdistraktion ganz wesentlich. Es wird keine Osteotomie, sondern unter größtmöglicher Schonung des Periostes lediglich eine Kortikotomie durchgeführt und nach 7 – 10 Tagen der jetzt entstehende *Kallus* distrahiert. Bier hat bereits vor 75 Jahren gezeigt, daß er die Potenz des Kallus erkannt und mit ihm umzugehen wußte. Das Verfahren geriet leider in Vergessenheit, wurde Anfang der 50er Jahre von Ilisarow

[19] 1944 (Abb. 2 und 3). Seinem Lehrer Lorenz Böhler, dem er das Gerät vorstellte, fehlte leider der Weitblick, einen Bezug zu der Bierschen Technik herzustellen, die möglicherweise zu dieser Zeit im deutschen Sprachraum in Vergessenheit geraten war, als er ihm sagte: „Das sieht sehr schön aus, aber veröffentlichen Sie es nicht! Man wird es sonst anwenden und es würde ein großes Unglück werden" [19]. Es wurde alles andere als ein „Unglück", denn im Grunde in kaum erkennbarer Veränderung ist es heute das vielfach kopierte Gerät, mit dem Ilisarow seine phantastischen Ergebnisse erzielt.

Bier war aber keineswegs der erste Chirurg, der sich an die Gliedmaßenverlängerung heranwagte.

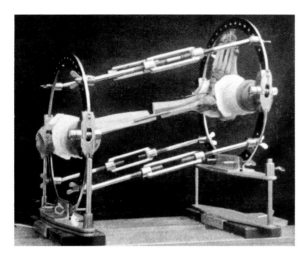

Abb. 2. Distraktionsgerät nach Hempel

aufgegriffen, der die Wittmoser-Idee hierfür besser einzuschätzen wußte als Böhler [4, 5, 8, 10].

Scott [16], der nun auch schon emeritierte Nachfolger Andersons, kennzeichnet die Verfahren der verschiedenen Entwicklungsphasen, die die Edinburgher Schule letztlich durchgemacht hat, wie folgt:

> 1975 bekehrte mich ein Besuch bei Professor Heinz Wagner sofort zu dessen Technik und sie wurde in den näch-

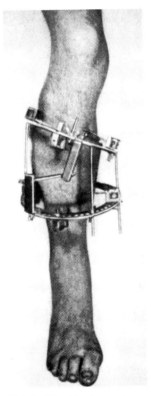

Abb. 3. Ringförmiger externer Fixateur nach Wittmoser

Tabelle 1. Gliedmaßenverlängerung – geschichtlicher Überblick

Jahr	Autor	Prinzip	Methode
1905	Codivilla [6]	Intraoperativ einmalige Verlängerung um bis zu 3 cm	„Gipsapparat" mit 30 kg Gewicht
1908	Deutschländer	Intraoperativ einmalige Verlängerung um bis zu 3 cm	Knochenspäne
	Heine (Zit. nach [9])	Intraoperativ einmalige Verlängerung um bis zu 3 cm	Knochenspäne
1913	Magnusson [15]	Intraoperativ einmalige Verlängerung um bis zu 3 cm	Knochenspäne
1918	Fassett [9] u. a.	Intraoperativ einmalige Verlängerung um bis zu 3 cm	Lane-Platte
1968	Küntscher	Intraoperativ einmalige Verlängerung um bis zu 3 cm	Innensäge, Bohrmehl, Distraktion und Nagel
1921	Putti [15]	Graduelle kontrollierte kontinuierliche Fragmentdistraktion	„Osteoton"
1927	Abbott [1]	Graduelle kontrollierte kontinuierliche Fragmentdistraktion	Abbott-Distraktor
1948	Anderson [3]	Graduelle kontrollierte kontinuierliche Fragmentdistraktion	Modifizierter Abbott-Distraktor
1971	Wagner [18]	Graduelle kontrollierte kontinuierliche Fragmentdistraktion	Wagner-Distraktor
1923	Bier [5]	Kallusdistraktion	Drahtextension mit bis zu 30 kg
1969	Ilisarow u. Soybelmann [10]	Kallusdistraktion	Ringfixateur
1983	De Bastiani et al. [7]	Kallusdistraktion	Unilateraler dynamisierbarer Fixateur

sten sieben Jahren für alle Femur- und Tibiaverlängerungen bei Erwachsenen angewendet.

Wir fanden, daß die Wagner-Technik viel befriedigender war, die frühere Mobilisierung des Patienten und der relativ kurze Aufenthalt im Krankenhaus wurden besonders geschätzt.

Anfänglich hatten wir einige Probleme durch falsche Anwendung der Technik mit älteren Patienten.

Der einzige weitere Nachteil war, daß dieses Konzept drei große Operationen beinhaltete.

1983 hatte ich das Glück, einer der ersten Gruppen britischer Chirurgen anzugehören, die zu Besuch in Ver-

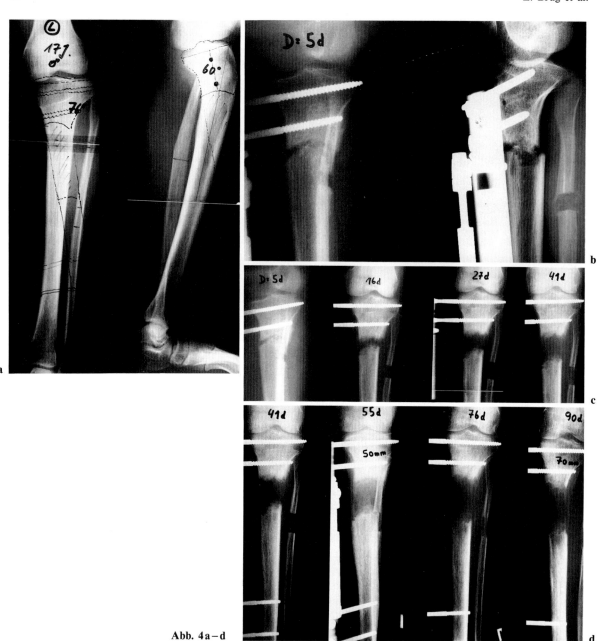

Abb. 4a–d

ona weilten, und wurde wieder einmal sofort bekehrt. Seit damals waren sowohl die Patienten wie die Chirurgen in Edinburgh glücklich mit dieser Technik, die sowohl die Anderson- als auch die Wagner-Methode der Beinverlängerung übertraf.

Zurückblickend können wir sehen, daß Edinburgh mehrere verschiedene Ären der Beinverlängerung durchmachte. Zuerst war dies die Abbott-Methode, die die Weichteile opferte, um die Verlängerung zu erleichtern, aber doch nur in nicht akzeptablen Komplikationen endete.

Dann folgte die Anderson-Modifikation der Abbott-Technik, die die Weichteile schonte und die innerhalb der Parameter, wie sie Anderson aufstellte, gut arbeitete, aber den Patienten sperrige Apparate und einen langen Krankenhausaufenthalt aufbürdete.

Das Wagner-Konzept hatte all die Vorteile der frühen Mobilisierung des Patienten und seiner Gelenke, ignorierte aber eigentlich die Weichteile und beinhaltete viele große Operationen.

Schließlich kehren wir wieder zurück zu den Techniken, die die Weichteile schonen, die Knochenheilung fördern und durch die Verwendung einer bestechenden Hardware auch noch eine schnelle Mobilisierung des Patienten und einen kurzen Klinikaufenthalt erlaubt.

Wir haben uns in Münster ebenfalls von der Technik De Bastianis [9] überzeugen lassen. Unser erster Patient war ein Hypochondroplastiker, bei dem in Verona eine Beinverlängerung auf der einen Seite

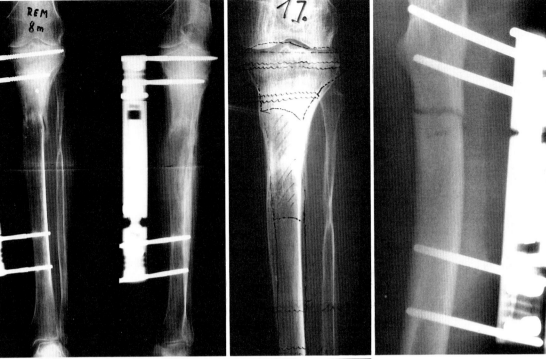

e, f, g

h

Abb. 4. a Präoperative Planung der vorgesehenen intraoperativen Korrektur des Varus und der Antekurve der Tibia. **b** Bereits 5 Tage nach Distraktionsbeginn, also 14 Tage postoperativ. Die Achse ist korrigiert, der Kortikotomiespalt öffnet sich. **c, d** Weiterer Verlauf bis zum 90. Tag. **e** Endzustand nach 8 cm Tibiaverlängerung. **f** Zustand nach 1 Jahr. Die ursprüngliche Operationsplanungsschablone auf das erzielte Ergebnis projiziert. **g** Oberschenkel des gleichen Patienten. **h** Weiterer Verlauf und Ergebnis einer 9 cm langen Verlängerung nach 10 Monaten. Gesamter stationärer Aufenthalt 7 Tage

von 17 cm verteilt auf Femur und Tibia durchgeführt wurde und an dem wir die 2. Operation in entsprechender Weise durchführten (Abb. 4).

Wir schließen uns der großen Erfahrung Scotts an, daß die Technik De Bastianis die derzeit ausgereifteste sein dürfte.

Sie ist weichteilschonend wie auch das Ilisarow-Verfahren; durch die Verwendung eines unilateralen Distraktors ermöglicht sie nur kurze Klinikaufenthalte, erspart aber dem Patienten – im Gegensatz zur Wagner-Methode – weitere Operationen wie Spongiosaplastiken und Plattenosteosynthesen.

Wir sind überzeugt, daß dieser Technik, die nur ultrakurze Klinikaufenthalte erfordert, zumindest in Westeuropa die Zukunft gehören wird, da wir den Ringfixateur, der zwar in mehreren Korrektur-ebenen einsetzbar ist, für Patienten unserer komfortverwöhnten Hemisphäre für nicht akzeptabel halten, und die von Ilisarow bekannten extremen Gliedmaßendeformierungen dank eines engmaschigen und effizient arbeitenden Gesundheitswesens mit primärer Unfallversorgung ausgesprochene Raritäten sind.

Literatur

1. Abbott LC (1927) The operative lengthening of the tibia and fibula. J Bone Joint Surg 9:128
2. Anderson M (1952) Leg lengthening. J Bone Joint Surg [Br] 34:150

3. Anderson M, Green WT (1948) Length of femur and tibia: norms derived from ortho-roentgenograms of children from 5 years of age until epiphyseal closure. Am J Dis Child 75:279

4. Bier A (1905) Die Bedeutung des Blutergusses für die Heilung des Knochenbruches. Heilung von Pseudarthrosen und von verspäteter Callusbildung durch Bluteinspritzungen. Med Klin 1:6

5. Bier A (1923) Über Knochenregeneration und über Pseudarthrosen. Arch Klin Chir 127:1

6. Codivilla A (1905) The means of lengthening, in the lower limbs, on the muscles and tissues with are shortened through deformity. Am J Orthop Surg 2:353

7. De Bastiani G, Aldegheri J, Renzi-Brivio L (1984) The treatment of fractures with a dynamic axial fixator. J Bone Joint Surg [Br] 66:538–545

8. De Bastiani G, Aldegheri R, Renzi-Brivio L, Trivella G (1987) Limb lengthening by callus distraction (Callotasis). J Pediat Orthop 7:129

9. Fassett F-J (1918) An inquiry into the practicability of equalizing unequal legs by operation. Am J Orthop Surg 16:277

10. Ilisarow GA, Soybelmann LM (1969) Some clinical and experimental data concerning bloodless lengthening of lower extremities. Eksp Khir Anästhesiol 4:27 (Englische Übersetzung, Originalarbeit Russisch)

11. Klapp R, Block W (Hrsg) (1930) Die Knochenbruchbehandlung mit Drahtzügen. Urban & Schwarzenberg, Berlin

12. Küntscher G (1962) Praxis der Marknagelung. Schattauer, Stuttgart

13. Küntscher G (1970) Das Kallusproblem. Enke, Stuttgart

14. Magnusson PB (1913) Lengthening shortened bones of the leg by operation. Surg Gynecol Obstet 17:63

15. Putti V (1921) The operative lengthening of the femur. JAMA 77:934

16. Scott JHS (1989) The history of leg lengthening Callusmodulation. Münster, 11. 3. 1989

17. Wagner H (1971) Operative Beinverlängerung. Chirurg 42:260

18. Wagner H (1977) Surgical lengthening or shortening of femur and tibia: technique and indications. In: Hungerford DS (ed) Progress in orthopedic surgery. Springer, Berlin Heidelberg New York (reprint)

19. Wittmoser R (1953) Zur Druckosteosynthese. Langenbecks Arch Klin Chir 276:229

Die Gewebedehnung – Stimulator oder Hemmschuh der Frakturheilung?

CH. EGGERS

Die Frakturheilung ist die biologische Stabilisierung des verletzten Knochens. Die biologische Stabilisierung besteht in der Überwindung der pathologischen Beweglichkeit im Frakturspalt und in der Wiederherstellung kraftschlüssiger Formsteifigkeit [3]. Sie ist abhängig von biologischen Faktoren, wie insbesondere der Durchblutung an den Fragmentenden, und physikalischen Einflüssen, die durch den Grad der mechanischen Ruhe in der Fraktur definiert sind. Diese Ruhigstellung wird natürlicherweise durch Schonung der betroffenen Extremität und durch Schienung des umgebenden Muskelmantels erreicht. In den meisten Fällen kommt es jedoch ohne zusätzliche stabilisierende Maßnahmen zur Pseudarthrosebildung, so daß die Medizin frühzeitig nach stabilisierenden Hilfsmitteln suchte.

Durch die unmittelbare Stabilisierung des Knochens mit Implantaten wurde eine neue Qualität der Frakturretention erreicht. Die Analyse der Frakturheilung unter diesen Bedingungen zeigte, daß es offensichtlich 2 Typen der Knochenbruchheilung gibt.

1. Bei exakt reponierten, stabil fixierten Knochenbrüchen, wie bei der Zugschraubenosteosynthese mit Neutralisationsplatte (Abb. 1), kommt es zur primären Knochenbruchheilung im Sinne des Havers-Umbaus [4].

2. Bei Brüchen mit verbliebener Instabilität und kleinen Defekten, wie bei der Marknagelung (Abb. 2), ließ sich eine sekundäre Frakturheilung mit Kallusbildung nachweisen.

Bei dieser sekundären Knochenbruchheilung ist die Frage nach den Grenzen der möglichen, vom Knochen noch zu überwindenden Instabilität von großem Interesse. Geht man davon aus, daß der zunächst von außen vorgegebene Grad der Instabilität sich nicht ändert, kann man feststellen, daß der

Knochen versucht, über verschiedene Mechanismen die Dehnung des Gewebes zwischen den Fragmentenden herabzusetzen.

Zu solchen Hilfsmechanismen kann 1. die Resorption der Fragmentenden gerechnet werden. Durch diese Resorption wird der Abstand der Fragmentenden zumindest im Randbereich größer, so daß bei gleichbleibender Beweglichkeit der Fragmentenden die Dehnung des Gewebes zwischen ihnen geringer wird.

Der 2. Hilfsmechanismus ist die Bildung des v. a. periostalen Kallus mit Vergrößerung des Querschnittes.

Der 3. Mechanismus ist die progressive Gewebeversteifung im Rahmen der Gewebedifferenzierung vom Granulationsgewebe zum Knochen. Diese „in-

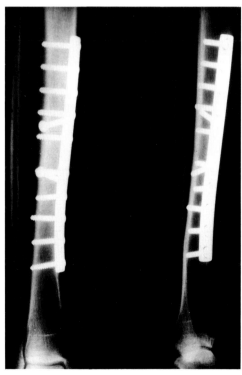

Abb. 1. Primäre Knochenbruchheilung bei Zugschraubenosteosynthese mit Neutralisationsplatte

Abteilung für Unfall-, Wiederherstellungs- und Handchirurgie, A.K. St. Georg, Lohmühlenstraße 5, W-2000 Hamburg 1, Bundesrepublik Deutschland

Wolter/Zimmer (Hrsg.)
Die Plattenosteosynthese und ihre Konkurrenzverfahren
© Springer-Verlag 1991

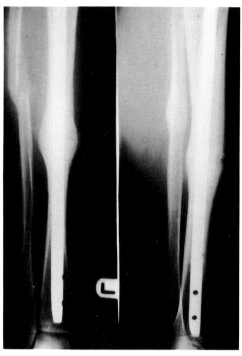

Abb. 2. Sekundäre Knochenbruchheilung bei Marknagelung

Gewebsdehnung

Resorption der Fragmentenden

Vergrößerung des Querschnittes
durch Kallusmanschette

Zunahme der Gewebssteifigkeit

A
B
N
A
H
M
E

Abb. 3. Die Gewebedehnung beeinflussende Faktoren

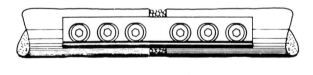

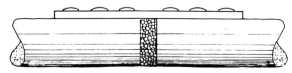

Abb. 4. Modell des stabil verplatteten Knochendefektes

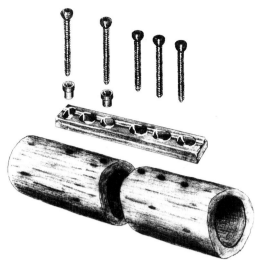

Abb. 5. Modell des definierten instabil verplatteten Knochendefektes

nere" Stabilisierung der Fraktur mindert die Dehnung des Gewebes im gesamten Frakturspalt (Abb. 3). Aus einer Untersuchung, die Perren u. Boitzy 1978 [2] durchführten, geht hervor, daß die Toleranz der Gewebedehnung für Knochen 2% beträgt. Dagegen tolerieren Knorpel 10%, differenziertes Bindegewebe 15% und Granulationsgewebe 100% Gewebedehnung. Umgekehrt läßt sich also sagen, daß die Gewebedehnung bei der Frakturheilung 2% nicht überschreiten darf, wenn ein knöcherner Durchbau erfolgen soll.

In einer eigenen Versuchsanordnung [1], die zum Ziel hatte, das Einbauverhalten von Spongiosa und Kortikalismikrospänen in unterschiedlich instabilen Knochendefekten zu untersuchen, konnte ich feststellen, daß bei den Vergleichsgruppen ohne Transplantate die Kallusbildung in Abhängigkeit vom Stabilitätsgrad des Defektes unterschiedlich verlief. Es wurden insgesamt 3 Versuchsgruppen mit gleich großem, 5 mm breitem Defekt und unterschiedlicher Instabilität verglichen.

In der 1. Versuchsgruppe wurde eine weitgehend stabile Plattenosteosynthese durchgeführt (Abb. 4). In der 2. Versuchsgruppe wurde das proximale Fragmentende mit nur 2 Schrauben an der Platte fixiert. Diese Schrauben waren so angebracht, daß sie über Nylongleithülsen einen definierten Spielraum, der 7% auf den Defekt bezogen betrug, zuließen (Abb. 5). In der 3. Versuchsgruppe war das proximale Fragment nur mit einer Schraube an der Platte fixiert (Abb. 6), so daß ein hoher Grad der Instabilität vorlag.

Nach 8 Wochen wurde die Fläche des neugebildeten Kallus im periostalen wie auch im interfragmentären Bereich gemessen. Dabei fand sich eine

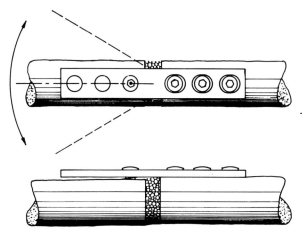

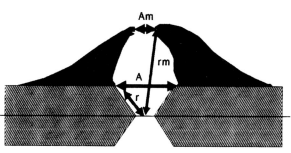

Abb. 9. Verhältnis vom Abstand der beiden Kallusmanschetten (*Am*) und dem Radius der Kallusmanschette (*rm*) zum Verhältnis des Abstandes der Fragmentenden (*A*) zum Knochenradius (*r*) als Ausdruck der sich verändernden Gewebedehnung im Frakturspalt

Abb. 6. Modell des instabil versorgten Knochendefektes

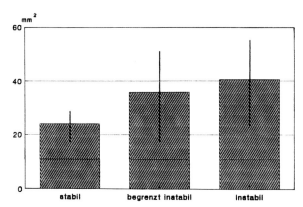

Abb. 7. Periostale Kallusbildung in Abhängigkeit unterschiedlicher Instabilitätsgrade bei definiertem Knochendefekt

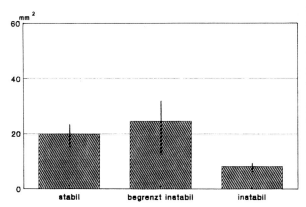

Abb. 8. Interfragmentäre Kallusbildung in Abhängigkeit unterschiedlicher Stabilitätsgrade bei definiertem Knochendefekt

stetige Zunahme des periostalen Kallus mit Zunahmen der Instabilität (Abb. 7). Die Fläche des interfragmentären Kallus nahm bei starker Instabilität ab (Abb. 8). Interessant ist also die Zunahme der periostalen Kallusbildung mit der Zunahme der Instabilität als Versuch des Knochens, den Querschnitt zu vergrößern. Andererseits nimmt die interfragmentäre Kallusbildung ab und die Resorption der Fragmentenden zu.

Die Analyse eines Röntgenbildes einer instabil versorgten Fraktur zeigt sowohl den Radius der Kallusmanschette als auch den Grad der Fragmentendenresorption. Das Verhältnis vom Abstand der beiden Kallusmanschetten und dem Radius der Kallusmanschette, in Beziehung gesetzt zum Verhältnis des Abstandes der Fragmentenden zum Knochenradius, ergibt Hinweise auf das Bemühen des Knochens, die Gewebedehnung im Frakturspalt herabzusetzen (Abb. 9). Mißt man diese Größen im Röntgenbild aus und setzt sie zueinander ins Verhältnis, müßte eine Zahl herauskommen, die kleiner ist als die, die von dem Gewebe toleriert wird, das gerade im Frakturspalt vorliegt. Nimmt während der Beobachtung in der Röntgenverlaufskontrolle der Kallusmanschettenradius und der Fragmentendenabstand zu, muß davon ausgegangen werden, daß ein knöcherner Durchbau der Fraktur zum Zeitpunkt der Beobachtung noch nicht möglich ist, da die Mechanismen des Knochens zur Reduzierung der Gewebedehnung noch nicht abgeschlossen sind, der Knochen also durchaus bei weiterer Reduzierung der Gewebedehnung im Frakturspalt zum Durchbau befähigt sein kann.

Offenbar sind aber die beschriebenen Vorgänge nicht grenzenlos, so daß bei einem Stillstand dieser Kompensationsmechanismen von einer manifesten Pseudarthrosebildung ausgegangen werden muß.

Literatur

1. Eggers C (1989) Einbauverhalten autologer Knochentransplantate. Hefte Unfallheilkd 192
2. Perren SM, Boitzy A (1978) Cellular differentiation and bone biomechnics during the consolidation of a fracture. Anat Clin 1:13−78
3. Perren SM, Cordey J (1977) Die Gewebsdifferenzierung in der Frakturheilung. Unfallheilkunde 80:161−164
4. Schenk R, Willenegger A (1963) Zum histologischen Bild der sogenannten Primärheilung der Knochenkompakta nach experimentellen Osteotomien am Hund. Experimenta 19:593

The Philosophy of Dynamic Axial Fixation

G. De Bastiani and F. Lavini

External fixation can be defined as a method by which the surgeon can manipulate the bone structure from outside the body, employing various mechanical forces such as compression, distraction, immobilisation and bending in an individual fashion and to the extent that these forces can be modified in the course of treatment, such as to obviate further surgery.

External fixation is not new; however, new concepts have emerged more recently which are constantly being improved upon and which currently provide the basic guidelines for applications of the technique.

We began our involvement in external fixation in 1970 and, initially, followed the indications and techniques described by Vidal and his school. As we progressively refined our technique and widened our knowledge and understanding of the field, we became increasingly aware that, despite the evident advantages of the method, there were inevitable drawbacks and limitations. First and foremost, the indications were rather restricted (open fractures, infected pseudarthrosis) and temporary, in that the system was exclusively used as a means of temporary stabilisation, subsequently being replaced by more conventional methods of immobilisation, such as plaster casts and internal fixation. Our experience with the Hoffmann quadrilateral frame as suggested by the French school allowed us to highlight a number of drawbacks:

Problems associated with bilateral implants:
- anatomical limitations in applications
- possibility of nervous and vascular lesions
- muscle damage with consequent joint stiffness
- high risk of lysis and infection related to full pins
- large number of scars
- poor patient acceptability

Problems associated with rigidity:
- osteoporosis of the bone segments
- delayed or non-formation of bone callus
- possible fracture or refracture
- high risk of osteolysis arising from pin bending
- last put not least: a multi-plane device necessarily generates abnormal stresses on the pins

These observations encouraged us to research a system which would be capable, if not entirely at least in part, of overcoming these drawbacks. We therefore turned our research efforts towards monolateral fixation in the attempt to develop a stable, easy-to-apply and less bulky device which would be well tolerated by patients. Following numerous theoretical and mathematical studies, biomechanical tests and biological research, we were in a position to present, at the 1979 Venice-Mestre conference dedicated to external fixation, a monolateral fixator we named the external axial fixator (FEA) in which all components were aligned in a single axis in the same plane as the bone itself.

The monolateral design solution provides a number of advantages: greater structural simplicity, lower risks of skin infections and osteitis caused by prolonged application, elimination of significant nervous and vascular lesions, less compromise of the muscle-tendon system and thus of joint function. Axiality also limits the dispersion of mechanical stresses, contributing towards improved stability of the implant, which is achieved by means of screws of suitable diameter and the use, for all external components, of a material having a low modulus of elasticity.

Even though the distribution of forces is not uniform on the two cortices in a monolateral implant, the 6 mm diameter screw brings about a much lower stress per surface unit on the proximal cortex than that which the bone tissue can withstand. Table 1 indicates the pressure values on the cortex nearest to the fixator when a screw is subjected to a force of 40 kg at different bone-fixator

Policlinico di Borgo Roma, Istituto Di Clinica Ortopedica e Traumatologica, 37134 Verona, Italy

Wolter/Zimmer (Hrsg.)
Die Plattenosteosynthese und ihre Konkurrenzverfahren
© Springer-Verlag 1991

Table 1. Maximum pressure (P max) on the cortex nearer to the fixator

Bone-fixator distance (mm^2)	P max (kg/mm^2)
10	1.43
20	1.63
30	1.83
40	2.03
50	2.23
60	2.46

distances (*l*). As can be seen, even under the most unfavourable conditions (*l* = 60 mm), the pressure is considerably less than the tensile strength of the cortex, which is $12-14 \text{ kg/mm}^2$. At the same time, the rigidity of the material and its diameter dimensions restrict load-related elastic deformation, thus bringing about a dramatic reduction in osteolysis. The modules of the external structure, all placed in a single axis, are manufactured from a light alloy in order to reduce the overall weight of the implant, a critical factor in monolateral external fixation. The outer clamps lock the bone screws, connecting them to the other components of the fixator. The clamp is designed to house $1-5$ screws, parallel to each other and positioned at various distances within the group. Twin clamp locking screws avoid torsional stresses on the bone screws.

The coupling is formed by a ball-type element which is locked by a cam and bush. This system allows for movement in all planes within a range of 34°. Ball joint locking grip is a function of the moment of locking force and the bone-fixator distance. The central body has a telescopic structure so that movements can only occur along the longitudinal axis, avoiding torsional movements. Releasing the central locking nut enables dynamisation at the most appropriate stage in the healing process.

Initially, the dynamic FEA system was employed with classic indications, to treat open fractures and infected pseudarthroses. Subsequently, having encountered a higher percentage of successful outcomes with patients treated in this manner than in our previous experience with the Hoffmann fixator, and convinced of the validity of the biomechanical basis of the system, we conducted experimental research in animals and later began using the FEA to treat closed fractures. In the beginning, we treated transverse fractures of the tibia under stable compression and oblique, multi-fragment or otherwise unstable fractures under neutralisation. Clinical observations highlighted earlier and more uniform formation of periosteal callus in unstable

fractures than in those treated by means of compression. Supported in the belief that it is essential to achieve rapid healing by means of a physiological callus by the work of McKibbin [4] and Sarmiento [5] and further encouraged by Burny's work [1] on the effects of micromovements at the fracture site, we felt it was possible to stimulate callus formation even further by dynamising the fixator once X-rays evidence the onset of callus formation as such. Clinical results confirmed our hypotheses.

Since then, we no longer use the FEA, or dynamic axial fixator (DAF) as it is now called, under compression but under neutralisation in the early stages of fracture management, for periods which differ in relation to the type and site of stresses to the fracture and the diaphysis as a whole during the entire treatment period. These stresses, in the early stages, are provided by micromovements deriving from the inherent relative elasticity of the frame as a function of the degree of weight-bearing given and, subsequently, by the axial stimuli obtained with dynamisation.

Goodship and Kenwright [3] investigated the effect of mechanically-induced axial micromovements in experimental fractures of sheep tibia. The tibia in the group of sheep subjected to micromovements, demonstrated the development of an external callus at the fracture site 1 week from the onset of stimulation. Conversely, in the rigid fixation control group, a delay of 2 weeks occurred before the callus became radiographically visible. Similarly, an increase in the degree of mechanical resistance to torsion was observed in stimulated fractures in comparison with the rigid fixation control group. A subsequent experiment demonstrated the even greater benefits of stimulation from the very start of fracture management in comparison with stimulation initiated after two weeks.

The mechanism by which mechanical stresses act is still incompletely understood. The hypothesis which is currently most favoured is that mechanical stimuli encourage the tissues in the callus to produce prostaglandin. PGE2 would appear to stimulate the formation of cyclic AMP in various kinds of bone cells, with DNA synthesis only occurring in pseudo-osteoblastic cells.

The effect of dynamic axial compression stresses was studied in vivo in animals by Chao et al. [2]. It was shown that dynamisation reduces the bone gap and contributes towards achieving contact healing through the formation of a symmetrical periosteal callus. The polarised light microscope clearly demonstrates the closure of the fracture gap and the process of healing thus obtained, involving both direct osteonic migration and the formation of new periosteal bone. In the dynamised group, furthermore, the distribution of periosteal bone appears to be more uniform than in the control groups. Lastly, dynamisation also reduces the incidence of screw loosening by reducing the stress at the screw-bone interface.

It is clear that the adaptation of the mechanical functions of the fixator during fracture management stages may have beneficial effects on healing. Such adaptation, in clinical practice, is subject to innumerable variables (type and site of fracture, patient's body weight, pain threshold, psycho-emotional state) which must be carefully evaluated and integrated. An outline treatment programme can be made by dividing fractures into two categories, stable and unstable:

In *stable* fractures, 30% weight-bearing is given from the 1st-2nd postoperative day and is then increased gradually. After 2−4 weeks of synthesis, dynamic axial loading is given by releasing the telescopic movement of the fixator; weight-bearing now reaches 75%. Total weight-bearing is achieved in the next 1−2 weeks, while the fixator can be removed 2−4 weeks after the onset of full weight-bearing under dynamisation.

In *unstable* fractures, 15% weight-bearing is given initially and again increased gradually. Dynamisation takes place 4−6 weeks after synthesis in relation to the existence of a radiographically-evidenced callus; weight-bearing increases to 50%−60%. Total weight-bearing is achieved after a further 2−3 weeks, while the fixator can be removed 2−5 weeks after the onset of full weight-bearing under dynamisation.

Currently, in our institute, we use the external fixator to treat the majority of closed and open, simple or complex fractures of the humerus, femur and tibia. Since 1979, we have treated about 700 fractures. For brevity, discussion of this series will be limited to a fracture; the second, dynamisation stage is then initiated by releasing the telescope locking nut and progressively increasing weight-bearing. Synthesis under neutralisation rather than under compression, achieved thanks to the minimal relative elasticity of the device, also makes it possible in the early stages of fracture management to apply micromovements at the fracture site proportional to permitted weight-bearing loads. Subsequently, dynamisation, muscular contraction and weight-bearing bring about early formation and maturation of the bone callus. It was precisely the concept of fracture dynamisation that gave rise to the present name of the system.

The evolution of the periosteal callus and thus of "natural" healing processes therefore appears to be the critical element in the application of external synthesis.

Morphological data are now available concerning the events and their histological sequence at the fracture site in order to restore the bone's mechanical functions. There are essentially three major stages in the healing process: the inflammatory stage, the callus formation stage and the remodelling stage:

− The *inflammatory* stage is characterised by a biohumoral response by the damaged tissues, with the release of "inflammation mediators" which stimulate the cellular activity required to absorb detritus and promote subsequent revascularisation.
− The *callus formation* stage is largely characterised by proliferative-differentiating phenomena of osteoblasts and chondroblasts with the aim of achieving union of the two segments through the formation of a bridging callus.
− The *remodelling* stage involves the resorption and subsequent laying down of new bone tissue which then matures in relation to bone segment function and stimulation.

The purpose of external fixation is to maintain bone segment alignment at the same time as guiding biological events towards rapid formation of the bridging callus, thus ensuring the mechanical consolidation of the fracture. One can easily understand that the succession of events in this type of "natural" healing process must be based on maximum preservation and minimum damage to the anatomical area in question, as well as on the existence of mechanical conditions which promote rather than hinder this sequence.

From a biological point of view, except for non-surgical treatment, external fixation is undoubtedly the method of synthesis which least interferes with the fracture site.

From an essentially mechanical standpoint, stabilisation may be achieved by means of rigid, elastic or functional systems. *Rigid* fixation, typical of bilateral compression frames, delays and frequently prevents callus formation. An *elastic* frame reduces the rigidity curve between the device itself and the bone, retaining micromovements at the fracture site proportional to the degree of elasticity. However, it is difficult to obtain and then control the curve of elasticity best suited to each single fracture without compromising stability. We therefore believe that a *dynamic* frame is more reliable as it better safeguards mechanical stability, while also providing a physiological mechanical stimulus along the weight-bearing axis.

In concept, a dynamic system is one which ensures stable fixation capable of transmitting mechanical review of our fracture management experience between 1979 and 1985. A total of 399 fractures were treated in this period (318 closed, 81 open).

Of the 81 open fractures, 3 involved the humerus, 19 the femur and 59 the tibia. Mean healing time for open fractures was 5.7 months. The following complications were observed with open fractures: 4 refractures (3 femur, 1 tibia) caused by premature removal of the fixator which in any case continued to healing with external fixation in the case of the femur and a plaster cast for the tibia; 11 cases of pseudarthrosis (1 humerus, 1 femur, 9 tibia) treated again by means of external fixation and decortication; 2 cases of screw-related osteolysis and one case of osteitis, treated by means of re-fitting the screws in another site and surgical debridement of the infected screw passage. A 2 cm shortening was seen in one case (femoral fracture), and one tibial fracture healed in 10° varus, which was subsequently corrected by means of osteotomy. Lastly, there were 2 cases of osteomyelitis of the tibia, treated by means of cleaning, targeted local and general antibiotic treatment, hyperbaric oxygen therapy and subsequent plastic surgery with bone grafting, and in one case (tibial fracture) amputation was necessitated by vascular problems. These latter cases involved badly exposed open fractures. Temporary complications included 1 case of functional limitation of the knee and 1 of the tibio-talar joint.

The 318 closed fractures comprised 54 of the humerus, 138 of the femur and 126 of the tibia. Mean healing time for closed fractures was 4 months. We encountered the following complications: 4 refractures (1 humerus, 3 femur) caused by premature removal of the fixator; 11 cases of pseudarthrosis (1 humerus, 2 femur, 8 tibia); 12 cases of screw-related osteitis (1 humerus, 4 femur, 7 tibia). One tibial fracture healed in 12° valgus. These complications were treated in a similar manner to the open fractures. Temporary complications included 1 case of functional limitation of the knee and 2 of the tibio-talar joint; 11 cases of fixator instability (6 femur, 5 tibia) prior to the introduction of the torque wrench to tighten the clamps (the segments were realigned simply by means of external manipulation without anaesthesia); 1 screw breakage which did not compromise the final result.

In short, these were the fundamental stages through which we progressively developed our convictions and techniques. Despite clinical and experimental confirmation of these findings by many colleagues, further research and study remain necessary. We certainly hope that other orthopaedic surgeons will continue our research work to perfect results. However, whosoever undertakes such a research programme must do so without preconceptions regarding the problems and methods in questions. Our interpretation of external fixation bears little relationship to the old concepts which once governed this field. For us, external fixation is a method which enables the surgeon − with as little surgery as possible − to exert external forces on the bone structure of the body as required aims and necessities in the individual case. External fixation, therefore, may at times be rigid, at others plastic, at still others elastic, involving stages of neutralisation, compression and distraction. If applied in an optimal manner, such forces will assist the surgeon to achieve previously unthinkable results. Bone is a living, flexible and malleable tissue which can be manipulated depending on the requirements of the case and the intentions of the surgeon, provided its biological and mechanical features are respected. We are sure that the DAF is a fixator which makes it possible to implement these principles.

References

1. Burny F, Bourgois R (1972) Etude biomecanique du fixateur externe d'Hoffmann. Acta Orthop Belg 38:265
2. Chao EYS, Aro HT, Lewallen DG, Kelly PJ (1989) The effect of rigidity on fracture healing in external fixation. Clin Orthop 241:24
3. Kenwright J, Goodship AE (1989) Controlled mechanical stimulation in the treatment of tibial fractures. Clin Orthop 241:36
4. McKibbin B (1978) The biology of fracture healing in long bones. J Bone Joint Surg [Br] 60:150
5. Sarmiento A (1974) Functional bracing of tibial fractures. Clin Orthop 105:202

Knochenheilung unter dynamischer Frakturstabilisierung

L. CLAES

Unter den idealen Bedingungen einer guten Reposition und einer hohen interfragmentären Kompression ist mit Hilfe einer Osteosynthese eine direkte Knochenheilung einer Fraktur möglich [5]. Diese Bedingungen sind jedoch unter klinischen Verhältnissen nur selten zu erreichen und bei manchen Osteosyntheseverfahren, wie z. B. den Marknagel- und Fixateur-externe-Osteosynthesen, praktisch nicht möglich.

Unter nicht absolut stabilen Bedingungen tritt eine Frakturheilung über einen Kallus auf. Die Geschwindigkeit, mit der die Heilung abläuft, und die Menge des gebildeten Kallus scheinen nach klinischen Beobachtungen und nach neueren experimentellen Untersuchungen von den interfragmentären Bewegungen abzuhängen [1, 3, 6]. Des weiteren wurde beobachtet, daß die Knochenheilung jedoch auch von den Frakturspaltbreiten abhängig ist [2]. Im folgenden soll ein Experiment beschrieben werden, mit dem der Einfluß der Frakturspaltbreite

und der interfragmentären Bewegung auf die Knochenheilung untersucht wurde. Für die Bestimmung des Knochenheilungsverlaufes wurde ein spezielles Meßverfahren für Fixateur-externe-Osteosynthesen entwickelt, welches sich nicht nur im Experiment, sondern auch in der Klinik bewährt hat.

Tierexperimentelle Untersuchungen

Material und Methoden

Die Untersuchungen wurden an 18 männlichen Merinoschafen mit einem mittleren Gewicht von 75 kg durchgeführt. Die Operation erfolgte in Intubationsnarkose unter sterilen Bedingungen. Ein spezieller Fixateur externe wurde mit Hilfe von Bohrlehren unter standardisierten Bedingungen an den rechten Metatarsen der Schafe angelegt und dann eine Querosteotomie in der Diaphysenmitte gesägt.

Universität Ulm, Abteilung für Unfallchir. Forschung und Biomechanik, Oberer Eselsberg-Helmholtzstr. 14, W-7900 Ulm, Bundesrepublik Deutschland

Abb. 1. Spezieller Fixateur externe für den Schafmetatarsus. Er stabilisiert gegen Biege- und Torsionsmomente, erlaubt jedoch genau einstellbare axiale Bewegungen beim Belasten der Extremität

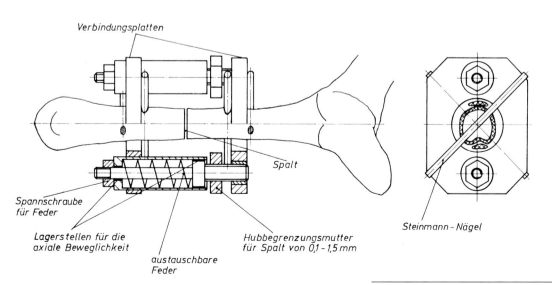

Verbindungsplatten

Spalt

Spannschraube für Feder

Lagerstellen für die axiale Beweglichkeit

austauschbare Feder

Hubbegrenzungsmutter für Spalt von 0,1–1,5 mm

Steinmann-Nägel

Wolter/Zimmer (Hrsg.)
Die Plattenosteosynthese und ihre Konkurrenzverfahren
© Springer-Verlag 1991

Der Fixateur externe [1] besteht aus 2 Verbindungsplatten, die den Knochen zirkulär umschließen. Je eine Platte ist proximal und distal der Osteotomie mit je 2 überkreuzten Steinmann-Nägeln (4 mm Durchmesser) fest mit dem Knochen verbunden (Abb. 1). Die Stabilisierung der beiden Platten gegeneinander erfolgt durch 2 Metallzylinder, die medial und lateral des Metatarsus liegen. Die Konstruktion ist so gewählt, daß der Fixateur eine hohe Stabilität und Steifigkeit gegenüber Biege- und Torsionsmomenten hat, d. h. unter diesen Bedingungen keine nennenswerten Bewegungen im Osteotomiespalt zuläßt. Durch Gleitlagerführungen sind jedoch axiale Bewegungen möglich, die mit Hilfe von Gewinden exakt einstellbar sind. Ausgelöst werden diese Bewegungen, wenn das Schaf seine Extremität belastet. In den Gleitlagerführungen kommt es dabei zu einer Verschiebung, die eine Annäherung der Osteotomieflächen hervorruft. Federelemente sorgen dafür, daß es während der Entlastungsphase eines jeden Schrittes wieder zu einem Auseinanderschieben des Fixateurs und damit auch der Osteotomieflächen kommt.

Um die Veränderungen der interfragmentären Dehnung im Verlauf der Knochenheilung zu bestimmen, wurden die Fixateure mit induktiven Wegaufnehmern ausgestattet, die die Bewegungen des Osteotomiespaltes beim Laufen der Schafe messen.

Die Meßsignale wurden mit einem Telemetriesender drahtlos an die Telemetrieempfangsanlage gesendet, wo sie mit einem UV-Schreiber aufgezeichnet wurden. Die Messungen erfolgten in wöchentlichen Abständen.

Da die interfragmentäre Dehnung von der Bewegung und der Osteotomiespaltbreite abhängt, wurden beide Parameter bei den verschiedenen Schafen variiert. Es wurden Spaltbreiten zwischen 0 und 8 mm sowie Bewegungen von 0–0,57 mm gewählt. Daraus resultierten interfragmentäre Dehnungen von 0–120%.

Nach 4 Wochen wurden Xylenolorange und nach 8 Wochen Calceingrün injiziert, um den Knochenumbau zu markieren. Der Versuch wurde nach 9 Wochen beendet, die Metatarsen explantiert und histologisch untersucht. An definierten Knochenproben aus der Osteotomiezone erfolgte die Prüfung der Festigkeit des geheilten Knochens in einem Zugversuch. Da die histomorphologischen Ergebnisse der Osteotomieheilung gezeigt haben, daß der Spaltbreite eine entscheidende Bedeutung zukommt, teilten wir die operierten Tiere in folgende Gruppen ein:

– Gruppe I, 2 Schafe, 8 mm Spaltbreite, mittlere Dehnung 3,5%,
– Gruppe II, 3 Schafe, Spaltbreite größer als 1,5 mm, mittlere Dehnung 37%,
– Gruppe III, 6 Schafe, Spaltbreite kleiner als 1 mm, mittlere Dehnung 73%,
– Gruppe IV, 5 Schafe, Spaltbreite kleiner als 1 mm, mittlere Dehnung 7%,
– Gruppe V, 2 Schafe, Kontakt mit interfragmentärer Kompression (0%).

Anhand der Röntgenbilder in 2 Ebenen erfolgte die Bestimmung der Kallusmenge durch Planimetrie der röntgenologisch sichtbaren Kallusflächen.

Ergebnisse

Die Tiere der Gruppe I mit Spalten von 8 mm heilten bis zur 9. Woche nicht, und ein Tier zeigte eine Infektion. Bei allen Tieren der Gruppen II, III und IV kam es mit zunehmender Heilungszeit zu einem stetigen Abfall der postoperativ zugelassenen interfragmentären Bewegung (Abb. 2). Nach 8 Wochen waren alle Bewegungen gegen 0 zurückgegangen.

Der Abfall der interfragmentären Bewegung erfolgte bei der Versuchsgruppe III ab der 4. Woche schneller als bei den beiden anderen Gruppen (Abb. 2). Ein Vergleich der Versuchsgruppen III und IV zeigt bei ähnlichen Spaltbreiten den Einfluß der interfragmentären Dehnung auf die Knochenheilung. In der Gruppe III kommt es aufgrund der relativ großen Dehnungen (durchschnittlich 73%) zuerst zu einer Knochenresorption und dann zu einer sekundären Knochenheilung, in der stabilen Gruppe IV (Dehnung ≈ 7%) zu einer typischen Spaltheilung. Obwohl es in Gruppe III zuerst zu einer Knochenresorption kommt, erfolgt dort eine

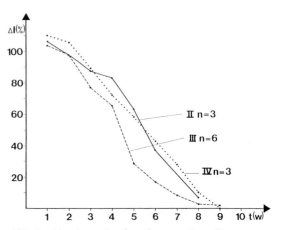

Abb. 2. Abnahme der interfragmentären Bewegungen an Schafmetatarsen (Gruppen II–IV) bis zum Ende des Experimentes in der 9. postoperativen Woche (intraoperativ eingestellte axiale Beweglichkeit = 100%)

schnellere Kallusbildung und Osteotomieheilung als in Gruppe IV, was anhand der Fluoreszenzmarkierungen analysiert werden kann. Nach 9 Wochen weist die Gruppe III im Mittel eine größere durchschnittliche Kallusfläche (A) und eine höhere Festigkeit (F) der Knochenheilung auf (A = 140 mm², F = 16 MPa) als Gruppe IV (A = 101 mm², F = 13 MPa). Die Gruppe V zeigte eine primäre Knochenheilung mit geringer Kallusbildung (A = 31 mm²) und relativ hoher Festigkeit (F = 28 MPa) der Osteotomieheilung.

Diskussion

Die Annahme, daß für eine ungestörte Frakturheilung eine kritische interfragmentäre Dehnung von wenigen Prozenten nicht überschritten werden darf [4], konnte nicht bestätigt werden. Auch bei hohen interfragmentären Dehnungen kam es zu einer Knochenheilung über eine Kallusbildung mit anschließender sekundärer Heilung der Kortikalis. Bis zu Dehnungen von 120% konnte bei Spaltbreiten unter 1 mm keine Pseudarthrose beobachtet werden. Verzögerte Knochenheilungen traten dagegen mit zunehmender Osteotomiespaltbreite auch unter stabilen Bedingungen auf. Bei Osteotomiespaltbreiten bis zu 1 mm stieg das gebildete Kallusvolumen mit zunehmender interfragmentärer Dehnung an (Abb. 3). Die stabil fixierten Osteotomien (Dehnung ≈ 7%) heilten langsamer als die Osteotomien mit hoher Dehnung von durchschnittlich 73%.

Die Ergebnisse zeigen, daß Osteosynthesen mit einem idealen spaltfreien Kontakt der Frakturflächen und einer hohen interfragmentären Kompression eine direkte Knochenheilung mit guter Festig-

keit erzielen können. Bleiben jedoch Frakturspalten bestehen, was in den meisten klinischen Fällen vorliegt, so ist eine stabile Fixation nicht von Vorteil. Interfragmentäre Bewegungen (Dehnungen) fördern unter diesen Umständen dagegen die Kallusbildung und damit die schnelle knöcherne Heilung. Heilungsverzögernd wirkten sich Spaltbreiten von über 1,5 mm aus.

Messungen an Patienten

Nachdem die Messung der Frakturheilung bei den Schafen sehr gute Ergebnisse erbracht hatte, waren wir daran interessiert, ähnliche Untersuchungen an Patienten durchzuführen. Während bei den Untersuchungen am Tier die dort verwendeten Fixateure speziell so gestaltet waren, daß sie axiale interfragmentäre Bewegungen erlauben, kommt es unter klinischen Bedingungen zu axialen Bewegungen durch die elastische Verformung der Fixateure unter Belastung der Extremität.

Unmittelbar postoperativ, wenn in der Frakturzone nur ein Hämatom vorliegt, erfolgt die gesamte Kraftübertragung an der Extremität über das Fixateursystem (Abb. 4a), was eine, wenn auch geringe Verformung des Fixateur externe hervorruft.

Kommt es mit zunehmender Heilungszeit zur Überbrückung der Fraktur zuerst mit einem binde-

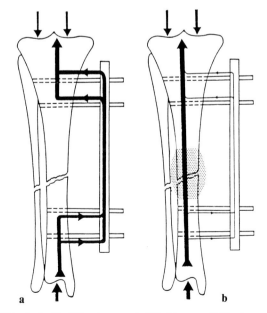

Abb. 4a, b. Kraftübertragung bei Frakturen mit Fixateur-externe-Osteosynthesen. a Postoperativ ohne Abstützung der Fraktur: Hauptkraftfluß über den Fixateur externe. b Nach Bildung einer Kallusmanschette: Hauptkraftfluß über Knochenheilungszone

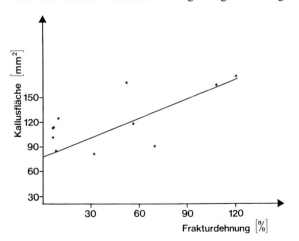

Abb. 3. Einfluß der Frakturdehnung auf die Kallusfläche im Röntgenbild. (Mittelwert aus a.-p.- und seitlicher Aufnahme) (* Meßwert für je 1 Schaf)

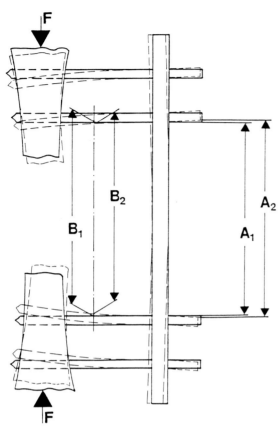

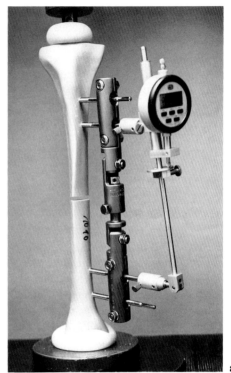

Abb. 5. Meßlokalisationen zur Bestimmung der Fixateur-externe-Verformung. *1* Vor Belastung der Extremität, *2* nach Belastung der Extremität, *A* an den Schraubenenden, *B* an den Schraubenschäften, *F* axiale Belastung der Extremität

gewebigen und später mit einem knöchernen Kallus, so wird in zunehmendem Maße die Kraftübertragung wieder über den Knochen und entsprechend nur noch geringfügig über das Fixateur-externe-System laufen (Abb. 4b). Damit gehen auch die am Fixateur auftretenden Verformungen zurück.

Durch die Messung der Fixateur-externe-Verformung ist damit indirekt die Bewegung im Frakturspalt und damit der Heilungsverlauf der Fraktur meßbar.

Für solche Messungen am Patienten wurde ein spezielles Gerät (Fraktometer FM 100, Fa. Hug-Umkirch, Abb. 6) entwickelt. Dieses Gerät kann an jeden Fixateur-externe-Typ entweder an den Enden der Knochenschrauben (Abb. 5, Position A, Abb. 6a) oder an den Schraubenschäften (Abb. 5, Position B, Abb. 6b) zwischen Knochen und Stabilisationsteil angebracht werden. Bei einer axialen Druckbelastung der Extremität wird an den Schraubenenden (Abb. 5, Position A) eine Ab-

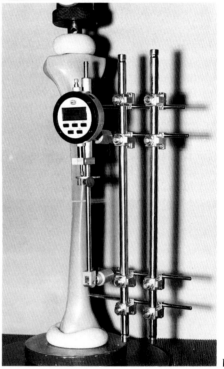

Abb. 6a, b. Applikationsmöglichkeiten des Meßgerätes Fraktometer FM 100 zur indirekten Messung des Frakturheilungsverlaufes. **a** An den Schraubenenden bei flexiblen unilateralen Fixateuren. **b** An den Knochenschraubenschäften bei steifen Fixateur-externe-Anordnungen

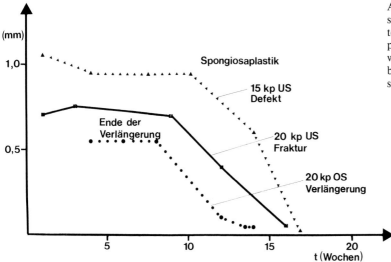

Abb. 7. Ergebnisse der Fraktometermessungen an 3 charakteristischen Patientenbeispielen. Die Graphik zeigt die postoperativen Veränderungen der Meßwerte und gibt die axialen Belastungen bei der Messung (kp) an (*US* Unterschenkel, *OS* Oberschenkel)

standszunahme und an den Schraubenschäften eine Abstandsabnahme meßbar sein. Werden beim Patienten wöchentlich Messungen unter gleicher Belastung durchgeführt, so kann ein Meßwertverlauf protokolliert werden, wie er in Abb. 7 für einige Patienten dargestellt ist. Nimmt das Meßsignal stetig ab und erreicht Werte nahe Null, so ist die Heilung so weit fortgeschritten, daß der Frakturspalt durch einen Kallus überbrückt ist, der axiale Kräfte übertragen kann. Mit dem Fraktometer FM 100 sind objektive und quantifizierbare Messungen des Heilungsverlaufes unabhängig vom Röntgenbild möglich, die es erlauben, den Zeitpunkt der knöchernen Überbrückung der Fraktur zu bestimmen und damit beitragen, Entscheidungen im Hinblick auf Dynamisierung oder Entfernung des Fixateur externe zu fällen.

Vergleicht man die Heilungskurven der Versuchstiere (Abb. 2) und der Patienten (Abb. 7), so sieht man einen ähnlichen Verlauf, jedoch sind bei den Patienten die Heilungszeiträume etwa doppelt so lang. Die bisher vorliegenden Meßergebnisse von Patienten lassen noch keine Analyse der Einflüsse verschiedener Faktoren, wie z. B. Stabilität

und Frakturtyp, auf den Heilungsverlauf zu. Jedoch ist durch Dokumentation einer größeren Anzahl von Heilungsverläufen und ihrer Auswertung zu hoffen, daß in Zukunft solche Erkenntnisse gewonnen werden können.

Literatur

1. Claes L, Wilke H-J, Rübenacker S, Kiefer H (1989) Interfragmentäre Dehnung und Knochenheilung. Chirurgisches Forum, Springer, Berlin Heidelberg New York Tokio, S 279–283
2. Joner R (1972) Zur Knochenheilung in Abhängigkeit von der Defektgröße. Helv Chir Acta 409
3. Kenwright J, Goodship AE (1989) Controlled mechanical stimulation in the treatment of tibial fractures. Clin Orthop Relat Res 241:26
4. Perren SM, Cordey J (1980) The concept of interfragmentary strain. In: Uthoff HK (ed) Current concepts of internal fixation of fractures, vol 63. Springer, Berlin Heidelberg New York
5. Schenk R, Willenegger H (1976) Histologie der primären Knochenheilung. Arch Clin Chir 19:593
6. Stürmer KM (1988) Histologie und Biomechanik der Frakturheilung unter den Bedingungen des Fixateur externe. Hefte Unfallheilkd 200:233

Klinische Aspekte allgemeinbiologischer Gesetzmäßigkeiten der Einwirkung von Zugspannung auf die Genese und das Wachstum des Gewebes

G. A. ILISAROW

In diesem Beitrag werden Forschungsergebnisse dargestellt, die zeigen, wie die Zugspannung die Regeneration und das Gewebewachstum stimuliert.

Nach umfassenden Forschungen unter Anwendung von histologischen, histochemischen, radioisotopischen und elektronenmikroskopischen Methoden sowie unter Verwendung von Morphometrie, Röntgen, Angiographie und Gewebekulturen konnte festgestellt werden, daß die Spannung, die bei der dosierten Dehnung im lebenden Gewebe entsteht, gesetzmäßig zu aktiver Regeneration und Wachstum der Gewebestrukturen führt.

Dabei wird in allen Geweben, die einer dosierten Dehnung durch Distraktion mit einem Ringfixateur unterworfen sind, eine Steigerung des Energiestoffwechsels und der proliferativen und biosynthetischen Zellaktivität beobachtet.

Die Erforschung der Osteogenese unter den Einwirkungen der Zugspannung zeigte ihre Abhängigkeit von einer Reihe von Faktoren – wie Tempo und Rhythmus der Distraktion, Stabilität der Knochenfragmente sowie den Schädigungsgrad des Knochenmarks, insbesondere der A. nutritia und ihrer Zweige, um die wichtigsten zu nennen.

Dabei läßt sich eine außerordentlich hohe osteogene Aktivität des Knochenmarks erkennen. Diese Prozesse hängen eng zusammen. Weiterhin läßt sich eine Identität der Osteogenese- und Hämopoesestammzellen nachweisen.

Experimentell konnte festgestellt werden, daß die Distraktionsosteogenese im langen und kurzen Röhrenknochen, aber auch im spongiösen und platten Knochen in gleicher Weise abläuft. Die Forschungsergebnisse zeigten weiterhin eine stimulierende Einwirkung der Zugspannung auf die Regeneration und das Gewebewachstum. Weiterhin fand sich kein Unterschied zwischen dem Wachstum (Interkallation) unter der Einwirkung künstlich geschaffener Gewebespannung und dem natürlichen (ontogenetischen) Wachstum.

USSR Academy of Sciences, VK NZ VTO,
M. Ulianova st. 6, 640005 Kurgan, USSR

Schon früher habe ich auf die Einwirkung der Zugspannung unter verschiedenen Bedingungen der Fixation, der Blutversorgung und des Schädigungsgrades der osteogenen Elemente auf die Regeneration der Knochengewebe hingewiesen [Ilisarow GA (1989) Clin Orthop Relat Res 238:249–281, 239:263–285].

Auch die Einwirkung des Distraktionstempos und des Rhythmus der Zugspannung auf die Osteogenese und das Weichteilgewebe bei der stabilen Fixation der Knochenfragmente sind in den oben aufgeführten Arbeiten beschrieben worden.

Durch die Abhängigkeit der Osteogeneseaktivität vom Schädigungsgrad des Knochenmarks, der Knochenhaut und der Gefäße konnten wir erste typische Verlaufsformen der Osteogenese darstellen. Diese Verlaufsformen gibt es auch in der klinischen Praxis unter vergleichbaren Bedingungen der Fixation, des Tempos und Rhythmus der Distraktion und nach vergleichbaren operativen Maßnahmen zur Verlängerung der Extremitäten.

Beispiele

26jähriger Patient mit ausgeprägter Humerusverkürzung bei Achondroplasie (Abb. 1). Es wurde eine Verlängerung beider Oberarmknochen um insgesamt 8 cm in 2 Ebenen durchgeführt. Als Folge sehr schonend durchgeführter Kompaktotomien kam es in den distalen Abschnitten zur vorzeitigen Konsolidierung in der Frühstufe der Distraktion. Nach der Regenerationshöhe zu urteilen, erfolgte die knöcherne Überbrückung um den 20. Tag bei einem Distraktionstempo von jeweils 1 mm/4mal/Tag. Die restliche Verlängerung erfolgte daher im Bereich der proximalen Osteotomie. In diesem Bereich lassen sich keine wesentlichen Schädigungen der osteogenen Elemente und Gefäße beobachten, wie eine relativ schnelle Neubildung des Regenerates bei gegebenem Distraktionstempo und sehr kurzer Distraktionsperiode zeigt. Röntgenbild

Wolter/Zimmer (Hrsg.)
Die Plattenosteosynthese und ihre Konkurrenzverfahren
© Springer-Verlag 1991

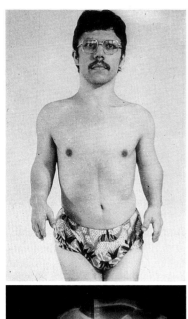

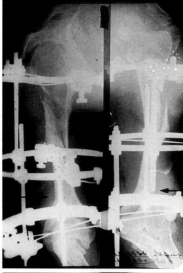

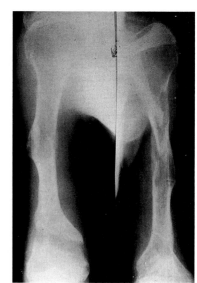

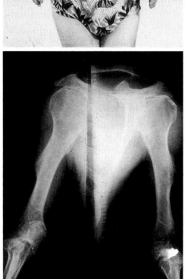

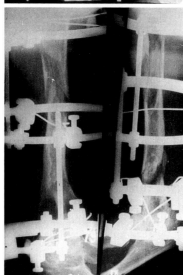

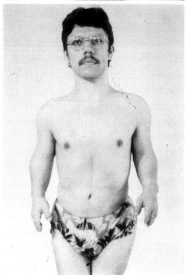

Abb. 1a, b

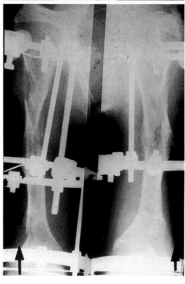

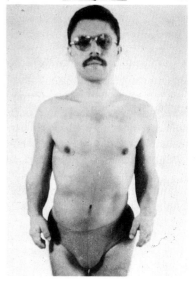

Abb. 2a−c   **Abb. 3a−c**

(Abb. 2a) am 3. Distraktionstag nach der Kompaktotomie beider Oberarmknochen auf 2 verschiedenen Ebenen. Röntgenbild am 15. Distraktionstag und Distraktionsabschluß (Abb. 2b). Die Distraktionsdauer betrug am linken Humerus 63, am rechten 77 Tage. Unsere Aufmerksamkeit wird dabei auf eine ausgeprägte Ossifikation der distalen Abschnitte des Knochenregenerates gelenkt, die sich mit ihrer Dichte von den angrenzenden Knochenfragmenten fast nicht unterscheidet (Abb. 2c). Röntgenbild am Tag der Fixateurabnahme (Abb. 3a): die Operation lag links 80 Tage, rechts 94 Tage zurück.

Der Patient vor (Abb. 3b) und nach (Abb. 3c) der Verlängerung beider Oberarmknochen.

16jährige Patientin mit beträchtlicher Verkürzung der Oberarmknochen bei Achondroplasie (Abb. 4a). Bei dieser Patientin wurde gleichzeitig eine Verlängerung beider Oberarmknochen nach Kompaktotomie auf 2 Ebenen durchgeführt. Es findet sich ein ausgeprägter Unterschied in der Reifestufe der Knochenregenerate bis zum 85. Tage nach der Operation (5 Tage bis zum Distraktionsbeginn, 35 Tage Distraktion und 15 Tage Fixation = 85 Tage) (Abb. 4b). Bei dieser Patientin wurde am gleichen Tag operativ in gleicher Weise vorgegangen, wie die fast identische Fixateurmontage und die ähnlichen Osteotomien zeigen. Aufgrund unserer experimentellen Ergebnisse können wir jedoch sicher sagen, daß ein derartiger Unterschied in der Osteogenese nur durch die Schädigung des Knochenmarks und der A. nutritia des rechten Humerus erklärt werden kann. Nach dem Verlauf der Osteogenese am linken Oberarm zu urteilen, entspricht dieses dem Ergebnis unserer 4. Versuchsreihe, und am rechten Oberarm der 3. Dabei dauerte die Fixation des rechten Humerus 84, die des linken 52 Tage. Das bedeutet eine Verzögerung am rechten Humerus von 32 Tagen.

Röntgenbilder am Tage der Fixateurabnahme (Abb. 4c).

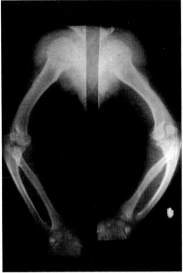

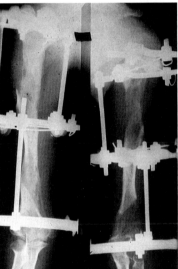

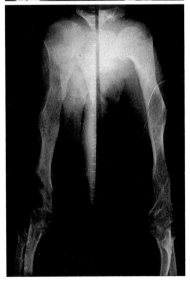

Abb. 4a–c

13jährige Patientin mit einer Verkürzung des Oberarmes um 23 cm mit gleichzeitiger Luxation. Es findet sich weiterhin eine ausgeprägte Valgusfehlstellung des Ellenbogengelenks als Folge einer Osteomyelitis (Abb. 5). Gleichzeitig mit der Humerusverlängerung auf 2 Ebenen wurde eine Reposition des
Ellenbogengelenks stufenweise durchgeführt. Dabei erfolgte die Verschiebung des proximalen Fragmentes durch die Verwendung von 2 Kugeldrähten.
Die Kugeldrähte und die Drähte durch das Akro-
mion wurden am proximalen Bogen fixiert
(Abb. 6a). Bei dieser Patientin war der Verlauf der
Osteogenese im Bereich der unteren Kompaktotomie 1 Monat nach Distraktionsbeginn aktiver
(Abb. 6b). Das kann man – wenn wir das Röntgenbild am Operationstag (Abb. 6a) hinzuziehen –
durch die größere primäre Diastase im Bereich der
proximalen Kompaktotomie und ein schonenderes
Vorgehen im Bereich der distalen Kompaktotomie
des Oberarmknochens erklären. Auch im nachfolgenden Verlängerungsablauf wurde ein unterschiedlicher Verlauf der Osteogenese bemerkt. Am
Abschluß der Distraktion, die 120 Tage dauerte,
zeigt sich, daß das distale Regenerat dichter ist und
seine Grenzen kaum zu bemerken sind (Abb. 6c).
Die nachfolgende Fixation dauerte insgesamt 44
Tage. Patientin am Abschluß der Fixation (Abb. 7a)
und Röntgenbild am Tage der Fixateurabnahme
(Abb. 7b). Das operative Vorgehen ist Abb. 7c zu
entnehmen.

Die Patientin am Tage der Fixateurabnahme
(Abb. 8a, b) und zum Vergleich vor der Behandlung
(Abb. 8c). Vergleich beider Oberarme der Patientin
nach Behandlungsabschluß (Abb. 9): Die Verkürzung ist völlig beseitigt, das Gelenk eingerenkt, die
Valgusfehlstellung des Ellenbogengelenkes korrigiert.

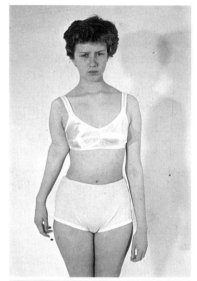

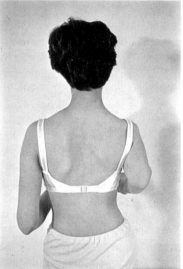

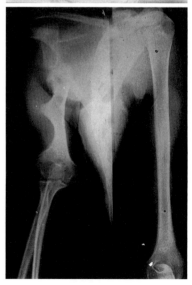

Abb. 5a–c

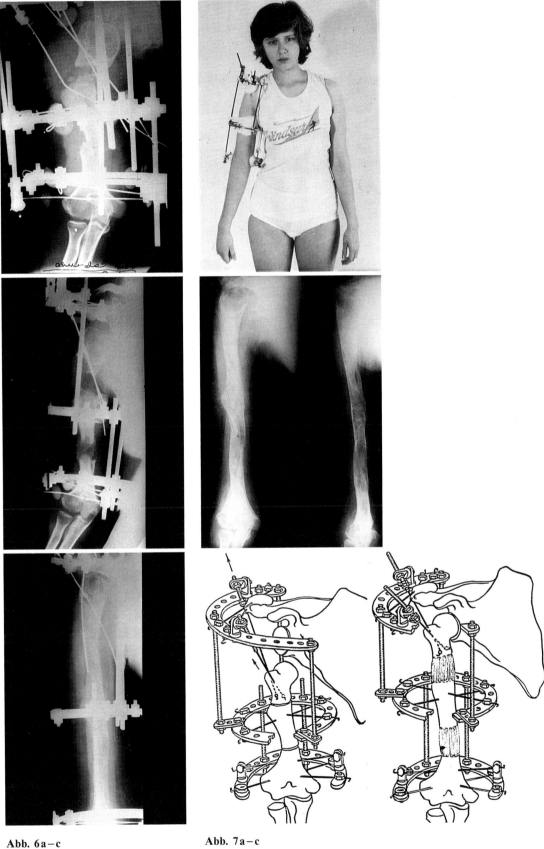

Abb. 6a–c   **Abb. 7a–c**

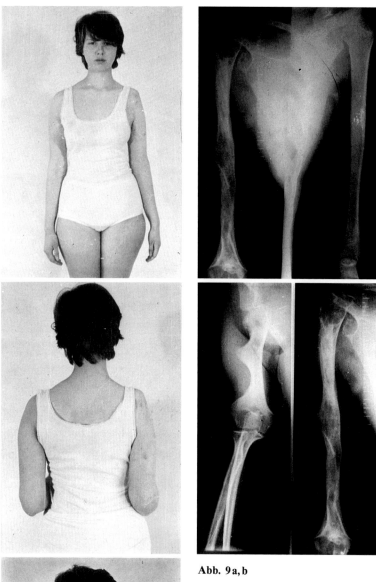

Abb. 9a,b

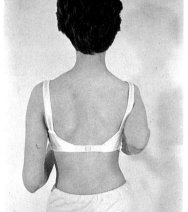

Abb. 8a−c

13jährige Patientin mit Achondroplasie. Es erfolgte die Verlängerung der Unter- und Oberschenkel paarweise nach Kompaktotomie in 2 Ebenen. Die Patientin vor der Behandlung (Abb. 10a). Röntgenaufnahmen des Unterschenkels vor der Operation (Abb. 10b). Röntgenbild (Abb. 10c) am Tage der Operation: Es lassen sich breite Schädigungszonen der Tibia- und Fibulainnenhälfte im mittleren Drittel erkennen. Die Aktivität der Osteogenese ist im unteren Drittel beider Unterschenkel geringer ausgeprägt als in den proximalen Kompaktotomieabschnitten. Dies führte zu einer Verlängerung der Fixationsdauer bis zu insgesamt 3,5 Monaten. Röntgenbild bei Distraktionsabschluß (Abb. 11a). Hier ist der Unterschied der Osteogenese sowohl im Bereich der proximalen als auch der distalen Kom-

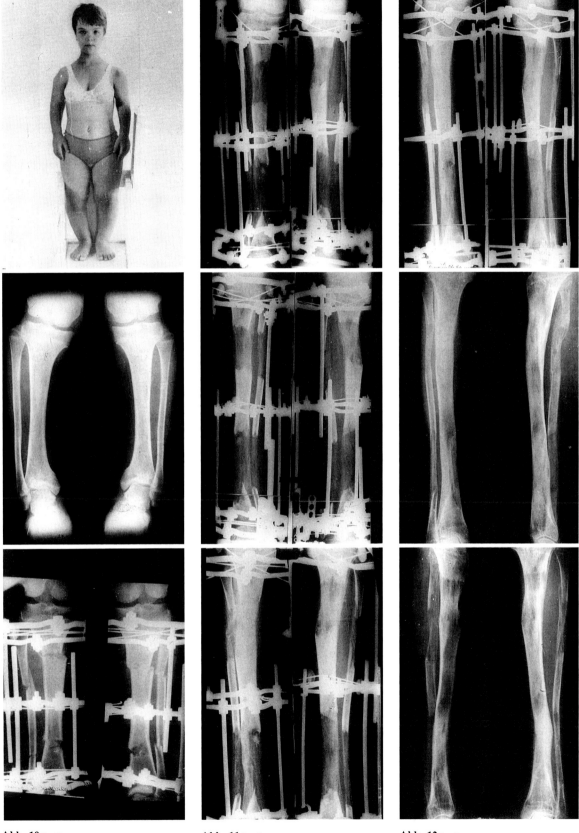

Abb. 10a – c   **Abb. 11a – c**   **Abb. 12a – c**

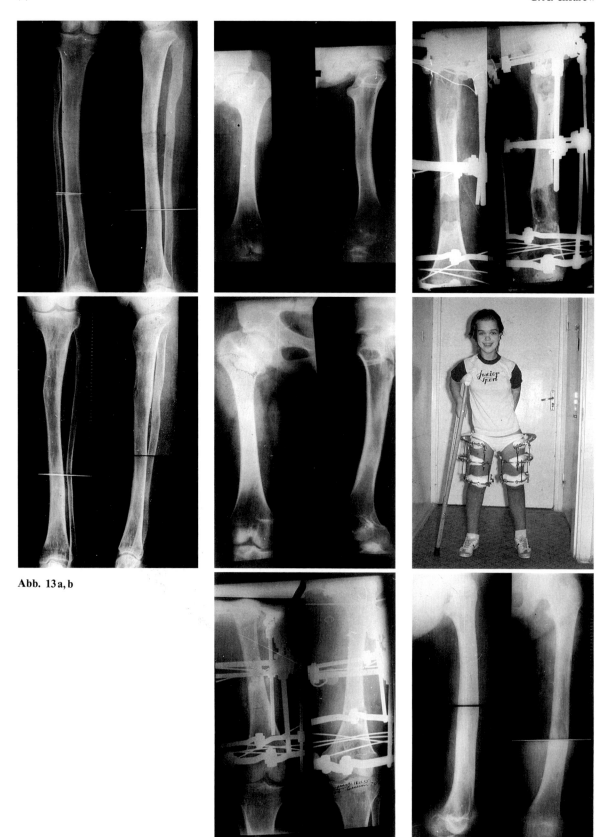

Abb. 13 a, b

Abb. 14 a – c

Abb. 15 a – c

paktotomie beider Unterschenkel deutlich zu erkennen, und zwar sowohl nach 1 Monat (Abb. 11 b)
als auch nach 2 Monaten (Abb. 11 c) vom Distraktionsbeginn an. Röntgenbild bei Distraktionsabschluß (Abb. 12 a) sowie am Tag der Fixateurabnahme (Abb. 12 c).

Röntgenaufnahme 3 Jahre nach Behandlung
(Abb. 13).

In der folgenden Behandlungsstufe wurde bei
dieser Patientin die Verlängerung beider Oberschenkel nach doppelter Kompaktotomie durchgeführt. Röntgenaufnahmen vor der Behandlung
(Abb. 14 a, b) und nach der doppelten Kompaktotomie (Abb. 14 c). Es ist darauf hinzuweisen, daß im
Bereich des linken Femurs die Kompaktotomien
technisch schonender ausgeführt worden sind. Dies
führte zum entsprechenden Unterschied in der Aktivität der Osteogenese, wie auf dem Röntgenbild
am 70. Fixationstag zu erkennen ist (Abb. 15 a). Am
selben Tag wurde der Fixateur links abgenommen,
rechts erfolgte die Fixateurabnahme mit 14tägiger
Verspätung. Patientin während der Femurverlängerung (Abb. 15 b). Röntgenbild 1 Jahr nach der Behandlung (Abb. 15 c).

Die Patientin vor (Abb. 16 a) und nach
(Abb. 16 b) der Unter- und Oberschenkelverlänge-
rung.

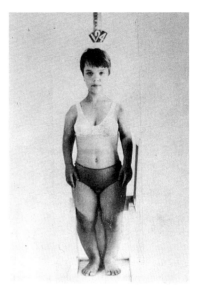

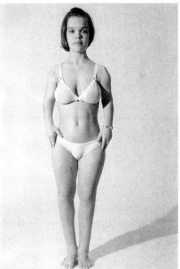

Abb. 16 a, b

13jähriger Patient mit einer Achondroplasie. Patient (Abb. 17 a) und Röntgenaufnahmen der Unterschenkel (Abb. 17 b, c) vor Therapiebeginn.
Röntgenbilder der Unterschenkel nach Kompaktotomie (Abb. 18 a). Besondere Aufmerksamkeit müssen wir hierbei auf eine ausgedehnte Schädigungs-
zone im Osteotomiebereich im unteren Drittel beider Unterschenkel richten, und zwar insbesondere
auf der rechten Seite. Hier fand sich eine Verzögerung der Aktivität des Osteogeneseverlaufs. Daher
konnte der Fixateur am rechten Unterschenkel erst
35 Tage später abgenommen werden als auf der linken Seite. Röntgenaufnahme bei Distraktionsabschluß (Abb. 18 b). Röntgenaufnahme bei Fixationsabschluß (Abb. 18 c).

a.-p.-Röntgenbilder 1 Monat nach Fixateurabnahme am linken Unterschenkel (Abb. 19 a) und am
Tage der Fixateurabnahme am rechten Unterschenkel (Abb. 19 b). Ausdehnung und Dichte der Rege-
nerate sind links stärker ausgeprägt, obwohl die Fixationsdauer seit dem Operationstag gleich war.
Röntgenaufnahmen des Patienten 2 Jahre nach Behandlungsabschluß (Abb. 19 c).

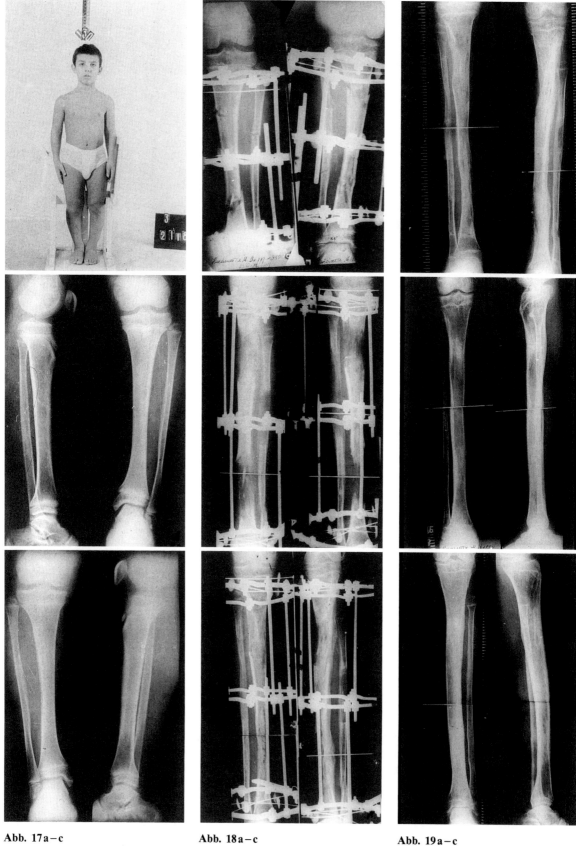

Abb. 17a–c   **Abb. 18a–c**   **Abb. 19a–c**

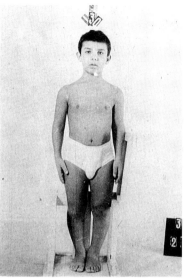

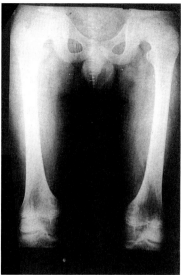

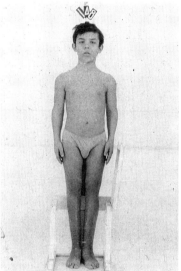

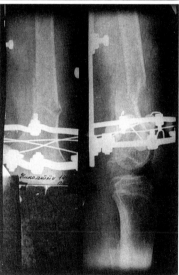

Abb. 20a, b

Patient vor (Abb. 20a) und nach (Abb. 20b) der Unterschenkelverlängerung. Röntgenbilder vor der Operation (Abb. 21a) und nach der Kompaktotomie im unteren Femurdrittel am Operationstag (Abb. 21b, c). Das distale Knochenfragment des linken Femurs ist an der Osteotomiestelle um Schaftbreite verschoben (Abb. 21b). Dies führt entsprechend unseren experimentellen Forschungsergebnissen zur Durchtrennung der A. nutritia und des Knochenmarks. Folglich kommt es zu einer Verzögerung der Osteogenese, wie ebenfalls auf den Röntgenbildern (Abb. 22a) am Schluß der Distraktion, die 70 Tage dauerte, zu erkennen ist. Auf den a.-p.-Femurröntgenaufnahmen ist besonders hervorzuheben, daß die Fixation links 85 Tage, rechts dagegen 65 Tage benötigte (Abb. 22b). Patient während der Femurverlängerung (Abb. 22c).

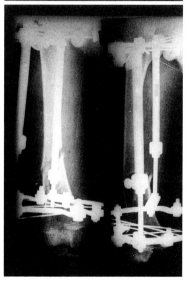

Abb. 21a–c

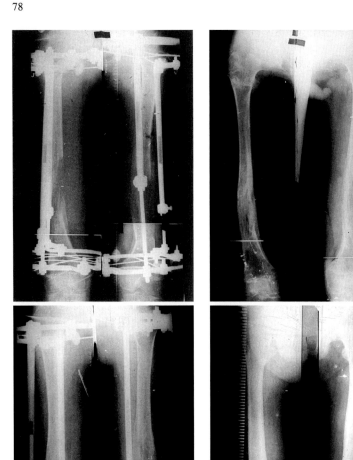

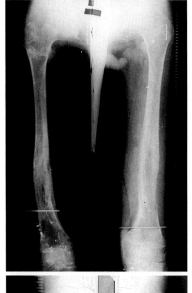

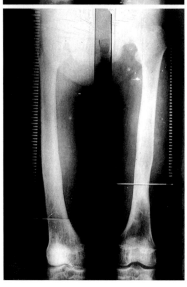

Abb. 23a, b

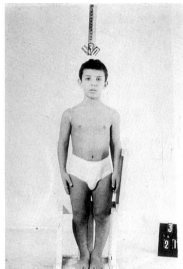

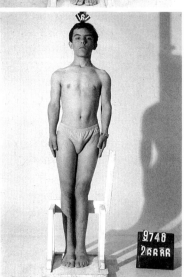

Abb. 24a, b

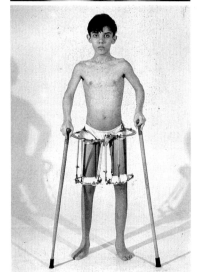

Abb. 22a – c

Röntgenbilder am Tag der Fixateurabnahme (Abb. 23a) sowie 1 Jahr später (Abb. 23b).

Derselbe Patient vor (Abb. 24a) und nach (Abb. 24b) der Verlängerung von 4 Segmenten der unteren Extremitäten.

Die 3. Behandlungsstufe bei diesem Patienten betraf die gleichzeitige Verlängerung beider Oberarme. Betrachtet man den Heilungsverlauf anhand der Röntgenbilder (Abb. 25a), so erkennt man, daß die Kompaktotomien richtig und schonend ausgeführt wurden. Die Vorgehensweisen auf der rechten und der linken Seite müssen dabei ähnlich gewesen sein, was zu einer schnellen und ähnlichen Osteogenese im Bereich beider Kompaktotomien beider Oberarmknochen führte. Dies wird deutlich im Ver-

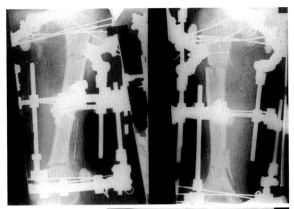
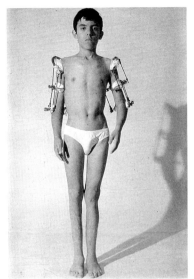
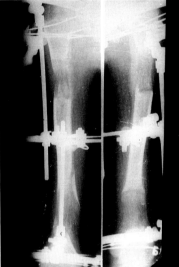
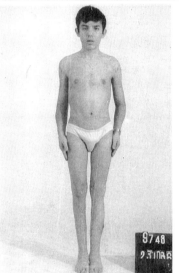
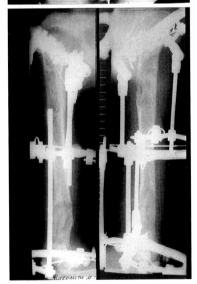

Abb. 25a–c

lauf der Röntgenbilder nach 38 Tagen Distraktion (Abb. 25b), sowie am 59. Tag nach Fixation (Abb. 25c). Patient während der Humerusverlängerungen (Abb. 26a).

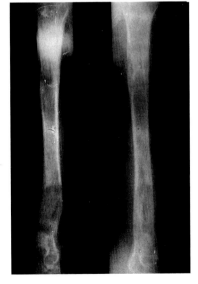

Abb. 26a–c

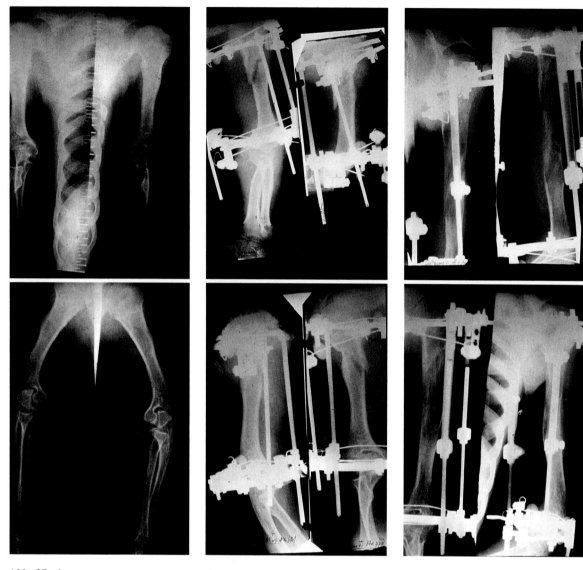

Abb. 27a, b   **Abb. 28a, b**   **Abb. 29a, b**

Derselbe Patient am Tag der Fixateurabnahme und Röntgenbild zu diesem Zeitpunkt (Abb. 26b, c).

11jähriger Junge mit Achondroplasie und beträchtlicher Humerusverkürzung (Abb. 27).

Es wurden gleichzeitig schräge Humerusosteotomien im oberen Drittel durchgeführt (Abb. 28). Das Röntgenbild, der Zusammenbau der Fixateure, das Tempo und der Rhythmus der Distraktion waren in diesem Fall praktisch identisch. Es zeigte sich jedoch, daß die Osteogenese am linken Oberarm gegenüber dem rechten zurückblieb, was zu einer Verlängerung der Fixationsdauer um 1 Monat führte. Berücksichtigen wir hier ebenfalls die oben erwähnten experimentellen Ergebnisse, so kann der einzige Grund für die Verzögerung der Osteogenese hier der größere Schädigungsgrad des Knochenmarks und der A. nutritia sein.

Röntgenaufnahme beider Humeri am 70. Fixationstag (Abb. 29). Die Reife der Knochenregenerate am rechten Oberarm gestattet eine Entfernung der Fixateure. Vom linken Humerus dagegen konnte der Fixateur erst 1 Monat später entfernt werden. Röntgenaufnahmen des linken Oberarmes am Tage der Fixateurabnahme sowie des rechten Oberarmes vom gleichen Tage (Abb. 30a). Die Gesamtdauer seit dem Operationstag ist für beide Oberarme gleich. Es findet sich aber rechts eine deutlich reifere Knochenneubildung als links.

Röntgenaufnahme (Abb. 30b) 1 Jähr später. Patient vor (Abb. 31a) und nach (Abb. 31b) der Humerusverlängerung.

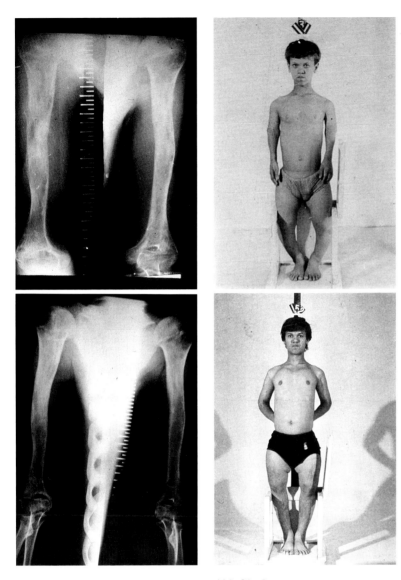

Abb. 30 a, b   **Abb. 31 a, b**

Behebung eines subtotalen Knochendefektes durch Distraktion eines abgespaltenen Knochenstücks

Die angeführten klinischen Fälle unterstreichen deutlich die Notwendigkeit einer Vereinheitlichung des operativen Vorgehens, um die osteogenen Elemente so wenig wie möglich zu schädigen und dadurch die Behandlungsdauer zu verringern. In unseren experimentellen Untersuchungen glauben wir nachgewiesen zu haben, daß die Osteogenese ganz besonders nicht nur durch die Verlängerung angeregt wird, sondern daß auch eine Distraktion eines Knochenfragmentes in Querrichtung zu einer Aktivierung und Unterstützung der Osteogenese führt.

Um eine aktive Form der Osteogenese bei der Abspaltung eines Knochenstückes zu erreichen, ist es auch hier notwendig, das Knochenmark und die den Knochen ernährenden Gefäße so weit wie irgendwie möglich zu schonen. Dies war der Ausgangspunkt zur experimentellen und klinischen Ausarbeitung von Methoden zur Knochenverdickung und Behebung von Defekten. Das Verfahren wird von uns insbesondere zur Behebung von Defekten am Unterarm und Unterschenkel angewandt.

Dieses Vorgehen zur Behebung eines subtotalen Defektes soll im Experiment an einem Hund dargestellt werden.

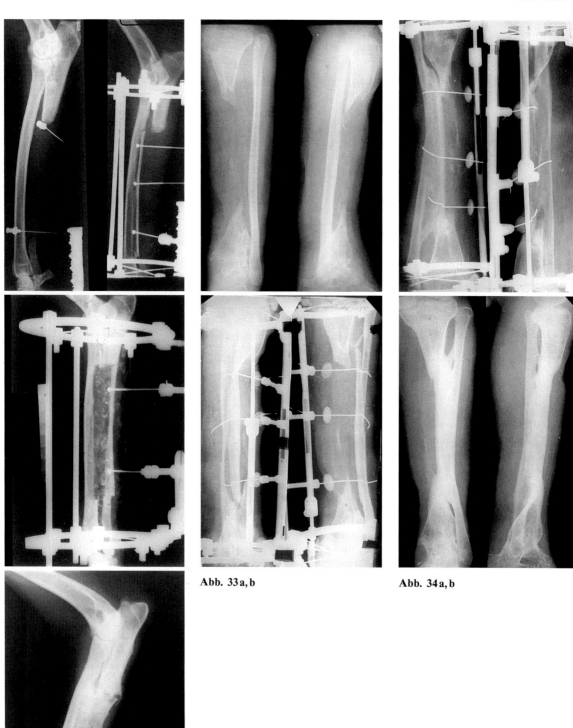

Abb. 33 a, b

Abb. 34 a, b

Abb. 32 a – c

Subtotaler Defekt der Ulna des Hundes (Abb. 32a).
Bildung eines Radiuskortikalisspaltfragmentes mit
den hindurch geführten Kugeldrähten (Abb. 32b).
Röntgenbild mit zunehmendem Knochenregenerat
zwischen dem abgespaltenen Knochenfragment
und dem Mutterknochen. Nach der Fixateurabnahme ist der Defekt völlig mit Knochengewebe ausgefüllt (Abb. 32c).

In der Klinik wird diese Methode und ihre verschiedenen Varianten bei der Auffüllung von großen
und kleinen Knochendefekten angewandt. Weiterhin kann diese Methode benutzt werden, um eine
Synostose zwischen 2 Knochen zu erhalten.

Kompletter Diaphysendefekt der Tibia (Abb. 33a).
Das abgespaltene Fibulafragment wird mit den daran angeschlossenen Bajonettkugeldrähten quer
verschoben (Abb. 33b). Röntgenbild während des
Querdistraktionsvorganges (Abb. 34a) und Ergebnis (Abb. 34b).

Dieses Prinzip läßt sich beispielsweise bei einer Tibiapseudarthrose mit verdünnten Fragmentenden
hervorragend anwenden (Abb. 35a). Röntgenbild
während der Querverschiebung eines kortikalen
Fragmentes von der Fibula in Richtung der Pseudarthrose (Abb. 35b).
    Das Röntgenbild (Abb. 35c) zeigt, daß die Kon-
tinuität und die Dicke des Knochens wieder hergestellt ist.

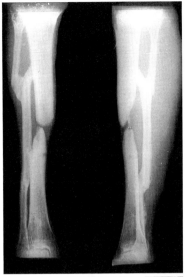
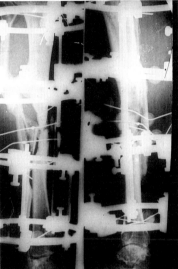
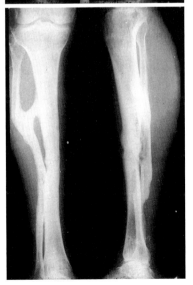

Abb. 35a–c

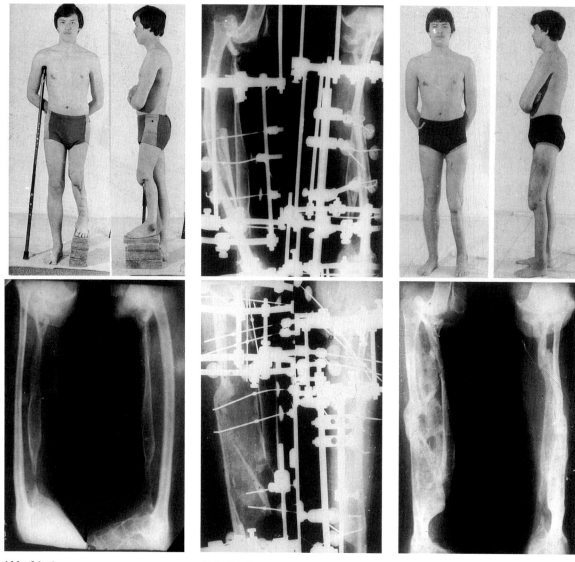

Abb. 36 a, b   **Abb. 37 a, b**   **Abb. 38 a, b**

Das folgende Beispiel der Anwendung dieser Methode zeigt die Auffüllung eines Tibiadefektes. Hierbei wurden 2 abgespaltene Kortikalisfragmente verschoben und gleichzeitig eine beträchtliche Beinverkürzung beseitigt:

Patient (Abb. 36 a) und Röntgenbild (Abb. 36 b) vor der Behandlung. Röntgenaufnahme (Abb. 37 a) nach der Abspaltung eines kortikalen Fragmentes und während des Distraktionsprozesses nach Abspaltung eines 2. Kortikalisfragmentes im oberen Drittel (Abb. 37 b).

Das Behandlungsergebnis (Abb. 38).

Es muß besonders hervorgehoben werden, daß es unter der Einwirkung der Zugspannung im Knochengewebe, aber auch in den Weichteilen zu einer intensiven Gefäßneubildung kommt. Die Angiogenese wird durch die Distraktion in Längs-, Quersowie in jeder anderen beliebigen Richtung angeregt. Dabei kann die Zugspannung indirekt durch das Ziehen am lebenden Gewebe, aber auch durch die Implantation von Fixateursystemen geschaffen werden.

Dies soll am Beispiel einer Defektbehebung des langen Röhrenknochens durch dosierte Verschiebung eines kortikalen Fragmentes aufgezeigt werden.

Röntgenaufnahme postoperativ sowie nach Distraktionsabschluß (Abb. 39 a, b). Die Angiographie am 90. Distraktionstag (Abb. 39 c) zeigt im Vergleich zur anderen Extremität ein deutlich dich-

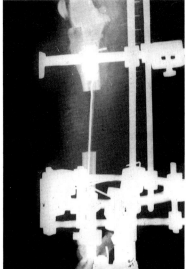

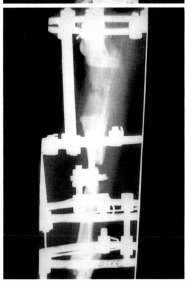

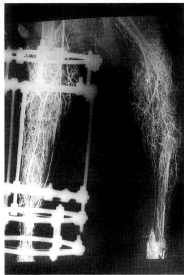

Abb. 39 a – c

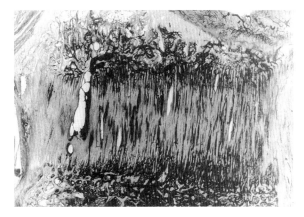

Abb. 40

teres Gefäßnetz in allen Unterschenkelgeweben. Dabei ist nachzutragen, daß von den 90 Behandlungstagen an 30 Tagen eine reine Fixation ohne Distraktion durchgeführt wurde.

Im Distraktionsregenerat sowie an den benachbarten Knochenenden bildet sich schon ab dem 8. Tag der Transplantatverschiebung ein dichteres Gefäßnetz (Abb. 40).

Die stürmische Angiogenese in den Weichteilen der Extremität führt unter der Einwirkung der Zugspannung im Gewebe zur Revaskularisation des freien Autotransplantates und zu einer Umgestaltung, was insbesondere nach Tuscheinjektionen der Gefäße am Präparat deutlich zu sehen ist. Kortikalis mit Gefäßen im Bereich der proximalen Autotransplantathälfte am 14. Tag der Verschiebung (Abb. 41 a). Die Abb. 41 b zeigt denselben Bereich am 22. Distraktionstag, die Abb. 41 c zeigt die Arterie und ein dichtes Gefäßnetz der Endstrombahn am 42. Tag.

Beispiel einer akuten Gefäßneubildung in der Haut bei einem Querzug: Hier nahm die Anzahl der Blutgefäße in der Lederhaut im Vergleich zur Gegenseite (Abb. 42) erheblich zu.

Unzählige, unter der Einwirkung der Zugspannung wachsende Kapillaren sind auch in der Faszienzwischenschicht des lockeren Bindegewebes (Abb. 43 a) und auf der Oberflächenfaszie zu sehen. Hier finden sich viele neugebildete Kapillaren mit typischen Kapillarenden (Abb. 43 b).

Die hohe Aktivität der Gefäßneubildung unter der Zugspannung, besonders bei dem lateralen Zug von abgespaltenen Knochenstücken – hier nach 7 Distraktionstagen (Abb. 44) – war der Grund für die Anwendung dieser Methode bei Durchblutungsstörungen der Extremitäten, wie z. B. insbesondere bei der obliterierenden Endarteriitis sowie bei der Buerger-Krankheit.

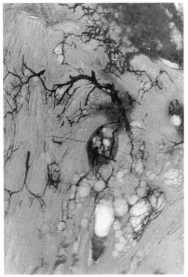

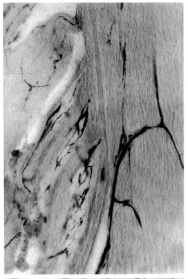

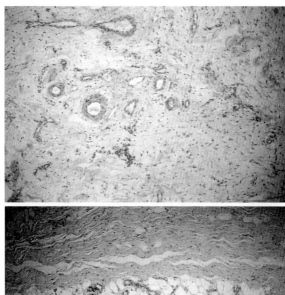

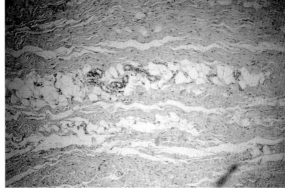

Abb. 42 a, b

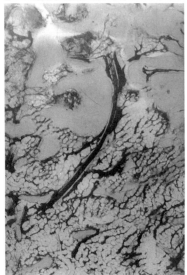

Abb. 41 a – c

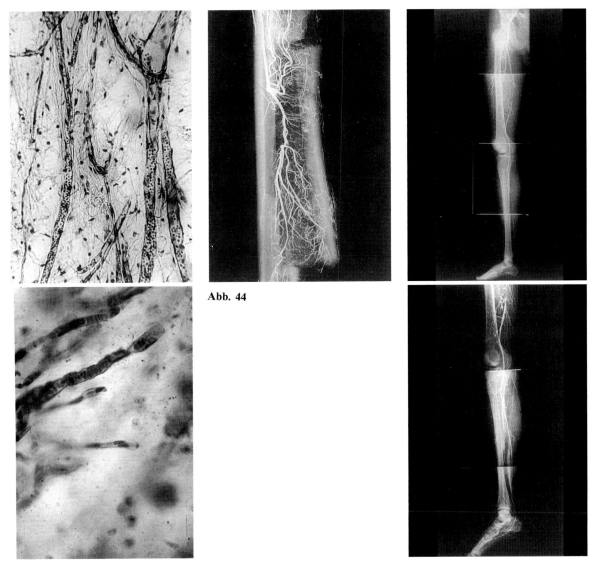

Abb. 44

Abb. 43 a, b   Abb. 45 a, b

Beispiele

48jähriger Patient mit obliterierender Arteriosklerose der unteren Extremität im Stadium 3. Er klagte bei Krankenhauseinlieferung über starke Schmerzen im Unterschenkel und Fuß beim Gehen sowie über krampfhafte Schmerzen nachts. Seine Gehstrecke betrug 100 m. Der Krankheitsverlauf betrug 1 Jahr und die Ischämieerscheinungen nahmen rasch zu. Die konservative Behandlung blieb erfolglos.

Auf dem Angiogramm (Abb. 45 a) bei der Einlieferung findet sich ein Verschluß der A. femoralis im mittleren Drittel sowie ein Verschluß der A. tibialis unterhalb der Bifurkation. Die übrigen Arterienäste zeigen eine schwache Darstellung, welche im unteren Drittel des Unterschenkels endet.

Zur Förderung des Wachstums neuer Blutgefäße wurde bei diesem Patienten ein Knochenstück aus der Tibia abgespalten und nach Anlegen des Ringfixateurs in Querrichtung weggezogen. Die Distraktion dauerte 31 Tage, die Fixation 39 Tage. Die Angiographie nach der Abnahme des Fixateurs (Abb. 45 b) zeigt deutlich das neugebildete dichte Blutgefäßnetz; die Gefäße der unteren Hälfte des Unterschenkels und des Fußes füllen sich wieder mit Kontrastmittel. Plethysmogramme vor und nach der Behandlung zum Vergleich bestätigen diesen Befund (Abb. 46).

Im Laufe der nächsten 1 1/2 Jahre nach der Be-

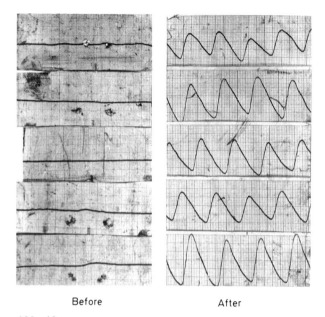

Before   After

Abb. 46

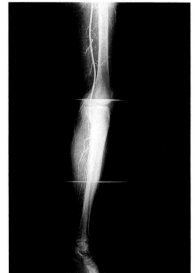

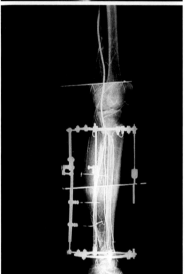

Abb. 47a, b

handlung kam es bei dem Patienten zu keinen neu-
en Ischämieerscheinungen.

31jähriger Patient mit obliterierender Endarteriitis
der unteren Extremität im Stadium 3. Der Patient
klagt über Schmerzen in den Beinen beim Gehen,
über Krämpfe in den Wadenmuskeln sowie Kältege-
fühl des Fußes. Die Dauer der Erkrankung betrug
2 1/2 Jahre, die konservative Therapie sowie die
operativen Maßnahmen (Sympathektomie) waren,
von kurzzeitigen Besserungen abgesehen, ohne Erfolg. Die Gehstrecke betrug 70 m.

Die Angiographie bei der Einlieferung zeigte ein
arterienarmes Netz des Unterschenkels; Abbruch
der Gefäßdarstellung im unteren Unterschenkeldrittel (Abb. 47a). Auch hier erfolgte die Abspaltung von 2 kranenartigen Knochenstücken im Bereich der mediodorsalen Tibiaoberfläche. Der Zug
in Querrichtung dauerte 38 Tage, daran schloß sich
eine 44tägige Fixationszeit an.

Das Angiogramm nach Distraktionsabschluß
(Abb. 47b) zeigt ein dichtes neugebildetes Blutgefäßnetz im Bereich des gesamten Unterschenkels,
welches auch zum Fuß übergeht. 1 Jahr nach dieser
Behandlung konnte der Patient ohne Anzeichen
von Ischämie weite Strecken zurücklegen.

33jähriger Patient, seit 4 Jahren fortschreitende
obliterierende Endarteriitis; konservative Therapie
ohne Erfolg.

Die Angiographie (Abb. 48a) zeigt einen Verschluß der vorderen und hinteren Unterschenkelar-

terien im distalen Drittel. Bei der Angiographie 3
Monate nach der Operation (Abb. 48b) ist zu erkennen, daß die verschlossenen Arterien wieder
durchgängig sind. Das Photoplethysmogramm der
2. Zehe des rechten Fußes vor (Abb. 49a) und nach
(Abb. 49b) der Behandlung zeigt den ausgeprägten
positiven Effekt. Dieser Patient konnte vor der
Operation nur noch 100 m gehen und klagte über
starke Schmerzen im Fußbereich. 5 Monate nach
der Operation war er wieder arbeitsfähig.

3 Jahre später begann er als Wärter von Strom-
leitungen zu arbeiten und konnte bis zu 25 km zu
Fuß ohne jegliche Beschwerden zurücklegen.

34jähriger Patient mit obliterierender Endarteriitis
der unteren Extremität im Stadium 4. Trophische

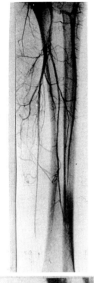

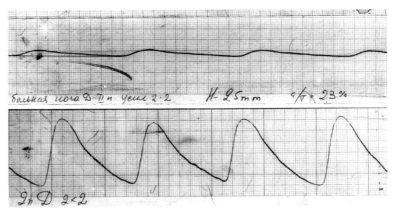

Abb. 49a,b

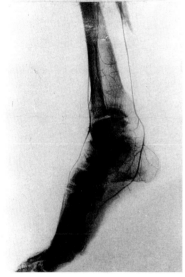

Abb. 48a,b

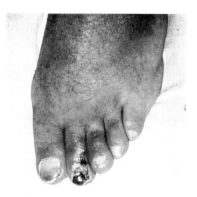

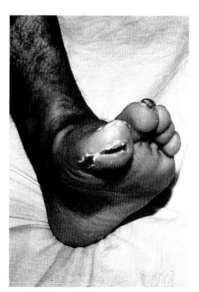

Abb. 50a,b

Geschwüre der 1. und 2. Zehe am linken Fuß (Abb. 50). Bei der Einlieferung gab er starke Schmerzen im Unterschenkel und Fußbereich beidseits an. Die Erkrankungsdauer betrug 15 Jahre mit zweimaligem stationärem Aufenthalt, wobei auch eine Sauerstoffüberdrucktherapie eingesetzt worden war. Trotzdem schritt die Erkrankung fort und führte zu trophischen Geschwüren an den Zehen. In einer Fachklinik in Moskau wurde ihm eine Amputation der linken unteren Extremität vorgeschlagen.

Am 19. 1. 1985 erfolgte die Abspaltung von 2 Knochenstücken an der linken Tibia unter Ziehen in Querrichtung, um das Wachstum neuer Blutgefäße zu erreichen. Distraktionszeit 30 Tage, Fixationszeit 46 Tage. Auf dem Angiogramm

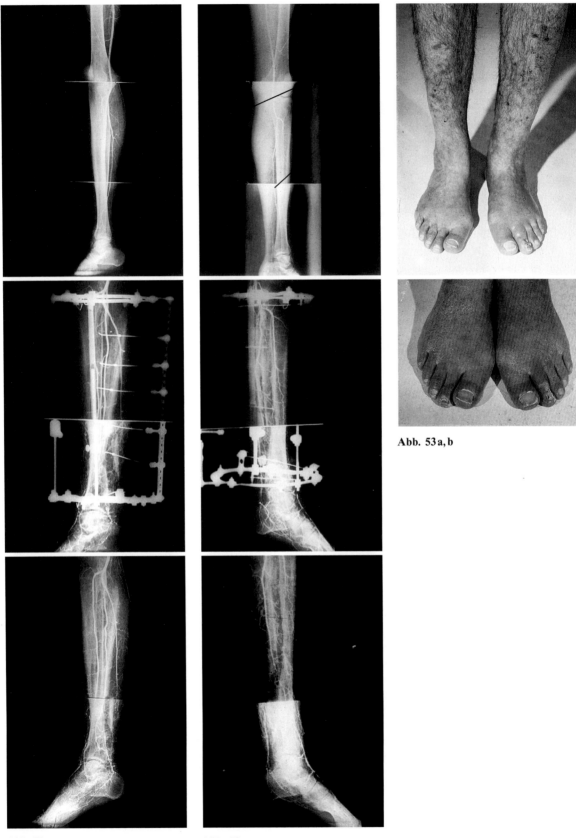

Abb. 53 a, b

Abb. 51 a – c   Abb. 52 a – c

(Abb. 51 a) der linken unteren Extremität bei der Einlieferung erkennt man den Verschluß der vorderen und hinteren Unterschenkelarterie sowie eine ausgeprägte Gefäßverminderung der ganzen Extremität.

Auf dem Angiogramm nach Abschluß der Behandlung (Abb. 51 b) findet sich ein dichtes Netz neugebildeter Gefäße im Unterschenkel- und Fußbereich. 10 Monate später erfolgte eine erneute Angiographie (Abb. 51 c). Es finden sich keine Ischämiezeichen und die trophischen Geschwüre waren zum Zeitpunkt der Abnahme des Fixateurs abgeheilt. Da das rechte Bein ebenfalls eine Verschlußproblematik aufwies, erfolgte hier 10 Monate später eine ähnliche Therapie.

Das Angiogramm der rechten Seite vor der Behandlung (Abb. 52 a), zur Zeit des Fixationsabschlusses (Abb. 52 b) und das Endergebnis (Abb. 52 c).

Die Ansicht des rechten Fußes zum Zeitpunkt der Abnahme des Fixateurs am linken Unterschenkel (Abb. 53 a) sowie 21 Monate später (Abb. 53 b).

49jähriger Patient mit obliterierender Endarteriitis der oberen und unteren Extremitäten im Stadium 4 mit Amputationsstumpf des linken Unterschenkels. Am Stumpfende findet sich ein großes trophisches Geschwür, weiterhin finden sich schnell fortschreitende Nekrosen der distalen Hälfte des 4. Fingers der linken Hand (Abb. 54). Der Patient ist seit 17 Jahren krank; er klagt über starke quälende Schmerzen in der linken oberen Extremität sowie über mäßige Schmerzen im linken Unterschenkelstumpf. Die vorangegangenen konservativen und operativen Maßnahmen waren ohne Erfolg (Sympathektomie). Der linke Unterschenkel mußte hoch amputiert werden.

Das Angiogramm bei der Einlieferung (Abb. 55 a) zeigt ein arterienarmes Netz des Unterarmes. Es findet sich hier nur die A. interossea, welche im unteren Drittel des Unterarmes endet. Am 30. 4. 1986 erfolgte der operative Eingriff. Die Querdistraktion an beiden Knochen dauerte 35 Tage. Das Angiogramm am Ende des 2. Fixationsmonats (2. 8. 1986) zeigt das dichte Netz der neugebildeten Gefäße (Abb. 55 b). Neben der Bildung von Kollateralen in der ganzen Länge des Unterarmes erkennt man jetzt auch die mit Kontrastmittel gefüllten Gefäße der Hand. Patient während der Behandlung (Abb. 55 c).

Die Vergleichsphotophletysmogramme der Finger vor der Operation und 3 Monate später zeigen ebenfalls deutlich den positiven Effekt (Abb. 56). In der postoperativen Periode wurden die Schmer-

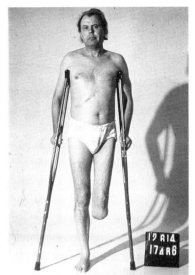
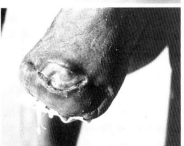
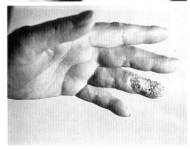

Abb. 54 a−c

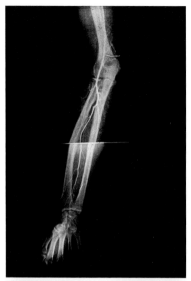

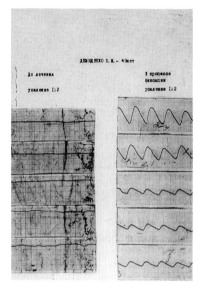

Abb. 56

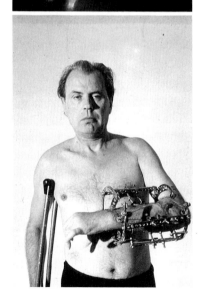

Abb. 55a–c

zen allmählich schwächer und waren 2 Monate nach dem Eingriff völlig verschwunden.

Wie oben schon erwähnt, ist die Zugspannung nicht nur bei direkter, sondern auch bei indirekter Kräfteeinwirkung für die Anregung der Gewebeneubildung verantwortlich. Letztere kann sowohl am lebendigen Gewebe als auch mit Hilfe von Implantaten geschaffen werden (Narben, freie Knochen-, Auto-, Hetero- oder Xenotransplantate, Sehnen, Metall usw.). Daher sollen nun Varianten der indirekten Einwirkung der Zugspannung auf die Osteogenese in Klinik und Experiment dargestellt werden.

Paarknochenverdickung durch das Schaffen der indirekten queren Zugspannung der Membrana interossea

Diaphysenende der Ulna eines Hundes mit liegenden hakenförmigen Drahtenden (Abb. 57a).

Verdickter Knochenbereich 20 Tage nach Querdistraktion (Abb. 57b); ausgedehnte Knochenneubildung im Zwischenknochenraum nach 60 Tagen (Abb. 57c) sowie das mazerierte Präparat (Abb. 58a). Die Angiographie des distalen Bereiches der Verdickung zeigt das querorientierte dichte Netz neugebildeter Gefäße (Abb. 58b).

Im folgenden seien einige klinische Anwendungsbeispiele dieser Knochenverdickungsmethode dargestellt. Sie kann mit einer gleichzeitigen Knochenverlängerung kombiniert werden und weiterhin als

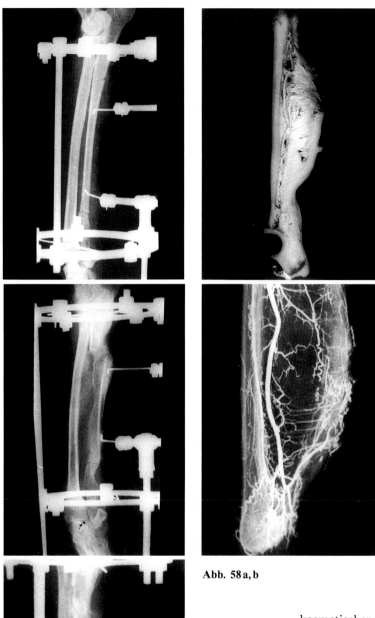

Abb. 58a, b

Abb. 57a – c

kosmetischer Eingriff zur Bildung einer formschönen Wade eingesetzt werden.

Beispiele

Bei diesem Patienten findet sich eine angeborene Pseudarthrose mit Verkürzung der Extremität um 12 cm (Abb. 59), ebenso ist eine beträchtliche Verschmächtigung der Knochenfragmente festzustellen. In diesem Fall wurde gleichzeitig mit der Verlängerung der proximalen Fragmente nach Kompaktotomie des Unterschenkels im oberen Drittel eine Verdickung der Knochen durch das Einwirken einer Zugspannung mit Hilfe von Kugeldrähten erreicht (Abb. 60a). Röntgenaufnahmen während der

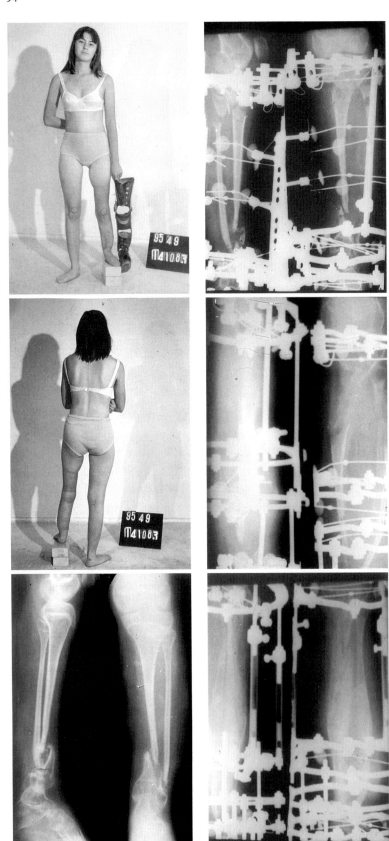

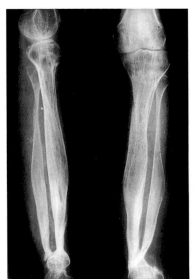

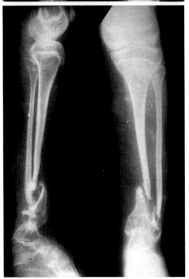

Abb. 61 a, b

Abb. 59 a – c   **Abb. 60 a – c**

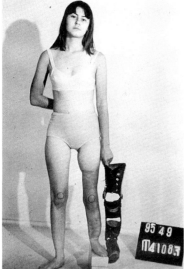

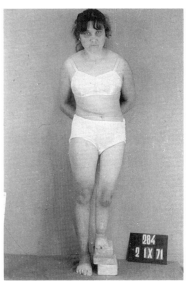

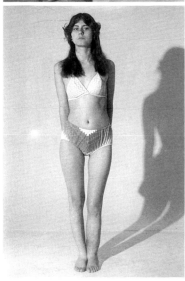

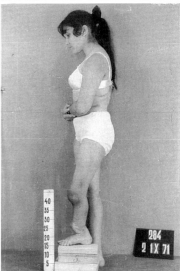

Abb. 62 a, b

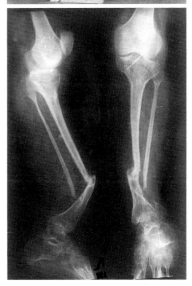

Zeit der Quer- und Längsdistraktion (Abb. 60 b, c). Die Konsolidierung des Knochens im Bereich der Pseudarthrose wurde ohne operative Exposition mittels Seit-zu-Seit-Kompression ihrer Enden erreicht.

Abschließendes Ergebnis (Abb. 61 a) und zum Vergleich das Röntgenbild der Ausgangssituation (Abb. 61 b). Patient vor (Abb. 62 a) und nach der Behandlung (Abb. 62 b).

Ein weiteres Beispiel zeigt eine angeborene Pseudarthrose mit Unterschenkelverkürzung von 15 cm und Fibuladefektbildung im Bereich des distalen Endes (Abb. 63).

Es findet sich eine starke Verschmächtigung der Unterschenkelknochen. Bei dieser Patientin erfolg-

Abb. 63 a–c

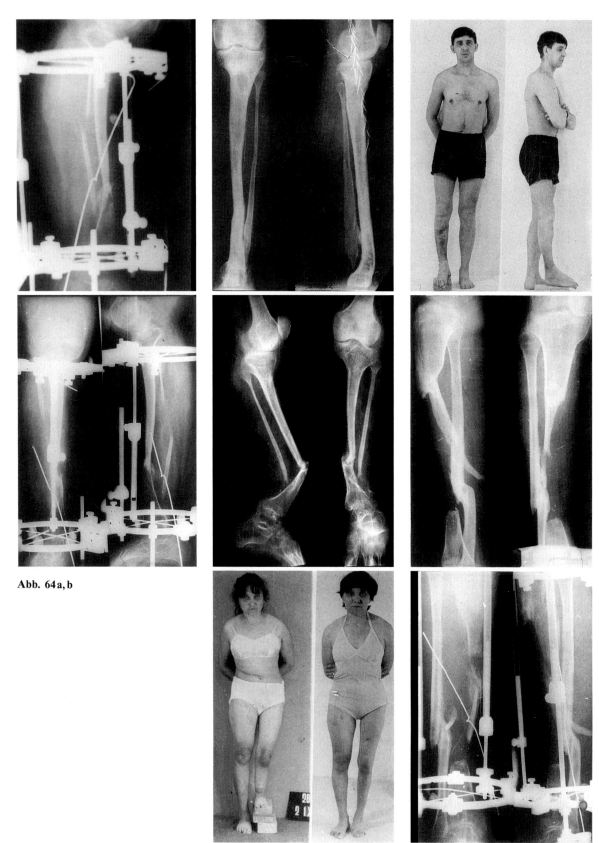

Abb. 64a, b

Abb. 65a–c

Abb. 66a–c

te nicht nur die Wiederherstellung der Knochenkontinuität und der Unterschenkellänge, sondern
auch eine Verdickung mit Fibuladefektersatz. Die
Knochenverdickung erfolgte durch das Anlegen der
Zugspannung in Querrichtung über die Knochen-
membran des Fibulafragmentes, nachdem die Winkelfehlstellung im Bereich der Pseudarthrose allmählich behoben worden war. Darstellung der Fi-
bulafragmentverschiebung (Abb. 64). Die angelegte
Zugspannung verursacht die Bildung des Knochenregenerates im Zwischenknochenraum, die so zur
Verdickung von Tibia und Fibula führt. Der Fibu-
ladefekt wurde so gleichzeitig behoben.

Endresultat (Abb. 65 a) und zum Vergleich die
Röntgenaufnahme am Behandlungsbeginn (Abb.
65 b); die Abb. 65 c zeigt die Patientin vor und nach
der Behandlung.

Gesetzmäßiger Ablauf bei der Behebung von Tibiadefekten

Im vorliegenden Fall wurde der Knochendefekt mit
dem falsch verwachsenen, verdünnten Tibiafragment substituiert, wobei durch das Herunterziehen
dieses Fragmentes in schräger Richtung der Defekt
behoben wurde und auf diese Weise gleichzeitig eine Tibia- und Fibulaverdickung ohne weitere operative Maßnahmen erreicht werden konnte.

Patient (Abb. 66 a) und Röntgenbilder vor der Behandlung (Abb. 66 b), Anfangsperiode der Verdickung des zu verschiebenden Fragmentes in der
vorgesehenen Richtung (Abb. 66 c). Die Zugspannung in schräger Richtung durch die Knochen-
membran und das Narbengewebe führt zur Behebung des Knochendefektes mit Verdickung des zu
verschiebenden verdünnten Fragmentes (Abb. 67 a).
Knochenverdickung am Distraktionsabschluß,
Schaffen der Längskompression zwischen dem
nach unten gezogenen und dem distralen Fragment
der Tibia sowie Ergebnis (Abb. 67 b, c).

Hier muß betont werden, daß die Fibulaverdickung mit der Synostosenbildung erfolgte, obwohl es außer der Kompaktotomie des proximalen
Fragmentes der Tibia keine operativen Eingriffe
gab.

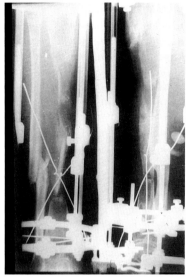
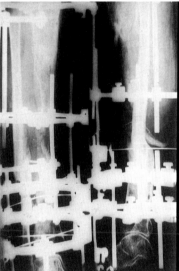
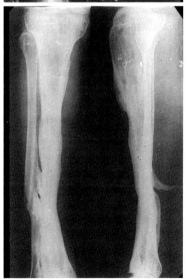

Abb. 67a−c

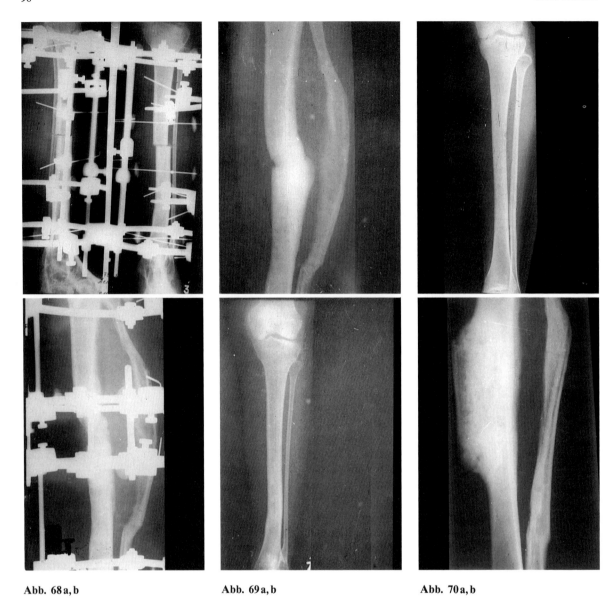

Abb. 68a, b   Abb. 69a, b   Abb. 70a, b

Beispiele zur Anwendung dieser Methode,
um eine formschöne Wade
und gleichzeitige Verlängerung zu erhalten

Röntgenaufnahme nach Verlängerungskompaktotomie des Unterschenkelknochens, Anlegen eines
Ringfixateurs, um eine gleichzeitige Zwischenkno-
chendistraktion der Fragmente durchzuführen
(Abb. 68a). Die Knochenverdickung im Unter-
schenkelbereich führt zu einer bogenartigen Wa-
denbeinform (Abb. 68b).

Röntgenaufnahme nach Abnahme des Fixateurs
(Abb. 69a) und des selben Unterschenkels vor der
Operation zum Vergleich (Abb. 69b).

Das nächste Beispiel zeigt eine Kombination dieser
Methode mit gleichzeitiger Tibiaverdickung durch
die Verschiebung eines abgespaltenen Knochen-
stückes, um eine formschöne Wade zu bilden.
Röntgenaufnahme vor (Abb. 70a) und nach der
Verdickung   mit   gleichzeitiger   Verlängerung
(Abb. 70b).

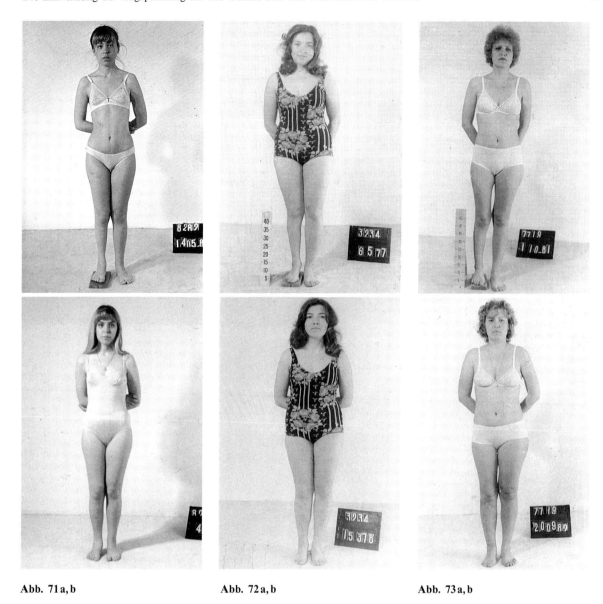

Abb. 71a, b　　　**Abb. 72a, b**　　　**Abb. 73a, b**

Patientin vor (Abb. 71a) und nach (Abb. 71b) der Behandlung.

Zwei weitere Beispiele der Verdickung und Bildung einer formschönen Wade mit gleichzeitiger Verlängerung, vor und nach der Behandlung, sind in Abb. 72 und 73 dargestellt.

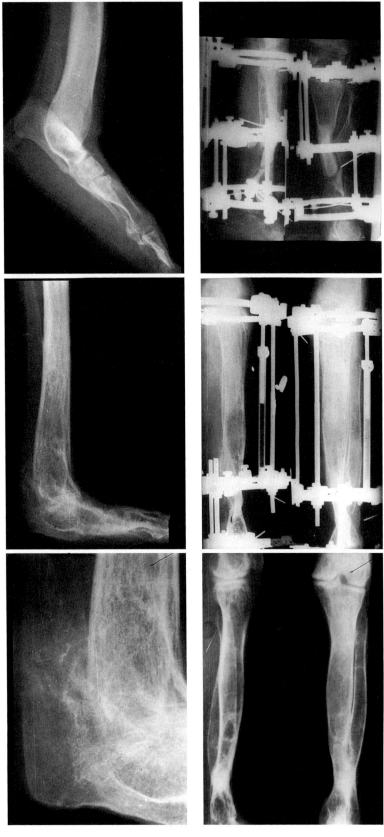

Abb. 74 a−c   **Abb. 75 a−c**

Anwendung im Bereich des Fersenbeins, aber auch des Oberarms, des Femurs und der Tibia

Röntgenbild eines distalen Fibularudimentes bei angeborener Unterschenkelverkürzung (Abb. 74 a). Großes Fersenbeinregenerat (Abb. 74 b) und beträchtliche Vergrößerung des Fibularudimentes unter Einwirkung der Zugspannung, die durch die Achillessehne und durch die anderen Weichteile bei der Unterschenkelverlängerung erfolgte (Abb. 74 c).

Röntgenbild einer Tibiapseudarthrose mit 2 Fibulafragmenten sowie Unterschenkelverkürzung um 15 cm nach durchgemachter hämatogener Osteomyelitis (Abb. 75 a). Wiederherstellung der Länge und Kontinuität von Tibia und Fibula (Abb. 75 b, c). Die Substituierung des Fibuladefektes und die Korrektur der Fehlstellung erfolgte durch die indirekte Einwirkung der Narbengewebszugspannung.

Einwirkung der Zugspannung über das Narbengewebe auf den Knochen

Im folgenden seien einige Beispiele angeführt, wie die Einwirkung der Zugspannung über das Narbengewebe zu einer Wiederherstellung der Länge und Kontinuität von Röhrenknochen mit Pseudarthrosen bei gleichzeitiger Extremitätenverkürzung führt.

Pseudarthrose im oberen Femurdrittel mit Verkürzung um 4 cm. Röntgenbild während der Distraktion (Abb. 76 a) sowie Behandlungsergebnis (Abb. 76 b): Die Kontinuität und Länge des Knochens sind unblutig wiederhergestellt.

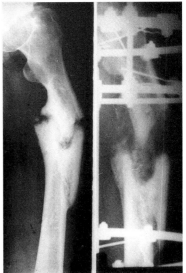
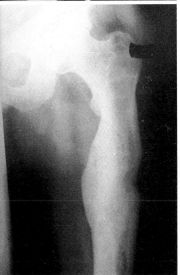

Abb. 76 a, b

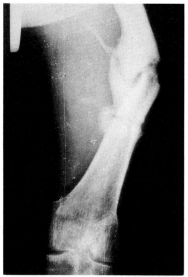

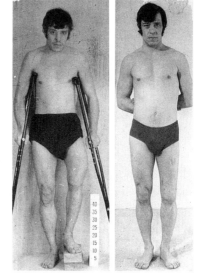

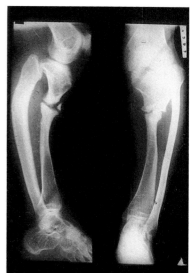

Abb. 78

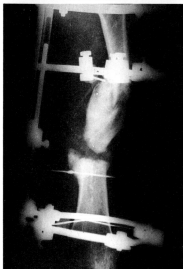

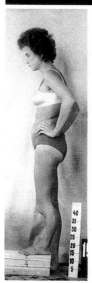

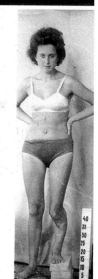

Abb. 79 a, b

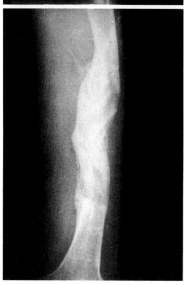

Abb. 77 a – c

Femurpseudarthrose mit einer Verkürzung um
10 cm (Abb. 77 a). Röntgenbilder im Distraktions-
prozeß (Abb. 77 b). Ergebnis nach Behandlungsabschluß (Abb. 77 c), Patient vor und nach der Therapie (Abb. 78).

Tibiapseudarthrose mit Verkürzung um 15 cm nach
Osteomyelitis (Abb. 79). Die Röntgenbilder nach
Anlegen des Fixateurs und der verlängernden Fibu-
laosteotomie (Abb. 80 a). Das Röntgenbild
(Abb. 80 b) zeigt die Bildung des Knochenregenerates zwischen den Fibulafragmenten, die während
der Distraktion allmählich verschoben wurden; Behandlungsergebnis (Abb. 80 c).
    Die Patientin vor der Behandlung (Abb. 81 a),
nach Behandlungsabschluß (Abb. 81 b) sowie Spätergebnis nach 16 Jahren (Abb. 81 c).

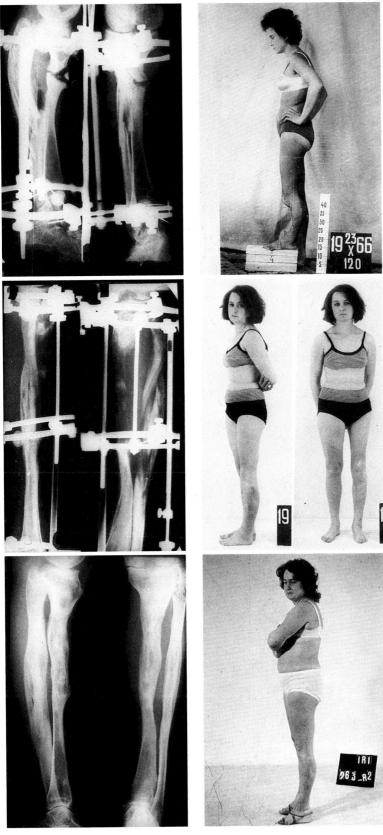

Abb. 80a–c   Abb. 81a–c

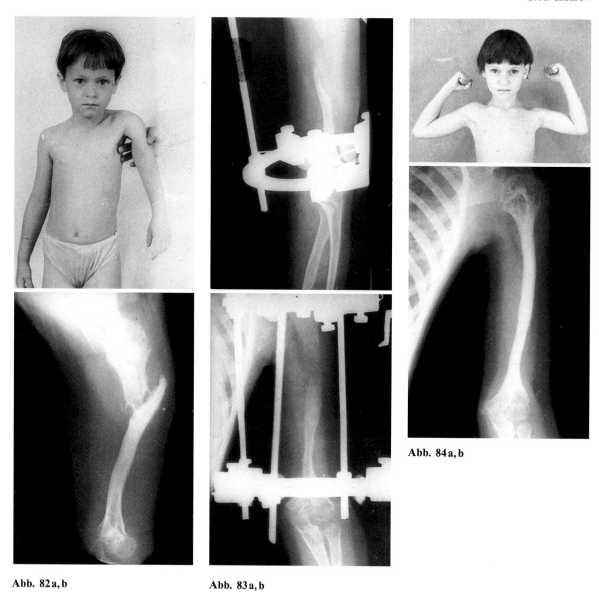

Abb. 82 a, b

Abb. 83 a, b

Abb. 84 a, b

Humeruspseudarthrose mit Verkürzung um 9 cm nach hämatogener Osteomyelitis (Abb. 82). Röntgenbild während des Distraktionsprozesses (Abb. 83); Behandlungsergebnis (Abb. 84).

Die Gesetzmäßigkeit der Einwirkung der Zugspannung über das Narbengewebe kann man auch an einem Knochen verfolgen, der durch eine Infektion geschädigt worden ist.

Fisteldarstellung (Abb. 85 a) und Patient vor der Behandlung (Abb. 85 b); Röntgenbild während der Therapie (Abb. 86). Durch die Kombination der Zugspannung in Quer- und Längsrichtung konnte die Kontinuität und Länge des Knochens unblutig wiederhergestellt werden. Dadurch wurde gleichzeitig der osteomyelitische Prozeß beseitigt. Das Ergebnis ist in Abb. 87 dargestellt.

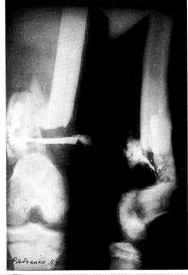
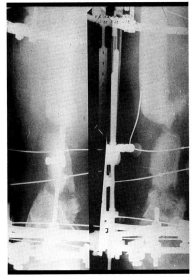
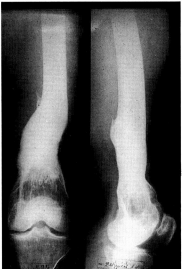

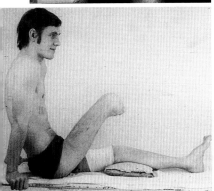
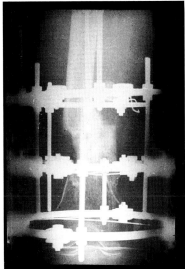
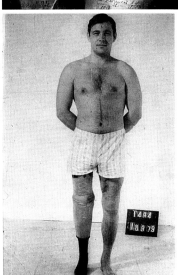

Abb. 85a, b

Abb. 87a, b

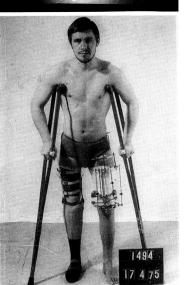
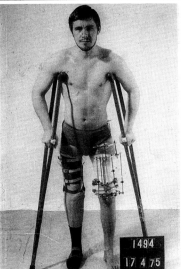

Abb. 86a–c

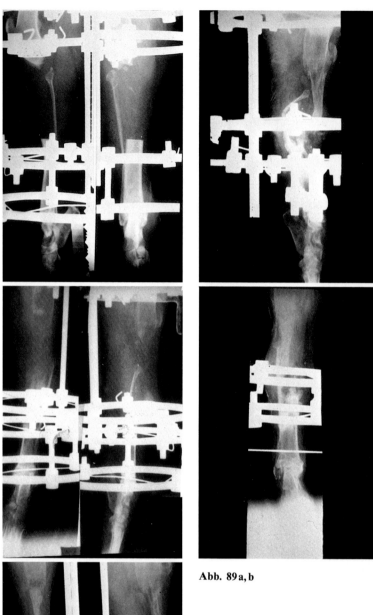

Abb. 89 a, b

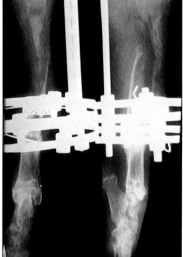

Abb. 88 a – c

Der Ersatz eines Tibiadefektes beim Hund kann durch die Schaffung von Zugspannung durch die Verschiebung eines Metallkörpers erfolgen, der 15 Tage vorher implantiert wurde. Röntgenbild am Tag der Operation (Abb. 88 a), 60 Tage nach Distraktion durch das Herunterziehen des Metallkörpers (Abb. 88 b) sowie während der nachfolgenden Fixation (Abb. 88 c). Darstellung des neugebildeten Knochenbereiches nach der Entfernung des Metallkörpers am Fixationsabschluß (Abb. 89).

Man muß hervorheben, daß sich unter der Einwirkung der Zugspannung eine aktive Histiogenese nicht nur im Knochenbereich vollzieht, sondern daß dieses Phänomen auch in den Weichteilen (Muskeln, Faszien, Venen, Blutgefäße, Nerven,

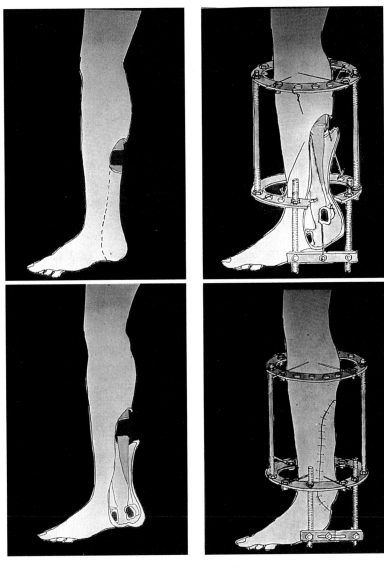

Abb. 90 a, b   **Abb. 91 a, b**

Haut usw.) zu beobachten ist. Dabei ähneln diese Prozesse der Neubildung und des Wachstums von Gewebestrukturen bei einem Erwachsenen den Wachstumsprozessen, wie sie in der embryonalen und postnatalen Phase zu beobachten sind.

Beispiele

Defekt des Wadenmuskels nach Fersenbeinosteotomie (Abb. 90). Anlage des Fixateurs mit einem Distraktionsdraht, der durch den Tuber calcanei geführt ist. Die Muskelenden wurden vor der Bildung einer Synechie mit V-förmigen Nähten aneinandergeführt (Abb. 91 a). 7 Tage danach wurden die Fäden entfernt. Die dosierte Muskeldistraktion erfolgte durch das Fersenbein und die Achillessehne. Ansicht der Extremität im Fixateur bei Distraktionsanfang (Abb. 91 b).

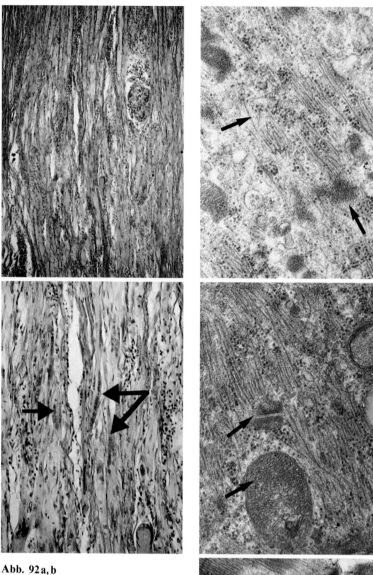

Abb. 92a, b

Die Myogenese unter der Einwirkung der dosierten Spannung

Die Erregung der Myogenese unter der Einwirkung der dosierten Spannung erlaubte es, einen Skelettmuskeldefekt durch vollwertiges neugebildetes Muskelgewebe zu ersetzen. Dabei kommt es unter den Bedingungen der dosierten Streckung im Regenerat, das den Defekt ausfüllt, am 7. Tag der Distraktion zur Ausbildung von sich entwickelnden Muskelgewebestrukturen. Eine der früheren Stadien dieser Entwicklung ist mit Pfeilen angezeichnet (Abb. 92b, 500fache Vergrößerung). Die Mus-

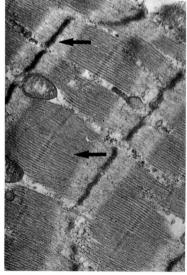

Abb. 93a–c

kelelemente mit den dazwischenliegenden Blutgefä-
ßen sind nach dem Zugspannungsvektor orientiert.
Unter der Einwirkung der Zugspannung schreitet
die Differenzierung der Muskelneubildung voran
(Abb. 92).

Als Ergebnis kann man an ein und demselben
Regenerat verschiedene Myogenesestufen beobachten.

In Abb. 93 a (22 000fache Vergrößerung) ist eine relativ frühe Stufe (Myoblast) dargestellt. Hier sind
unter der Einwirkung der Polyribosomen Myofila-
mente (*linker Pfeil*) und sich bildende Telofragmente zu sehen.

Bei der späteren Myogenstufe (Abb. 93 b,
22 000fache Vergrößerung) werden neben den Myo-
filamenten schon die Elemente des Erregungslei-
tungssystems (*oberer Pfeil*) und auch Hypertro-
phiemitochondrien mit zahlreichen Cristae (*unterer
Pfeil*) entdeckt. Dies spiegelt einen hohen Grad der
Bioenergieprozesse wider. Im selben Regenerat erkennt man gebildete Muskelfasern mit parallelen
Myofibrillen (Abb. 93 c, *unterer Pfeil*, 8000fache
Vergrößerung) und deutliche Telofragmente (*oberer
Pfeil*).

Das Wachstum unter Einwirkung
der Zugspannung

Das aktive Wachstum der Haut und der Hautan-
hangsorgane unter der Einwirkung der Zugspannung führte zu einer Anwendung dieser Methode,
um ausgedehnte Hautdefekte, Narben und trophische Geschwüre zu behandeln. Bei der Syndaktylie
läßt sich so ein Hautvorrat schaffen, um die Finger
ohne Hauttransplantation trennen zu können.

Experimentelle und klinische Beispiele

Förderung des Hautwachstums, um große Hautdefekte in den Stümpfen experimentell zu verschließen (Abb. 94 a). Hautdefekt nach starker Hautdeh-
nung (Abb. 94 b).

Förderung des Hautwachstums nach Schräg-
osteotomie, Doppellung der Fragmente sowie
Hautverschluß (Abb. 94 c, 95 und 96).

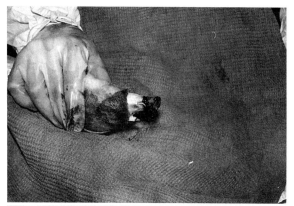

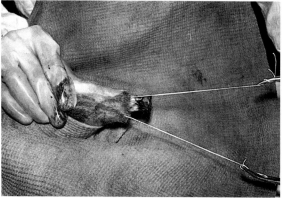

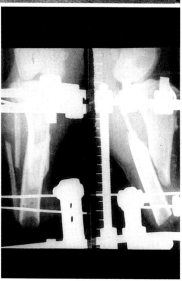

Abb. 94a–c

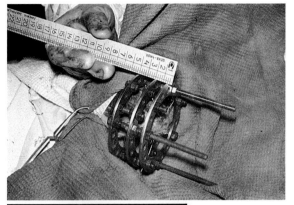

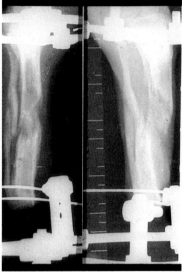

Abb. 95 a, b

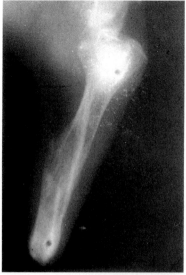

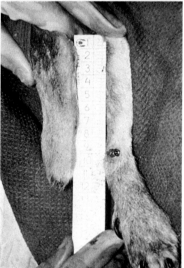

Abb. 96 a, b

Anwendung der gleichen Methode, aber bei größe-
rem Hautdefekt (Abb. 97 a); Femurosteotomie
(Abb. 97 b). Zusammenfügen der Hautwundränder
nach Doppelung der Femurfragmente (Abb. 97 c).

Stumpf nach angelegtem Fixateur (Abb. 98 a).
Röntgenbild nach der Operation mit Doppelung
der Fragmente nach Osteotomie (Abb. 98 b).

Abschluß des Distraktionsvorganges, die Femurlänge ist wiederhergestellt (Abb. 98 c). Der
Stumpf ist mit dem normalen Haut- und Haar-
überzug bedeckt (Abb. 99).

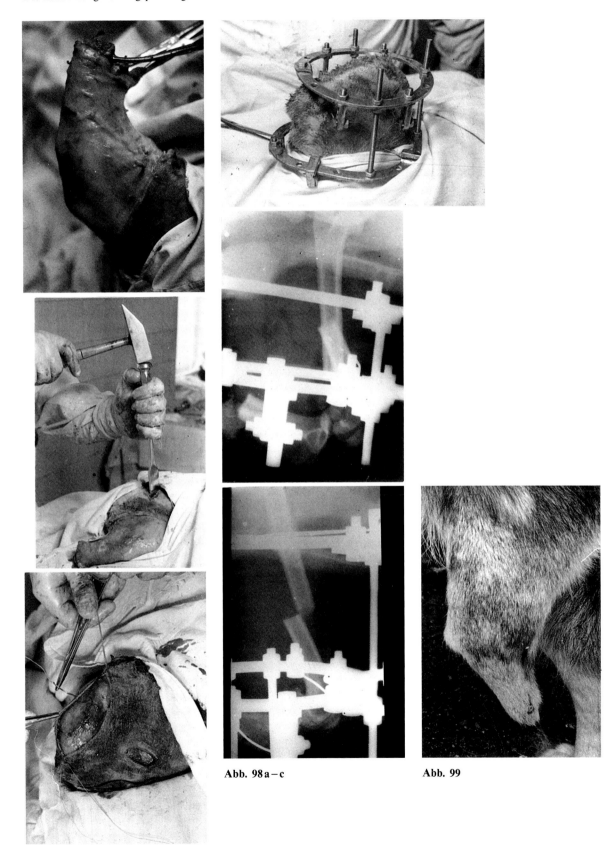

Abb. 97a–c

Abb. 98a–c   Abb. 99

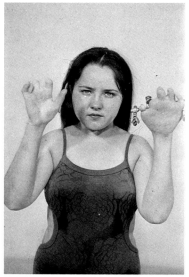

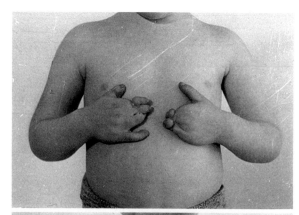

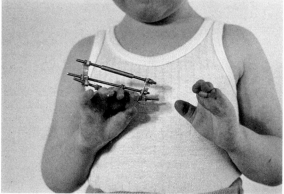

Abb. 101 a, b

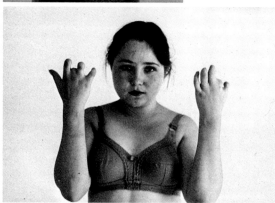

Abb. 100 a, b

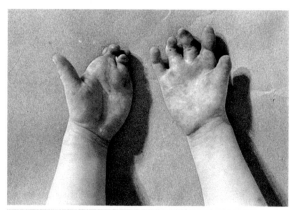

Klinische Beispiele

Förderung des Wachstums der Weichteile der Hand
durch die Schaffung einer Zugspannung in Querrichtung (Abb. 100a). Der dabei erreichte Weich-
teilvorrat ermöglicht die Bildung der 3., 4. und 5.
Finger der linken Hand ohne Weichteiltransplanta-
tion (Abb. 100b).

Patientin mit schwerer Handanomalität mit Syndaktylie; Bildung von 3 Fingern nach der gleichen
Methode (Abb. 101 und 102).

Röntgenbild einer Patientin mit Syndaktylie mit
ausgeprägter Annäherung des 4. und 5. Fingers
und dichtem Kontakt ihrer distalen Enden
(Abb. 103a). Beträchtliche Trennung der Phalan-
gen und mittleren Knochen, Schaffung eines reich-

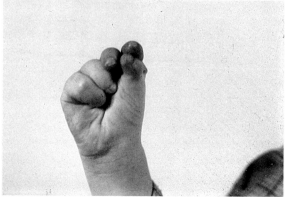

Abb. 102 a, b

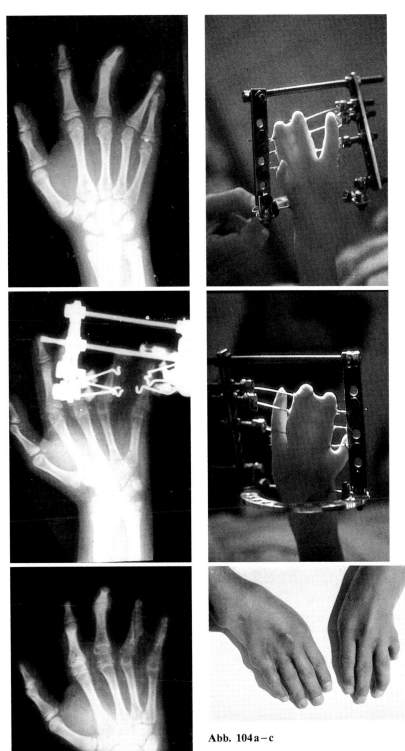

Abb. 104 a – c

Abb. 103 a – c

lichen Hautvorrates (Abb. 103 b). Röntgenbild am Tage des Behandlungsabschlusses (Abb. 103 c).

Wachstumsförderung der Haut bei Syndaktylie; Aufnahme während (Abb. 104 a) und bei Abschluß der Streckung (Abb. 104 b). Behandlungsergebnis (Abb. 104 c).

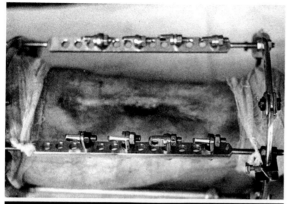

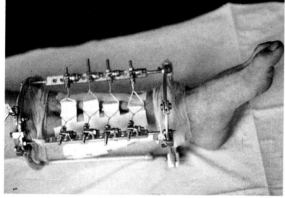

Abb. 105 a, b

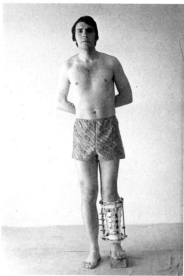

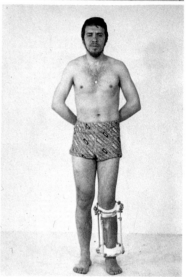

Abb. 106 a, b

Patient mit einer Unterschenkelverkürzung von
7 cm mit ausgedehnten Narben und trophischen
Störungen vorne und medial im Unterschenkelbe-
reich (Abb. 105 a). Der Ersatz des Narbengewebes
wurde durch Wachstum der vollwertigen Haut mit
Hilfe der Zugspannung durch Schraubenzüge erreicht. An die Schraubenzüge sind mit der Haut
verbundene Streifen angeschlossen (Abb. 105 b).
Ansicht des Unterschenkels mit dem angelegten
Ringfixateur (Abb. 106 a). Ringfixateur mit der
Zugvorrichtung und den damit verbundenen Streifen am Abschluß des Prozesses. Patient während
der Unterschenkelverlängerung mit gleichzeitiger
Hautdefektsubstituierung.

Zustand nach Ersatz des Narbengebietes und
Wiederherstellung der Unterschenkellänge (Abb.
106 b).

Eine weitere Variante der Wachstumsförderung der
Haut (Abb. 107).

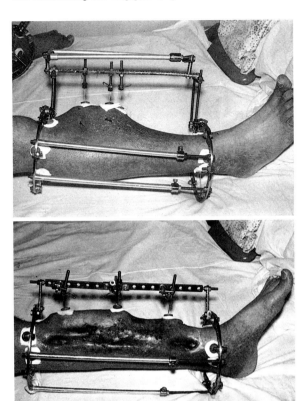

Abb. 107a, b

Teil III
Vorzüge, Gefahren und Komplikationen
der Osteosynthesemethoden
im Schaftbereich der unteren Extremitäten

Gefahren und Komplikationen der Platte

R. Marti, P. P. Besselaar und C. N. van Dijk

Das „ideale Implantat" erlaubt eine achsengerechte Rekonstruktion der Fraktur, eine möglichst frühe Belastung, sicher aber eine funktionelle Nachbehandlung der benachbarten Gelenke. Es schädigt die Blutversorgung nicht zusätzlich, ist ästhetisch und human. Zudem sollte dieses Implantat biokompatibel und leicht zu entfernen sein. Mit einer eventuellen Infektbehandlung muß ebenfalls gerechnet werden.

Vom „ idealen Operateur" wird erwartet, daß er die Anwendung sämtlicher Implantate beherrscht. Die Praxis lehrt, daß dieser „all rounder" selten ist. So sehen wir an unserer eigenen Klinik 2 – 4 ideale Indikationen zur Marknagelung pro Oberarzt und Jahr. Es ist unschwer festzustellen, daß damit die Erfahrung klein und das Risiko der Komplikation groß bleibt. Die Platte ist jedoch Routineimplantat des Orthopäden, sie wird unter Sicht eingebracht, der komplizierte Lagerungs- und Abdeckungsvorgang entfällt, ebenso wie die Strahlenbelastung von Operateur und Umgebung.

Wie wir bei diesem Kongreß erfahren durften, ist die Platte als Implantat 100 Jahre alt geworden. Bis zur Gründung der AO im Jahre 1958 konnte sie sich nicht durchsetzen, die Fehlschläge, die auf Material und Anwendung zurückzuführen sind, waren zu groß. Der Erfolg der AO ist jedoch ein Ergebnis der Platte und der Zugschraube. In der Philosophie der AO spielt die Zugschraube eine essentielle Rolle [2]: Sie bringt die einzelnen Fragmente unter Kompression, und die Platte neutralisiert die auf den Knochen einwirkenden Kräfte. Diese Technik findet dann auch noch immer ihre Anwendung bei Schräg- und Torsionsfrakturen aller Lokalisationen.

Parallel dazu wurde durch die AO die externe und intramedulläre Fixation perfektioniert, und in den letzten Jahren ist die Platte zunehmend in Mißkredit gebracht, ja geächtet worden. Die Frage stellt sich nun, inwiefern dem Implantat „Platte" die

Orthopedie, Acad. Med. Centrum, Meibergdreef 9, 1105 AZ Amsterdam, Niederlande

Schuld für die Mißerfolge zugewiesen werden kann, oder sind es etwa chirurgisch technische Fehler, die verantwortlich zu machen sind? Im Grunde genommen sind wir also wieder da, wo Lambotte, Danis etc. aufgehört haben; ihre Resultate der Plattenosteosynthese waren nicht reproduzierbar.

Die Plattenosteosynthese von Mehrfragmentfrakturen im Schaftbereich der unteren Extremität

Die anatomische Rekonstruktion einer solchen Fraktur führt unweigerlich zur Verschlechterung der lokalen Zirkulation durch Denudierung des Knochens mit dem Risiko der Heilungsstörung und damit auch erhöhter Infektgefahr. In jedem Fall erkaufen wir bei der Plattenosteosynthese die Stabilität auf Kosten der Vitalität, lokale Zirkulationsstörungen sind nicht zu vermeiden, die vollständige Belastbarkeit der Osteosynthese ist verzögert. Mit schonender Operationstechnik und atraumatischer Applikation der Platte unter Berücksichtigung der Biomechanik des entsprechenden Knochens können diese Nachteile jedoch deutlich verringert werden. Der wesentliche Unterschied zur Torsionsfraktur besteht darin, daß die achsen- und längengerechte Reposition nicht mit Zugschrauben, sondern mit der Platte selbst erreicht wird. Einzelne Zugschrauben werden sekundär, zur nicht anatomischen Adaptierung der Fragmente und zur Verbesserung der Stabilität durch die Platte eingebracht.

Wir haben bereits seit 15 Jahren auf diese mosaikartige anatomische Rekonstruktion verzichtet und sind damit von den damaligen Grundprinzipien der AO abgewichen. Wir haben die Fraktur mit der Platte überbrückt und damit Kallusformation und nicht die primäre Frakturheilung angestrebt, evtl. unterstützt durch eine primäre oder sekundäre Spongiosaplastik. Mit dieser Technik kann die größte Gefahr, d. h. die Fragmentnekrose mit sekundärer Frakturheilungsstörung, auf ein Mini-

Wolter/Zimmer (Hrsg.)
Die Plattenosteosynthese und ihre Konkurrenzverfahren
© Springer-Verlag 1991

mum beschränkt werden. Die Überbrückungsosteosynthese verbindet damit die Vorteile der konservativen mit denjenigen der operativen Behandlung. Mit einem Minimum an Material, jedoch ausreichender Stabilität wird eine achsengerechte Frakturheilung erreicht. Es erfordert ein gewisses Umdenken, daß die Bewunderung nicht mehr dem anatomisch rekonstruierten Röntgenbild zukommt.

Unter diesen Voraussetzungen sind Probleme
und Komplikationen im besten Fall *vermeidbar*, sicher aber *voraussehbar* und *beherrschbar*. Das
Scheitern des Implantates Platte beruht deshalb in
vielen Fällen auf *falscher Indikationsstellung, falscher Anwendung* und nicht zuletzt *falscher Nachbehandlung*.

Indikation und operationstechnische Anwendung der Platte

Fallbeispiele

Abb. 1. Diese schwere offene Trümmerfraktur ist *keine* Indikation für eine Plattenosteosynthese. Zudem wurde die Platte medial angelegt, die gesamte komminutive Zone zusätzlich devitalisiert und mit Metall gefüllt. Die Wunde wurde
primär vollständig geschlossen. Die Katastrophe ist vorprogrammiert und nur ein Wunder könnte sie verhindern. Die
Rekonstruktion des 22 cm messenden Knochendefektes dauerte mehr als 1 Jahr

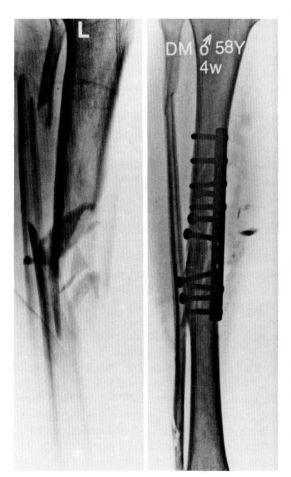
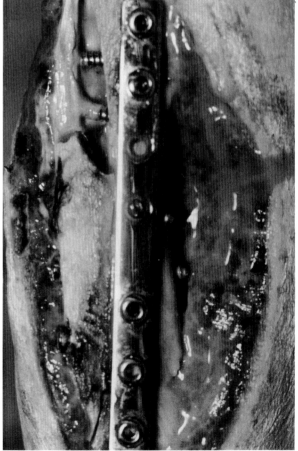

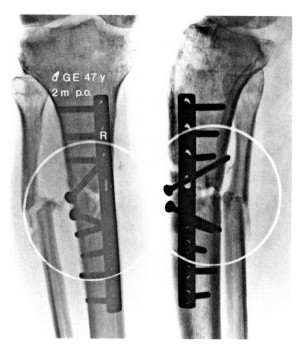

Abb. 2. Der Versuch der anatomischen Rekonstruktion führt zur vollständigen Devitalisation der Fragmente und sekundären aseptischen Nekrose. Anstelle einer überbrückenden Plattenosteosynthese mit Spongiosaplastik wurden die an sich schlecht durchbluteten Fragmente mittels Zugschrauben vollständig devitalisiert, die Pseudarthrose ist vorprogrammiert. Durch rechtzeitiges Eingreifen, Schraubenentfernung und Spongiosaplastik wird in diesem Fall die Frakturheilung nur unwesentlich verzögert

Abb. 3. In diesem Fall kann mit der Doppelplatte eine optimale Stabilität erreicht werden. Sie führt jedoch unweigerlich zu einer schweren Beschädigung des Knochens durch Nekrose, aber auch als Folge der „stress protection" (Spongiosierung). Neuere Untersuchungen zeigen, daß die Spongiosierung wahrscheinlich zumindest teilweise auf die Drucknekrose der Platte selbst zurückzuführen ist (s. Beitrag Perren u. Klaue, S. 9). Es ist beinahe als Wunder zu bezeichnen, daß in diesem Fall die Fraktur trotz ausgedehnter Knochennekrose ausheilt. Die funktionelle Umstrukturierung des Knochens ist jedoch nach 2 Jahren immer noch nicht abgeschlossen, das Risiko der Refraktur groß
▼

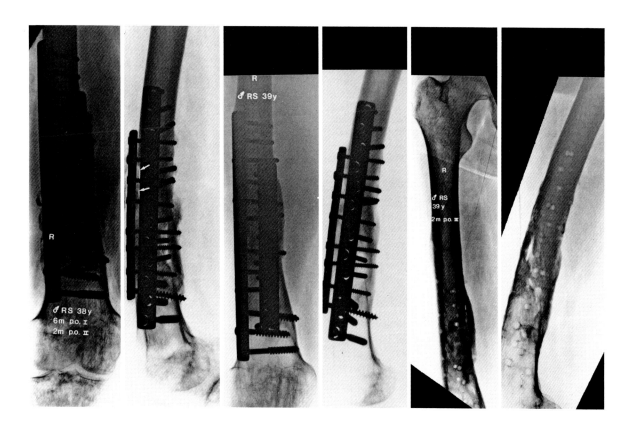

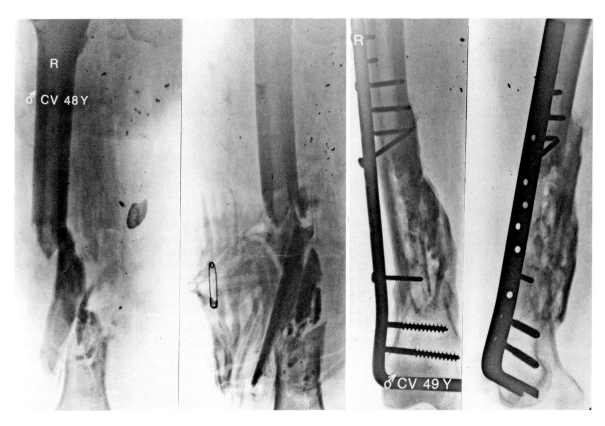

Abb. 4. Die heute viel besprochene „biologische" Plattenfixation ist nicht neu. Dieser Patient wurde uns vor 15 Jahren mit Becken-Bein-Gips aus Israel überwiesen. Die komminutive, kontaminierte offene Trümmerfraktur wurde mittels Kondylenplatte stabilisiert und offen nachbehandelt. Auf eine mosaikartige, anatomische Rekonstruktion wurde verzichtet. Die Platte ist proximal und distal stabil verankert, die Frakturzone wird jedoch nur gerade überbrückt. Die Platte wird auch bewußt nicht auf das nekrotische große laterale Fragment aufgeschraubt, womit der Revaskularisation nichts im Wege steht. Die Anwendung dieser Platte könnte am ehesten mit dem Begriff „Fixateur interne" umschrieben werden. Es kommt zur komplikationslosen Ausheilung innerhalb von 3 Monaten. Hier wurde bewußt auf die optimale Stabilität verzichtet, um eine weitere Devitalisierung der Fragmente zu vermeiden. Scheinbar ist ein ideales Gleichgewicht von Stabilität und Vitalität entstanden. Die Frakturheilung ist absolut vergleichbar mit derjenigen einer konservativen Behandlung oder intramedullären Fixation

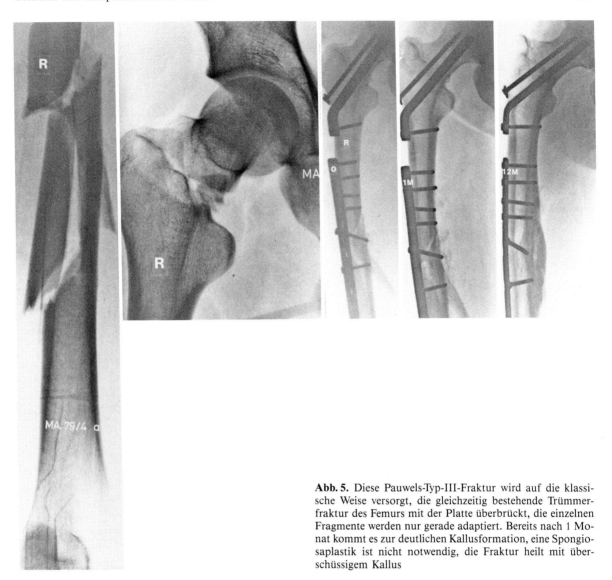

Abb. 5. Diese Pauwels-Typ-III-Fraktur wird auf die klassische Weise versorgt, die gleichzeitig bestehende Trümmerfraktur des Femurs mit der Platte überbrückt, die einzelnen Fragmente werden nur gerade adaptiert. Bereits nach 1 Monat kommt es zur deutlichen Kallusformation, eine Spongiosaplastik ist nicht notwendig, die Fraktur heilt mit überschüssigem Kallus

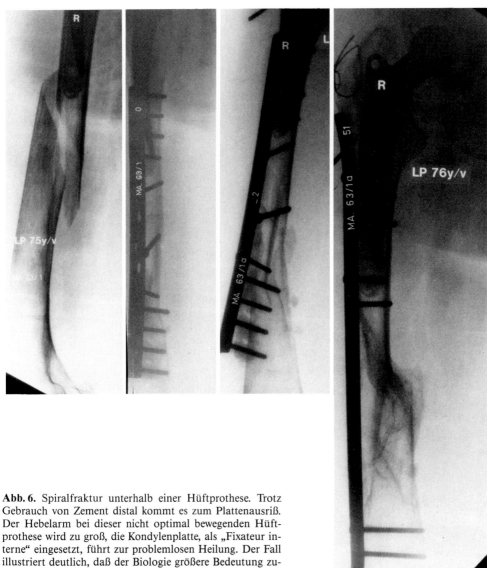

Abb. 6. Spiralfraktur unterhalb einer Hüftprothese. Trotz Gebrauch von Zement distal kommt es zum Plattenausriß. Der Hebelarm bei dieser nicht optimal bewegenden Hüftprothese wird zu groß, die Kondylenplatte, als „Fixateur interne" eingesetzt, führt zur problemlosen Heilung. Der Fall illustriert deutlich, daß der Biologie größere Bedeutung zukommt als der reinen Mechanik

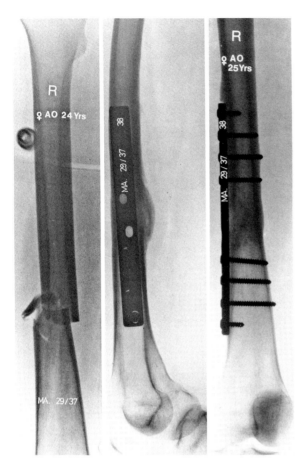

Abb. 7. Bei einer Querfraktur mit Trümmerzone ist die primäre Kompression unmöglich, die Nekrose der kleinen Fragmente zu erwarten. Die Indikation zur primären Spongiosaplastik ist gegeben. Die Ausheilung der Fraktur mit überbrückender Plattenosteosynthese erfolgt problemlos

Nachbehandlung

Fallbeispiele

Abb. 8. Offene Frakturbehandlung durch laterale Überbrückungsplatte. Der Patient hält sich nicht an die Vorschriften, es kommt direkt postoperativ unter Vollbelastung zur Plattenbiegung. Die Platte wird zurückgebogen, der einfache Zuggurtungsfixateur medial führt zur komplikationslosen Heilung

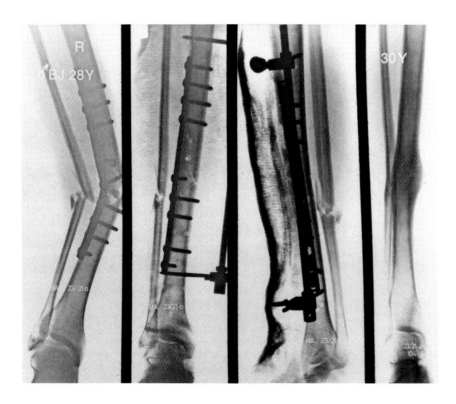

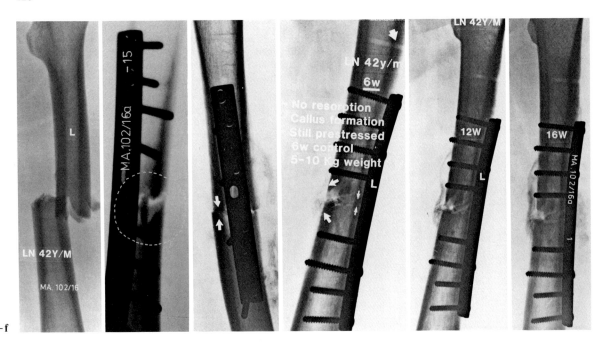

a–f

Abb. 9. a, b Diese Querfraktur mit vielen kleinen Fragmenten wird mittels in Valgusstellung vorgespannter Platte versorgt, wobei nur die Hälfte des Kortikalisumfanges komprimiert werden kann. Auf die primäre Spongiosaplastik wird verzichtet. Die regelmäßige Kontrolle ist unerläßlich, um den richtigen Zeitpunkt einer eventuellen sekundären Spongiosaplastik nicht zu verpassen. Nach 6 Wochen, unter Teilbelastung, steht die hintere Kortikalis noch immer unter optimaler Kompression (**c**), medial entsteht ein Überbrückungskallus (**d**), nach 12 bzw. 16 Wochen verstärkt sich der Kallus (**e, f**). Die Nekrose einzelner zentraler Fragmente ist biomechanisch gesehen bedeutungslos, der Kallus ist in der Lage, die einwirkenden Kräfte weiterzuleiten, nach 16 Wochen belastet der Patient voll

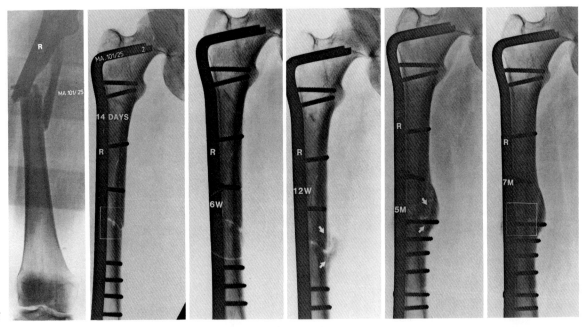

a–f

Abb. 10. a, b Diese subtrochantäre Femurfraktur breitet sich, unsichtbar im Röntgenbild, nach distal aus. Die Trümmerzone am Übergang zum Schaft wird überbrückt. Die Interpretation der Verlaufsbilder ist extrem wichtig und entscheidet über die Frage der sekundären Spongiosaplastik. **c** Nach 6 Wochen ist weder Resorption noch Kallusformation sichtbar (s. **b**). **d** Unter Teilbelastung entsteht nach 12 Wochen eine minimale Kallusformation, deutliche Zeichen der Instabilität, der Kallus findet keinen Anschluß, er überbrückt die kritische Zone nicht. Bei liegender Platte wird dekortiziert und eine Spongiosaplastik ausgeführt. Durch Einbringen von zusätzlichen Schrauben wird eine stabile Situation angestrebt, um die Spongiosaplastik zu schützen und eine Ermüdungsfraktur der Platte zu vermeiden. **e** Nach 5 Monaten ist die Spongiosaplastik umgebaut, der Patient belastet voll, was nach **f** 7 Monaten zum weiteren Umbau führt. Der Fall illustriert, wie wichtig es ist, den Patienten bereits am Unfalltag über einen eventuellen Zweiteingriff zu informieren

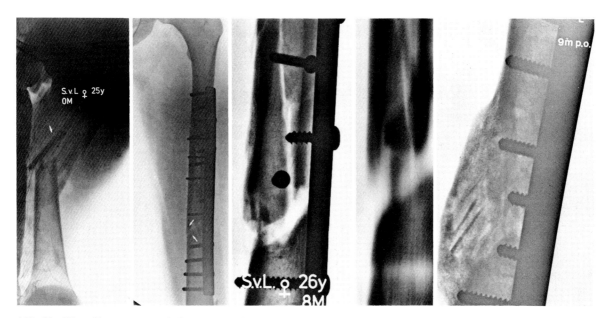

Abb. 11. Diese Femurtrümmerfraktur wurde im Ausland mehr oder weniger anatomisch versorgt, ohne daß sämtliche Plattenlöcher mit Schrauben gefüllt sind. Der nachbehandelnde Chirurg versäumte es jedoch, rechtzeitig einzugreifen. An der kritischen Stelle (*Pfeile*) hätte eine sekundäre Spongiosaplastik nach rund 6 Wochen ausgeführt werden sollen. Die Patientin entlastete die Extremität während 8 Monaten, die Röntgenaufnahmen einschließlich des unnötigen Tomogramms zeigen einen sich ausdehnenden Defekt. Fragmentnekrose und minimale Instabilität führen zur radiologisch wahrnehmbaren progressiven Resorption ohne eine Spur von Kallusformation. Die nun, 6 Monate zu spät ausgeführte minimale Dekortikation und Spongiosaplastik führt innerhalb 1 Monats zur Überbrückung dieses Defektes. Zusammenfassend ist der „Leidensweg" dieser Patientin unnötig um rund 6 Monate verlängert worden

Abb. 12. In diesem Fall wird die Trümmerzone nicht überbrückt, es erfolgt keine Spongiosaplastik. Nach 16 Wochen ist v. a. im seitlichen Bild deutlich sichtbar, daß die kleinen Fragmente Zeichen der Resorption sehen lassen. Dies wäre der Moment zum Sekundäreingriff gewesen (Dekortikation und Spongiosaplastik). Der Plattenbruch ist voraussehbar

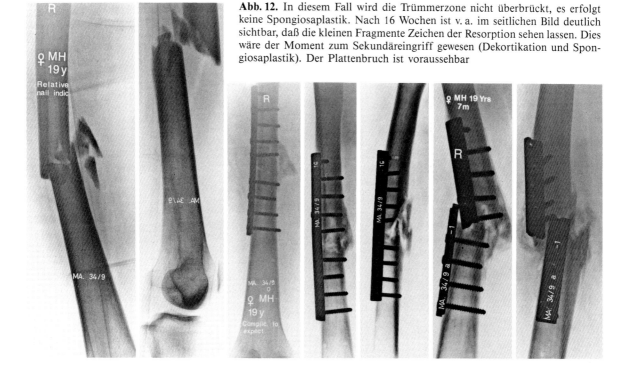

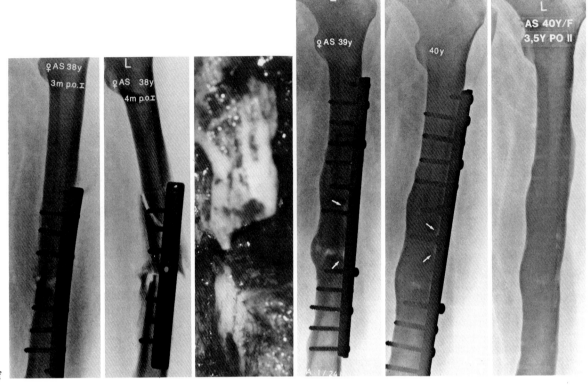

a−f

Abb. 13 a − f. Diese Osteosynthese zeigt, daß auch nekrotische laterale Fragmente zu beachten sind (**a − c**). Auch hier wäre nach 3 Monaten die Indikation zur Spongiosaplastik, evtl. zur Reosteosynthese gegeben gewesen. Nach der Reosteosynthese und Spongiosaplastik kommt es medial zur problemlosen Überbrückung (**d, e**). Die interoperative Photographie (**c**) zeigt den weißen marmorisierten Knochen in der Phase der Revaskularisation (**c**). Nach neueren Erkenntnissen wäre dies eine ideale Indikation zur Wellenplatte. Die Platte wird 3 Jahre belassen bis zur Ausheilung (**f**) der lateralen Kortikalis. Bei noch immer anwesenden nekrotischen Fragmenten unter der Platte empfiehlt sich die leichte Dekortikation und Spongiosaplastik bei der Metallentfernung

Infekt

Fallbeispiele

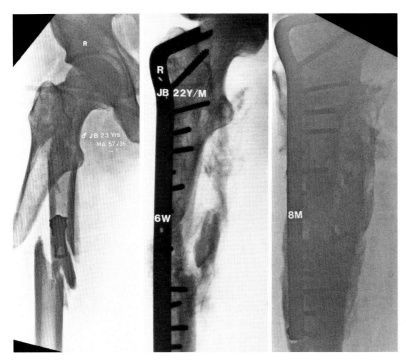

Abb. 14. Selbst bei massivem Infekt und Defekt wie bei dieser offenen Fraktur führt das stabile Implantat zur Frakturausheilung. Der Infekt manifestiert sich in einer Plattenfistel, die nach der Metallentfernung ausheilt. Dieser Fall illustriert auch, daß es Unsinn wäre, die stabile Platte durch einen instabilen Fixateur zu ersetzen

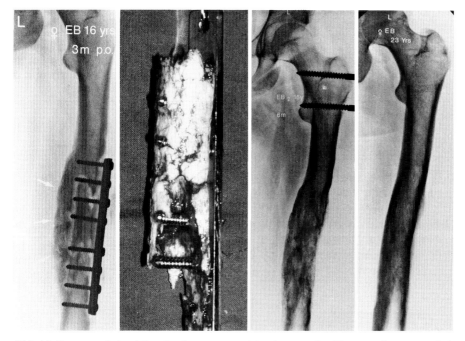

Abb. 15. Kommt es bei stabilem Implantat zum Infekt, dann handelt es sich um eine lokale, der Platte anliegende Osteitis. Die gegenüberliegende Kortikalis kann trotzdem bei liegendem Implantat mittels Kallusformation ausheilen, nach der Plattenentfernung und dem Débridement funktioniert der Wagner-Apparat in erster Linie als Zuggurtung und je nach Situation auch als Kompressionsfixateur

Zusammenfassung

Die Gefahren der Platte am Unterschenkel sind in erster Linie auf die schlechte Weichteilbedeckung der medialen Tibiafläche zurückzuführen. Besteht die Indikation zur Plattenosteosynthese, so gelten die Richtlinien des *AO-Manuals*, die anatomische Rekonstruktion mit Zugschraube und Neutralisationsplatte führt zum einwandfreien Resultat. Die Frakturheilung erfolgt über die Wiederherstellung der Markraumzirkulation, die sog. kallusfreie primäre Konsolidation ist die Regel. Die Zugschrauben sollten jedoch „atraumatisch" im idealen Fall durch die Platte eingebracht werden. „Auffüllen" von Trümmerzonen mit Metall führt zur weiteren Devitalisierung und damit zur Störung des Durchbaues, verzögerter Heilung, Pseudarthrose und zusätzlich erhöhtem Infektrisiko.

Die Heilung mit überschüssigem Kallus ist am Unterschenkel im übrigen nicht unproblematisch; schmerzhaftes, stoßempfindliches Periost und Refrakturen am Kallusübergang sind nicht so selten. Zusammenfassend besteht für uns noch immer eine Plattenindikation am Unterschenkel; sie ist differenziert zu stellen, Probleme und Komplikationen sind damit vermeidbar, voraussehbar und beherrschbar.

So war in der Periode von 1975–1985 die Plattenosteosynthese am Unterschenkel für uns die Therapie der Wahl. Es wurden 203 Plattenosteosynthesen ausgeführt (bei 69% geschlossenen und 31% offenen Frakturen). Diese Serie wurde prospektiv nach den AO-Richtlinien dokumentiert. In der Gesamtgruppe mußte 1mal bei ausgedehnter Gefäßläsion amputiert werden. 6 verzögerte Heilungen, 3 Pseudarthrosen und 3 posttraumatische Osteitiden konnten innerhalb 1 Jahres zur Ausheilung gebracht werden. Die Unterverteilung des Patientengutes in 2 Gruppen zeigt, daß Probleme und Komplikationen in der Periode von 1982–1985 (n = 59) bei nur unwesentlicher Veränderung der Indikationsstellung weniger häufig vorkommen (1 Pseudarthrose, 2 Refrakturen bei erneutem Trauma und 2 Plattenfisteln). Auch in dieser Gruppe waren die offenen Frakturen mit 30% vertreten. Die deutlich besseren Resultate dürften auf die Arbeitsumstände im neuen Zentrum zurückzuführen sein [1].

Am Femur liegen die anatomischen Verhältnisse anders. Weichteilbedingte Kontraindikationen zum Anlegen einer Platte bestehen kaum. Der Fixateur externe ist im Gegensatz zum Marknagel am Femur eine mechanisch zweifelhafte Alternative. Die überbrückende Plattenosteosynthese unter minimaler Adaptation der Trümmerzone führt zur Heilung, die absolut vergleichbar ist mit derjenigen des Verriegelungsnagels. Die ausgezeichnete Durchblutung der umliegenden Weichteile führt zur Kallusbildung, die primäre Frakturheilung ist weder biologisch noch kosmetisch anzustreben. Bei eindeutigem Defekt ist die primäre Spongiosaplastik indiziert, normalerweise entscheidet die Röntgenkontrolle nach 6–8 Wochen über die Indikation zur sekundären Spongiosaplastik. Oft ist es nämlich extrem schwierig zu beurteilen, an welcher Stelle der Trümmerzone eine biologische Stimulation mittels Spongiosa notwendig ist.

Der Nachbehandlung kommt eine große Bedeutung zu. Der gut instruierte Patient muß in regelmäßigen Intervallen vom verantwortlichen Operateur nachkontrolliert werden. Verzögerungen in der Indikationsstellung zu Sekundäreingriffen müssen vermieden werden.

Bei korrekter Indikationsstellung, Anwendung und Nachbehandlung führt die Platte bei den Trümmerfrakturen am Femur praktisch immer zur Ausheilung innerhalb von 4 Monaten. Komplikationen wie verzögerte Heilung, Plattenbruch, Pseudarthrose und Infekt sind mit relativ einfachen Mitteln zu beheben. Aus diesem Grunde ist es nicht verwunderlich, daß wir der Platte noch nicht den Rücken gekehrt haben und Marknagel sowie Fixateur externe für ideale Indikationen reservieren.

Literatur

1. Leeuwenberg A, Dijk CN v, Besselaar PP, Raaymakers ELFB, Marti R (1989) Behandeling van tibiaschachtfracturen met plaatosteosynthese. Ned Tijdsch Geneesk 133:18
2. Müller ME, Allgöwer M, Schneider R, Willenegger H (1977) Manual der Osteosynthese. Springer, Berlin Heidelberg New York

Vorzüge des Marknagels

S. WELLER

In dieser Stadt Hamburg über die Vorzüge des Marknagels zu sprechen, bedeutet eigentlich „Eulen nach Athen tragen".

Gleichsam auf Marknagel-historischem Boden über die Plattenosteosynthese zu jubilieren hingegen, würde den Altmeister G. Küntscher zu so mancher seiner klassischen Bemerkungen und Äußerungen herausgefordert haben.

Erlauben Sie mir im Zusammenhang mit meinem Thema den Genius loci, G. Küntscher, mit einigen Zitaten aus dem Vorwort zu seinem 1962 hier in Hamburg erschienenen Buch *Praxis der Marknagelung* selbst sprechen zu lassen und damit die auch heute noch gültige Beschreibung und Wertung des Marknagelverfahrens in den Raum stellen:

> Der Marknagel stellt keinen Ersatz der bisherigen Osteosynthesemittel, wie etwa Schraube oder Draht dar, deren Anwendung in der Chirurgie genau dieselbe ist wie in der Technik. Er wurde nach ganz besonderen Prinzipien einzig und allein für den lebenden Knochen geschaffen.
>
> Seine Benutzung stellt eine ganz neue Form der Chirurgie dar. Sie erfordert eine sehr große Erfahrung und Übung. Es gibt hier nicht − wie so häufig in der Medizin − Unklarheiten und Ungenauigkeiten. Die Ursache des Mißerfolges ist stets klar zu sehen, andererseits ist beim peinlich genauen Arbeiten die Garantie des Erfolges gegeben.

Soweit G. Küntscher im Jahre 1962 (28 Jahre sind indes vergangen!).

Der vor kurzem verstorbene Richard Maatz, einer der engsten Schüler Küntschers, hat 3 entscheidende allgemeine Vorteile der Marknagelosteosynthese formuliert:

1. Die geschlossene Fraktur kann gedeckt versorgt werden. Die Fraktur kann spontan heilen.
2. Frühzeitige Funktionsstabilität (Belastungsstabilität).

3. Lockerung des Nagels im Verlauf der Heilung und damit günstige Restrukturierung des Knochens.

Der Marknagelosteosynthese bei Frakturen langer Röhrenknochen an Femur und Tibia liegt als biomechanisches Prinzip bekanntlich die Schienung der Fragmente durch einen Kraftträger, nämlich den korrekt in der Markhöhle plazierten Marknagel zugrunde.

Nagel und Knochen bilden, um wiederum mit Maatz zu sprechen, einen kraftschlüssigen Verbund.

Im Hinblick auf den biologischen Ablauf der Knochenheilung ist im Gegensatz zum Prinzip der fragmentären Kompression mit einer starren und hochstabilen Osteosynthese bei der Marknagelung immer eine gewisse Instabilität vorhanden, die sich mit zusätzlicher Kallusbildung unter dem Bild der sog. sekundären Knochenbruchheilung demonstriert. Diese durchaus erwünschte Form der Knochenbruchheilung gewährleistet zusammen mit dem kräftigen Implantat eine relativ schnelle, vielseitige und sichere Belastbarkeit der verletzten Extremität und verhindert dadurch die nachteiligen und verzögernden Folgen der Frakturkrankheit.

Unter dem Eindruck einer erhöhten Zahl von Komplikationen beim Einsatz der Plattenosteosynthese mit Anwendung des biomechanischen Prinzips der interfragmentären Kompression − meist ausgelöst, unterstützt und verursacht durch mehr oder weniger ausgedehnte zusätzliche Schädigungen der Durchblutung beim operativen Eingriff − hat sich in den letzten Jahren immer mehr die intramedulläre Stabilisierung, wenn immer möglich im Sinne der gedeckten Operationstechnik durchgesetzt. Dies hat dazu geführt, daß auch in *den* Institutionen, in denen die Marknagelung eher stiefmütterlich behandelt wurde und nur zögernd zur Anwendung kam, plötzlich das Pendel der Indikationsstellung gleichsam in das andere Extrem ausschlägt.

Berufsgenossenschaftliche Unfallklinik Tübingen, Abteilung Unfallchirurgie an der Chirurgischen Universitätsklinik, Schnarrenbergstr. 95, W-7400 Tübingen, Bundesrepublik Deutschland

Wolter/Zimmer (Hrsg.)
Die Plattenosteosynthese und ihre Konkurrenzverfahren
© Springer-Verlag 1991

Dies hat zu der paradoxen Situation geführt, daß heute Anhänger und Verfechter der Marknagelosteosynthese bei Schaftfrakturen langer Röhrenknochen sich veranlaßt fühlen, auf berechtigte und vorteilhafte Plattenosteosyntheseindikationen hinzuweisen. Die Gefahr des monomanen Einsatzes einer Operationsmethode ist von jeher groß gewesen und hat infolge ungeeigneter Indikationen zu vermehrten Komplikationen Anlaß gegeben und dadurch eine Methode in Mißkredit gebracht.

Durch die ständige Verbesserung sowohl der Implantate als auch des Instrumentariums sowie der erweiterten Technik mit der Möglichkeit einer internen und perkutanen Verriegelung, wurde die Weiterentwicklung des Marknagels in jüngster Zeit bemerkenswert stimuliert.

Abgesehen von der sog. *guten Indikation* bei der Behandlung geschlossener Frakturen, verzögerten Heilungen und Pseudarthrosen im mittleren Schaftbereich von Femur und Tibia, erfährt die sog. *erweiterte Indikation* auch bei Übergangsfrakturen, segmentalen und Trümmerfrakturen an Femur und Tibia seit der relativ einfachen zusätzlichen Verriegelung vermehrte Aufmerksamkeit und Anwendung.

Insbesondere wird auch die sog. sekundäre Marknagelung nach vorausgehender temporärer externer Stabilisierung oder anderen Osteosyntheseverfahren vorteilhaft zum Einsatz gebracht und ermöglicht — wiederum unter gedeckter Technik — eine frühzeitige, belastungsstabile Fixierung, die durch frühen Gebrauch und Belastung wiederum die Erholung der oft ausgedehnt traumatisierten Weichteile sinnvoll unterstützt.

Während die konventionelle Marknagelung, wie sie in der Vergangenheit routinemäßig zur Anwendung kam, keine wesentlichen neuen indikatorischen und technischen Gesichtspunkte aufweist, ist bei der erweiterten und der Sekundärindikation eine Reihe wichtiger operationstechnischer Details und Erfahrungen zu berücksichtigen.

Zweifellos wird mit zunehmender Erweiterung des Indikationsbereiches für eine Marknagelosteosynthese die jeweilige Operationstechnik anspruchsvoller und es werden größere Erfahrungen erforderlich. Auch in diesem Zusammenhang gilt es, daran zu erinnern, daß nicht alle Probleme im Rahmen der konservativen und operativen Frakturenbehandlung mit einer Methode zu lösen sind, vielmehr für den Einzelfall aus der Zeit der zur Verfügung stehenden Behandlungsmethoden immer

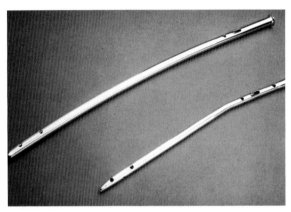

Abb. 1. Universalfemur- und -tibiamarknagel

Abb. 2. Universalfemurmarknagel mit distaler und proximaler Verriegelung

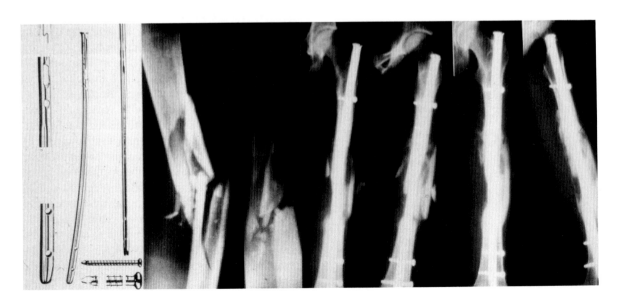

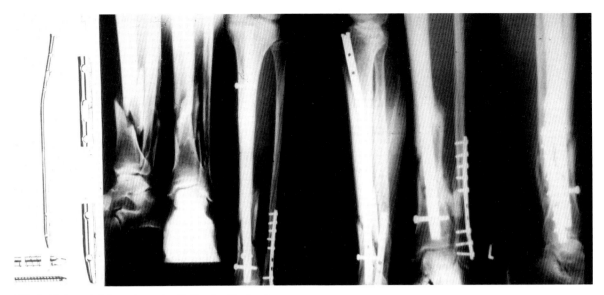

Abb. 3. Universaltibiamarknagel mit distaler Verriegelung

diejenige auszuwählen ist, welche auf dem sichersten Wege das beste Behandlungsergebnis erwarten läßt.

Der Chirurg tut gut daran, bei seiner Entscheidung immer seine eigene Person oder seinen nächsten Angehörigen als Maß und Kriterium einzusetzen. Dadurch demonstriert er nicht zuletzt die notwendige kritische Einstellung und schafft zugleich die erwünschte Vertrauensbasis zwischen Arzt und Patienten.

Bei der sekundären Nagelung, d. h. dem sog. Umsteigen von einer vorausgegangenen, primär zur Anwendung gebrachten anderen Behandlungsmethode – insbesondere nach Verletzungen mit mehr oder weniger ausgedehnten Weichteilschäden bei Mehrfachfrakturen oder Polytraumatisierten –, sind der Zeitpunkt und die Reihenfolge (direkt oder über temporäre Gips- oder sonstige Schienenverbände) mit infektions- und anderen prophylaktischen Maßnahmen von besonderer Bedeutung und verdienen eine sorgfältig abwägende Entscheidung.

Lassen Sie mich abschließend zu dem mir gestellten Thema folgendes „statement" abgeben:

1. Voraussetzungen für intramedulläre Osteosynthesen sind:
   – korrekte Indikation,
   – vollständiges und leistungsfähiges Instrumentarium,
   – geeignete räumliche und apparative Ausstattung,
   – qualifizierter Operateur.

2. Vorzüge der Marknagelosteosynthese:
   – Funktions- und belastungsstabile Osteosynthese von Schaftfrakturen,
   – gedecktes Operationsverfahren
      – keine zusätzliche Weichteilschädigung,
      – Stimulierung der Frakturheilung durch autologe Spongiosaplastik (Bohrmehl!),
      – geringer Blutverlust;
   – Möglichkeit der Erweiterung der Indikation durch zusätzliche Hilfen (Verriegelung etc.).

3. Die Weiterentwicklung des Marknagels (Implantates) und der Operationstechnik haben zum sog. Universalnagel für Femur und Tibia geführt. Dabei handelt es sich um einen Marknagel, der für alle Indikationen Verwendung finden kann und bei dem langjährige Erfahrungen zu fundamentalen Verbesserungen geführt haben (Abb. 1 – 3).

Gefahren und Komplikationen des Marknagels

D. Havemann

Die gemeinsam von Gerhard Küntscher mit dem am 25. April 1989 hochbetagt verstorbenen Richard Maatz verfaßte und 1945 erschienene *Technik der Marknagelung* beginnt mit dem Satz: „Bevor der Chirurg seine ersten Marknagelungen unternimmt, muß er sich über grundsätzliche Fragen Klarheit verschaffen. Erst dann wird er in der Lage sein, die Methode soweit auszuschöpfen, wie es dem heutigen Stand der Technik möglich ist" [5].

Unbeschränkt und nicht nur für die Marknagelung haben diese Sätze auch heute Gültigkeit. In der *Praxis der Marknagelung* [3, 4] faßt Küntscher die Hauptgefahren unter den Begriffen „Fettembolie, Schockgefahr und Infektion" zusammen. Die pathophysiologische Verknüpfung der Fettembolie mit dem Schock wurde klar vollzogen.

Erneut Aktualität gewinnt jedoch dieser Komplex vor dem Hintergrund der Intravasation des emulgierten Markfettes und zellulärer Elemente beim Aufbohren der Markhöhle und Eintreiben des Marknagels unter erhöhtem medullärem Druck. Differenzierte Kenntnisse dieser pathophysiologischen Zusammenhänge sind in den letzten Jahren v. a. von Stürmer [6] und Wenda [7] erarbeitet worden. Bei der Anwendung der Marknagelung erfordern diese Erkenntnisse unter dem Gesichtspunkt der Risikoverminderung des Operationsverfahrens besondere Aufmerksamkeit.

Nach wie vor stellt die Marknagelung hohe Anforderungen an die Asepsis bei der Operation, um die bakterielle Kontamination der Markhöhle auf ein Minimum zu reduzieren.

Die Indikation zur Marknagelung beim offenen Knochenbruch ist erneut zur Diskussion gestellt worden [2], jedoch hat sich bis heute die auch ursprünglich von Küntscher dringend empfohlene Zurückhaltung der primären Nagelung des offenen Knochenbruches zu Recht erhalten.

Der hier vorgegebene Rahmen würde auch nur durch den Versuch einer erschöpfenden Darstellung der vielfältigen Aspekte der Knocheninfektionsgefahr bei der Marknagelung gesprengt werden, so daß es zunächst bei diesen Bemerkungen bleiben muß.

Die Anwendung des Marknagels kann Gefahren und Komplikationen bei

- Indikation,
- Technik,
- Weichteilmantelschutz,
- Weiterbehandlung

induzieren. Ausschließlich handelt es sich hier um Bereiche, die in Abhängigkeit von der Erfahrung und dem kritischen Beurteilungsvermögen des Operateurs beeinflußbar sind und deren Kenntnis dem Verfahren der Marknagelung zu einer hohen Erfolgswahrscheinlichkeit verhelfen. Die *Indikation* zur Marknagelung muß vor dem Hintergrund der Entwicklung und der Anwendung der dynamischen und statischen Verriegelung des Marknagels mit dem hierdurch erweiterten Indikationsspektrum eingegrenzt werden. Es bleibt jedoch dabei, daß das Grundprinzip der Marknagelung die dynamischen Einflüssen unterliegende stabile Osteosynthese durch elastische Verklemmung in transversaler und longitudinaler Richtung ist (Abb. 1).

Das Vorkommen von Frakturen, die allein mit einem Nagel versorgt diese biomechanische Qualität erreichen, ist beträchtlich, wie die Zusammenstellung der Femurfrakturlokalisationen aus dem Kieler Krankengut von 140 Femurfrakturen aus den Jahren 1985–1988 [1] zeigt. Für die Marknagelung geeignet sind unter Stellung hoher Anforderungen an die Stabilität nur noch die diaphysären Quer-, Schräg- oder kurzen Spiralfrakturen unter Einschluß der Frakturen mit einem dritten Fragment. Die eigenen Ermittlungen lassen einigermaßen sicher allgemein zutreffend eine Häufigkeit von ca. 50–60% der Femurfrakturen erwarten, die einer geschlossenen Marknagelung zugänglich sind. Im

Abt. Unfallchirurgie, Chirurgische Universitätsklinik, Arnold-Heller-Str. 7, W-2300 Kiel, Bundesrepublik Deutschland

Wolter/Zimmer (Hrsg.)
Die Plattenosteosynthese und ihre Konkurrenzverfahren
© Springer-Verlag 1991

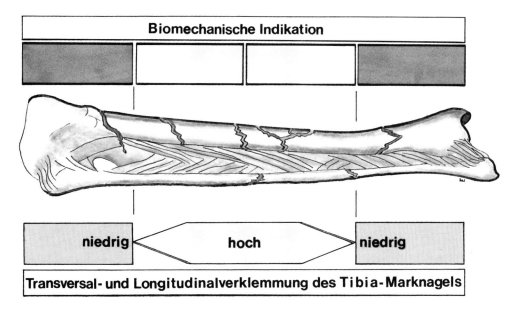

Abb. 1. Darstellung der Indikationsbereiche für die Marknagelung an der Tibia

Vergleich mit der Verriegelungsnagelung ist das Verfahren wegen des Fortfalls der Verriegelung einfacher und schneller, und damit in geeigneten Fällen zu bevorzugen.

Indikationsfehler führen wegen der nach proximal und distal abnehmenden Stabilität an Femur und Tibia bei der Marknagelosteosynthese zu komplikativen Problemen, die bedingt sind durch den mehrdimensionalen Stabilitätsverlust, in dessen Konsequenz Belastungsunmöglichkeit, Frakturheilungsstörung und Fehlstellung auftreten.

Wie bei jeder anderen Osteosynthesetechnik wird die Indikation von den vorgegebenen physikalischen und biologischen Leistungscharakteristiken des Verfahrens in Abhängigkeit von der Fraktursituation bestimmt, d. h. zu Recht muß von der biomechanisch determinierten Indikation ausgegangen werden, und diese beschränkt sich für den Marknagel auf die Schaftmitte von Femur und Tibia.

Die Gefahren, induziert durch Fehler in der *Technik* der Marknagelung, sind seit der Inauguration des Verfahrens durch Küntscher bekannt und haben trotz der Weiterentwicklung der Implantate auf metallurgischem Gebiet hinsichtlich ihrer Duktilität, Korrosionsresistenz und Formgebung nichts an Aktualität verloren.

Sprengungen des Knochenrohres, Verletzungen des Hüft-, Knie- oder oberen Sprunggelenkes, Frakturen bei sich festlaufenden Nägeln beruhen in der Regel entweder auf nicht ausreichender Reposition, unangepaßter Wahl der Einschlagstelle des Nagels oder Nichtbeachtung der Relation von Markraumbohrer und Nagelquerschnitt.

Auf die Bedeutung der Lokalisation des Zuganges zur Femurmarkhöhle bei der Oberschenkelmarknagelung hat überzeugend wieder Perren hingewiesen: Die auf die Torsionsdeformierungen des Verriegelungsnagels bezogenen Untersuchungen haben jedoch auch Bedeutung für den Marknagel, gleich welcher Provenienz. Nagelwanderungen sind bedingt durch mangelnde Longitudinal- und Transversalverklemmung und treten vorwiegend auf, wenn postoperativ die Abstützung aufgrund eines Traumas oder einer Knochenrohrsprengung nach Verkürzung über einen Teleskopeffekt verlorenging.

Die anatomische Konfiguration des koxalen Femurendes begünstigt die intramedulläre Osteosynthese, während an der Tibia Nageltechnik und Form des Marknagels den morphologischen Bedingungen des Tibiakopfes angepaßt werden mußten – in erster Linie durch die am Tibianagel plazierte Biegung. Diese Formgebung fordert striktes zentrales Eingehen direkt proximal der Tuberositas tibiae und Einhaltung der Sagittalebene am in Außenrotation stehenden Unterschenkel. Die Auslenkung des Nagelkopfes nach medial produziert eine Valgusdislokation und nach lateral eine entsprechende Varusdeformität, um so mehr, je weiter die Fraktur dem biomechanisch geeigneten Bereich nach distal entfernt liegt (Abb. 2).

Zu weit nach dorsal gerichtetes, d. h. zu steiles Einschlagen des Marknagels führt zum Austritt des

Marknagels durch die dorsale, relativ dünne Tibiakopfkortikalis mit Verletzungsmöglichkeit der Gefäßtrifurkation; zu flaches Einschlagen kann eine ventrale Tibiakortikalisschale absprengen; da in diesen Fällen sich der Marknagel auf der Patella abstützt, sind Mitverletzungen des Kniegelenkes nicht ausgeschlossen (Abb. 3).

Wie auch beim Femur ist die ausreichende Dimensionierung der Nagelstärke eine der wesentlichen Voraussetzungen für eine suffiziente Stabilität, da zu dünne Nägel dem Leistungsanspruch verständlicherweise nicht genügen können und immer einer zusätzlichen äußeren Fixation durch einen Gipsverband bedürfen; damit werden sie zu Risikofaktoren „sui generis".

Bei der Tibiamarknagelung sind erheblich ausgeprägter als am Oberschenkel besondere *Gefähr-*

dungen des Weichteilmantels zu befürchten. Der traumatogene Weichteilmantelschaden kann durch den Operationsvorgang selbst sowohl an der Oberfläche als auch in der Tiefe verstärkt werden. Besonders bei der auch hier stets anzustrebenden „gedeckten" Nagelung beanspruchen die andersartigen anatomischen Strukturen eine permanente postoperative Kontrolle im Hinblick auf das Auftreten eines Kompartmentsyndroms.

Die intraoperative Lagerung des Unterschenkels zur Marknagelung auf einer „Knierolle" stellt dann eine Gefährdung des N. peronaeus dar, wenn die Auflage unter den Tibiakopf plaziert wird und hohe Extensionskräfte erzeugt werden (Abb. 4).

Auf das Einhalten der Strahlenschutzbestimmungen – für Patient und Operateur gleichermaßen bedeutsam – soll an dieser Stelle erinnert werden. Es ist unnötig, den Vorgang der Aufbohrung und Nagelung in allen Phasen im Bildwandler zu verfolgen.

Eine biomechanisch klar indizierte, lokal komplikationslos abgelaufene Marknagelung bedarf keiner aufwendigen *Weiterbehandlung.* Gefährdungen ergeben sich jedoch, wenn anstelle einer in Nagelhohlraum eingelegten, nach 24 h entfernbaren Überlaufdrainage eine Vakuumsaugdrainage angelegt wurde, die beträchtliche Blutverluste verursachen kann.

Abb. 2. Bedeutung der Nageleinschlagstelle für die postoperative Achsenstellung an der Tibia

Abb. 3. Auswirkung des Einschlagwinkels des Marknagels

Abb. 4. Einschlagwinkel und Knielagerung bei Tibiamarknagelung

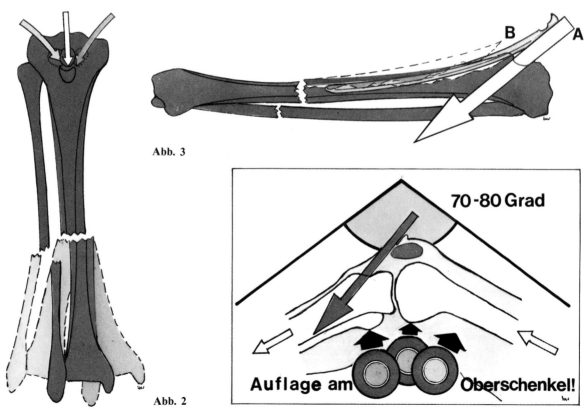

Abb. 3

Abb. 2

Abb. 4

Zusammenfassung

Gefahren und Komplikationen bei Marknagelungen an der unteren Extremität betreffen neben den allen Osteosyntheseverfahren innewohnenden Risiken v. a. die Indikation, die Technik, den Weichteilmantel und mit geringerer klinischer Relevanz die Weiterbehandlung.

Die Vorzüge der Marknagelung können nur voll genutzt werden, wenn die Indikation den biomechanischen Bedingungen des zu versorgenden Knochenbruches entspricht.

Literatur

1. Havemann D, Ranft C, Koeleman H (1988) Indikation und Technik der Verriegelungsnagelung von Oberschenkelschaftbrüchen. Ber Unfallmed Tagg 67:115–120
2. Kohlmann H, Vecsei V, Rabitsch K, Häupl L (1988) Zur Indikation der Verriegelungsnagelung bei offenen Frakturen. Akt Traumatol 18:59
3. Küntscher G (1950) Die Marknagelung. Saenger, Berlin
4. Küntscher G (1962) Praxis der Marknagelung. Schattauer, Stuttgart
5. Küntscher G, Maatz R (1945) Technik der Marknagelung. Thieme, Leipzig
6. Stürmer KM (1986) Tierexperimentelle Grundlagen zur Marknagelosteosynthese. Habil Schrift, Univ. Essen
7. Wenda K (1988) Untersuchungen zur Genese und Prophylaxe von Kreislaufkomplikationen bei Operationen im Bereich der Markhöhle des Oberschenkels. Habil Schrift, Univ. Mainz

Vorzüge des Verriegelungsnagels

I. Kempf

Der Verriegelungsnagel hat ohne Zweifel die selben Vorzüge wie der herkömmliche Marknagel: er bietet Übungs- und Belastungsstabilität, es handelt sich um einen geschlossenen Eingriff, der das Periost und die Blutversorgung schont, es ist nur ein kleiner Einschnitt erforderlich und er bietet erhöhten Komfort für den Patienten. Der klassische einfache Marknagel hat allerdings Nachteile, die seiner Verwendung Grenzen setzen, und zwar in bezug auf die mechanischen Leistungen.

Die Bewegungs- und Belastungsstabilität ist nur unter strengsten Bedingungen gewährleistet, d. h. bei gutem Knochenkontakt und ausreichend langem und intaktem Markkanal. Die ideale Indikation, der quere und kurzschräge mediodiaphysäre Bruch, kommt relativ selten vor; sie wird teilweise erweitert, wenn der intakte Markkanal eine Mindestlänge von 3 cm nach distal und proximal hat. Für alle anderen Bruchformen ist der klassische einfache Marknagel ungeeignet. Auch Küntscher hatte von Anfang an auf die Kontraindikationen seiner Methode verwiesen, die ihre Ursache in der relativ schlechten Rotationsstabilität des Nagels im Markkanal haben sowie in dessen Unfähigkeit, das Teleskopieren der Fragmente zu verhindern.

Küntscher war sich des Problems der Rotation bewußt und glaubte lange Zeit, dieses durch die quere elastische Verklemmung lösen zu können. Aufgrund dessen wählte er die charakteristische Kleeblattform des Nagels mit einem Längsschlitz. Abgesehen von der idealen Nagelung im mittleren Bereich der Diaphyse besteht jedoch auch hier Rotationsinstabilität. Diese kann rein klinisch beobachtet werden. Wir haben sie mit Jaeger sowie Pfister u. Frigg im Experiment untersucht und konnten tatsächlich an gewissen punktförmigen Stellen eine querelastische Deformation feststellen, die allerdings unwirksam ist. Die Rotationsstabilität ist vielmehr von der Längsverklemmung und von den Verzahnungen der Bruchfläche abhängig.

Das Aufeinandergleiten (Teleskopieren) der Fragmente hängt von der Bruchform ab und kann zu schweren Verkürzungen führen, die heute nicht mehr zu tolerieren sind.

Der Vorteil des Verriegelungsnagels ist v. a. in der Verbesserung der Leistungen des Nagels und des Nagel-Knochen-Komplexes zu sehen, und zwar in bezug auf die Rotation und das Teleskopieren.

Die Rotation wird durch die dynamische proximale oder distale Verriegelung kontrolliert. Im Experiment wird bei querer Osteotomie die Rotationsstabilität verdoppelt (von 7 DN auf 13 DN). Durch die statische Verriegelung wird sie verdreifacht. In der klinischen Praxis werden diese Zahlen wahrscheinlich noch weit übertroffen. Bei gutem Knochenkontakt erlaubt der Verriegelungsnagel durch die frühe Belastung außerdem eine kallusfördernde, physiologische und interfragmentäre Kompression.

Die statische Verriegelung kontrolliert die Rotation und das Teleskopieren, eine frühe Belastung ist jedoch mit dem geschlitzten Nagel nicht möglich.

Beide Montagearten verhindern in bestimmten Fällen zusätzliche Achsenknickungen. Die statische Montage kann außerdem dynamisiert werden, so daß eine verzögerte interfragmentäre Kompression eintreten kann, die in manchen Fällen eine Pseudarthrose verhindert.

Trotz aller dieser Vorteile bleiben die Leistungen des herkömmlichen, durchgehend geschlitzten Verriegelungsnagels relativ mittelmäßig in bezug auf die induzierte Torsion, d. h. die Verdrehung des Nagels selbst, und auf seine Belastbarkeit. Diese Torsion führt zu Schwierigkeiten bei der distalen Verriegelung, da sich der Nagel verbiegt, wenn man Trümmerbrüche zu früh belastet. Die Drehfestigkeit des Nagels kann durch teilweise Verschließung des Schlitzes verbessert werden, die wir mit dem Grosse-Kempf-Nagel (GK-Nagel) durchführten. Dies führte uns zum ungeschlitzten Nagel, dessen Rotationsfestigkeit 20mal höher ist als die des geschlitzten GK-Nagels und der außerdem belastbar ist. Wir empfehlen diesen Nagel bei Trümmerbrü-

Centre de Traumatologie et d'Orthop. Strasbourg, Avenue A. Baumann 10, 67400 Illkirch-Graffenstaden, Frankreich

Wolter/Zimmer (Hrsg.)
Die Plattenosteosynthese und ihre Konkurrenzverfahren
© Springer-Verlag 1991

chen, bei schwerer Osteoporose mit Verdünnung der Kortikalis und bei der Tumorchirurgie.

Dank der Verbesserung der Verriegelungsmethode können die Indikationen der hervorragenden geschlossenen Küntscher-Nagelung ausschlaggebend erweitert werden. Dies kann als der Hauptvorteil der Methode angesehen werden. Die Mehrzahl der diaphysären und metaphysären Brüche kann nun genagelt und verriegelt werden, d. h. schräge Brüche, Torsionsbrüche, Dreifragmentbrüche, Zweietagenbrüche, Stückbrüche, Trümmer- und Defektbrüche sowie alle Arten von Pseudarthrosen, Achsenkorrekturen, Verlängerungs- und Verkürzungsosteotomien und Operationen in der wiederherstellenden Tumorchirurgie.

Vorzüge des Fixateur externe

E. BRUG, W. KLEIN und ST. WINCKLER

Bei dem sich deutlich abzeichnenden Trend [1, 2, 4, 7, 8] zur Verwendung unilateraler externer Fixateure soll in diesem Rahmen ausschließlich auf die Vorteile der nicht-rigiden externen Fixation, im besonderen auf die in axialer Richtung dynamisierbare Variante eingegangen werden (Abb. 1).

Ihre wesentlichen Unterschiede gegenüber dem konventionellen Fixateur externe in der vielfach noch praktizierten dreidimensionalen Montage sind:

1. die generelle unilaterale Applikation,
2. die dynamisch-axiale externe Fixation zielt nicht ab auf rigide Osteosynthese,
3. die konischen Pins ruhen ohne Dynamik im Knochen,
4. die Dynamik übernimmt vielmehr das Stabilisierungselement, der sog. Body überträgt sie auf die Fraktur [1–5].

Daraus ergeben sich bereits seine *Vorteile gegenüber dem konventionellen* Fixateur externe:

1. Er ist bequem für den Patienten, der ihn gut unter der Kleidung verbergen kann (Abb. 2). Die Montage ist weit weniger sperrig, weswegen der Patient früher in ambulante Behandlung entlassen werden kann.
2. Bohrlochosteolysen treten viel seltener auf, zumindest ganz selten vor Ausheilung der Fraktur. Dementsprechend seltener sind auch die sog. Pin-tract-Infektionen.

Die *Hauptvorteile der dynamisch-axialen Fixation gegenüber der Platte,* aber auch gegenüber dem *Nagel* sind:

1. die frakturferne Applikation, wodurch die Weichteile nicht zusätzlich geschädigt werden müssen;

2. die für die Heilung erforderliche Stabilität wird in der Regel über 4 Pins erzielt, die mit dem Body verbunden werden. Dafür sind lediglich 4 Stichinzisionen erforderlich.

Bedenkt man, daß man für die zu den konservativen Behandlungsmethoden zählenden Steinmann-Nagelextensionen immerhin schon 2 Inzisionen braucht, fällt es nicht ganz leicht, die dynamisch-axiale Fixation überhaupt als operatives, also invasives Osteosyntheseverfahren zu bezeichnen [6]. Aber selbst wenn, kombiniert sie alle Vorteile der konservativen Frakturbehandlung mit dem *prinzipiellen Vorteil der Osteosynthese,* nämlich der *selektiven Frakturschienung,* d. h. ausschließlich Immobilisierung der Fraktur unter Aussparung der benachbarten Gelenke, ohne den Hauptnachteil der Osteosynthese, der Infektion.

Aus der einfachen und schnellen Montage ergeben sich weitere praktische Vorteile, wie die Möglichkeit, Frakturen im Rahmen des Polytraumas frühzeitig, und zwar in der nach Wolff „ersten Operationsphase", also *vor Aufnahme* des Patienten auf die Intensivstation, zu stabilisieren [4].

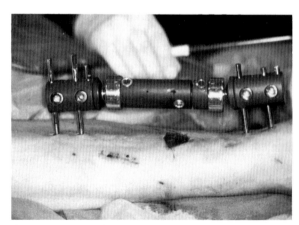

Abb. 1. Der von De Bastiani entwickelte dynamisierbare Monofixateur in seiner Standardausführung. Je stabiler die Fraktur per se ist, desto früher kann das Teleskop dynamisiert werden, also bei Querfrakturen schon nach wenigen Tagen

Klinik und Poliklinik für Unfall- und Hand-Chirurgie, Westfälische Wilhelms-Universität Münster, Jungeboldtplatz 1, W-4400 Münster, Bundesrepublik Deutschland

Wolter/Zimmer (Hrsg.)
Die Plattenosteosynthese und ihre Konkurrenzverfahren
© Springer-Verlag 1991

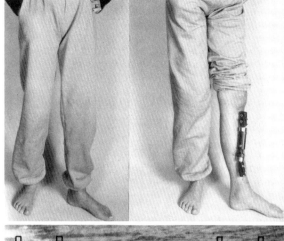

a

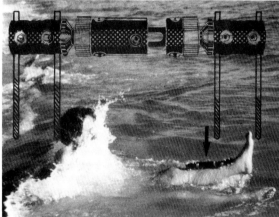

c

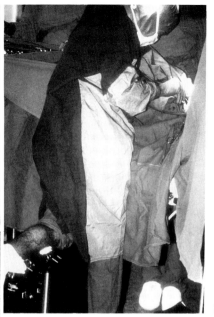

b

Abb. 2. a Das Gerät kann gut unter der Kleidung getragen werden. **b** Ein thoraxchirurgischer Chefarzt 2 Wochen nach Versorgung einer distalen Unterschenkelfraktur mit Beteiligung des oberen Sprunggelenkes, versorgt durch zusätzliche Komplementärosteosynthese durch Zugschraube. **c** Die Patienten sind selbst bei ihren Freizeitaktivitäten nicht sehr beeinträchtigt

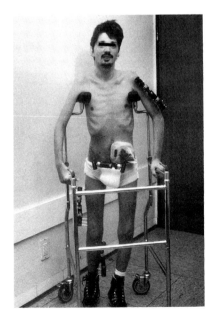

Abb. 3. Polytraumatisierter Patient 6 Wochen nach Unfall. Alle Frakturen wurden mit dem dynamisch-axialen Fixateur ausbehandelt

5-Phasen-Intensivtherapieplan nach Wolff

1. Reanimationsphase
2. Erste Operationsphase
3. Stabilisierungsphase
4. Zweite Operationsphase
5. Erholungsphase

Ferner kann die Frakturstellung dank der Kugelgelenke des Fixateurs postoperativ in der Regel ohne Narkose leicht korrigiert werden.

Im Gegensatz zum konventionellen Fixateur externe ist die dynamisch axiale Fixation durch die nichtrigide Osteosynthese und die dadurch viel seltener gewordenen Bohrlochosteolysen ein *primär definitives Stabilisierungsverfahren* (Abb. 3). Sie bedeutet also keine Interimslösung, die den viel diskutierten, nolens volens akzeptierten, häufig sogar programmierten Verfahrenswechsel nach sich zieht [7].

68% aller Patienten, bei denen wir mit Orthofix die Behandlung begonnen haben, mußten nur ein-

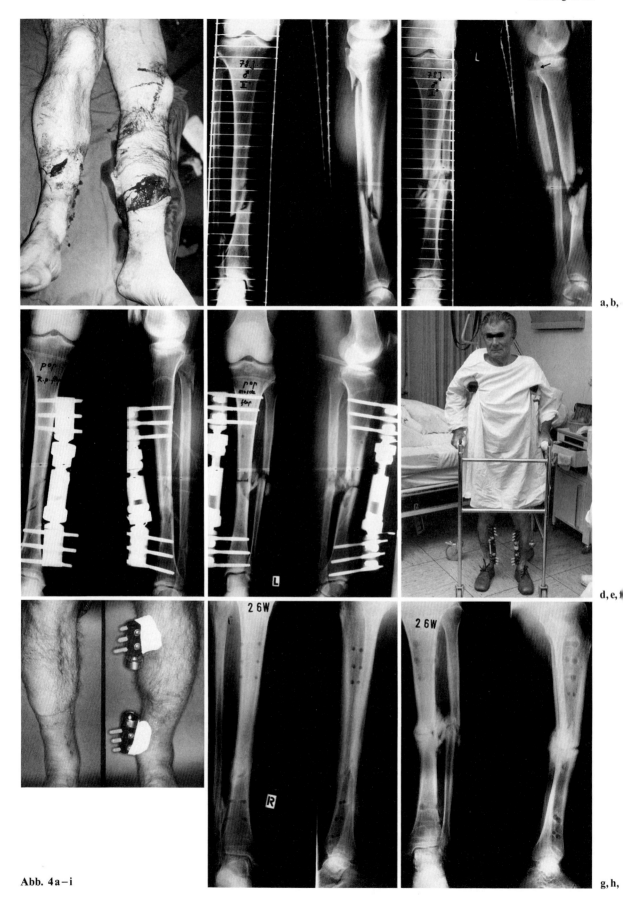

a, b,

d, e, f

Abb. 4a–i

g, h,

mal operiert werden; das bedeutet für die Patienten nicht nur eine Operation, sondern auch nur eine Narkose und nur einen stationären Aufenthalt.

Die dynamisch-axiale Fixation kommt somit dem alten medizinischen Prinzip des „primum nil nocere" sehr nahe. Zumindest erfüllt es die Forderung, daß das iatrogene Trauma möglichst kleiner sein sollte als das akzidentelle, in fast idealer Weise.

Abgesehen vom nicht erforderlichen Verfahrenswechsel erspart die dynamisch-axiale Fixation wenigstens eine Operation, und zwar die operative Implantatentfernung.

Die konischen Pins werden ohne Betäubung so gut wie schmerzfrei in der Poliklinik herausgedreht, nachdem zuvor der Body entfernt wurde.

Geht der Patient unter voller Belastung einige Tage schmerzfrei, erfolgt letztlich die Pinentfernung, andernfalls wird der Body wieder angebaut.

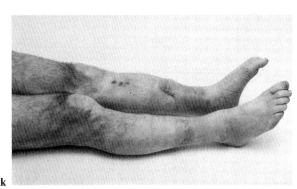

k

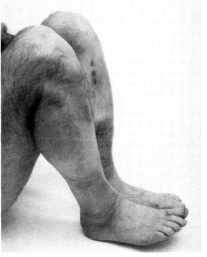

l

Abb. 4 a–l. 78jähriger Patient. Stoßstangenverletzung, Zweit- bzw. drittgradige Frakturen der Tibiae. **d, e** Stabilisierung beider Frakturen mit Orthofix; an der linksseitigen drittgradig offenen Fraktur wurde eine Verkürzungsosteotomie im Bereich der Trümmerzone um 2 cm vorgenommen. **f** 4 Wochen nach Unfall. Patient wird im Gehwagen mobilisiert. **g** *Rechts* Fraktur verheilt, *links* Body zur Probebelastung entfernt. **h–l** Radiologisches und funktionelles Ausheilungsbild nach 26 Wochen

Tabelle 1. Vergleich der Osteitisrate bei Platten- und Fixateurosteosynthese

Postoperative bzw. posttraumatische Osteitis		
Plattenosteosynthesen langer Röhrenknochen (n = 311) 1972–1983		
Geschlossen und 1 große, offen	2 von 262	0,76%
2. Groß, offen	2 von 20	5,0%
3. Groß, offen	7 von 29	24,1%
Orthofixosteosynthesen langer Röhrenknochen (n = 315) 1984–1988		
Geschlossen und 1 große, offen	1 von 204	0,5%
2. Groß, offen	2 von 68	2,9%
3. Groß, offen	3 von 43	7,0%

Dies ist auch bei einer eventuellen Refraktur möglich, eine Situation, die wir bis jetzt noch nicht erlebt haben. Ein Beispiel der bilateralen Versorgung ist in Abb. 4 dargestellt.

Die Quote der postoperativen bzw. posttraumatischen Osteitis ist letztlich mit dem Orthofix deutlich zurückgegangen (Tabelle 1).

Ein letzter Vorteil ist schließlich die Wirtschaftlichkeit. Abgesehen von einem relativ hohen Anschaffungspreis ist das Gerät sehr strapazierfähig und verträgt sicher mehrere Behandlungsphasen.

Wir haben mittlerweile 500 Montagen mit 80 Geräten durchgeführt. Wir erwarten, daß wir jedes Gerät wenigstens doppelt so oft einsetzen werden können.

Literatur

1. De Bastiani G, Aldegheri R, Renzi-Brivio L (1979) Fissatore esterno assiale. Chir Organi Mov 65:287–293
2. De Bastiani G, Aldegheri R, Renzi-Brivio L (1984) The treatment of fractures with des dynamic axial fixatuer. J Bone Joint Surg [Br] 66:538–545
3. Brug E, Klein W, Grünert J (1987) Die Behandlung der offenen Frakturen mit dem Fixateur externe – unter Berücksichtigung der dynamisch-axialen Fixation „Orthofix". Chirurg 58:699–705
4. Brug E, Pennig D, Gähler R, Haeske-Seeberg H (1988) Polytrauma und Femurfraktur. Aktuel Traumatol 18:125–128
5. Brug E, Klein W, Pennig D (1989) The management of compound tibial fractures with regard to dynamic axial fixation. In: Pipino F (ed) La Fissazione Esterna. OIC Medical Press, Firenze, p 95
6. Klein W, Pennig D, Brug E (1989) Die Anwendung eines unilateralen Fixateur externe bei der kindlichen Femurschaftfraktur im Rahmen eines Polytraumas. Unfallchirurg 92:282–286
7. Pennig D, Klein W, Baranowski D, Brug E (1989) Dynamisch-axiale Fixation als primär definitive Osteosynthese bei der Unterschenkelfraktur. Hefte Unfallheilkd 200:294
8. Zastrow F, Thy H (1989) Dynamisch axiale Fixation (Orthofix) Erfahrungen in einer Chirurgischen Abteilung. Chir Praxis 40:77–85

Gefahren und Komplikationen des Fixateur externe

W. Fleischmann[1] und L. Kinzl[2]

Indikation

Die Indikationsbreite für Fixateur-externe-Osteosynthesen hat sich während der vergangenen Jahre fortwährend ausgeweitet, da die für den Geübten einfach und wenig zeitaufwendig zu implantierenden Montagen frakturfern angreifen und gleichzeitig ein hohes Maß an interfragmentärer Stabilität gewährleisten.

Andererseits darf man bei Anwendung dieses „Problembewältigers" für knochenchirurgische „off-the road"Strecken nie vergessen, daß die direkte Haut-Knochen-Verbindung einen nicht zu übersehenden systembedingten Schwachpunkt darstellt und das Risiko eines zwar regionalisierten, aber dennoch latenten ossären Infektes in sich trägt.

Darüber hinaus erweist sich der Fixateur unter ausschließlicher Nutzung seines „rein mechanischen Prinzips" bei der Behandlung offener oder infizierter Frakturen bzw. Pseudarthrosen als unzureichend, da seine alleinige Instrumentation nur einen Teilaspekt im Behandlungskonzept ausmacht und der Therapieerfolg abhängig ist von weiteren gleichgewichtigen Maßnahmen.

Er darf demzufolge nicht, wie leider allzuoft suggeriert, als universelles Stabilisationsverfahren für alle Frakturformen und Situationen angesehen werden und in direkte Konkurrenz zum Marknagel oder der Plattenosteosynthese treten. Vielmehr stellt er die Alternative für diejenigen Verletzungen dar, deren Versorgung mit einer der genannten übrigen Osteosynthesemittel generell oder im Rahmen der Akutbehandlung als zu aufwendig, zu riskant und damit als zu problematisch zu bezeichnen ist.

Unter diesem Aspekt ist der Fixateur externe dann oft von vornherein nur als temporäres Osteosynthesemittel einzuplanen, welches nach Überwindung der Risikophase entweder flankierende Maßnahmen erfordert, oder aber durch eine geeignete interne Stabilisation abzulösen ist.

Zwangsläufig ergibt sich daraus die Forderung, die Montageplanung so vorzunehmen, daß weitere therapeutische Schritte nicht verhindert werden.

Eine generelle Einschränkung der Indikation ergibt sich beim Vorliegen organisatorischer Mißstände, wenn beispielsweise

- das notwendige Instrumentarium des zur Verfügung stehenden Fixateurtyps nicht komplett vorhanden ist,
- der verfügbare Therapeut weder über theoretische noch praktische Kenntnisse mit dem System verfügt oder
- die fehlende Compliance des Patienten die postoperative notwendige Montagepflege nicht gewährleistet.

Planung, Instrumentation

Ist die Indikation zur Fixateurosteosynthese gestellt, so setzt die korrekte klinische Anwendung ein Mindestmaß an technischem Verständnis und klinischer Erfahrung voraus.

Ein starres Festhalten an schematisch vorgegebenen Montageformen ist wenig sinnvoll und bedarf unter Berücksichtigung der Biomechanik einer individuellen intraoperativen Anpassung [2].

Dabei gilt zu beachten, daß die Systemsteifigkeit und damit die Stabilität der Osteosynthese abnimmt, wenn

- die Abstände der Schrauben und Nägel *intrafragmentär* klein, *interfragmentär* hingegen groß sind,
- die Verbindungsrohre knochenfern liegen,
- der unilaterale Fixateur nur ein Verbindungsrohr aufweist und

[1] Unfallchirurgische Klinik, Städtische Kliniken Kassel, Möncheberstr. 41−43, W-3500 Kassel, Bundesrepublik Deutschland

[2] Chirurgische Universitätsklinik und Poliklinik, Abt. für Unfallchirurgie, Hand-, Plastische und Wiederherstellungschirurgie, Steinhövelstr. 9, W-7900 Ulm, Bundesrepublik Deutschland

Wolter/Zimmer (Hrsg.)
Die Plattenosteosynthese und ihre Konkurrenzverfahren
© Springer-Verlag 1991

– die räumliche Fixateuranordnung bzw. die Verwendung eines entsprechend dimensionierten Monofixateurs, etwa bei sehr kurzen Hauptfragmenten, versäumt wird.

Werden Nägel und Schrauben nicht durch dezente Biegung vorgespannt, so können Wechsellasten zu Mikrobewegungen, Knochenresorption und allmählicher Implantatlockerung führen.

Andererseits ist vor einer zu aggressiven Vorspannung zu warnen, da dadurch die Implantate eine überkritische, an den kortikalen Verankerungslöchern exzentrisch ansetzende Druckspannung erzeugen. Kortikale Drucknekrosen mit Implantatlockerungen sind die Folge.

Bei bestehendem ossärem Defekt oder der Anwendung eines unilateralen Fixateurs heißt dies gefühlvolles *intrafragmentäres* Vorspannen der Schrauben, wohingegen bei gutem knöchernem Kontakt der Hauptfragmente ein axialer Druck durch *interfragmentäre* Vorspannung aller Nägel aufgebaut wird.

Die durch die Vorbiegung der Nägel oder Schrauben hervorgerufenen Spannungen der Haut führen regelmäßig zu Drucknekrosen, wenn die Weichteile nicht durch ausreichend lange Inzisionen entlastet werden.

Muskelperforationen bewirken einen zusätzlichen Weichteilschaden mit Bewegungsbehinderung. Eine Schraubenverankerung, beispielsweise am Unterschenkel, sollte nur an der muskelfreien ventromedialen Seite vorgenommen werden.

Stellungskorrekturen nach dem Einbringen von mehr als einem Implantat pro Hauptfragment sind kaum noch möglich, so daß schon vorher eine achsengerechte Ausrichtung der Hauptfragmente erfolgen muß. Die nicht planparallele Ausrichtung der Nägel und Schrauben führt zu Sperreffekten, die im späteren Verlauf eine Dynamisierung des Systems Knochen/Montage behindern.

Trotz aller Kreativität und innovativer Experimentierfreudigkeit sollte im Hinblick auf die psychische Belastung und physische Behinderung des Patienten eine schlichte Fixateurkonstruktion entstehen.

So manche Montage bedürfte einer „Humanisierung", um der mangelhaften Akzeptanz durch den Patienten und einer biomechanisch unsinnigen totalen Systemversteifung entgegenzuwirken.

So zeigt uns doch die Osteosynthesepraxis, daß eine hochrigide, gleichmäßig bis zur knöchernen Konsolidierung fortgesetzte externe Verspannung unter Ausnutzung aller stabilitätssteigernden Elemente (wie Zeltkonstruktionen oder Kombinationsosteosynthesen) eine deutlich längere Ausheilungszeit erfordert als eine Anwendung unilateraler Montagen mit Dynamisierungsmöglichkeit nach initialer statischer Funktion zur Kräfteneutralisation im Frakturbereich [3].

Damit ist das entscheidende Problem für die präoperative Planung angesprochen; es gilt, den heilungsfördernden Mittelweg bei der Auswahl und dem Ausbau der geeigneten Fixateurmontage einzuschlagen, der zwischen 2 Extremen liegt: einerseits der totalen Systemversteifung, andererseits der Instabilität.

Intraoperative Fehler, postoperativer Verlauf

Mangelhafte Kenntnisse der topographischen Anatomie führen zu iatrogenen Begleitschäden, etwa an Sehnen und neurovaskulären Strukturen [1].

So ist etwa die häufig zu beobachtende Verletzung des N. radialis superficialis bei externer Fixation distaler Radiustrümmerfrakturen weitgehend vermeidbar, wenn nach dem Setzen der Hautinzisionen bis auf den Knochen präpariert und dann über die dem Knochen fest aufliegende Bohrbüchse weitergearbeitet wird.

Ein direktes Einstoßen der Nägel bzw. Schrauben mit dem Hammer oder der Bohrmaschine ist gefährlich, denn es provoziert zusätzliche Frakturen, führt zu Haut- und Knochennekrosen sowie über Ringsequester zu frühen Implantatauslockerungen [4]. Verfahrenswechsel werden dann durch Pin-tract-Infektionen gefährlich, wenn nicht sogar unmöglich.

Stabilitätsgründe erfordern ein möglichst hautnahes Einbringen der Gestängeverbindungsbacken. Ein unmittelbarer Hautkontakt darf allerdings nicht auftreten, da die postoperative Schwellung dann u. U. Drucknekrosen nach sich zieht.

Unüberlegt plazierte oder zu lang dimensionierte Verbindungsstangen schränken speziell am distalen Unterschenkel die Beweglichkeit in den angrenzenden Gelenken ein. Die frühfunktionelle Behandlung wird behindert und das betroffene Gelenk in möglicherweise unphysiologischer Stellung fixiert.

Unnötige Gelenküberbrückungen und prolongierte Immobilisationen sollten wegen der schädlichen Auswirkung auf Knorpelernährung, Muskelfunktion und Kapselbandführung unbedingt vermieden werden.

Die anfänglich meist streng auf die Schraubeninsertionen und die Frakturzone konzentrierten Schmerzen verschleiern dennoch, vornehmlich am

Unterschenkel, häufig die klinischen Zeichen eines Kompartmentsyndroms. Nach dem Anlegen eines Fixateurs muß daher gezielt nach Hinweisen für Drucksteigerungen in den kontusionierten Muskellogen gefahndet werden. Das Kompartmentsyndrom erfordert zwingend eine notfallmäßige Faszienspaltung zur Erhaltung der Extremität.

Nach Fertigstellung der Montage sind vorstehende Nagelenden abzuschneiden und durch Plastikhütchen zu sichern, damit während des späteren Heilungsverlaufes Selbstverletzungen des Patienten vermieden werden.

Der unmittelbar nach der Operation angelegte Verband muß ausreichend Blut aufsaugen können, darf dabei aber keine feuchten Kammern entstehen lassen.

Die weiterführende systematische Pflege der Nageldurchtrittsstellen erfordert neben einer mechanischen Reinigung mit Entfernung von Fibrin- und Blutkrusten die tägliche Hautdesinfektion, worunter allerdings keinesfalls die lokale Anwendung von Antibiotikapuder zu verstehen ist!

Beginnende Infektionen entlang eines Nagels oder einer Schanz-Schraube lassen sich meist durch Inzisionserweiterungen, in hartnäckigen Fällen durch Implantatentfernungen mit anschließender offener Wundbehandlung beheben.

Liegt hingegen ein Ringsequester vor, so ist die Implantatentfernung mit einer Sequesterotomie und nachfolgender Spongiosaplastik zu kombinieren.

Während der ambulanten Weiterbehandlung erfolgen wöchentlich Kontrolluntersuchungen zur Weichteilpflege sowie zur Stabilitätsprüfung der Montage. Insbesondere muß auf die Reibeverhaftung der von Hersteller zu Hersteller qualitativ sehr unterschiedlich ausgearbeiteten Verbindungsbacken bzw. Kugelgelenke geachtet werden.

Röntgenkontrollen zur Beurteilung des knöchernen Heilungsverlaufs in 4wöchigen Abständen erlauben es, die Systemdynamisierung bzw. einen Verfahrenswechsel zum frühestmöglichen Zeitpunkt, d. h. ohne Zeitverlust für den Patienten, in Angriff zu nehmen.

Diese Entscheidungen erfordern Erfahrung und verdeutlichen anhand vieler Fehlverläufe, wie differenziert die therapeutische Handhabung des relativ einfach zu montierenden Fixateurs in Wirklichkeit ist.

Liegt die Schwierigkeit der Plattenosteosynthese in der operativen Implantationstechnik, so konzentriert sich die Problematik des Fixateurs vornehmlich auf die postoperative Heilungsphase.

Zusammenfassung

Der Fixateur externe ist kein universelles Stabilisationssystem. Eine klare Indikationsstellung muß vorliegen.

Planungsschwächen und Implantationsfehler behindern die Systemdynamisierung und blockieren Verfahrenswechsel. Im schlimmsten Fall führen sie über iatrogene Zusatzschäden der Weichteile zum Infekt mit Auslockerungen und schließlich zur völligen Montageinsuffizienz.

Fast alle aufgezeigten Gefahren und Komplikationen von Fixateurmontagen lassen sich durch technisches Verständnis und klinische Erfahrung vermeiden. In der Hand des Geübten ist der Fixateur externe trotz der aufgezeigten systembedingten Schwächen unverzichtbar geworden. Sein Wert zeigt sich insbesondere bei der Osteosynthese unter problematischen Weichteilverhältnissen.

Literatur

1. Ackroyd CE, O'Connor BT, De Bruyn PF (1983) The severely injured limb. Churchill Livingstone, Edinburgh London Melbourne New York
2. Hierholzer G, Allgöwer M, Rüedi Th (1985) Fixateur-externe-Osteosynthese. Springer, Berlin Heidelberg New York Tokyo
3. Uhthoff HK (1982) Current concepts of external fixation of fractures. Springer, Berlin Heidelberg New York Tokyo
4. Weber BG, Magerl F (1985) Fixateur externe. Springer, Berlin Heidelberg New York Tokyo

Die Rolle der Berufsgenossenschaften in der Entwicklung der Unfallchirurgie

G. Mehrtens

Umfang und Zielsetzung des berufsgenossenschaftlichen Heilverfahrens

Die ursprüngliche Aufgabe der 1885 gegründeten Berufsgenossenschaften erschöpfte sich in der schlichten Funktion, von den Mitgliedern Beiträge zu erheben und damit dem Versicherten einen Schadensausgleich für erlittene Verletzungen zu gewähren.

Die praktischen Erfahrungen lehrten sehr bald, daß Schadensverhütung und Wiederherstellung der Gesundheit Vorrang vor dem Schadensausgleich haben müssen. Dies beruht auf der besonderen Zielsetzung der Unfallversicherung und grenzt sie damit von der Krankenversicherung ab: Entscheidend ist nicht die Heilung an sich, sondern die Erreichung des bestmöglichen Heilerfolgs und die optimale Beseitigung der Verletzungsfolgen. Somit gehören in eine Hand das gesamte System von Unfallerkennung, Therapie, Rehabilitation und Entschädigung von Verletzungsfolgen.

Als vor dem Hintergrund dieser Zielsetzung die Bergbau-Berufsgenossenschaft (damals noch Knappschafts-Berufsgenossenschaft) kurz nach ihrer Gründung im Jahre 1885 beim Reichsversicherungsamt die Genehmigung zur Errichtung eines Unfallkrankenhauses beantragte, wurde diese nur „unter Rückstellung von Bedenken" erteilt, weil ein solches Vorhaben nicht zu den Aufgaben der Unfallversicherung gehöre und – streng genommen – Mittel dafür nicht in Anspruch genommen werden dürften.

7 Jahre später (1892) übertrug der Gesetzgeber den Berufsgenossenschaften auch formal die Verpflichtung zur Übernahme und Steuerung des Heilverfahrens. Diese Rechtsentwicklung wurde ständig erweitert und zuletzt durch das Gesundheitsreformgesetz vom 22. Dezember 1988 abgerundet. Nunmehr sind die Berufsgenossenschaften für jeden Arbeitsunfall – unabhängig von seiner Schwere – vom 1. Tage an zuständig.

Der Gesetzgeber hat für das Heilverfahren den Berufsgenossenschaften nur Rahmenvorschriften gegeben und es ihnen überlassen, in diesem Rahmen die erforderlichen Maßnahmen zur Sicherstellung des Heilverfahrens zu treffen. Aus dieser Möglichkeit der freien selbstverantwortlichen Gestaltung des Heilverfahrens entwickelten und verfeinerten die Berufsgenossenschaften seit der Jahrhundertwende das „Durchgangsarztverfahren" und das „Verletzungsartenverfahren". Ziel dieser Verfahren ist es, rechtzeitig (möglichst an der Unfallstelle) eine qualifizierte Behandlung durch einen geeigneten Arzt oder in einem geeigneten Krankenhaus sicherzustellen. Die Verfahren verlagern die nach einem Unfall von den Berufsgenossenschaften zu treffenden Entscheidungen in die Nähe des Unfallortes und übertragen sie einem fachlich geeigneten Arzt, dem Durchgangsarzt. Heute sind über 2000 Durchgangsärzte bestellt, die mehr als 90% aller Unfallverletzten sehen und nach der Erstversorgung über den weiteren Verlauf der Behandlung entscheiden.

Zielsetzung der berufsgenossenschaftlichen Unfallkliniken

Die mit dem berufsgenossenschaftlichen Unfallkrankenhaus „Bergmannsheil" vor 100 Jahren begonnene eigenständige Entwicklung der Unfallheilkunde wurde von den Berufsgenossenschaften in den Jahren 1953–1969 mit der Errichtung von 6 weiteren berufsgenossenschaftlichen Unfallkliniken weiter betrieben.

Aus der Erkenntnis, daß sich ein auf einem bestimmten Sektor eines großen Gebiets tätiger Chirurg durch ständige Beschäftigung mit einer begrenzten Materie eine bessere Praxis und bessere

Berufsgenossenschaft für Gesundheitsdienst und Wohlfahrtspflege, Pappelallee 35, W-2000 Hamburg 76, Bundesrepublik Deutschland

Wolter/Zimmer (Hrsg.)
Die Plattenosteosynthese und ihre Konkurrenzverfahren
© Springer-Verlag 1991

theoretische Kenntnisses erwerben muß als der Chirurg, der sich gelegentlich damit beschäftigt, wurden die materiellen und personellen Voraussetzungen geschaffen.

Zunächst lautete der Auftrag der berufsgenossenschaftlichen Krankenhäuser, vornehmlich Verletzte nach erfolgter Behandlung zur Wiedererlangung ihrer körperlichen Fertigkeiten durch Übungsbehandlungen wieder in das Arbeitsleben zurückzuführen. Grundgedanke war neben dem Mangel an ausreichenden Weiterbehandlungsmöglichkeiten in den Allgemeinkrankenhäusern auch die Zusammenführung größerer Zahlen von Patienten mit gleichartigen oder vergleichbaren Unfallfolgen.

Etwa seit 1960 änderte sich diese Aufgabenstellung. Die Unfallkrankenhäuser entwickelten sich zu modernen Wiederherstellungszentren. Im Gegensatz zum Allgemeinkrankenhaus mit seinem Rückzug auf die den verschiedenen Facharztgebieten zugeordneten Krankheiten oder Personengruppen (z. B. Frauenklinik, Kinderklinik) und im Gegensatz zur Unfallabteilung eines Allgemeinkrankenhauses und gleichermaßen derjenigen einer Universitätsklinik, die überwiegend auf die Versorgung des Frischverletzten ausgerichtet sind, kennzeichnet sich die Aufgabe der berufsgenossenschaftlichen Unfallklinik in der Zusammenfassung aller notwendigen Facharztgebiete zur gleichzeitigen Diagnostik, Therapie und Begutachtung. Die heute vorhandenen 7 Kliniken mit mehr als 2500 Betten schließen einmal Versorgungslücken, stellen aber auch Modelle zur Verfügung, um beispielgebend zu wirken.

Die berufsgenossenschaftlichen Unfallkliniken haben insofern einen modellhaften Charakter, als in ihnen alle frühen, späten und auch besondere Verletzungsfolgen im Sinne der echten Rehabilitation behandelt werden. Die Behandlung beginnt mit der nötigenfalls operativen Therapie, geht in die unmittelbare postoperative Nachbehandlung über und reicht weiter in die ambulante Therapie oder Überwachung bis zur abschließenden Begutachtung.

Empfehlungen des Hauptverbandes der gewerblichen Berufsgenossenschaften zu Schwerpunktbereichen

Der modellhafte Charakter der Unfallkliniken führte dazu, daß die Berufsgenossenschaften – die etwa 1/3 aller Unfallverletzten zu betreuen haben – über ihren Bereich hinaus Vorstellungen für eine Gesamtkonzeption entwickelten. Dies gründet sich

auf der Erwägung, daß in bestimmten Schwerpunktbereichen nur ein einheitliches Handeln aller Beteiligten zu einem guten Ergebnis führen kann.

Die Empfehlungen „Zur Verbesserung der medizinischen Rehabilitation Unfallverletzter" gehen von der Erkenntnis aus, daß die Unfallheilkunde nur in selbständigen Unfallabteilungen an dafür geeigneten Krankenhäusern unter Leitung eines in der Unfallheilkunde besonders erfahrenen Facharztes betrieben werden kann. Die räumlichen, sachlichen, organisatorischen und personellen Voraussetzungen für selbständige Unfallkliniken werden aufgezeigt.

Damit korrespondieren die Anforderungen der Berufsgenossenschaften an Krankenhäuser für die Zulassung zum Verletztenartenverfahren, die ständig auf den neuesten Stand der Erkenntnis gebracht werden.

Aufgrund der Vorschläge über die Vereinheitlichung des Rettungswesens der Berufsgenossenschaften aus dem Jahre 1970 erließen die Bundesländer Landesrettungsdienstgesetze, die den öffentlichen Rettungsdienst regeln und den Aufbau desselben fördern. Heute steht ein enges Netz an Rettungswachen mit Krankenwagen, Rettungswagen, Notarztwagen und Rettungshubschraubern zur Verfügung, die über zentrale Leitstellen zu den Einsätzen gesteuert werden.

Die Denkschrift „Zur Neuordnung der Behandlungszentren für Querschnittgelähmte in der Bundesrepublik Deutschland mit Planungsrichtwerten für Neubauten" hat die Zielsetzung, für alle Querschnittgelähmten in der Bundesrepublik Deutschland eine gleich gute Rehabilitation zu ermöglichen.

Sie gründet sich auf eine langjährige Erfahrung, die 1963 im „Bergmannsheil" Bochum mit der Gründung einer ersten Spezialabteilung zur Behandlung Querschnittgelähmter begann. Heute hat jede Unfallklinik eine entsprechende Abteilung, hier in Hamburg mit 100 Betten.

In den Empfehlungen „Zur Verbesserung der Rehabilitation Schwer-Schädel-Hirnverletzter" werden organisatorische Zielvorstellungen zur Verbesserung der Akutbehandlung und der Rehabilitation Erwachsener dargelegt.

Die Berufsgenossenschaften haben in ihren Zentren für Schwerbrandverletzte in Ludwigshafen (dem ersten in der Bundesrepublik Deutschland), Duisburg-Bucholz, Bochum und Hamburg Erfahrungen gesammelt, die sie in die Empfehlungen „Zur Verbesserung der Rehabilitation Schwerbrandverletzter" einfließen lassen konnten.

Die besonders schwierige Problematik der chirurgischen Infektionen hat viele Unfallkliniken bewogen, eigene Abteilungen für Osteomyelitiden einzurichten.

Am Berufsgenossenschaftlichen Unfallkrankenhaus Hamburg wurde 1963 die erste handchirurgische Abteilung in Deutschland errichtet, die auch als erste Klinik Deutschlands 1975 einen regelmäßigen Replantationsdienst einrichtete. Heute ist die Handchirurgie in vielen berufsgenossenschaftlichen Unfallkrankenhäusern mit der plastischen Chirurgie verbunden.

Ziele der berufsgenossenschaftlichen Unfallklinik

Heute lassen sich 5 Aufgaben einer berufsgenossenschaftlichen Unfallklinik definieren:

1. Versorgung und Behandlung von Patienten direkt nach einem Unfall. Der berufsgenossenschaftliche Auftrag setzt mit dem Unfallgeschehen ein. Der Anteil der Frischverletzten in den berufsgenossenschaftlichen Kliniken betrug 1988 ca. 25%. Die Bergung Verletzter durch Ärzte mit Notarztwagen und Hubschraubern wird − je nach ihrer Lage − von den Unfallkrankenhäusern wahrgenommen. Dabei ist die Behandlung von Frischverletzten nicht auf den Einzugsbereich der Klinik beschränkt. Es ist als notwendig erkannt worden, Verletzte mit speziellen Zuständen, wie z. B. Schwerbrandverletzte, Rückenmarkverletzte und Handverletzte, auch über größere Strecken in eine Spezialklinik zu transportieren. Auch aus dem Ausland, insbesondere den südlichen Ländern, dem vorderen Orient, Asien und Afrika, werden Unfallverletzte frühzeitig zurückgeholt.

2. Behandlung von Verletzten, bei denen nach einem vorangegangenen Heilverfahren operativ wiederherstellende Eingriffe und plastisch operative Maßnahmen sekundär erforderlich sind. Bei bestimmten Wahleingriffen oder Operationen, die einen Aufschub dulden, kann eine Verlegung in eine berufsgenossenschaftliche Klinik veranlaßt werden. Dort findet sich aufgrund der personellen und materiellen Ausstattung eine Sachkompetenz, die sich mit der anstehenden Problematik ständig beschäftigen muß und deren ständige Übung den Patienten zugute kommt. Durch theoretisch experimentelle Beiträge, die Weiterentwicklung von Operationsverfahren und klinische Untersuchungen wurde ein Standard erarbeitet, von dem erkennbar eine Schrittmacherfunktion ausgeht.

Einen besonders großen Raum nehmen Spätfolgen ein, wie z. B. Falschgelenke, in Fehlstellung verheilte Frakturen, Knocheninfektionen, Behandlung von Gewebelücken, von Gelenkzerstörungen, Gelenkersatz, funktionelle Ersatzoperationen oder Formkorrekturen, Amputationen oder Resektionen. Über 50 000 operative Eingriffe jährlich in den berufsgenossenschaftlichen Unfallkliniken verdeutlichen dies.

Die berufsgenossenschaftlichen Unfallkliniken werden dann innerhalb des Heilverfahrens eingeschaltet, wenn Zwischenfälle sich anbahnen oder bereits eingetreten sind. Über die beratenden Ärzte der einzelnen Berufsgenossenschaften oder von den behandelnden Chirurgen selbst erfolgt die Verlegung.

3. Gewährleistung des gesamten Bereiches der Nachbehandlung mit der Übungs- und Beschäftigungstherapie sowie in der Versorgung mit orthopädischen Hilfsmitteln. Hunderttausende von krankengymnastischen, elektrophysikalischen und beschäftigungstherapeutischen Behandlungen verdeutlichen, daß sich die Wiederherstellung nicht im chirurgischen Eingriff erschöpft. Sie mißt sich an der Rückgewinnung der Gesundheit ebenso wie an derjenigen der sozialen Stellung in Familie, Gesellschaft und Beruf.

4. Gutachterliche Tätigkeit: Die Begutachtung der Unfallfolgen stellt schon frühzeitig eine umfangreiche Aufgabe dar. Der gesetzliche Auftrag der Berufsgenossenschaften verlangt die Unterscheidung der Unfallfolgen von unfallfremden Krankheiten. Dadurch wurde erst vielfach der Weg geebnet, um die Ursache einer Erkrankung erkennen zu können. Beispielhaft erwähnen möchte ich nur die zahlreichen Arbeiten zur Frage der unfallartigen Entstehung eines Meniskusrisses, eines Sehnenrisses oder eines Bandscheibenvorfalls. Die Begutachtung trägt dazu bei, das Wesen von Unfallfolgen kennenzulernen, über ihre Behandlung und Beseitigung nachzudenken und bleibende Schäden mit Blick auf die Wiederverwendbarkeit im Arbeitsleben einzuschätzen.

5. Als fünfte und letzte Aufgabe nenne ich die Forschung und Lehre: Alle Kliniken führen Forschungsvorhaben durch, die sich mit Grundsatzfragen befassen. Auch für die ärztliche Fortbildung halten sich die berufsgenossenschaftlichen Kliniken verantwortlich. Dies kommt insbesondere in unfallmedizinischen Tagungen und Kongressen zum Ausdruck, wie z. B. in dem Kongreß „100 Jahre Plattenosteosynthese".

Laudatio
für den scheidenden Ärztlichen Direktor
des Berufsgenossenschaftlichen Unfallkrankenhauses Hamburg,
Herrn Dr. Walter Zimmer

W. ARENS

Lieber Herr Zimmer,
meine sehr verehrten Damen, meine Herren,

wir alle, vor allem Ihre ärztlichen Kollegen, die Sie seit vielen langen Jahren kennen, freuen uns, daß Ihnen Ihr Arbeitgeber, der Berufsgenossenschaftliche Verein für Heilbehandlung Hamburg e. V., diese große Ehrung, daß Sie im Rahmen eines so bedeutenden Kongresses aus Ihrem aktiven Berufsleben verabschiedet werden, bereitet. Eine schönere Anerkennung für das, was Sie in 30 Jahren und 5 Monaten für diese Klinik geleistet haben, kann Ihnen nicht zuteil werden.

Wer Sie sind, woher Sie kamen, was Sie machten, das muß im Rahmen einer solchen Laudatio kurz geschildert werden.

Bald auf den Tag vor 65 Jahren, am 26. 9. 1924, wurden Sie im schönen Meißen an der Elbe geboren. Ihr vorklinisches Studium brachten Sie im Rahmen der ärztlichen Akademie der Luftwaffe in Berlin hinter sich. Dort bestanden Sie im März 1945 unter Verhältnissen, die sich die nachfolgenden Generationen Gott sei Dank gar nicht mehr vorstellen können, die erste ärztliche Prüfung, die damals erfreulicherweise seit Jahrhunderten Physikum genannt wurde.

Nach kurzer englischer Kriegsgefangenschaft konnten Sie schon im Winter 1945/46 Ihr Studium an der Humboldt-Universität wieder aufnehmen. Als Mitglied der Studentenvertretung legten Sie sich wegen aller möglichen Dinge mit der Zentralverwaltung für das Gesundheitswesen im sowjetischen Sektor an, so daß Sie bald als studentischer Mitgründer der Freien Universität nach West-Berlin gingen.

Nach Examen und Approbation im Juli 1951 und nach Tätigkeit als wissenschaftlicher Assistent im anatomischen Institut der Freien Universität unter Professor von Herrath wurden Sie bis 1959 im Städtischen Krankenhaus in Wannsee zum Chirurgen ausgebildet.

Im Berufsgenossenschaftlichen Unfallkrankenhaus waren Sie ein Mann der ersten Stunde. 21 Tage vor der Eröffnung dieses Hauses traten Sie am 1. 5. 1959 als chirurgischer Assistenzarzt an.

Am 1. 10. 1967 wurden Sie chirurgischer Oberarzt, am 23. 7. 1970 Leitender Arzt der jetzigen Abteilung für Unfallchirurgie und Wiederherstellungschirurgie und zusätzlich ab 1. 1. 1976 Ärztlicher Direktor dieser Klinik.

Wenn ich die Zeugnisse Ihrer Vorgänger, Professor Dr. Zukschwert und Professor Dr. Faubel, lese, und wenn man den üblichen Zeugnisbonus abzieht, dann wird einem klar, warum Sie über 30 Jahre an dieser Klinik so erfolgreich wirken konnten.

Begeistert hat mich immer Ihre klare Sprache und Formulierungskunst. Wenn *Herder* sagt: „Die Sprache ist das ‚Lagerbuch des Verstandes'", dann hat das nach meinem Empfinden besonders für Sie gestimmt. Das gilt auch für Ihre Vorträge und Veröffentlichungen. Sie waren sicherlich mehr ein Mann der täglichen Praxis und vor allem ein Arzt, der in erster Linie für seine Patienten da war und da ist. Wenn Sie aber bei Kongressen, vor allem bei unfallmedizinischen Tagungen, auftraten, dann hat mich Ihre Sprache in Formulierung, Ausdruck und Gehalt immer wieder neu erfreut.

Wenn ich mir Ihre Veröffentlichungen durchsehe, dann stelle ich viele Gemeinsamkeiten fest. Ich glaube, daß ich die Grundmaxime meines unfallchirurgischen Denkens und Handelns: „So konservativ wie möglich, so operativ wie nötig" auch aus Ihren Veröffentlichungen heraus lese.

Ich weiß, lieber Herr Zimmer, daß Sie von Jahresberichten, in denen eine jährliche Zunahme der Operationsfrequenz von 20–30% und von einer Verringerung der Verweildauer in jedem Jahr um einen oder zwei Tage genau so wenig halten wie ich.

Ohne allen Zweifel haben Sie sich ganz besondere Verdienste um die medizinische Dokumentation und hier vor allem auch um die Dokumentation des Röntgenarchivs erworben. Hier haben Sie uns, Ih-

Facharzt für Chirurgie, W-6700 Ludwigshafen,
Bundesrepublik Deutschland

Wolter/Zimmer (Hrsg.)
Die Plattenosteosynthese und ihre Konkurrenzverfahren
© Springer-Verlag 1991

ren Kollegen in den berufsgenossenschaftlichen Unfallkliniken, wertvolle Hinweise gegeben. Wenn man diese wichtigen Dinge inzwischen weitgehend im Griff hat, dann ist Ihnen das mit zu verdanken.

Leben und leben lassen, ein ideales Betriebsklima, das sind nach meiner Ansicht Ihre wesentlichen wichtigen Führungsmerkmale gewesen.

Lieber Herr Zimmer, Ihre letzte große Aufgabe war das von Ihnen erstellte Zielplanungskonzept für das Berufsgenossenschaftliche Unfallkrankenhaus in Hamburg. Diesen Plan „2000" habe ich mit großem Interesse gelesen. All Ihre Erfahrungen haben Sie hier zusammengefaßt für Ihren Arbeitgeber geschildert. Ihre Ausführungen sind so beeindruckend, daß das Berufsgenossenschaftliche Unfallkrankenhaus Hamburg – das dann hoffentlich Klinik heißt – auch im Jahre 2000 noch Ihre Handschrift merkt, wobei es natürlich selbstverständlich ist, daß Neuerungen der Zeit entsprechend eingebaut werden, wobei ich Ihrem designierten Nachfolger, Herrn Professor Dr. Wolter, nur viel Glück und eine in jeder Hinsicht glückliche Hand wünschen kann.

Ich wünsche Ihnen, lieber Herr Zimmer, und ich glaube auch im Namen aller hier Versammelten sprechen zu dürfen, für Ihren neuen Lebensabschnitt Glück, Gesundheit und Zufriedenheit.

**Teil IV
Vorzüge, Gefahren und Komplikationen
der Osteosynthesemethoden
im Schaftbereich des Oberarmes**

Plattenosteosynthese

A. Wentzensen und M. Magin

Einleitung

In seinem Standardwerk *Frakturen und Luxationen* schreibt Helferich [5] 1886 über die Oberarmschaftfrakturen:

> Die Heilung erfolgt bei korrekter Behandlung in normaler Weise, aber das Vorkommen von Pseudarthrosen ist nach Humerusfrakturen relativ häufiger als an den übrigen Knochen der oberen Extremität infolge der etwas schwierigeren Immobilisation und infolge der manchmal bedeutenden Dislokation, welche obendrein noch durch Interposition von Weichteilen zwischen die Frakturenden kompliziert sein kann.

Lorenz Böhler hat sich 1964 unter dem Eindruck schlechter Ergebnisse vehement „gegen die operative Behandlung von Oberarmbrüchen" ausgesprochen; die von ihm damals gezeigten operativ versorgten Fälle machen dies verständlich [2].

Zahlreiche Frakturen am Oberarm können ohne Operation versorgt werden; die konservative und insbesondere die funktionelle Frühbehandlung stellt sicher eine geeignete Alternative zur operativen Versorgung dar, kann letztere aber nicht grundsätzlich ersetzen, da es immer wieder Situationen gibt, die eine offene Reposition und Stabilisierung erfordern.

Da die offene Reposition und Stabilisierung ein höheres Risiko beinhaltet als die geschlossene frühfunktionelle Behandlung, muß das Verfahren nicht nur beherrscht werden, sondern auch die Indikation stimmen, dies gilt auch für die konservative Behandlung.

Die Entscheidung für das einzuschlagende Behandlungsverfahren muß sich auf 2 grundsätzliche Überlegungen [1] stützen:

1. Gewährleistet die vorgesehene Operation mit einem hinreichend hohen Sicherheitsgrad die angestrebte Heilung?

2. Übertrifft sie die Leistungsfähigkeit der konservativen Behandlung in einem so hohen Maße, daß die Risiken möglicher, operativ ausgelöster Komplikationen in Kauf genommen werden dürfen?

Operative Behandlung

In der Berufsgenossenschaftlichen Unfallklinik Ludwigshafen wurden in der Zeit vom 1. 1. 1988 bis 30. 6. 1989 46 Oberarmschaftfrakturen bzw. ihre Folgen behandelt. Nicht alle Frakturen bezogen sich ausschließlich auf die Diaphyse, es lagen auch Kombinationsverletzungen mit metaphysären und epiphysären Bereichen vor. 25 Patienten wurden primär operativ, 9 sekundär operativ und 12 konservativ versorgt. Das Durchschnittsalter betrug in beiden Gruppen 43,3 bzw. 41,5 Jahre.

Die Indikation zur operativen Versorgung wurde 15mal aufgrund einer primären Radialisparese, 2mal wegen einer Gefäßverletzung, 1mal bei pathologischer Fraktur, 4mal bei offenen Frakturen und 2mal aus pflegerischen Gründen gestellt, 12mal erfolgte die operative Versorgung aufgrund des Frakturtyps mit voraussehbaren Schwierigkeiten der Retention.

4mal erfolgte die Stabilisierung wegen einer sekundär auftretenden Radialisparese, 6mal bei verzögerter Frakturheilung mit Übergang in eine Pseudarthrose.

Diese Beispiele zeigen, daß die Feststellung, daß Oberarmschaftbrüche grundsätzlich konservativ behandelt werden, in dieser Form nicht immer aufrecht erhalten werden kann.

Ein ungenügendes Repositionsergebnis oder die Unmöglichkeit, eine Reposition zu halten, können genauso Indikationen für die operative Versorgung sein wie Verletzungen des Brustkorbes, beidseitige Humerusfrakturen, Gefäßverletzungen, offene Frakturen, Kombinationsverletzungen von diaphysären und metaphysären Humerusanteilen ein-

Berufsgenossenschaftliche Unfallklinik Ludwigshafen, Ludwig-Guttmann-Str. 13, W-6700 Ludwigshafen 25, Bundesrepublik Deutschland

Wolter/Zimmer (Hrsg.)
Die Plattenosteosynthese und ihre Konkurrenzverfahren
© Springer-Verlag 1991

schließlich Gelenkbeteiligung, sowie Kettenfrakturen der oberen Extremität.

Diskussion

Nach einer Studie von Maier et al. [8] aus Wien fanden sich in ihrem konservativ behandelten Krankengut von 183 Oberarmschaftbrüchen in 15,8% Pseudarthrosen bei Querbrüchen und in 10,9% nach langen Schrägbrüchen. Sie halten aufgrund dieser Ergebnisse eine Erweiterung der Operationsindikation auf Querbrüche oder lange Schrägbrüche mit einer Diastase von mehr als 1 cm für sinnvoll.

Die Frage nach der Revision primärer neurologischer Komplikationen wird immer wieder gestellt.

Die Tatsache, daß nur etwa 20% der primären Läsionen wirklich revisionspflichtige Verletzungen darstellen, über den Befund einer Neurapraxie hinausreichen und dem Befund einer Axonotmesis zuzuordnen sind, spricht nach meinem Dafürhalten nicht gegen die Notwendigkeit einer Revision, da dies nicht voraussehbar ist und es fließende Übergänge von der Neurapraxie zur Axonotmesis gibt, die von der Dauer der Druckwirkung und der Stärke des Druckes abhängen [9].

Vor allem Frakturen am Übergang vom mittleren zum distalen Drittel sollten bei Vorliegen einer neurogenen Läsion revidiert werden.

Vorzüge der Plattenosteosynthese

Die Plattenosteosynthese stellt das topographisch am universellsten verwendbare Osteosynthesemittel dar, an der oberen Extremität bedeutet sie das Mittel der Wahl. Die Marknagelung mit einem starren Nagel am Oberarm hat den Nachteil, daß die meisten Frakturen nicht drehstabil und auch häufig nicht distraktionsstabil werden [4, 11].

Die Plattenosteosynthese entsprechend den Richtlinien der AO ist hinsichtlich der Stabilität jedem anderen Verfahren überlegen und bei korrekter biomechanischer Anwendung und gewebeschonendem Vorgehen mit einer geringen Pseudarthroserate behaftet. Um die gravierenden Komplikationen nach Oberarmosteosynthese auszuschließen, sind prinzipiengetreues Vorgehen, Routine in der Durchführung derartiger Eingriffe, die Identifikation des N. radialis und die Dokumentation des Nervenverlaufes zur implantierten Platte Voraussetzung.

Ausnahmesituationen erfordern u. U. ein anderes Vorgehen und gelegentlich auch ein anderes Implantat.

Gefahren und Komplikationen

Infektion, Nervenschaden und Pseudarthrose stellen die gravierenden Komplikationen der Plattenosteosynthese dar. Eine Häufung von Infekten ist am Oberarm aufgrund der in der Regel günstigen Situation mit gut durchbluteten Weichteilen nicht festzustellen.

Eine Infektionsrate von 1,4% in der AO-Sammelstatistik erscheint für geschlossene Frakturen hoch, bei den offenen Frakturen liegt sie bei 9,8%.

Nervenschäden werden in dieser Statistik mit 4,3% angegeben, in 0,4% der Fälle kam es zu einer Pseudarthrose.

Hermichen et al. [6] fanden in einem Krankengut von 122 Oberarmschaftpseudarthrosen 38% der Fälle nach konservativer und 62% nach operativer Versorgung. Eine falsche Anwendung von Behandlungsprinzipien ließ sich sowohl nach konservativer wie nach operativer Behandlung feststellen.

Speziell dem Nervenschaden sollte beim typischen dorsalen Zugang durch sorgfältige Präparation vorgebeugt werden können; dabei ist es in der Regel ausreichend, das Gefäß-Nerven-Bündel so weit spannungsfrei zu mobilisieren, daß das Implantat daruntergelegt werden kann.

Beim anterolateralen Zugang besteht distal die Gefahr, den nicht einsehbaren Nerv durch Hakendruck von Hohmann-Hebeln zu schädigen, im Zweifel kann der Nerv hier auch vorsichtig dargestellt werden.

Zusammenfassung

Mein Plädoyer für die Plattenosteosynthese als operatives Verfahren der Regel gründet sich auf die Überlegung, daß es das am universellsten anwendbare Verfahren darstellt und gleichzeitig biomechanisch exakt definiert ist.

Während Fehlschläge nach konservativer Behandlung überwiegend auf einer inadäquaten Indikationsstellung beruhen, sind es bei den Osteosynthesen besonders häufig operationstechnische Fehler.

Grundsätzlich kommt die operative Versorgung von Frakturen dem Wunsche des Patienten nach mehr Lebensqualität durch kürzere Immobilisierungszeit mit schnellerer funktioneller Wiederherstellung, kurz als Komfort bezeichnet, entgegen. Da besonders die Plattenosteosynthese zahlreiche Fehlermöglichkeiten beinhaltet und die Kompensationsbreite der Frakturheilung infolge der operationsbedingten Störung der Vaskularität geringer ist, werden an die Erfahrung und das operative Geschick unter Einbeziehung einer korrekten Anwendung besondere Anforderungen gestellt.

Literatur

1. Bandi W (1980) Probleme der Indikationsstellung zur Osteosynthese von Oberarmschaftbrüchen. Hefte Unfallheilkd 148:372–378
2. Böhler L (1964) Gegen die operative Behandlung von frischen Oberarmschaftbrüchen. Langenbecks Arch Klin Chir 308:465–475
3. Böstmann O, Bakalim G, Vainionpää S, Pätiälä H, Rokkannen P (1985) Immediate radial nerve palsy complicating fracture of the shaft of the humerus: when is early exploration justified? Injury 16:499–502
4. Hackethal KH (1961) Die Bündel-Nagelung. Springer, Berlin Göttingen Heidelberg
5. Helferich H (1886) Frakturen und Luxationen. Lehmann, München
6. Hermichen HG, Pfister U, Weller S (1982) Die Oberarmschaftpseudarthrose. Unfallchirurgie 8:92–95
7. Holstein A, Lewis GB (1963) Fractures of the humerus with radial-nerve paralysis. J Bone Joint Surg [Am] 45:1382–1388
8. Maier R, Kwasny O, Schabus R, Scharf W (1987) Verzögerte Knochenbruchheilung und aseptische Pseudarthrose nach Oberarmschaftfraktur. Hefte Unfallheilkd 189:504–507
9. Mumenthaler M, Schliack H (1982) Läsionen peripherer Nerven. Thieme, Stuttgart New York
10. Oertli D, Matter P, Scharplatz D, Zehnder R (1983) Auswertung von operativ versorgten Schaftfrakturen. Analyse der AO-Dokumentation 1967–1980. AO-Bulletin
11. Schatzker J, Tile M (1987) The rationale of operative fracture care. Springer, Berlin Heidelberg New York Tokyo

Behandlung mit dem Humerusverriegelungsnagel

H. SEIDEL

Einleitung

Der Oberarm ist mit durchschnittlich 5–6% an allen Frakturen beteiligt [22], Schaftbrüche mit 1% [12]. Die proximalen Oberarmfrakturen haben einen Anteil von 80%, diaphysäre Schaftbrüche von durchschnittlich 15% und distale Brüche von 5% [19].

Rund 26% der Schaftbrüche sind kurze Schrägbrüche. 22% sind Querbrüche der Diaphyse [22].

Nach Böhler [2] ist der Oberarmbruch der gutartigste Bruch, der kaum Probleme bei der Behandlung mit sich bringt. Die Pseudarthroserate nach konservativer Behandlung liegt unter 1% [2]. Beck [1] konnte dies in einer Nachuntersuchung von 300 Patienten bestätigen. In dieser Serie heilten alle Frakturen ohne Komplikation aus.

Obwohl die konservative Therapie zu guten Ergebnissen führt, besteht in besonderen Fällen die Indikation zur operativen Versorgung.

Der klassische Küntscher-Nagel ist für Oberarmfrakturen ungeeignet, da der Markraum des Oberarms trichterförmig nach unten enger wird und der Nagel sich im proximalen Oberarm nicht verklemmen kann.

In 31% der Fälle werden Pseudarthrosen nach Küntscher-Nagelungen am Oberarm berichtet [20].

Nach Nagelung des Oberarms mit dem klassischen Küntscher-Nagel wurde sowohl eine Verkürzung des Oberarms mit Nagelüberstand an der Schulter beobachtet als auch eine Distraktion der Fraktur, die durch das Gewicht des Arms auftritt.

L. V. Rush u. H. C. Rush [16], Hall u. Pankowich [8], Brumbach u. Bosse [4] sowie Prickelt [15] verwenden vorgebogene Rasch- bzw. Ender-Nägel, die leicht intramedullär einzuführen sind, jedoch insbesondere bei Mehrfragment- und Trümmerbrüchen nur geringe Stabilität bieten.

Die Bündelnagelung [7] wird z. T. auch von der AO empfohlen. Brug [3] beschreibt in 3% der Fälle

Pseudarthrosen nach Bündelnagelung sowie in 3% der Fälle N.-radialis-Schäden. Die Indikation für den Bündelnagel bilden vornehmlich Querbrüche und kurze Schrägbrüche. Das Problem der Reibkorrosion der intramedullär gelagerten Nägel versuchen neuerdings Herzog et al. [9] durch Titan-Bündelnägel zu umgehen.

Die Plattenosteosynthese am Oberarm ist kompliziert und sollte nur geübten Operateuren anvertraut werden.

Schweiberer et al. [18] berichten in 24,9% der Fälle über N.-radialis-Schäden vor der Operation und in 37,3% nach der Operation.

Nach der Plattenentfernung treten zusätzlich in 7,3% der Fälle Nervenschäden auf.

Die Infektionsquote beträgt 9,3% nach Schweiberer et al. [18] bei der Erstoperation und 3,6% nach der Materialentfernung.

Wegen dieser besonderen Problematik raten Muhr u. Tscherne [12] von der Materialentfernung ab.

Burney [5] und Kristiansen [10] raten wegen der Schwierigkeit der vorgenannten Osteosynthesen zur Stabilisierung der Oberarmfrakturen mit dem Fixateur externe.

Diese Autoren stabilisieren den Oberarm z. T. mit gelenkübergreifenden Montagen und vorübergehender Arthrodese des Schultergelenks.

Trotz zahlreicher Osteosynthesemethoden wird die konservative und funktionelle Therapie des Oberarms bevorzugt. Die funktionelle Therapie wird seit der Veröffentlichung von Hamilton aus dem letzten Jahrhundert in kaum veränderter Technik durchgeführt [6, 14, 17, 23].

Die konservative bzw. funktionelle Behandlung ist jedoch nur erfolgversprechend, wenn diese vom Patienten durchgeführt und befolgt werden kann. Patienten mit Schädel-Hirn-Traumen, bettlägerige, polytraumatisierte und unkooperative Patienten infolge von Altersschwäche, Drogenabhängigkeit oder Uneinsichtigkeit eignen sich nicht für diese aktive konservative Behandlungsmethode.

Chirurgische Abteilung, Hafenkrankenhaus, Zirkusweg 11, W-2000 Hamburg 4, Bundesrepublik Deutschland

Wolter/Zimmer (Hrsg.)
Die Plattenosteosynthese und ihre Konkurrenzverfahren
© Springer-Verlag 1991

Unter Berücksichtigung der besonderen Frakturheilung mit Verriegelungsnägeln wurde für den Oberarm ein spezieller Verriegelungsnagel entwickelt, der die Vorteile der intramedullären Osteosynthese bietet und die Nachteile des klassischen Küntscher-Markraumnagels ausschließt.

Prinzip des Humerusverriegelungsnagels

Der Humerusverriegelungsnagel ist dünn und läßt sich daher ohne besonderen Druck in den Markraum einschlagen. Er führt die Fragmente in der Achse. Der für den Küntscher-Nagel typische Überdruck, der zur Sprengung des Oberarms führt, wird mit dem dünnen Verriegelungsnagel vermieden. Die Stabilität der Osteosynthese wird durch die Verriegelung des Nagels im proximalen und distalen Bereich erzielt.

Nageldesign

Der Humerusverriegelungsnagel hat einen Durchmesser von 9 mm. Er ist aus einem ungeschlitzten Stück Stainless-steel gefertigt und in der Mitte durchbohrt; dadurch besitzt er eine maximale Biegesteifigkeit. Der Querdurchmesser besitzt ein Kleeblattprofil. Das proximale Drittel des Nagels hat eine Abwinkelung von 7,5° zur Längsachse und ist der anatomischen Form des Oberarms angepaßt. Die proximale Verriegelung wird mit 2 selbstschneidenden Schrauben von 4,5 mm, die in der Vertikal- bzw. Sagittallinie verlaufen, durchgeführt. Die distale Verriegelung wird intramedullär durch Aufspreizen des Nagels vorgenommen. Die proximale und distale Verriegelung kann ohne Bildwandlerkontrolle sicher durchgeführt werden. Es stehen Nägel in einer Länge von 14–32 cm zur Verfügung. Der Standardnagel hat einen Durchmesser von 9 mm. Für dünnere Oberarme kann ein Nagel mit einem Durchmesser von 8 mm verwendet werden.

Für proximale Humerusfrakturen, die bis in den Humeruskopf reichen, kann der sog. Cap washer verwendet werden. Mit ihm werden knöcherne Ausrisse des Tuberculum majus und minus fixiert. Der Cap washer ist ausschließlich für Humeruskopffrakturen konzipiert und wird auf den Humerusnagel geschraubt.

Indikation

Mit dem Humerusverriegelungsnagel können alle Humerusschaftfrakturen stabilisiert werden, sofern das distale Fragment 5 cm lang ist. Bei kurzen Schräg- und Querbrüchen der Diaphyse muß der Nagel nicht die ganze Länge des Markraums einnehmen. Er sollte aber mindestens 5 cm distal die Fraktur überragen.

Bei langen Schräg- und Trümmerbrüchen sollte der Nagel so lang wie möglich gewählt werden, d. h. die Nagelspitze sollte bis kurz vor die Fossa olecrani reichen. Dadurch wird die größte Stabilität erzielt.

Lagerung und Operationstechnik

Der Patient wird auf dem Rücken gelagert, der zu operierende Arm wird am Rand des Operationstisches so gelagert, daß der Bildwandler in der Vertikalebene den Arm durchleuchten kann. Der Oberkörper wird 30° angehoben, die Schulter wird zur besseren Exposition des Gelenks mit einem Polster angehoben.

Der Arm bleibt während der Operation frei beweglich, die Reposition wird durch den Assistenten unter leichtem Zug am Unterarm durchgeführt. Die Rotation wird durch Bewegung des Unterarms in Rechtwinkelstellung im Ellenbogen kontrolliert. Die Nagelung wird gedeckt durchgeführt.

Nur bei primärer N.-radialis-Läsion wird eine offene Nagelung mit Freilegung des N. radialis empfohlen.

Der Nagel wird immer von proximal eingeführt. Beim Schaftbruch ist die Hautinzision ca. 5 cm lang, der Schnitt liegt frontolateral über dem Humeruskopf, die Deltamuskulatur wird im Faserverlauf stumpf gespalten. Der Eintrittspunkt des Nagels liegt an der Insertionsstelle der Rotatorenmanschette auf der Mitte des Tuberculum majus. Die Rotatorenmanschette wird längsgespalten. Der Pfriem zum Aufweiten des Markraums wird auf der Spitze des Tuberculum majus angesetzt.

Die Fraktur wird über dem Führungsspieß für den Bohrer reponiert, der Markraum wird in 0,5-mm-Schritten bis auf 11 mm aufgeweitet. Bei weitem Markraum entfällt der Bohrvorgang. Die Nagellänge wird am Bohrdraht gemessen. Vor der Implantation wird die Spreizschraube zur intramedullären Spreizung der Nagelspitze so weit in den Nagel eingeschraubt, bis der Schraubenkopf die Spitze des Nagels erreicht. Proximal wird der Nagel an das Führungsgerät fixiert. Nun wird der Nagel über dem speziellen Führungsdraht für den Nagel in den Markraum eingeschoben. Mit einem Schlitzhammer kann der Nagel im Humeruskopf versenkt werden.

Zuerst wird die distale Verriegelung durch Hochschrauben der Spreizschraube in den Nagel mit dem langen Schraubenzieher, der links gedreht werden muß, durchgeführt. Danach werden die proximalen Verriegelungsschrauben unter Zuhilfenahme des Führungsgerätes eingeschraubt. Die proximalen Verriegelungsschrauben werden durch Stichinzisionen eingeführt. Die Führungshülse für den Bohrer der Verriegelungsschrauben wird unter stumpfer Präparation der Weichteile bis auf die Kortikalis eingesetzt. Eventuell muß die lange Bizepssehne dargestellt werden, um eine Verletzung durch die vertikale Verriegelungsschraube zu verhindern.

Vor dem Bohren muß die Kortikalis angekörnt werden, um ein Abgleiten des Bohrers zu verhindern.

Proximale Humerusfrakturen werden offen reponiert, so daß eine intraoperative Röntgenkontrolle nicht notwendig ist.

Eine exakte anatomische Fragmentreposition ist nicht erforderlich, da die Fraktur unter Kallusausbildung abheilt. Die Freilegung der Fraktur zum Zwecke der anatomischen Fragmentreposition ist im Gegenteil kontraindiziert.

Nachbehandlung

Bei proximaler und distaler Verriegelung ist die Osteosynthese mit dem Humerusverriegelungsnagel übungsstabil.

Sowohl die Stauchung als auch die Distraktion wird durch den Verriegelungsnagel verhindert. Die Rotationsstabilität ist in den ersten 2 Wochen nach der Operation begrenzt, doch zur funktionellen Nachbehandlung ausreichend.

Alle Manöver, die mit der funktionellen Behandlung durchgeführt werden, können nach der Osteosynthese mit dem Verriegelungsnagel geübt werden. Passive Bewegungen sollten vermieden werden.

Während der ersten 2 Wochen nach der Operation wird der Arm in einer Schlinge geführt. Die Rotationsbewegung wird während der ersten 2 Wochen nicht trainiert. Fixierende äußere Verbände sind nicht erforderlich.

In der Regel hat sich bis zur 6. Woche ein stabiler Kallus ausgebildet, der nach Entfernen der proximalen Verriegelungsschrauben (Dynamisierung) durch die aktive Muskelkontraktion komprimiert wird. In Abhängigkeit vom Frakturtyp sind die Frakturen zwischen der 6. bis 12. Woche belastungsstabil konsolidiert.

Die Beweglichkeit des Schultergelenks wird durch die Nagelosteosynthese nicht beeinträchtigt, da der Nagel außerhalb des Gelenks im Humeruskopf liegt und mit der Kortikalis des Tuberculum majus abschließt.

Gefahren und Komplikationen

Der Nagel darf nicht mit Gewalt gegen Widerstand in den Markraum eingeschlagen werden, um eine Sprengung des distalen Humerus zu vermeiden. Falls sich der Nagel nicht leicht einführen läßt, muß der Markraum mit dem Bohrer aufgeweitet werden.

Der Nagel sollte immer unter schlüssiger Reposition der Humerusfragmente eingeführt werden. Die Reposition muß unter leichtem Zug ohne Fragmentdislokation durchgeführt werden, um den N. radialis zu schonen.

Bei Verdacht auf eine Läsion des N. radialis muß die Fraktur freigelegt werden.

Der Nagel wird auf der Spitze des Tuberculum majus in der Fluchtlinie des Markraumkanals eingeführt. Er schließt mit der Spitze des Tuberculum majus ab und darf nicht überstehen, um eine Irritation der Rotatorenmanschette zu vermeiden.

Die proximale Verriegelung muß vorsichtig durchgeführt werden.

Die Schraube in der Sagittallinie muß bündig mit der medialen Kortikalis abschließen, um einer Verletzung des N. axillaris aufgrund eines zu langen Schraubenüberstandes vorzubeugen.

Bevor die Schraube in der Vertikalebene eingeschraubt wird, muß Klarheit über die Lage der Schraube zur langen Bizepssehne bestehen, um diese nicht zu verletzen.

Patientengut

160 Patienten wurden von Juni 1985 bis Juni 1989 mit dem Humerusnagel operiert. Es handelte sich um 94 Frauen und 66 Männer. Bei 48 Patienten bestand ein Schaftbruch. Das Durchschnittsalter dieser Patienten betrug bei den Frauen 58 Jahre, bei

den Männern 49 Jahre. 36% der Schaftbrüche lagen im proximalen Drittel, 41% im mittleren Drittel und 23% im unteren Drittel des Humerusschaftes.

Bei 112 Patienten bestand ein Humeruskopfbruch. Das Durchschnittsalter bei diesen Patienten betrug bei Frauen 67 Jahre und bei Männern 58 Jahre.

Die Humeruskopfbrüche wurden nach der Klassifizierung nach Neer [13] eingeteilt:

- bei 27% bestand der Typ III,
- bei 16% der Typ IV,
- bei 21% der Typ V, und
- bei 36% der Typ VI.

Bei 7 weiteren Patienten wurde ein Pseudarthrose des Humerusschaftes nach entsprechender Vorbehandlung mit dem Humerusnagel versorgt.

In der Serie der Humeruskopfbrüche beobachteten wir bei 12 Patienten die Ruptur der langen Bizepssehne durch die Frakturfragmente. Bei 4 Patienten war der N. axillaris traumatisch geschädigt, bei 2 Patienten der Plexus brachialis.

Bei den Schaftbrüchen war die lange Bizepssehne 2mal durch die Fraktur durchtrennt, 4mal bestand bei diesen Patienten eine erst- bis zweitgradig offene Fraktur und 6mal war der N. radialis traumatisch geschädigt.

Die Frakturen mit N.-radialis-Schaden wurden offen reponiert. Der N. radialis wurde dargestellt. In keinem Fall trat durch die Operation ein N.-radialis-Schaden auf.

Die offenen Frakturen wurden nach Wunddébridement und Wundverschluß gedeckt genagelt.

Bei 16 Patienten bestand ein Polytrauma, die Patienten mußten längerfristig beatmet werden.

Bei einem Schaftbruch heilte die Fraktur nicht aus, es entwickelte sich eine Pseudarthrose, die durch erneute Nagelung und Spongiosaplastik zur Ausheilung gebracht wurde.

Bei einer weiteren Patientin entwickelte sich eine verzögerte Frakturheilung, die Fraktur war erst nach 8 Monaten fest knöchern konsolidiert. Die verzögerte Wundheilung ist auf eine zu weite Distraktion der Fragmente zurückzuführen. Ein Fragment, das den Deltamuskel durchspießte, wurde später abgetragen.

Bei 2 Patienten, die mit einem 18 cm langen Nagel und Humeruskopffraktur versorgt waren, trat nach einem erneuten Sturz auf den operierten Arm eine Oberarmschaftfraktur distal der Nagelspitze auf. Auch diese Frakturen konnten nach Auswechseln des Nagels gegen einen längeren Nagel ausgeheilt werden.

Ergebnisse (Abb. 1–3)

Bei 110 Patienten ist die Behandlung abgeschlossen. Das Material ist entfernt. Bei 30 Patienten mit Schaftbrüchen wurde die Nachuntersuchung zum Zeitpunkt der Materialentfernung, z. T. später durchgeführt. Bei 50% der Patienten bestanden keine Schmerzen im Arm bzw. der Schulter. 40% der Patienten gaben bewegungsabhängige, leichte, nicht behindernde und nicht therapiebedürftige Schmerzen im Arm an. 10% der Patienten klagten über belastungsabhängige Schmerzen, die zumeist auf eine noch bestehende Muskelatrophie zurückzuführen waren. Alle traumatischen N.-radialis-Schäden hatten sich komplett zurückgebildet. 2 Infekte waren saniert (2 Patienten). Die bakteriologischen Abstriche zum Zeitpunkt der Materialentfernung verliefen negativ.

Die Funktion der Schulter war durch die Operation nicht eingeschränkt, signifikante Impingementbeschwerden bestanden nicht, ausgenommen bei 3 Patienten, bei denen der Nagel den Humeruskopf überragte. Die durchschnittliche Beweglichkeit der Schulter betrug:

- Anteversion: 170° (90–180°),
- Retroversion: 20° (0–30°),
- Abduktion: 160° (60–180°),
- Adduktion: 60° (30–90°),
- Außenrotation: 80° (60–90°),
- Innenrotation: 80° (70–90°).

Die Funktion des Ellenbogengelenks war nicht eingeschränkt. Der Cap washer bedingt eine Einschränkung der Schulterbeweglichkeit, so daß postoperativ nur in Ausnahmefällen der Arm über die Horizontale gehoben werden kann.

Nach Entfernung des Cap washers bzw. des Gesamtmaterials wird durch weiteres funktionelles Training eine deutliche Verbesserung der Schulterbeweglichkeit erzielt. Die durchschnittlichen Bewegungsmaße nach Cap-washer-Osteosynthese betrugen bei der Nachuntersuchung:

- Anteversion: 130° (30–180°),
- Retroversion: 20° (0–30°),
- Abduktion: 120° (10–180°),
- Adduktion: 60° (0–80°),
- Außenrotation: 60° (0–90°),
- Innenrotation: 70° (0–90°).

Bei 2 Patienten trat postoperativ eine Humeruskopfnekrose auf.

5% der Patienten klagten über ständige Schmerzen im Schultergelenk, 12,5% hatten nur leichte Schmerzen, 22,5% hatten nur gelegentlich Bela-

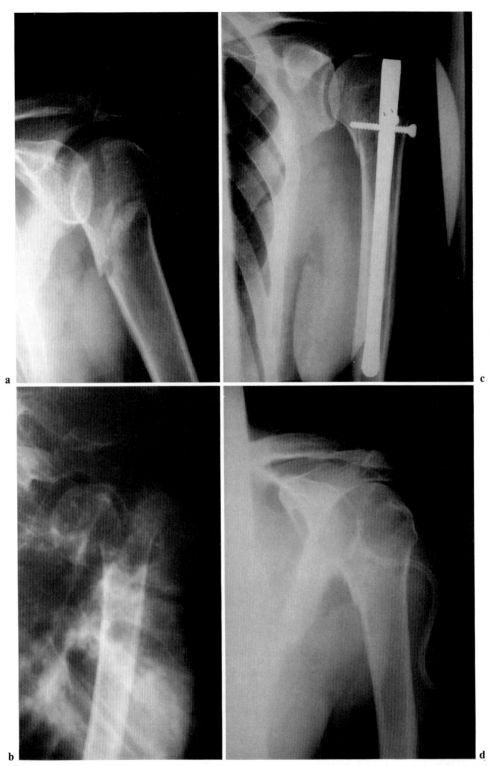

Abb. 1. a, b Patientin G. K., 57 Jahre. Proximaler Oberarmbruch. **c** Primäre Osteosynthese mit Humerusverriegelungsnagel (HLN). **d** Zustand nach Konsolidierung und Materialentfernung 3 Monate nach Operation

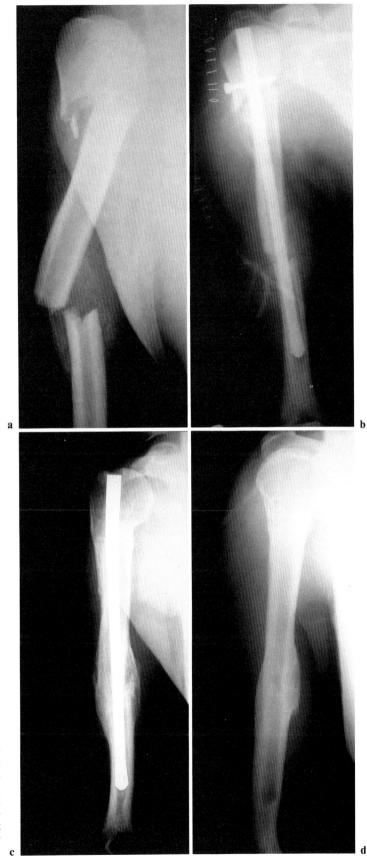

Abb. 2. a Patient S.K., 32 Jahre. Zweietagenbruch des Oberarms. Verzögerte Heilung nach konservativer Behandlung. **b** Osteosynthese mit Verriegelungsnagel, 3 Monate nach dem Unfall. **c** Dynamisierung 6 Monate nach dem Unfall (Entfernen der proximalen Verriegelungsschrauben). **d** Zustand nach Materialentfernung 12 Monate nach Operation, Konsolidierung der Zweietagenfraktur

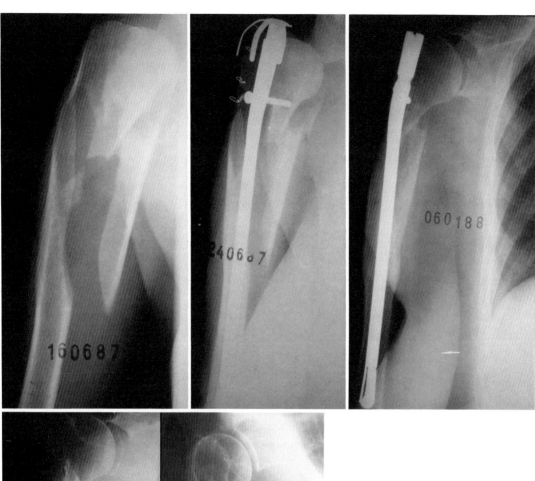

a, b, c

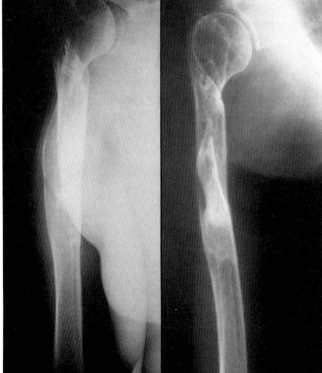

d

Abb. 3. a Patient K.G., 54 Jahre. Proximaler Oberarmtrümmerbruch. **b** Osteosynthese mit Humerusverriegelungsnagel und Cap washer. **c** Teilmaterialentfernung 6 Monate nach der Operation. **d** Zustand nach Materialentfernung und knöcherner Konsolidierung der Fraktur 12 Monate nach der Operation

stungsschmerzen und 60% der Patienten waren völlig schmerzfrei.

Eine postoperativ häufiger aufgetretene Subluxation des Humeruskopfes wurde bei der Nachuntersuchung nicht mehr beobachtet.

Dieser Effekt ist entweder als Folge der traumatischen Kapseldehnung oder als Folge der traumatischen Muskelschwäche zu deuten.

Bei klinischem Verdacht auf N.-axillaris-Schäden wurde von uns ein EMG veranlaßt, das 4mal einen Nervenschaden nachwies, der bei der Nachuntersuchung nicht mehr verzeichnet wurde.

Diskussion

Die Behandlung mit dem Verriegelungsnagel von Oberarmkopf- und Schaftfrakturen hat gegenüber anderen Behandlungsmethoden folgende Vorteile:

1. einfache Operationstechnik,
2. kurze Operationszeit,
3. bewegungsstabile Osteosynthese,
4. Schonung des N. radialis,
5. sichere Frakturabheilung über einen Kallus.

Die Nachteile des klassischen Küntscher-Nagels wurden durch konstruktive Verbesserungen des intramedullären Kraftträgers ausgeschaltet.

Die Materialentfernung gestaltet sich einfacher als bei der Plattenosteosynthese. Hierbei ist der N. radialis nie gefährdet.

Über den proximalen Zugang zum Humerusschaft kann eine größere Zahl von Frakturtypen versorgt werden als durch den distalen Zugang. Die Nagelung von distal her führt häufig zur Schaftsprengung und Bewegungseinschränkung im Ellenbogengelenk.

Das Prinzip der Kallusheilung wurde bei unseren Patienten trotz nicht exakter fugengerechter Reposition der Fragmente erzielt. Unsere Ergebnisse beweisen den Vorteil der gedeckten Nagelung gegenüber der offenen Reposition.

Die Osteosynthese mit dem Verriegelungsnagel ist so stabil, daß die Patienten ohne Fremdhilfe und ohne äußere Schienung den Arm frei bewegen können. Die Nagelung ist besonders bei polytraumatisierten und bettlägerigen sowie bei nicht kooperativen Patienten günstig, da bei dieser Patientengruppe zusätzliche therapeutische Maßnahmen in Form von Physiotherapie und Bewegungstraining erschwert sind.

Als Fehlerquelle der Nagelung muß der Nagelüberstand im Schultergelenk vermieden werden.

Der Nagel muß auf der Spitze des Tuberculum majus eingeführt und sollte nicht intraartikulär plaziert werden.

Der Nagel sollte leicht in den Markraum gleiten. Bei engem Markraum muß aufgebohrt werden, um eine Sprengung des Humerus zu vermeiden.

Das Operationsrisiko für den N. radialis ist im Vergleich zur Plattenosteosynthese als gering einzuschätzen. In unserem Patientengut wurde der N. radialis in keinem Fall verletzt.

Ebenso trat im Patientengut einer Pilotstudie von 18 weiteren Kliniken bei über 200 Humerusschaftnagelungen keine N.-radialis-Parese auf.

Die Anwendung des Cap washers ist nur bei Frakturen des Humeruskopfes indiziert.

Alternativmethoden, wie die Zuggurtung oder Abstützplattenosteosynthese, sind präparativ aufwendiger und traumatischer. Der Cap washer garantiert eine funktionelle Stabilität, da er die Rotorenansätze stabilisiert.

Die Materialentfernung des Cap washers gestaltet sich einfacher als die Materialentfernung der vorgenannten Implantate.

Mit dem Cap washer können auch Frakturen aussichtsreich stabilisiert werden, für die sonst Gelenkprothesen empfohlen werden (Frakturtyp Neer VI).

Die Beweglichkeit des Schultergelenks nach Cap-washer-Osteosynthese ist durch eine Akromioplastik nach Neer deutlich zu verbessern.

Die bisherigen Erfahrungen haben gezeigt, daß bei Schaftfrakturen möglichst lange Nägel die beste Stabilität ergeben. Bei Humeruskopffrakturen und Anwendung des Cap washers sind kurze Nägel ausreichend.

Literatur

1. Beck E (1973) Pathogenese und Behandlungsergebnisse der Oberarmpseudarthrose. Zentralbl Chir 29: 1048–1053
2. Böhler L (1964) Gegen die operative Behandlung von Oberarmschaftbrüchen. Langenbecks Arch Chir 308:465
3. Brug E, Beck H (1975) Die operative Stabilisierung der Oberarmschaftfrakturen mit dem Bündelnagel nach Hackethal. Monatsschr Unfallheilkd 78:245
4. Brumbach R, Bosse MJ, Poka A et al. (1986) Intramedullary stabilization of humeral shaft-fractures in patients with multiple trauma. J Bone Joint Surg [Am] 68:960
5. Burny F (1985) Principles of external fixation in the upper extremities. Eur Forum Orthop Sci 103–107
6. Flach K (1969) Ergebnisse der Behandlung von Frakturen am proximalen Humerusende nach Poelchen. Monatsschr Unfallheilkd 72:125

7. Hackethal KH (1961) Die Bündelnagelung. Springer, Berlin Göttingen Heidelberg

8. Hall RF jr, Pankowich AM (1982) Technique and results of closed intramedullary rodding of diaphyseal fractures of the humerus. Orthop Trans 6:359

9. Herzog T, Hoffmann A, Link W (1989) Die Bündelnagelung als Ausnahmeindikation bei pathologischen Oberarmfrakturen. Unfallchirurg 92:64–67

10. Kristiansen B, Kofoed H (1988) External fixation displaced fractures of the proximal humerus. J Bone Joint Surg [Br] 69:643–646

11. Küntscher G (1965) Intramedullary surgical technique and its place in orthopaedie surgery my present concept. J Bone Joint Surg [Am] 47:808

12. Muhr G, Tscherne H, Zech G (1973) Konservative oder operative Behandlung der Oberarmschaftbrüche. Monatsschr Unfallheilkd 76:128

13. Neer CG (1970) Displaced proximal humeral fractures. J Bone Joint Surg [Am] 52/6:1077–1103

14. Poelchen R (1934) Die Selbstinnervationsbehandlung der Frakturen der oberen Extremität. Monatsschr Unfallheilkd 41:176

15. Prickett JW (1985) Delayed union of the humeral shaft fractures treated by closed flexible intra medullary nailing. J Bone Joint Surg [Br] 67:715–718

16. Rush LV, Rush HC (1950) Intramedullary fixation of fractures of the humerus by longitudinal pin. Surgery 27:268

17. Sarmiento A, Latta L (1981) Closed functional treatment of fractures. Springer, Berlin Heidelberg New York

18. Schweiberer L, Poeplau P, Gräber S (1977) Plattenosteosynthese bei Oberarmschaftfrakturen. Sammelstudie der deutschen Sektion der AO-International. Unfallheilkunde 80:231

19. Schweiberer L, Betz A, Krueger P, Wilker D (1982) Bilanz der konservativen und operativen Knochenbruchbehandlung obere Extremität. Chirurg 54:226

20. Seidel H (1989) Humeral locking nail – a preliminary report. Orthopedics 12:219

21. Specht G (1973) Funktionelle Knochenbruchbehandlung, dargestellt am Beispiel der Oberarmschaftbrüche. Kongreßbericht 13. Tag. Österr.-Ges.-Chir. Engermann 355

22. Tscherne H (1972) Primäre Behandlung der Oberarmfrakturen. Langenbecks Arch Chir 332:379

23. Witt AN (1960) Zur Behandlung der subcapitalen Humerusbrüche. Langenbecks Arch Klin Chir 295:292

Fixateur-externe-Behandlung

E. BRUG, W. KLEIN und ST. WINCKLER

In der Diskussion um die Behandlung geschlossener Humerusschaftfrakturen gab es stets mehr Argumente für die konservative Behandlung. Der Respekt vor dem N. radialis einerseits, aber auch der in den letzten Jahren mehr in Gebrauch gekommene Brace sind dafür überzeugende Argumente.

Wir haben in Münster dennoch immer die operative Behandlung bevorzugt, weil wir in der von uns favorisierten Bündelnagelung ein weniger gefährliches operatives Verfahren für relativ einfach gelagerte – durchaus konservativ behandelbare – Frakturen zur Verfügung hatten und weil wir Übungsstabilität, Komfort und früher Rehabilitation bei Humerusfrakturen den gleichen Stellenwert zumaßen wie an der unteren Extremität (Abb. 1).

Dennoch wurde der Platte der Vorzug gegeben:

- bei allen Polytraumen mit Bewußtlosigkeit, also nicht überprüfbarem Zustand des N. radialis,
- bei Frakturen mit sicherer Radialisbeteiligung,
- bei allen zweitgradig offenen Frakturen,
- bei langstreckigen bis in die Metaphysen reichenden Frakturen, wo die Leistungsfähigkeit der Bündelnagelung überfordert war.

Von 1973–1985 waren nach diesem Indikationskonzept von 150 operierten Humerusfrakturen 53 (35,3%) genagelt, 89 (59,3%) verplattet, 8 durch externe Fixation behandelt worden.

1985 haben wir das bis dahin benutzte Fixateur-externe-System von Hofmann durch einen unilateralen dynamisierbaren Fixateur (Orthofix) ersetzt und diesen nach den ersten überzeugenden Ergebnissen im ursprünglichen Indikationsbereich, d. h. bei offenen Frakturen und Osteitis, mehr und mehr auch an geschlossenen Frakturen des Unterschenkels, im Rahmen der Frühversorgung des Polytraumas auch am Femur angewendet und letztlich die

Indikation, ermutigt durch die Komplikationsarmut, auch auf Humerusfrakturen ausgedehnt (Abb. 2 und 3).

Bei den von 1985–1988 77 operierten Humerusdiaphysenfrakturen haben wir in 31 Fällen (40,3%) das Gerät zur Anwendung gebracht.

Dabei trat der neue Fixateur in etwa an die Stelle, die bis dahin die Platte einnahm (Abb. 4), fand also seinen Einsatz im Rahmen des Polytraumas (14 von 31), ferner bei Radialisparesen (9 von 31), aber auch bei offenen Frakturen (8 von 31).

Andererseits beschränkt der Platzbedarf für die Pins das Verfahren auf das mittlere Drittel, wo einfache Querfrakturen vorherrschen, so daß die Hälfte aller mit dem Verfahren versorgten Frakturen Einspaltbrüche im mittleren Drittel waren, die, sofern nicht im Rahmen eines Polytraumas, ebenso gut konservativ behandelt hätten werden können.

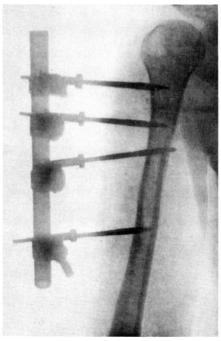

Abb. 1. Lambotte 1907 [4]

Klinik und Poliklinik für Unfall- und Handchirurgie,
Westfälische Wilhelms-Universität Münster,
Jungeboldtplatz 1, W-4400 Münster,
Bundesrepublik Deutschland

Wolter/Zimmer (Hrsg.)
Die Plattenosteosynthese und ihre Konkurrenzverfahren
© Springer-Verlag 1991

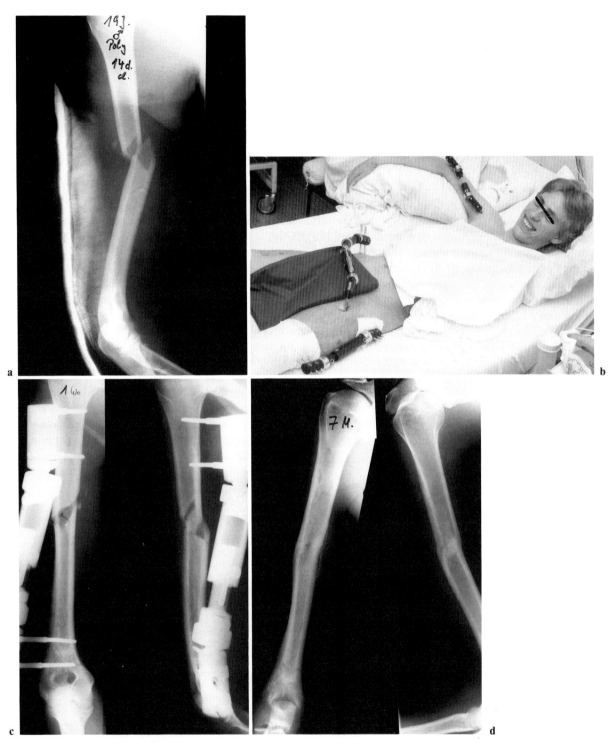

Abb. 2. a Polytraumatisierter Patient mit geschlossener Humerusfraktur im dritten Sechstel. **b** Der gleiche Patient nach
Versorgung. **c** Die Fixation der Oberarmfraktur 1 Woche
postoperativ. **d** 7 Monate später

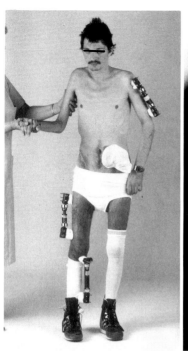
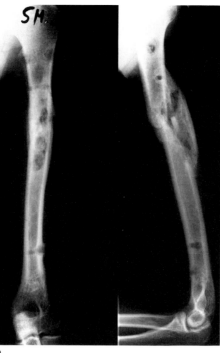

a   b

Abb. 3. a Fraktur im proximalen Humerusdrittel bei Polytraumatisiertem. **b** Die gleiche Fraktur 5 Monate später

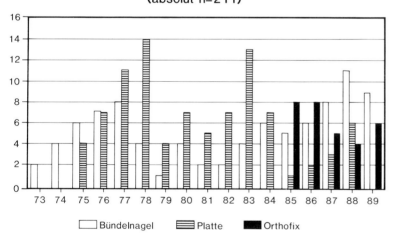

Abb. 4. Ab 1985 tritt in unserem Krankengut der Orthofix in etwa an die Stelle der Platte

Im distalen Drittel waren es überwiegend durch eine Radialisbeteiligung komplizierte Frakturen.

Alle Frakturen heilten in angemessener Zeit aus. Die Entfernung des Gerätes erfolgte im Durchschnitt nach 12,5 Wochen.

Nur in 2 Fällen (6,5%) machte ein Pinlockerung in einem Fall eine Neuplazierung und im anderen Fall den Verfahrenswechsel (Brace) erforderlich.

Nach ersten Erfahrungen liegt der Vorteil des Verfahrens gegenüber der *konservativen* Behandlung im größeren Komfort, in besserer Hygiene und größerer Motilität, gegenüber der *Platte* in der schnelleren Montierbarkeit, in geringerem Blutverlust (beides von besonderer Relevanz beim Polytrauma), in der Komplikationsarmut und der Möglichkeit, postoperativ die Stellung korrigieren zu können (Abb. 5).

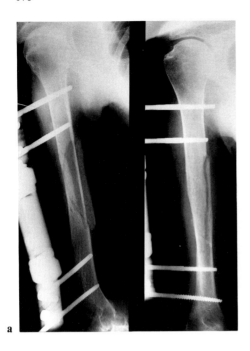

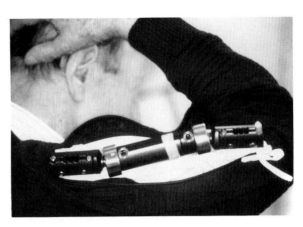

Abb. 5. a Langstreckige Humerusfraktur bei einem
85jährigen. b Der gleiche Patient bei freier Beweglichkeit
der Schulter und offenbar selbst von der Gleitung her
gut „adaptiert"

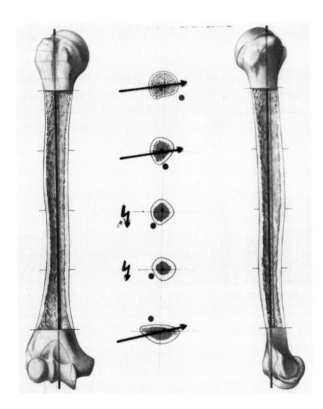

Abb. 6. Dem Verlauf des N. radialis ist bei der Pinplazierung in erster Linie Rechnung zu tragen. In den ersten 4
Sechsteln besteht selbst bei streng seitlicher Plazierung
keine Gefahr für den N. radialis. Im 6. Sechstel, also
exakt im Kondylenbereich, besteht die Gefahr einer Ra-
dialisverletzung dann nicht, wenn die Pins leicht von
dorsal eingebracht werden

Nachteile gegenüber der Platte und dem Nagel
sind hier der geringere Komfort und das engere Indikationsspektrum. Dieses sollte auf keinen Fall
überzogen werden, da gerade die Plazierung der distalen Pingruppe nicht ungefährlich ist.

Wir haben die Pins im Kondylenbereich wegen
der tangentialen Abrutschgefahr bei exakt seitli-
chem Eindrehen leicht von dorsal aus plaziert
(Abb. 6) und mit Rücksicht auf den N. radialis keine Pins in das 4. und 5. Sechstel gesetzt (Abb. 7).

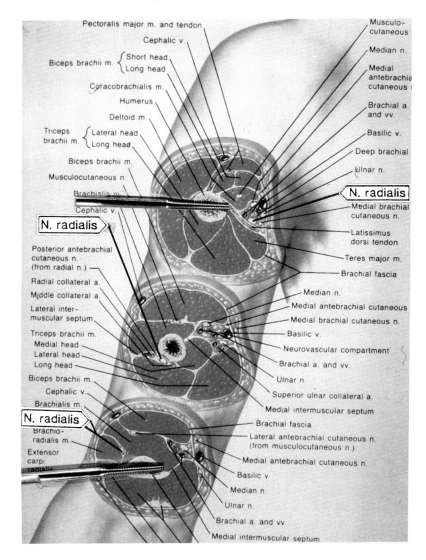

Pectoralis major m. and tendon
Cephalic v.
Biceps brachii m. { Short head / Long head
Coracobrachialis m.
Humerus
Deltoid m.
Triceps brachii m. { Lateral head / Long head
Biceps brachii m.
Musculocutaneous n.
Brachialis m.
Cephalic v.
N. radialis
Posterior antebrachial cutaneous n. (from radial n.)
Radial collateral a.
Middle collateral a.
Lateral intermuscular septum
Triceps brachii m.
Medial head
Lateral head
Long head
Biceps brachii m.
Cephalic v.
Brachialis m.
N. radialis
Brachio-radialis m.
Extensor carpi radialis

Musculo-cutaneous
Median n.
Medial antebrachial cutaneous
Brachial a. and vv.
Basilic v.
Deep brachial
Ulnar n.
N. radialis
Medial brachial cutaneous n.
Latissimus dorsi tendon
Teres major m.
Brachial fascia
Median n.
Medial antebrachial cutaneous
Medial brachial cutaneous n.
Basilic v.
Neurovascular compartment
Brachial a. and vv.
Ulnar n.
Superior ulnar collateral a.
Medial intermuscular septum
Brachial fascia
Lateral antebrachial cutaneous n. (from musculocutaneous n.)
Medial antebrachial cutaneous n.
Basilic v.
Median n.
Ulnar n.
Brachial a. and vv.
Medial intermuscular septum

Abb. 7. Muskeln des Armes [5]

Nicht unerwähnt bleiben darf, daß es wegen des dickeren Weichteilmantels häufiger als am Unterschenkel zu passageren, zwar nicht ernsten, jedoch oft unschöne Narben hinterlassenden Pin-tract-Infektionen kommt.

Zum derzeitigen Zeitpunkt möchten wir das Gerät lediglich bei Frakturen im mittleren Drittel empfehlen, sofern sie im Rahmen des Polytraumas vorkommen, und bei offenen Frakturen, die noch eine Pinplazierung außerhalb des Frakturherdes und des Weichteiltraumas zulassen.

Keinesfalls empfehlen wir, ungeachtet unserer eigenen guten Erfahrungen, das Gerät jenen, die im dafür geeigneten Indikationsbereich gute Erfahrungen mit dem Brace erzielt haben.

Literatur

1. Baranowski D, Brug E (1989) Aktuelle Indikationen zur Bündelnagelung. Unfallchirurg 92:486–494
2. Brug E, Baranowski D, Strobel M (1986) Intra- oder extramedulläre Osteosynthese an der oberen Extremität – Effizienzvergleich zwischen Bündelnagelung und Platte. „Osteosynthese International" (Gerhard-Küntscher-Kreis Berlin, 16. 4.–18. 4. 1986)
3. De Bastiani G, Aldegheri R, Renzi-Brivio L (1984) The treatment of fractures with the dynamic axial fixator. J Bone Joint Surg [Br] 66:538–545
4. Lambotte A (1907) L'intervention opératoire dans les fracturs. Lamertin, Bruckseles
5. Netter FH (1987) Musculoskeletal system. Part I: Anatomy, physiology and metabolic disorders. Ciba Collection of Medical Illustrations

Funktionelle Knochenbruchbehandlung

W. ZIMMER

Im Jahre 1964 hat Lorenz Böhler festgestellt: „Ich habe 50 Jahre gebraucht, bis ich zur einfachen Behandlung der frischen Oberarmschaftbrüche mit dem Desault'schen Verband gekommen bin."

Gute Erfahrungen mit der nahezu risikolosen konservativen Behandlung von Oberarmbrüchen werden immer wieder berichtet. Wiederholt werden aber auch Bruchformen und andere Umstände diskutiert, welche einen operativen Eingriff unumgänglich oder empfehlenswert erscheinen lassen.

So hat sich inzwischen für jeden näher bezeichneten Oberarmbruch eine weitgehend verläßliche Behandlungsempfehlung herausgebildet. Am oberen Oberarmende und im Oberarmschaftbereich muß entschieden werden, ob ein Eingriff notwendig wird, am unteren Oberarmende wird er in der Regel unumgänglich.

Bei einem großen Teil unserer Patienten im BUK Hamburg haben wir eine andernorts begonnene Heilbehandlung fortzusetzen und nicht selten auch ihren Verlauf zu korrigieren.

Konservative Behandlungsversuche sind grundsätzlich zu unterlassen oder sofort einzustellen, wenn eine Operation unumgänglich ist oder wird. Wir sehen die absoluten Indikationen zum Eingriff in dieser strengen Form. Damit ist im dringenden Fall die Entscheidung eindeutig vorgezeichnet. Bei den relativen Operationsindikationen hat die Sorge um das Gesamtwohl des Unfallverletzten Vorrang gegenüber dem allgemeinen und dem lokalen Operationsrisiko.

Am Oberarmschaft, wo meistens aufgrund direkter Gewalt einfache Quer-, Dreh- und Biegungsbrüche 3mal häufiger sind als Schräg-, Mehrfachstück- oder Trümmerbrüche, bietet der kräftige Muskelweichteilmantel in aller Regel einen gewissen Schutz vor Komplikationen und zugleich günstige Voraussetzungen für den bekannten Erfolg der konservativen Verfahren.

Es sind entscheidende Argumente für die unblutige Bruchbehandlung am Oberarmschaft, welche die Zeiten überdauert und die sich damit als außerordentlich haltbar erwiesen haben. Aus ihnen leiten sich die anerkannten Richtlinien ab, denen die Behandlung zu folgen hat, wenn sie zu dem wünschenswert guten Ergebnis führen soll.

Eine exakte Einrichtung des Oberarmschaftbruches hat keine Bedeutung für die Wiederherstellung einer guten Gebrauchsfähigkeit des verletzten Armes. Der reich durchblutete Weichteilmantel ernährt und schient den Oberarmschaft; dies scheint die Bruchheilung zu fördern.

Böhler nannte den Oberarmschaftbruch den gutartigsten unter den Schaftbrüchen der langen Röhrenknochen und er bleibt gutartig, solange der Bruchstückkontakt erhalten und nicht durch ärztliche Maßnahmen zerstört oder verhindert wird. Dabei ist eine weitgehende oder vollständige Ruhigstellung im Bruchbereich nicht notwendig, wie die schnelle Bruchheilung bei rein funktioneller Therapie beweist.

Somit hängt das Schicksal der Armgelenke auch überwiegend davon ab, welchen Raum man der begleitenden Übungsbehandlung im Rahmen eines konservativen Behandlungsplanes gibt. Deshalb wird in unserem Hause seit jeher jeder geeignete Oberarmschaftbruch grundsätzlich primär funktionell behandelt.

Gefahren und Komplikationen der operativen Verfahren sind bekannt. Auch die funktionelle Knochenbruchbehandlung kann in seltenen Fällen zu Pseudarthrosen führen, die aber in der Regel kein besonders risikoreiches therapeutisches Problem darstellen. Bei unseren eigenen Frischverletzten ist dieser Fall allerdings bisher nicht aufgetreten.

Es gelten die folgenden Richtlinien:

1. Ungestörter Bruchstückkontakt ist wichtiger als exakte Einrichtung.
2. Manuelle Lösung und Distraktion sind Behandlungsfehler. Schaft-, Quer- und kurze Schrägbrü-

Berufsgenossenschaftliches Unfallkrankenhaus, Bergedorfer Straße 10, W-2050 Hamburg 80, Bundesrepublik Deutschland

Wolter/Zimmer (Hrsg.)
Die Plattenosteosynthese und ihre Konkurrenzverfahren
© Springer-Verlag 1991

che müssen ggf. durch Stauchung verkürzt werden.

3. Repositionsmanöver sind in der Regel wegen der muskulären Selbsteinrichtung am hängenden Arm und später im Adduktionsverband überflüssig. Ein primärer Repositionsversuch in Lokal- und Allgemeinanästhesie ist nur angezeigt bei Verrenkungsbrüchen, Weichteilinterposition und stärkster Achsenabweichung von über 20 Grad am Schaft.

4. Adduktionsverbände wie Desault-Verband, U-Gips- und Oberarmgipsschiene reichen bei rein funktioneller Behandlung bis zum Abklingen des Frakturschmerzes aus.

5. Sparsame Röntgenkontrollen sichern den Bruchstückkontakt.

Lorenz Böhler selbst hat vor der stark schematischen Anwendung seiner strengen Grundsätze für die konservative Knochenbruchbehandlung gewarnt. Seine prinzipielle Forderung nach vollkommener Ruhigstellung der sofort reponierten Bruchstücke im Gipsverband bis zum Abschluß der Knochenheilung und gleichzeitiger aktiver Bewegung

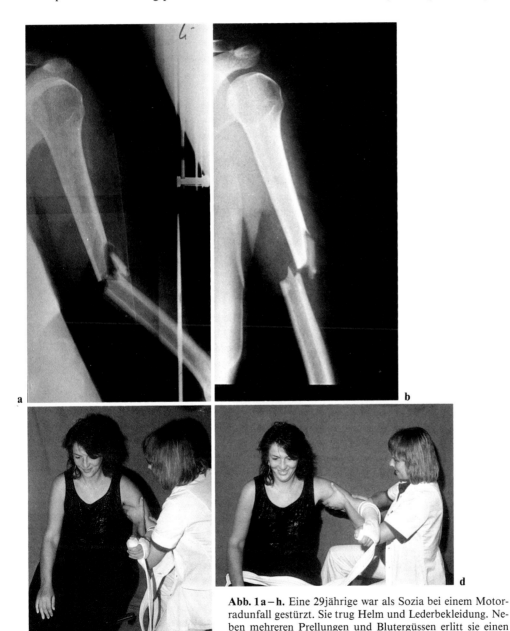

a   b   c   d

Abb. 1 a – h. Eine 29jährige war als Sozia bei einem Motorradunfall gestürzt. Sie trug Helm und Lederbekleidung. Neben mehreren Prellungen und Blutergüssen erlitt sie einen linksseitigen Oberarmschaftbruch. **a, b** Röntgenaufnahmen vom Unfalltag. **c, d** Die ersten Aufnahmen von der Behandlung am 11. 7. 1989, also am 4. Tag nach dem Unfall. **f – h** s. S. 174

möglichst vieler oder aller Gelenke unter Vermeidung jeden Schmerzes, um Störungen des Blutumlaufes, Muskel- und Knochenschwund sowie Gelenkversteifung vorzubeugen, kann bekanntlich auch bei der klassischen Behandlung der Oberarmschaftbrüche erst nach etwa 3wöchiger Ruhigstellung erfüllt werden.

Die primäre funktionelle Behandlung dagegen verzichtet grundsätzlich auf eine gelenkschädigende längere Ruhigstellung und ist damit überlegen.

Im deutschsprachigen Raum propagierte Poelchen die auf Champonnière in Frankreich zurückgehende Idee der primären rein funktionellen Übungsbehandlung ohne jeden fixierenden Verband. Vom Verletzten selbst gewollte Muskelkontraktionen wirken dabei stellungsrichtend auf den gebrochenen Knochen. Eine gesteigerte Durchblutung scheint die Bruchheilung zu fördern. Diese primäre Selbstinnervationsbehandlung nach Poelchen hat sich zur Behandlung der schultergelenk-

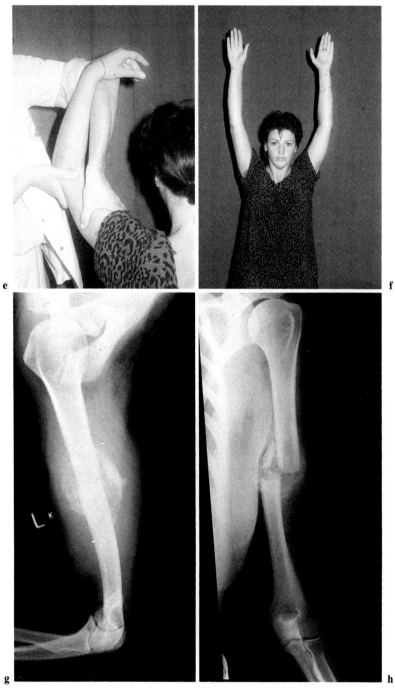

Abb. 1. e, f Vergleichende Aufnahmen 2 Wochen später. **g, h** Röntgenvergleichsaufnahmen vom 8. 8. 1989, also gut 4 Wochen nach dem Unfall

nahen Oberarmbrüche eingebürgert und − als sog. Pendeln eher bekannt − auch allgemein bewährt. Wichtig ist nur dabei, daß ärztliche und krankengymnastische Anleitung nicht fehlen dürfen.

Specht hat eindrucksvoll gezeigt, daß eine planvoll ausgeführte Selbstinnervationsbehandlung auch am Oberarmschaftbruch zu besten Heilergebnissen führt.

Zweifellos verlangt die primäre funktionelle Übungsbehandlung des Oberarmschaftbruches vom Therapeuten ein hohes Maß an Erfahrung, Sorgfalt und Geduld und vom Patienten intensivste Mithilfe. Der Arzt muß in enger Zusammenarbeit mit dem Therapeuten und dem Patienten den Übungsverlauf beobachten, leiten und steuern sowie für gezielte Pflege sorgen. Das ist nur unter klinischen Bedingungen möglich.

Das funktionelle Endergebnis wird dafür aber sehr schnell erreicht und der Krankenstand verkürzt.

In Fällen, in denen die primäre funktionelle Übungsbehandlung des Oberarmschaftbruches noch nicht möglich ist, sollte zumindest die früh-funktionelle Begleitbehandlung ausgebaut und gefördert werden.

Eine breite Entwicklung hin zur primär funktionellen Bruchbehandlung am Oberarmschaft wäre um so wünschenswerter, als sich die Operationsindikationen besser abgegrenzt haben und die Operationstechniken besser ausgereift sind.

Die Einzelheiten zur Behandlungstechnik sind den Originalarbeiten zu entnehmen, besser noch, man lernt sie von einem erfahrenen Therapeuten. Das in unserem Hause bewährte Verfahren ist in allen Einzelheiten hinsichtlich Grifftechnik, täglicher Übungsprogramme, steigender Dosierung und Belastung als Standardprogramm festgelegt. Dem überwachenden Arzt obliegt es, das Programm individuell anzupassen.

Es handelt sich um ein Verfahren der „sanften Unfallmedizin", das bei verständnisvoller Anleitung und Führung des Patienten ohne besonderes Risiko und ohne Angst praktiziert werden kann. In Abb. 1 ist der Verlauf einer solchen Behandlung dargestellt.

Teil V
**Besondere Anwendung der Plattenosteosynthese,
ihre Gefahren und Komplikationen**

Behandlung kindlicher Frakturen

E. H. KUNER

Die operative Knochenbruchbehandlung bei Kindern löst immer noch Diskussionen aus, und zwar deshalb, weil bei unkomplizierten Frakturen durch die gekonnte Anwendung der konservativen Behandlungsmethoden – schmerzfreie Reposition, Retention und Bewegung der freien Gelenke – in einem ganz hohen Prozentsatz sehr gute und gute Ergebnisse erzielt werden können. Hinzu kommt das Faktum, daß vielfach durch Osteosynthesen kindlicher Frakturen verheerende Schäden angerichtet worden sind, weil die eigentlichen Grundlagen der Osteosynthese fehlten. Im wesentlichen wurde von „blutiger Reposition" gesprochen, wobei die Wahl der Implantate völlig vernachlässigt wurde. Außerdem fehlten gelegentlich gediegene Kenntnisse der konservativen Behandlungsprinzipien, so daß ein operatives Vorgehen nur schwerlich gerechtfertigt werden konnte [2] (Abb. 1).

Heute sind die Grundlagen der Osteosynthese wissenschaftlich erarbeitet und in Kliniken, die sich schwerpunktmäßig mit Traumatologie befassen, standardmäßig etabliert. Zu den Grundlagen zählen im wesentlichen: lückenlose Asepsis, atraumatische Operationstechnik mit besonderer Berücksichtigung der Biologie und der Biomechanik, schonende Repositionstechniken, sichere Frakturstabilisierung durch geeignete Implantate sowie gewissenhafte Verlaufskontrollen [4].

Vor diesem Hintergrund ist die Frage, welche Bedeutung die Osteosynthese im Rahmen der Behandlung kindlicher Frakturen hat, neu zu stellen und v. a. von der Indikation und der Osteosynthesetechnik her zu beantworten. Es ist festzuhalten, daß die gekonnte Osteosynthese enorme Vorteile hat und in bestimmten Fällen der konservativen Therapie überlegen ist. So kann man zwingende und empfehlenswerte Indikationen zur operativen Behandlung kindlicher Frakturen unterscheiden.

Zu den zwingenden Indikationen, die heute wohl nicht mehr umstritten sind, gehören:

- Polytrauma: Intensivpflege,
- Schädel-Hirn-Trauma: motorische Unruhe,
- Gefäß-Nerven-Läsion: Gliedmaßenerhaltung,
- offene Fraktur (2. und 3. Grades): Infektionsprophylaxe,
- Epiphysenfugenfraktur: Erhaltung des Wachstums und der Gelenkkongruenz,
- Distraktionsfraktur: Erhaltung der Streckung und Gelenkkongruenz (Patella, Olekranon).

Auch die empfehlenswerten Indikationen sind heute weitgehend akzeptiert. Dazu zählen:

- subtrochantere Femurfraktur,
- Fracture en deux étages,
- irreponible Frakturen (z. B. Vorderarm),
- Gelenk- und Schaftfrakturen (z. B. Femur bei Kindern am Wachstumsende).

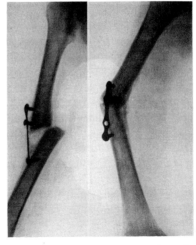

Abb. 1. Eine vor mehr als 30 Jahren durchgeführte Plattenosteosynthese am Femur ist in jeder Beziehung insuffizient. Eine derartige Fehlleistung darf heute unter gar keinen Umständen als Argument gegen die gekonnte operative Versorgung einer kindlichen Femurschaftfraktur und aus richtiger Indikation heraus angeführt werden. (Aus [2])

Chirurgische Universitätsklinik, Albert-Ludwigs-Universität Freiburg, Hugstetter Str. 55, W-7800 Freiburg, Bundesrepublik Deutschland

Wolter/Zimmer (Hrsg.)
Die Plattenosteosynthese und ihre Konkurrenzverfahren
© Springer-Verlag 1991

Was die Wahl der Stabilisierungsmethode anbelangt, so spielt die Platte unserer Auffassung nach an den langen Röhrenknochen die Hauptrolle. Mit ihr kann eine sichere Stabilität erzielt werden und sie gewährleistet so die sichere Eliminierung des Frakturschmerzes sowie einen weitgehend ungestörten Verlauf der Knochenbruchheilung.

In Abhängigkeit vom Alter des Kindes wird z. B. am Femurschaft die 3,5-mm-DC-Platte bzw. bei älteren Kindern die sog. „Unterschenkel-DC-Platte" (4,5 mm) verwendet.

Die Marknagelung von Femur und Tibiafrakturen bei Kindern, wie sie auch heute immer wieder einmal empfohlen wird, lehnen wir ab, da die Nachteile überwiegen und der Eingriff unnötig kompliziert wird [3, 7, 8, 14].

Bei gelenk- bzw. epiphysennahen Frakturen spielt die adaptierende Osteosynthese mit Kirschner-Drähten in Verbindung mit einem leichten Gips- oder Kunststoffverband nach wie vor die Hauptrolle. Auch die Verwendung solitärer Schrauben ist möglich, wenn dabei die Wachstumsfuge respektiert wird [5].

Der Fixateur externe hat seinen zwingenden Anwendungsbereich bei den offenen Frakturen und den geschlossenen, bei denen ein schwerer Weichteilschaden vorliegt. Der Fixateur trägt in hohem Maße der Weichteil- und Knochenproblematik Rechnung.

Für die generelle Anwendung des Fixateurs, z. B. bei der einfachen Femurschaftfraktur, sehen wir keine Indikation [11], da er gegenüber der Platte u. E. Nachteile hat (pin-track-infection). Nicht zu vergessen ist auch der ästhetische Aspekt und die Behinderung bei der Körperpflege. So ist es nicht ganz verständlich, warum gerade von kinderchirurgischer Seite aus diesem Verfahren bei der Behandlung einfacher Schaftfrakturen, auch des Unterschenkels, der Vorzug selbst gegenüber der Immobilisierung im Gipsverband gegeben wird [10].

Im speziellen berichte ich die Ergebnisse der Plattenosteosynthese bei Femurschaft- und Vorderarmfrakturen.

Zunächst zu den Femurfrakturen: In der Zeit von 1979–1988 wurden an der Freiburger Unfallabteilung insgesamt 119 Kinder mit 123 Femurschaftfrakturen stationär behandelt. Die Altersgrenze lag bei 14 Jahren. Es handelte sich um 33 Mädchen und 86 Knaben.

54 Femurschaftfrakturen wurden konservativ und 69 Frakturen operativ durch Plattenosteosynthese stabilisiert. Das Durchschnittsalter der Kinder, deren Frakturen konservativ behandelt wurden, lag bei 4,6 Jahren, das der operierten bei 8,5 Jahren. Das Durchschnittsalter aller Kinder betrug

zum Zeitpunkt des Unfalles 6,6 Jahre. Als solitäre Verletzung wurde die Femurschaftfraktur bei 71 Kindern gefunden. In der Hälfte aller Fälle handelt es sich um Folgen von Verkehrsunfällen. Etwa 1/4 sind Sport- und 1/4 Kindergarten- bzw. häusliche Unfälle.

In 69 Fällen bestand die Therapie in einer stabilen Plattenosteosynthese (56,1%).

Die Indikation zur Plattenosteosynthese der Femurfraktur wurde in folgenden Fällen gestellt:

- Schädel-Hirn-Trauma 1. bis 3. Grades: 31 Fälle
- Beckenzerreißung: 1 Fall
- Thoraxverletzung: 7 Fälle
- Abdominalverletzungen: 9 Fälle
- Wirbelfrakturen: 3 Fälle
- Frakturen der oberen Extremitäten: 10 Fälle
- doppelseitige Femurfrakturen: 4 Fälle
- Gefäß-/Nervenläsionen: 1 Fall
- offene Femurschaftfraktur 2. und   3 Fälle
  3. Grades

_____

Gesamt   69 Fälle

Bei diesen Indikationen kommen Doppelnennungen vor, so daß 23 Fälle die Voraussetzungen für eine absolute Indikation erfüllen (z. B. 19mal Polytrauma bzw. Schädel-Hirn-Trauma) (Abb. 2).

Als empfehlenswerte Indikation zur Plattenosteosynthese zählen für uns v. a. die subtrochanteren bzw. die im proximalen Drittel gelegenen Femurschaftfrakturen. Gerade hier wird u. E. die große Überlegenheit und Einfachheit des Verfahrens gegenüber allen anderen Methoden am sinnfälligsten. Es versteht sich, daß wir auch irreponible und schlecht stehende Frakturen dann sekundär der Osteosynthese zuführten.

Von den 69 operativ behandelten Frakturen wurde die Osteosynthese in 32 Fällen am Unfalltag und notfallmäßig durchgeführt. Wir sehen darin für die Kinder und den Verlauf gerade beim Polytrauma und beim Schädel-Hirn-Trauma einen besonders großen Vorteil, weil der Frakturschmerz durch die mechanische Stabilisierung sofort eliminiert wird und keinerlei von außen fixierende Verbände die Intensivpflege beeinträchtigen [13].

Alle Operationen wurden in Allgemeinnarkose durchgeführt. Als Osteosyntheseimplantat hat sich uns ausschließlich die Platte bewährt, wobei in Abhängigkeit vom Alter der Kinder entweder die 3,5-mm-DC-Platte oder bei den älteren die schmale Unterschenkelplatte (4,5 mm) zur Anwendung gelangt. Die Marknagelung, wie sie gelegentlich noch für die Osteosynthese der kindlichen Femurfraktur empfohlen wird, lehnen wir ab, da sie nur Nachteile hat und den Eingriff unnötig kompliziert [2, 5, 6,

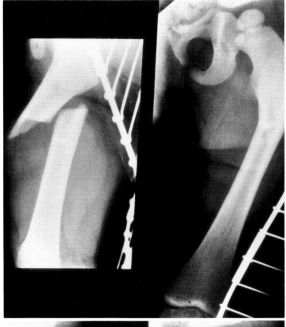

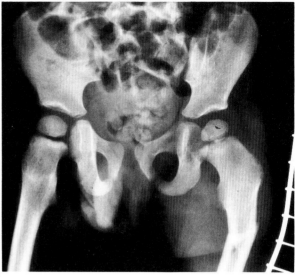

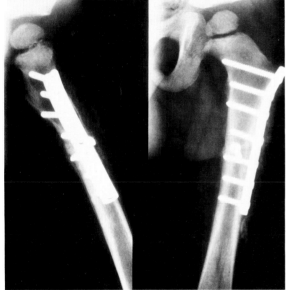

Abb. 2. a, b 2,5jähriger Junge springt hinter einem parkenden Auto hervor und wird von vorbeifahrendem PKW erfaßt. Diagnose: Schädel-Hirn-Trauma Grad II, stumpfes Bauchtrauma, geschlossene Femurschaftfraktur links. Röntgenaufnahmen vom Femur links: kurze Spiralfraktur am proximalen Femur links. In diesen Fällen ist stets eine Beckenübersichtsaufnahme anzufertigen, um dort keine Verletzung zu übersehen. **c** Unmittelbar im Anschluß an die Diagnostik von Schädel und Abdomen (u. a. Sonographie) erfolgte sofort die operative Stabilisierung der Femurschaftfraktur durch stabile Plattenosteosynthese. Diese Maßnahme wirkte sich auf die weitere intensivmedizinische Therapie äußerst positiv aus.
d, e s. S. 182

10]. Auch der Fixateur externe zur Behandlung einer geschlossenen Femurschaftfraktur beim Kind kommt für uns aus verschiedenen Gründen nicht in Frage. Wir sehen den Vorteil der Plattenosteosynthese v. a. in der dazu in der Regel notwendigen Wiederherstellung der anatomischen Form, die durch den absoluten Stabilisierungseffekt über die Dauer der Heilung abgesichert wird. Wegen der gelegentlichen Unzuverlässigkeit von Kindern, sobald keine Schmerzen mehr bestehen, empfehlen wir, die Platte so zu dimensionieren, daß in jedem Hauptfragment 6, evtl. 8 Kortikales sicher gefaßt sind. Interfragmentäre Kompression, Vorspannung der

Platte und Positionierung dorsolateral am Femur mit Berücksichtigung biomechanisch wichtiger Aspekte sind Selbstverständlichkeiten. In unserer Klinik werden diese Frakturen unter Beachtung höchster Asepsis unter Laminar-air-flow-Bedingungen durchgeführt.

Vorläufige Ergebnisse

Kinder mit Solitärfrakturen konnten durchschnittlich nach 13 Tagen in ambulante Behandlung entlassen werden. Polytraumatisierte Kinder und sol-

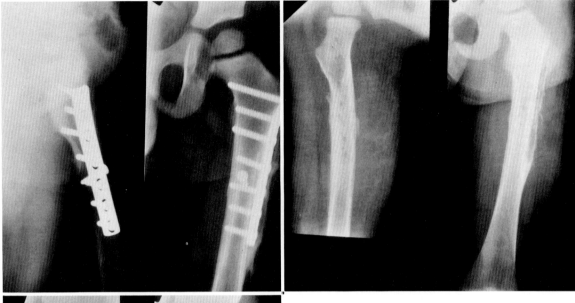

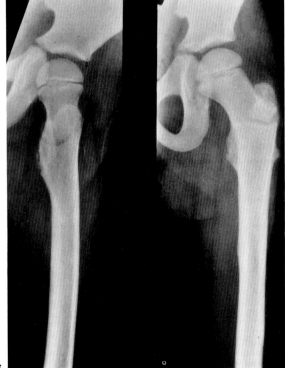

Abb. 2. d, e 11 Wochen nach Unfall ist die Femurschaftfraktur links fest knöchern in anatomischer Stellung verheilt. Die Knochenbruchheilung erfolgte weitgehend primär angiogen, jedoch findet man dorsolateral eine feste Randleistenbildung. Von seiten der übrigen Verletzungen war der Verlauf nicht beeinträchtigt. Zu diesem Zeitpunkt erfolgte die Entfernung der Implantate. Im Röntgenbild sind die Randleisten, die unter keinen Umständen bei der Metallentfernung abgemeißelt werden dürfen, noch zu sehen. Sie werden sich im weiteren Verlauf glätten. **f** 6,5 Jahre nach dem Unfall erfolgte eine klinische und röntgenologische Untersuchung. Der Junge hat sich in der Zwischenzeit normal entwickelt und ist nun über 8 Jahre alt. Keinerlei Seitendifferenzen, weder in der Funktion noch röntgenologisch. Volle Sportfähigkeit. Keine Beinlängenunterschiede

che mit Mehrfachverletzungen wurden im Durchschnitt 33 Tage stationär behandelt. Ein Therapiewechsel von konservativ zu operativ wegen unbefriedigender Stellung erfolgte bei 22 Patienten (18%). Vom Unfall bis zur Osteosynthese vergingen dabei im Durchschnitt 6,1 Tage.

Bei allen operierten Kindern erfolgte die Implantatentfernung durchschnittlich nach 8,4 Monaten.

An Komplikationen wurden verzeichnet:

– 1mal verzögerte Frakturheilung,
– 1mal Plattenbruch (nach 2 Monaten)
– 2mal Wundheilungsstörungen (Hämatome etc.).

Infektionen im Sinne der posttraumatischen Osteitis waren in keinem Fall zu verzeichnen.

In der noch nicht vollständig abgeschlossenen Nachkontrolle wurden bisher von den 65 Kindern mit 69 Plattenosteosynthesen 31 klinisch und meist auch röntgenologisch nachuntersucht. Unter Zugrundelegung strenger Kriterien wurden folgende objektive Resultate erzielt:

- sehr gut: 18 Fälle,
- gut: 12 Fälle,
- nicht befriedigend: 1 Fall
  (Beinverlängerung 2,5 cm).

In der subjektiven Wertung finden sich 2 unbefriedigende Ergebnisse, wobei in einem Fall die Musterung zum Militärdienst gerade bevorsteht! Die Beschwerden konnten nicht objektiviert werden.

Rotations- und Achsenfehler fanden sich bei der Nachkontrolle, die durchschnittlich 5,8 Jahre nach Verletzung erfolgte, nicht. Dies war bei der streng schulmäßigen Durchführung der Osteosynthesen durch erfahrene Unfallchirurgen (Chef oder Oberarzt) auch nicht zu erwarten.

Bezüglich der Beinlänge der bisher nachuntersuchten 30 Patienten wurde nur in 1 Fall eine Verkürzung, und zwar um 1,5 cm, gefunden.

Seitengleiche Verhältnisse bzw. eine Verlängerung bis 0,5 cm fand man in insgesamt 13 Fällen. Verlängerungen von 1,0 – 1,5 cm wurden in 12 Fällen nachgewiesen und in je einem Fall betrug sie sogar 2,0 bzw. 2,5 cm.

Inwieweit sich die operative Sofortstabilisierung durch Osteosynthese bezüglich der Längenzunahme von den Sekundärosteosynthesen unterscheidet, vermögen wir derzeit im Rahmen dieser Studie noch nicht sicher zu beurteilen.

Vorderarmfrakturen

Von Juli 1975 bis Dezember 1979 wurden 290 Kinder mit Vorderarmfrakturen stationär behandelt.

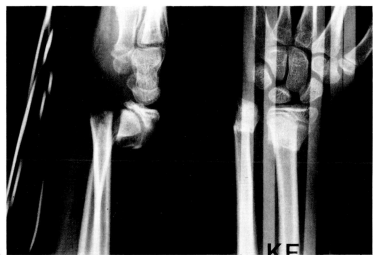

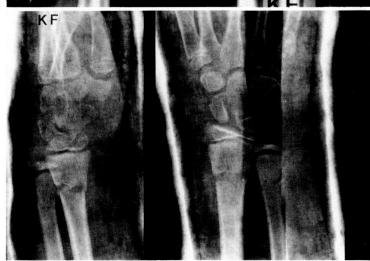

Abb. 3. a 11jähriger Junge. Sturz beim Ballspielen auf die ausgestreckte linke Hand. Diagnose: distale Radius- und Ulnafraktur links mit ganz erheblicher Dorsaldislokation und Verkürzung. Klinisch erhebliche Deformierung und starke Weichteilschwellung. Zirkulation und Sensibilität sind in Ordnung. **b** In Plexusanästhesie sofortige Reposition und Ruhigstellung im breit gespaltenen Oberarmgipsverband. Wegen der starken Weichteilschwellung stationäre Aufnahme, Hochlagerung. Entlassung nach 5 Tagen in kinderärztliche Weiterbehandlung.
c–f s. S. 184

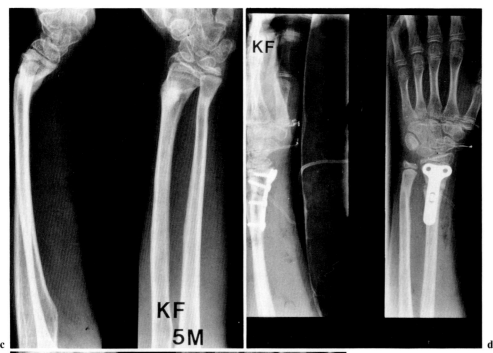

c

KF
5M

KF
5M

d

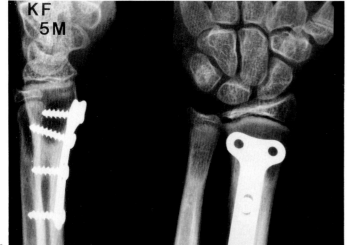

e

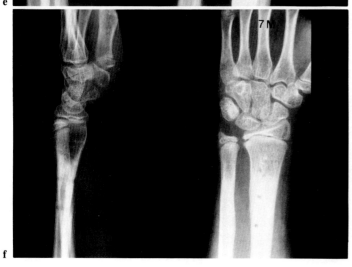

f

7 M

Abb. 3. c 5 Monate später wird uns der Junge erstmals wieder vorgestellt. Man findet klinisch eine sichtbare Deformierung bei befriedigender Funktion. Im seitlichen Röntgenbild ist die verstärkte Volarabkippung und in der a.-p.-Aufnahme die Ulnardeviation gut sichtbar. Indikation zur Korrekturosteotomie. **d** Die Korrekturosteotomie erfolgt in der Fraktur des Radius über einen volaren Zugang. Damit kann nicht nur die Achse wiederhergestellt werden, sondern auch die richtige Länge. Zur Fixation wird ein kleines „T"Plättchen verschraubt. Der Verlauf der Wachstumsfuge wurde strikt beachtet und nicht tangiert. **e** 5 Monate nach Korrekturosteotomie findet man knöcherne Konsolidation und wieder anatomische Verhältnisse bei voller Funktion. Indikation zur Entfernung der Implantate. Die geringe Fehlstellung der Ulna ist spontan beseitigt. Beide Wachstumsfugen sind offen. **f** 7 Monate nach der Korrektur achsengerechte Stellung und vollständige knöcherne Heilung. Der Junge ist beschwerdefrei und sportfähig

Es waren in 69% der Fälle Knaben und in 31% Mädchen. In 80% der Fälle (n = 233) war die Behandlung konservativ und nur in 20% (n = 57) war eine Osteosynthese erforderlich.

Die Indikation wurde auch hier vorwiegend beim Polytrauma (4 Fälle) und den offenen Frakturen (2 Fälle) gesehen. Darüber hinaus handelt es sich in der Mehrzahl der Fälle um solche, bei denen mehrfache und jeweils unbefriedigende Nachrepositionen erforderlich waren (Abb. 3).

Die Plattenosteosynthese wurde in 73% der Fälle durchgeführt, in 27% kamen Kirschner-Drähte zur Anwendung. Letztere wurden nur bei gelenk- bzw. epiphysennahen Frakturen angewendet.

Postoperative Komplikationen wie Wundheilungsstörungen, tiefe Infektionen bzw. posttraumatische Osteitis wurden in keinem Fall beobachtet.

Bei den Frakturkonstellationen handelte es sich um 2 isolierte Ulnafrakturen, 12 isolierte Radiusfrakturen, 32 Radius- und Ulnafrakturen sowie 2 Monteggia-Frakturen.

Das Durchschnittsalter der operativ behandelten Kinder lag zum Zeitpunkt des Unfalls bei 10,9 Jahren. Zum Zeitpunkt der Nachuntersuchung waren sie durchschnittlich 17,8 Jahre alt. Das Wachstum war somit abgeschlossen. Interessant ist nun, daß in 19 Fällen ein Mehrwachstum des betroffenen Skeletteiles zu beobachten war, wobei die Fraktur 14mal in Schaftmitte und 5mal im distalen Drittel gelegen war. Verkürzungen fand man in 16 Fällen. Hier liegt die Situation genau umgekehrt: Nur 4 Fälle wiesen die Fraktur in Schaftmitte auf und in 12 Fällen war sie im distalen Drittel lokalisiert. Somit gewinnt man den Eindruck, daß die Beeinflussung des Wachstums weniger mit der Lokalisation der Fraktur zu tun hat, sondern eher vom Lebensalter abhängt. Die objektiven Ergebnisse nach den von Tscherne u. Suren [12] aufgestellten Kriterien wurden in 43% der Fälle mit sehr gut und in 48% mit gut bewertet. Nur 9% der Fälle waren im Ergebnis befriedigend. Schlechte Ergebnisse fand man nicht [1].

Zusammenfassung

Zusammenfassend kann man feststellen, daß die Plattenosteosynthese bei Frakturen am Femur und auch am Vorderarm unter Berücksichtigung der zwingenden und empfehlenswerten Indikationen sowie der konsequenten Anwendung der Prinzipien, wie sie von der Arbeitsgemeinschaft für Osteosynthesefragen erarbeitet und festgelegt wurden, in vielen Fällen schwierige Situationen mei-

stert. Gerade beim Polytrauma und den schweren Schädel-Hirn-Verletzungen kommt der stabilen Osteosynthese zentrale und für den Verlauf nicht selten entscheidende Bedeutung zu.

Die Entwicklung dieser Indikationen war über viele Jahre vorsichtig und abwartend. 1978 berichtet Saxer [9] von einer Häufigkeit von 2,5% bei der Behandlung von Femurfrakturen in der St. Galler Klinik, 1981 betrug die Frequenz bereits 17% [15]. An der Freiburger Klinik war man zu diesem Zeitpunkt bereits bei 21% [6].

In den letzten 10 Jahren hat die Verletzungsschwere in unserem Krankengut stark zugenommen. Die Verkehrsunfälle machen immerhin jetzt schon 50% aus. Somit ist der begründete Wechsel hin zur stabilen Osteosynthese nur konsequent und entspricht den Erfordernissen unseres Behandlungskonzeptes. Da die Vorteile auf der Hand liegen, sehen wir für die dargestellten Indikationen und Bereiche keine Alternative zur Platte.

Literatur

1. Belser M (1988) Behandlungsergebnisse kindlicher Unterarmfrakturen. Inaug. Diss., Med. Fakultät Univ. Freiburg
2. Blount WP (1957) Knochenbrüche bei Kindern. Thieme, Stuttgart
3. Hecker WCh, Daum R (1970) Grundsätzliche Indikationsfehler bei kindlichen Frakturen. Langenbecks Arch Chir 327:864
4. Kuner EH (1975) Die Indikation zur Osteosynthese beim kindlichen Knochenbruch. Chirurg 46:164
5. Kuner EH, Häring M (1980) Zur transepiphysären Verschraubung des osteochondralen Eminentiaausrisses beim Kind. Hefte Unfallheilkd 83:495
6. Kuner EH, Hendrich V, Schiel E (1982) Der Oberschenkelschaftbruch im Wachstumsalter. – Operative Therapie, Indikation und Ergebnisse. Hefte Unfallheilkd 158:102
7. Oelsnitz G vd (1970) Die für das Kind typischen traumatischen Schäden des Skelettsystems. Hefte Unfallheilkd 102:68
8. Römer KH, Reppin G (1973) Zur Marknagelung kindlicher Oberschenkelschaftfrakturen. Zentralbl Chir 98:170
9. Saxer U (1978) Femurschaftfrakturen. In: Weber BG, Brunner Ch, Freuler F (Hrsg) Frakturenbehandlung bei Kindern und Jugendlichen. Springer, Berlin Heidelberg New York
10. Slongo T, Kehrer B (1989) Fixateur externe. 75. Jahrestagg. Schweiz. Ges. f. Unfallmed. u. Berufskrankheiten, Biel
11. Tittel K, Tittel M, Gerhard R, Schauwecker F (1979) Zur Behandlung von Oberschenkelschaftfrakturen am wachsenden Skelett. Langenbecks Arch Chir 349:538

12. Tscherne H, Suren EG (1976) Fehlstellungen, Wachstumsstörungen und Pseudarthrosen nach kindlichen Frakturen. Langenbecks Arch Chir 342:299
13. Vecsei V, Trojan E, Euler-Rolle E (1978) Der Zeitpunkt der Osteosynthese von Extremitätenfrakturen beim schweren Schädel-Hirn-Trauma. Hefte Unfallheilkd 132:263

14. Weber BG (1966) Prophylaxe der Achsenfehlstellungen bei der Behandlung kindlicher Frakturen. Z Unfallmed Berufskr 80:95
15. Weber BG, Brunner Ch, Kägi F (1982) Oberschenkelschaftbruch im Wachstumsalter. – Konservative Behandlung – Indikation und Ergebnisse. Hefte Unfallheilkd 158:97

Rippenfrakturen und Thoraxverletzungen

K. E. REHM

Carl Martin Hansmann [2] stellte auf dem Kongreß der Deutschen Gesellschaft für Chirurgie 1886 eine Plattenosteosynthese vor, welche vielfältige Entwicklungstendenzen beinhaltete, die erst heute wieder aufgegriffen werden. Seine laschenartige Platte konnte nach perkutaner Entfernung der Schrauben ohne erneute vollständige Freilegung entfernt werden. Die Schraubenverbindungen führten durch einen breiten Schraubenkopf zur winkelstabilen Verbindung mit der Platte. In dieser stürmischen Entwicklungszeit der Chirurgie dauerte es nur wenige Jahre, bis in der 2. Auflage des Standardwerkes der *Chirurgischen Operationslehre* von Bier, Braun und Kümmel [1] 1917 die Hansmann-Metallplatte zum Thoraxwandverschluß wieder auftauchte, was beweist, daß nicht erst in den vergangenen 10 Jahren der Plattenosteosynthese der Rippen Aufmerksamkeit gewidmet wurde (Abb. 1).

Anforderungen an Rippenplatten

Wenn man heute über Anwendungen der Plattenosteosynthese am knöchernen Thorax sprechen will, so muß erst klärend und einschränkend festgestellt werden, daß das Thoraxtrauma primär kein Skelettproblem ist. Einzelne Rippenfrakturen stellen harmlose Verletzungen dar. Erst das ausgedehnte Thoraxtrauma mit atemmechanisch wirksamen Instabilitäten der Brustwand rechtfertigt eine Indikation zu Osteosynthesen am Brustkorb.

Bis heute ist umstritten, welche Eigenschaften eine Rippenosteosynthese aufweisen soll. Zu diesem Zwecke haben wir vor einigen Jahren die Kräfte und Momente an durchtrennten Rippen mit Dehnungsmeßstreifen in vivo gemessen [5].

Bei den zu neutralisierenden Kräften überwiegt das Biegemoment deutlich vor der Torsion und der Zugkraft. Beobachtungen an historischen Präparaten, z. B. bei Malgaigne 1850 oder in Frakturlehren der Jahrhundertwende [3], lassen erkennen, daß Rippen mit einem kugeligen Kallus verheilen, wobei in gewissen Phasen der Heilung fortbestehende Frakturspalten auch Pseudarthrosen erkennen lassen (Abb. 2). Unter den Verhältnissen einer stabilen Osteosynthese müßten diese Heilungsformen vermieden werden und primäre Knochenheilungen erzielt werden können. Nach der vergleichenden Untersuchung zahlreicher auf dem Markt befindlicher Kleinfragmentimplantate oder speziell für die Rippe vorgeschlagener Implantate wurde ein eigenes Implantat entwickelt, welches in 2 Versionen handelsüblich angeboten wird (Abb. 3 und 4). Beiden gemeinsam ist eine abgestufte Steifigkeit, welche von einem kräftigen Mittelteil zu beiden Plattenenden hin abfällt. Damit wird bezweckt, daß die Ver-

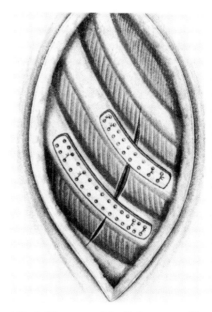

Abb. 1. Hansmann-Metallplatten zum Verschluß einer Thorakotomie. (Aus [1])

Abteilung für Unfallchirurgie, Chirurgische
Universitätsklinik Köln, Josef-Stelzmann-Str. 9,
W-5000 Köln 41, Bundesrepublik Deutschland

Wolter/Zimmer (Hrsg.)
Die Plattenosteosynthese und ihre Konkurrenzverfahren
© Springer-Verlag 1991

ankerungen bei der unvermeidlichen ständigen dynamischen Belastung gleichmäßig belastet werden. Poigenfürst [4] hatte bei Drittelrohrplatten Schraubenlockerungen bemerkt. Das krallentragende Implantat ist für eine schraubenlose Verankerung vorgesehen, insbesondere zur Erweiterung der Indikation am Knorpel-Knochen-Übergang. Die experimentellen und klinischen Anwendungen haben gezeigt, daß mit diesen Implantaten an den vorgesehenen Lokalisationen ungestörte Heilungsverläufe erzielt werden können. Im Gegensatz zu anderen

Lokalisationen stellt die Rippenosteosynthese eine belastungsstabile Montage dar.

Indikationsproblem

Wenig Schlüssiges ist bislang über die Indikation zur Thoraxwandstabilisierung bekannt geworden. Viele Kliniken verfügen zwar über eine ansehnliche Anzahl von Patienten. Die retrospektive Auswertung ist jedoch nicht in der Lage, die Effizienz der Methode nachzuweisen, da das Verletzungsmuster ungemein vielfältig ist. Viele Anwender der Technik sind von ihrer Wirksamkeit so überzeugt, daß eine prospektiv randomisierte Studie bislang nicht zustande kam. Die Operationsmethode und Effizienz bezüglich der knöchernen Heilung ist weniger dis-

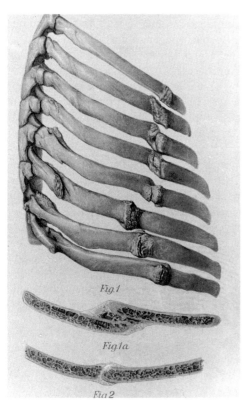

Abb. 2. Konservativ verheilte Rippenbrüche. (Aus [3])

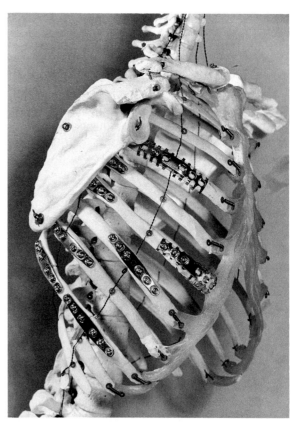

Abb. 4. Verschiedene Anwendungsmöglichkeiten der eigenen Rippenplatte. Von *oben* nach *unten*: reine Krallenfixation bei Rippen, deren Konsistenz eine Schraubenfixation nicht zuläßt; zum Anformen der Klammern wird die Platte mit einer Schraube vor dem Verrutschen gesichert (4. Rippe); dorsale Rippenbrüche lassen sich zumeist gut mit Schraubenmontagen fixieren (5., 6., 7. und 8 Rippe); Frakturen am Knorpel-Knochen-Übergang können einseitig geschraubt, am Knorpel mit Krallen fixiert werden (6. Rippe ventral); Stichbruch mit 2 Platten, 6. und 9. Rippe

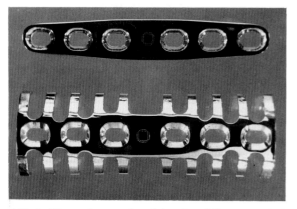

Abb. 3. Rippenplatten: *oben* Schraubmodelle, *unten* Krallenplatte mit Schraublöchern

kussionswürdig als die segensreiche Wirkung der Maßnahme bezüglich einer Verkürzung der Beatmungsdauer und Vermeidung pulmonaler Komplikationen. Im eigenen Krankengut konnte bei schwereren Thoraxtraumen ein günstigeres Ergebnis beobachtet werden, wenn eine Thoraxwandstabilisierung durchgeführt wurde [6]. Auch diese Studie stellt eine retrospektive Auswertung von Polytraumen dar.

Komplikationen

Bei der heute allgemein anerkannten Indikation der Thoraxwandstabilisierung auf dem Rückzug eines thoraxchirurgischen Eingriffes stellt die Plattenosteosynthese der Rippen unter Voraussetzung der Anwendung geeigneter Implantate eine komplikationsarme Behandlungsform dar. Lungenperforationen beim Anbohren der Rippen können mit arretierbaren Bohrern sicher vermieden werden. Am offenen Thorax bei kollabierter Lunge ist diese Gefahr so gut wie ausgeschlossen, da die linke Hand des Operateurs von innen die Thoraxwand palpiert. Implantatlockerungen werden nur bei ausnahmsweise langen Implantaten wie Rekonstruktionsplatten und Drittelrohrplatten beobachtet. Bei ausgedehnten instabilen Thoraxwandsegmenten ist klinisch wie experimentell die rasche Normalisierung der Atemtechnik eindrucksvoll. Das gute primäre Ergebnis kann lediglich durch die weitere Entwicklung pulmonaler Komplikationen, insbesondere der Lungenkontusion, zunichte gemacht werden. Wenn dann lange Beatmungszeiten erforderlich sind, kann im schlimmsten Falle die Thoraxwandstabilisierung überflüssig und wenig effizient gewesen sein, weitere osteosynthesebedingte Komplikationen sind im eigenen Krankengut wie in der Literatur nicht beschrieben.

Zusammenfassung

Die Plattenosteosynthese der instabilen Thoraxwand stellt besondere Anforderungen an die Elastizität des Implantates und der Verankerung, da primär Belastungsstabilität bei ununterbrochenem dynamischem Streß gefordert werden muß. Bei Verwendung geeigneter Implantate sind implantatbedingte Komplikationen nicht bekannt. Ein größeres Problem stellt dagegen die Indikation für die Thoraxwandstabilisierung dar.

Literatur

1. Bier A, Braun H, Kümmel H (1917) Chir. Operationslehre, Bd II, 2. Aufl. Barth, Leipzig, S 416
2. Hansmann CM (1886) Eine neue Methode der Fixierung der Fragmente bei komplizierten Frakturen, Bd XV. Verlag d. deutschen Ges. f. Chir., Berlin, S 134–137
3. Helferich H (1903) Frakturen und Luxationen, 6. Aufl. Lehmann, München
4. Poigenfürst J (1978) Die Plattenosteosynthese, mehrfache Rippenbrüche zur Stabilisierung der Thoraxwand. Unfallchirurgie 4/1:47
5. Rehm KE (1985) Die Osteosynthese der Thoraxwandinstabilitäten. Springer, Berlin Heidelberg New York Tokyo (Hefte Unfallheilkunde 175)
6. Rehm KE (1985) Abkürzung der Beatmungsdauer durch Thoraxwandstabilisierung. Langenbecks Arch Chir 366:633–634

Gefahren und Komplikationen bei der Spondylodese der verletzten Wirbelsäule durch Metallplatten oder Plattenfixateur interne

D. Wolter, H. R. Kortmann und Ch. Jürgens

Einleitung

Gefahren und Komplikationen bei der Versorgung von Wirbelsäulenverletzungen entstehen durch operationstechnische Fehler, durch Heilungsstörungen oder durch patientenspezifische Faktoren.

Es hat sich gezeigt, daß bei der Chirurgie der Wirbelsäule besondere biomechanische und biologische Gesichtspunkte berücksichtigt werden müssen.

Im Zeitraum von 1980 bis Mitte 1989 überblicken wir insgesamt 344 Spondylodesen oder Osteosynthesen (Dens) bei Verletzungen der Wirbelsäule.

In 313 Fällen wurde ein ventrale oder dorsale Plattenosteosynthese durchgeführt, wobei dorsal insbesondere der Plattenfixateur interne zur Anwendung kam (Abb. 1).

Bei 22 der 313 Patienten traten Komplikationen auf, welche einen oder mehrere Revisionseingriffe erforderten.

Die Gründe für diese Revisioneingriffe waren:

- 4 Infekte,
- 4 Hämatome,
- 4 neurologische Verschlechterungen,
- 4 Fehlstellungen,
- 4 inkorrekt liegende Implantate,
- 2 Schraubenlockerungen,
- 2 Schraubenbrüche,
- 1 Ösophagusläsion.

3 Patienten wurden wegen unterschiedlicher Komplikationen 2mal revidiert, 3 Patienten mußten wegen eines Infektes mehrfach revidiert werden.

Im folgenden sollen Gefahren und Komplikationen bei der Plattenosteosynthese der verletzten Wirbelsäule anhand von Kasuistiken dargestellt werden.

Berufsgenossenschaftliches Unfallkrankenhaus Hamburg, Bergedorfer Straße 10, W-2050 Hamburg 80, Bundesrepublik Deutschland

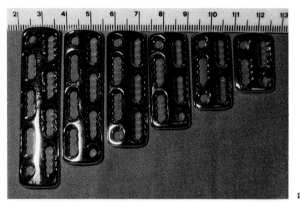

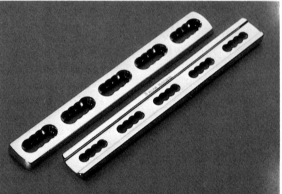

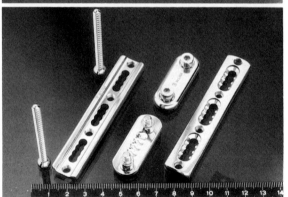

Abb. 1a–c. Metallplatten und Plattenfixateur interne für die Wirbelsäule. **a** Halswirbelsäulenplatte; **b** Schlitzlochplatte für die transpedikuläre Versorgung der Brust- und Lendenwirbelsäule; **c** Plattenfixateur interne mit winkelstabiler Verbindung zwischen Schrauben und Platte durch das Einpressen der Schraubenköpfe mit einer Doppelplatte

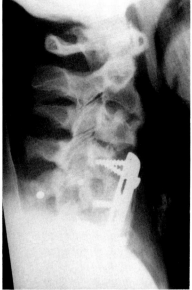

a

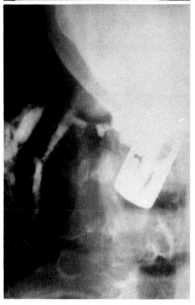

b

Abb. 2a, b. Infizierte Spondylodese der Halswirbelsäule mit ventraler Platte, Fisteldarstellung

Komplikation in unserem Krankengut war wie folgt:

35jährige Patientin, Suizidversuch durch Sprung aus dem 6. Stock mit Polytrauma und Luxationsfraktur des 5. Halswirbelkörpers mit komplettem Querschnittsyndrom. Langzeitbeatmung und Magensonde. 3 Wochen nach Unfall ventrale Spondylodese zwischen C 4 bis C 6 mit anschließendem frühzeitigem Wundinfekt. Die Abklärung ergab eine durch die lang liegende Magensonde verursachte Läsion des Ösophagus mit direktem Zugang zum Operationsgebiet, wie durch Fisteldarstellung nachgewiesen werden konnte (Abb. 2).

Es waren 4 Revisionseingriffe notwendig (Spül-Saug-Drainage, Ketteneinlage, Entfernung der Metallplatte und des sequestrierten Knochenblockes), bis es zu einer Beruhigung des Infektgeschehens kam.

Aus diesem Heilungsverlauf läßt sich als Konsequenz sagen, daß bei beatmeten Patienten mit lang liegender Magensonde präoperativ eine Ösophagoskopie durchgeführt werden sollte, um mögliche Läsionen des Ösophagus zu verifizieren und diese Tatsache in die Operationsindikation miteinzubeziehen. Eine ventrale Plattenspondylodese ist hier kein geeignetes Verfahren. Auch sollte postoperativ genau geprüft werden, ob eine Magensonde verbleiben muß.

Weiterhin müssen wir aus dem Heilungsverlauf den Schluß ziehen, daß gerade bei einer Ösophagusläsion und einem massiven Infekt möglichst frühzeitig die Entfernung des Fremdmaterials einschließlich des Knochenblockes erfolgen sollte. Zur Stabilisierung der Läsion muß – wenn irgend möglich – auf eine externe Fixation (Halo-Fixateur) übergegangen werden. Bei einem Wundinfekt ohne Ösophagusläsion wird die Entfernung der Platte und das Umsteigen auf einen Halo-Fixateur in der Regel ebenfalls sinnvoll sein, wobei der Knochenblock ggf. belassen werden kann.

Infekt

Postoperativer Infekt nach Plattenspondylodese im Halswirbelsäulenbereich

Im Bereich der Halswirbelsäule wurde bei 130 Patienten eine ventrale Spondylodese nach Smith-Robinson und bei 31 Patienten eine Densverschraubung nach Böhler vorgenommen.

Es trat eine tiefe Infektion nach ventraler Plattenspondylodese auf. Der Verlauf dieser schwersten

Postoperativer Infekt nach Spondylodese im Brust- und Lendenwirbelsäulenbereich

Bei 183 Patienten mit einer Spondylodese der Brust- oder Lendenwirbelsäule kam es in 3 Fällen zu einer Infektion. Hier waren insgesamt 8 Revisionseingriffe notwendig.

Es handelte sich in allen 3 Fällen um Infektionen nach dorsaler Spondylodese mit Platten (2 Patienten) nach dem Verfahren von Roy-Camille bzw. mit Plattenfixateur interne (1 Patient).

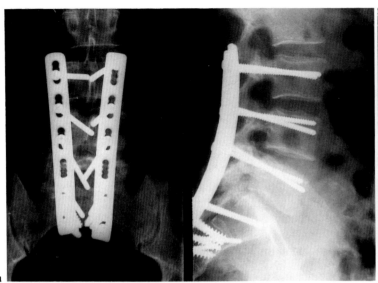

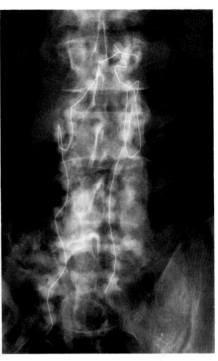

Abb. 3a, b. Zustand nach Luxationsfraktur L5/S1 Typ AB II und dorsaler Spondylodese durch Schlitzlochplatte über 5 Segmente, Spätinfekt, Metallentfernung und Nekrektomie, Spüldrainage und Ketteneinlage, Beruhigung des Infektgeschehens

Alle wiesen präoperativ Hautkontusionen und Weichteilschäden im Bereich der Wirbelsäulenverletzung auf. Dies ist ein Hinweis dafür, daß der lokale Weichteilschaden eine Rolle in der Infektentstehung gespielt hat. Bei 2 Patienten kam es zur Ausbildung des Infektes im Verlauf der ersten Wochen, beim dritten Patienten handelte es sich um einen Spätinfekt.

Für den Revisionseingriff ist von Bedeutung, wie stabil die Wirbelsäule ohne Implantat zum Zeitpunkt der Revision ist. Innerhalb der ersten Wochen und Monate muß geprüft werden, ob das Implantat aus Stabilitätsgründen belassen werden muß, um eine Wirbelsäulendeformation zu vermeiden. Eine Revision sollte zum frühestmöglichen Zeitpunkt durchgeführt werden. Diese kann in einer Nekrektomie, in einer Spüldrainage und/oder Ketteneinlage bestehen. Bei einem Patienten ließ sich dadurch eine Beruhigung des Infektes bei normalen Laborparametern und reizlosen lokalen Verhältnissen bis zur definitiven Metallentfernung 6 Monate nach der Operation erzielen. Bei dem zweiten Patienten war die Wirbelsäule stabil, so daß das gesamte Material entfernt wurde und nach Nekrektomie und Spüldrainage sowie Ketteneinlage eine Beruhigung des Infektgeschehens eintrat. Bei diesem Patienten waren insgesamt 3 Eingriffe notwendig. Eine bleibende Destruktion oder knöcherne Veränderung der Wirbelsäule war jedoch nicht zu beobachten (Abb. 3).

Bei dem dritten Patienten, bei dem sich der Infekt 12 Tage postoperativ einstellte, erfolgte eine Spül-Saug-Drainage. 5 Wochen postoperativ mußte eine vorzeitige Metallentfernung durchgeführt werden, da der Infekt nicht ausreichend zur Ruhe kam. Die Wirbelsäule wies eine rechtskonvexe Skoliose ohne Anzeichen einer floriden Spondylitis auf (Abb. 4).

Aus den Krankheitsverläufen ist zu folgern, daß bei schwerem kontusionellem Weichteilschaden, auch bei intakter Haut, die Indikation zur dorsalen Spondylodese streng gestellt werden sollte. Das Management des dorsalen Infektes ist schwierig, da durch die langen Kanäle im Wirbelbogen und Wirbelkörper ein Infektrezidiv aus verbleibendem infektiösem Material leicht erfolgen kann. Im Rahmen der Metallentfernung sollte besonders darauf geachtet werden, die Verankerungslöcher für die Pedikelschrauben zu kürettieren oder ggf. auch auszufräsen, um das infektiöse Material möglichst weitgehend zu entfernen. Diese Kanäle können weiterhin durch Refobacin-Palacos-Ketten temporär ausgefüllt werden. Eine Spül-Saug-Drainage in diesen Bohrkanälen ist ebenfalls zu erwägen.

Lokales Hämatom

Die 4 beobachteten Hämatome waren alle im lumbalen-dorsalen Bereich nach Plattenspondylodese

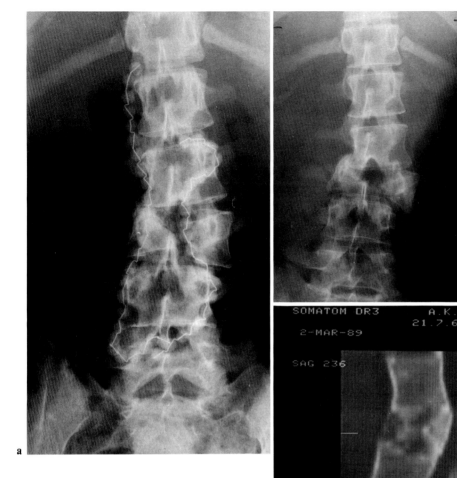

Abb. 4a–c. Zustand nach vorzeitiger Entfernung der dorsalen Spondylodese mit Schlitzlochplatten über 5 Segmente sowie Refobacin-Palacosketten-Einlage, resultierende Fehlstellung der Wirbelsäule, Einengung des Spinalkanales (CT) unter 1/3

zu finden. Bei einem Patienten mußte aufgrund einer fulminanten Lungenembolie eine Lysetherapie durchgeführt werden. Im Rahmen dieser Lyse bildete sich 12 Tage nach der Operation ein Hämatom aus.

Bei den anderen Patienten kam es zur spontanen Ausbildung eines revisionsbedürftigen Hämatoms. Nach Entfernung und Drainage war der weitere Heilungsverlauf ohne Komplikationen.

Verglichen mit der Hämatomhäufigkeit nach großen operativen Eingriffen liegt die Hämatomrate an der Wirbelsäule nicht auffallend höher. Das operative Vorgehen dieses Revisionseingriffes richtet sich nach allgemein bekannten chirurgischen Grundsätzen.

Neurologische Verschlechterung nach Spondylodese

Bei 4 Patienten fanden wir postoperativ eine revisionsbedürftige neurologische Verschlechterung. Es handelte sich 2mal um eine radikuläre Symptomatik und 2mal um eine Parese. Bei der radikulären Symptomatik war eine dorsale transpedikuläre Plattenspondylodese vorausgegangen. Hier hatte jeweils eine nicht exakt sitzende transpedikuläre Schraube zu einer Wurzelirritation geführt. Die Entfernung (n = 1) bzw. neue Positionierung (n = 1) der Schrauben führte in beiden Fällen zu einer raschen Besserung der neurologischen Symptomatik, so daß hier von einer Druckschädigung ausgegangen werden muß, ohne daß die Wurzel selbst bleibend geschädigt worden ist.

Bei den Patienten mit einer Parese handelte es sich einmal um eine mehrsegmentale Instabilität der Halswirbelsäule. Im ersten Eingriff war lediglich ein Segment mit einer ventralen Platte versorgt worden. 8 Tage danach kam es unterhalb der Fusion zu einer erneuten Luxation bei diskoligamentärer Instabilität mit Einengung des Spinalkanales. Wenige Stunden nach Aufreten der ersten Symptome wurde die Reposition und Stabilisierung auch des benachbarten Segmentes vorgenommen. Die leichten Paresen bildeten sich im Verlauf der nächsten Tage vollständig zurück, so daß die Patientin ohne Ausfallerscheinungen aus der stationären Behandlung entlassen werden konnte.

Bei dem zweiten Patienten handelte es sich um eine LWK-2-Fraktur. Die dorsale Plattenspondylodese von LWK 1 bis LWK 3 führte hier nicht zur Reposition des dorsalen oberen Kantenfragmentes, so daß eine Spinalkanaleinengung um 2/3 persistierte. Die postoperativ beobachteten Paresen führten dann am gleichen Tag nach Computertomographie

zur Hemilaminektomie und Resektion des einengenden Fragmentes. Die Paresen bildeten sich während des stationären Aufenthaltes teilweise zurück (Abb. 5).

Aus diesen Revisionseingriffen ist zu lernen, daß das Einbringen der Pedikelschrauben bei der dorsalen Spondylodese ein Gefahrenmoment für die spinalen Strukturen darstellt. In den beiden erstgenannten Fällen war eine zu starke Konvergenz der Schraubenspitzen, welche die Mittellinie überschritten, die Ursache. Es muß daher festgehalten werden, daß das röntgenologische Bild einer die Mittellinie überkreuzenden Schraube immer den Verdacht auf eine Schraubenfehlpositionierung ergeben muß. Schon intraoperativ sollte daher diese Schraube korrigiert werden. Postoperativ ist ein Computertomogramm durchzuführen.

Einen weiteren Gefahrenpunkt stellt die instabile dorsale Wirbelkörperwand dar, wenn es zu einer Zerreißung des hinteren Längsbandes gekommen ist. Durch die Distraktion kommt es in diesem Fall nicht zu einer ausreichenden Reposition des oberen hinteren Kantenfragmentes. Vielmehr kann eine transpedikuläre Spongiosaplastik zu einer zusätzli

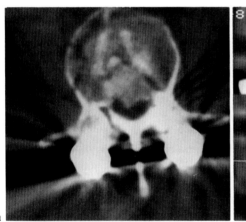
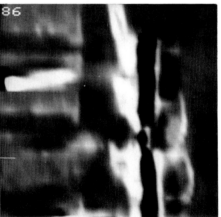
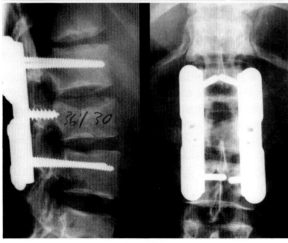

Abb. 5 a–c. Postoperative CT-Aufnahme nach dorsaler Spondylodese mit Plattenfixateur interne. Einengung des Spinalkanales durch dorsales Kantenfragment um 2/3 (CT-Bild und Rekonstruktion sowie Nativbild)

chen Dislokation des Fragmentes führen. In derartigen Fällen kann die intraoperative Myelographie von Nutzen sein. Im Zweifelsfall sollte eine Laminektomie und Revision des Spinalkanales erfolgen. Die Therapie beinhaltet die Entfernung der luxierten Fragmente aus der Wirbelkörperhinterwand oder die Reposition der Fragmente.

Persistierende Fehlstellung und Implantatfehler

Bei 3 Patienten war eine Fehlstellung ohne neurologische Symptomatik postoperativ nachzuweisen, die zu einem Revisionseingriff Anlaß gab. Bei einem Patienten war die Reposition im Halswirbelsäulenbereich bei ventraler Spondylodese unzureichend, so daß ein Revisionseingriff mit Reposition der Wirbelkörper und ventraler Spondylodese notwendig war. Bei dem 2. Patienten mußte auf Höhe von L 4 eine nicht ausreichende Reposition bei dorsaler Spondylodese in einem Sekundäreingriff korrigiert werden. Bei dem 3. Patienten war ebenfalls eine Fehlstellung nach langstreckiger dorsaler Spondylodese der Lendenwirbelsäule zu beobachten. Hier wurde in einem Zweiteingriff die Fehlstellung korrigiert.

Aus diesen Krankenverläufen ist zu schließen, daß im Bereich der Halswirbelsäule intraoperativ eine genaue Prüfung der Mobilität der benachbarten Segmente erfolgen sollte, da ansonsten eine mehrsegmentale Instabilität übersehen werden kann. Dies kann beispielsweise durch eine Flexion und Extension während der Operation erfolgen, oder aber auch bei genügender ventraler Exposition der benachbarten Anteile der Wirbelsäule durch direkten Druck eines Stößels oder Kugelspießes, um so die Mobilität der benachbarten Bandscheiben oder Segmente genau zu klären.

3mal war das Implantat nicht korrekt eingebracht. Hier war 2mal der Fehler eine zu starke Nei-

gung der Pedikelschrauben nach zentral mit Überschreitung der Mittellinie, weiterhin eine nicht korrekt liegende Schraube in der Bandscheibe bei dorsaler Spondylodese im thorakolumbalen Übergang.

In einem Fall kam es bei der ventralen Spondylodese der Halswirbelsäule zu einem Schraubenbruch. Dieser führte zu einer Fehlstellung und machte eine Sekundäreingriff notwendig.

In 2 Fällen waren Schraubenlockerungen die Ursache für eine Respondylodese. Es handelte sich hier um Versorgungen im Halswirbelsäulenbereich. Einmal kam es zur Schraubenlockerung bei einer Okziputabstützplatte, zum anderen fand sich eine Schraubenlockerung bei einer ventralen Spondylodese C 4/C 5.

Es ist bekannt, daß gerade bei der ventralen Spondylodese der Halswirbelsäule die dorsale Hinterwand perforiert werden sollte, um einen möglichst festen Schraubensitz zu gewährleisten. Bei der dorsalen Spondylodese der Halswirbelsäule mit Okziputabstützplatte ist eine Schraubenlockerung am Okziput bei osteoporotischem Knochen und mobilem Patienten leicht möglich.

Zusammenfassung

Von 1980–1989 wurden 313 Plattenspondylodesen im Bereich der Wirbelsäule nach Traumen durchgeführt.

Bei 22 Patienten wurden nach operativen Versorgungen von Wirbelsäulenverletzungen Revisionseingriffe erforderlich. Eine Abnahme der Revisionseingriffe läßt sich in den letzten Jahren nach Standardisierung der Verfahren nachweisen.

Die Gründe für Revisionseingriffe waren Infekte (4), Hämatome (4), neurologische Verschlechterungen (4), verbliebene Fehlstellungen (4), inkorrekt liegende Implantate (4), Schraubenlockerungen (2), Schraubenbrüche (2) und Ösophagusläsion (1).

Therapie von Knochentumoren

C. Burri, W. Mutschler und S. Rübenacker

Primäre Knochentumoren sind eine seltene Erkrankung, sie machen nur rund 2–5% der Tumorleiden aus. Ihre Formenvielfalt erfordert eine auf das Individuum abgestimmte Behandlung, die den heutigen therapeutischen Möglichkeiten in Chirurgie, Onkologie und Strahlentherapie angepaßt sein muß. Diese Aussage gilt genauso für die häufig auftretenden Knochenmetastasen.

Unfallchirurgische Klinik, Universität Ulm, Steinhövelstr. 9, W-7900 Ulm, Bundesrepublik Deutschland

Abb. 1a – e. Rezidiv eines Riesenzelltumors. **a** Präoperatives Röntgenbild. **b** Radiologisches Ergebnis nach Kontinuitätsresektion, ossärem Aufbau mit 2 autogenen kortikospongiösen Spänen – stabil durch Schrauben in die Osteosynthese einbezogen – und Spongiosa. 12 Wochen postoperativ. **c** Nach Metallentfernung. **d** Intraoperativer Situs mit Platte und Knochentransplantaten. Verkürzung der Extremität um 1,5 cm. **e** „Funktionelles" Ergebnis mit Belastungsfähigkeit

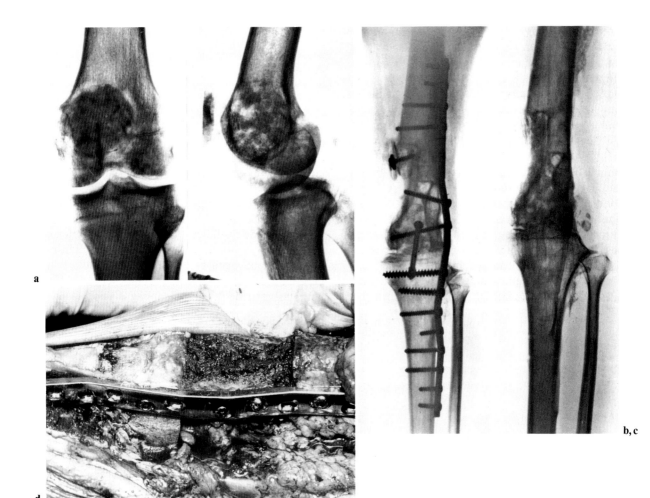

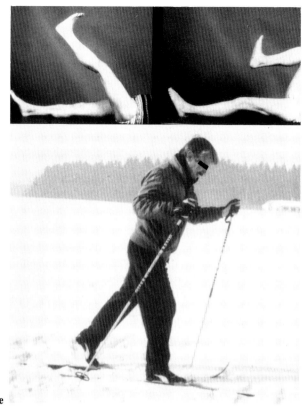

e

**Gutartige Knochentumoren
und tumorähnliche (tumorsimulierende)
Erkrankungen**

Sie verlangen nicht immer nach einer aktiven Therapie. Indikationen zur chirurgischen Intervention sind

- nachweisbares Wachstum,
- Beschwerden,
- Funktionseinbuße,
- drohende pathologische Fraktur,
- pathologische Fraktur.

Die chirurgische Therapie − wenn erforderlich − richtet sich nach der Art des Tumors und seiner anatomischen Lokalisation. Sie besteht in der Ausräumung oder einer marginalen Resektion mit Auffüllung des Defektes mit autogenem oder allogenem Knochen. Wird durch die Tumorentfernung die Belastungs- oder sogar die Bewegungsstabilität gefährdet, empfiehlt sich eine zusätzliche Osteosynthese mittels Platte.

**Semimaligne Tumoren oder Tumoren
von „low-grade malignancy"**

In der Therapie dieser Tumorformen versagen Strahlen- und Chemotherapie, sie verlangen deshalb fast ausschließlich die chirurgische Intervention in Form einer Resektion im Gesunden. So fordern z. B. am Schaft der zentralen Röhrenknochen das chondromyxoide Knochenfibrom, das Chondrom oder das parossale Osteom eine Kontinuitätsresektion mit Sicherheitsabstand, gelenknahe Tumoren (z. B. Chondrom am Becken, Riesenzelltumor 2. Grades) die En-bloc-Resektion. Dabei wird in jedem Falle ein Defekt geschaffen, der einen ossären Wiederaufbau am Gelenk, möglicherweise einen endoprothetischen Ersatz oder eine Arthrodese (Abb. 1) fordert. Diese Aussagen gelten ganz besonders für Rezidive dieser Tumoren, die nach alleiniger Ausräumung oder unvollständiger Resektion entstehen und dabei in der Malignitätsskala nach oben rücken [4].

Der nach einer En-bloc-Resektion entstandene Defekt wird durch autogene, allogene oder gemischte Knochentransplantate wieder aufgefüllt und durch eine Plattenosteosynthese zur Erhaltung der Bewegungs- und zur Wiederherstellung der Belastungsstabilität abgesichert.

Primär maligne Knochentumoren

In der Behandlung der primär malignen Knochentumoren ist das gesamte Spektrum der heutigen therapeutischen Möglichkeiten gefragt, das Vorgehen wird individuell im onkologischen Konsil unter Beisein des Pathologen, des Onkologen, des Strahlentherapeuten und des Chirurgen festgelegt. Nach dem heutigen Stand der Erkenntnisse wird dabei in den meisten metastasenfreien Fällen ein aktives Handeln gefordert:

Die Amputation, in der richtigen Höhe durchgeführt, und die Exartikulation vermögen bei peripheren Tumoren die lokale Rezidivfreiheit zu garantieren. Diese Verfahren, insbesondere deren Erweiterungen, wie Hemipelvektomie oder interthorakoskapuläre Resektion, führen zu einer in jeder Beziehung maximal belastenden Verstümmelung des betroffenen Patienten. Es erstaunt deshalb nicht, daß in den beiden letzten Jahrzehnten nach extremitätenerhaltenden Verfahren gesucht wurde, die mit der Einführung adjuvanter Therapien und durch die Entwicklung neuer Operationstechniken und Prothesen möglich wurden.

Enneking [5] unterscheidet in der lokalen Tumortherapie die transtumorale, die randständige (marginale), die extratumorale (weite) und die radikale Resektion.

Es versteht sich von selbst, daß zur chirurgischen Therapie eines malignen Knochentumors beim „metastasenfreien" Patienten nur das radikale Vorgehen mit kompartmentgerechter Resektion in Frage kommen kann. Dieses hat in den Händen erfahrener „onkologischer Chirurgen" Ergebnisse gebracht, die mit denjenigen nach verstümmelnden Eingriffen durchaus vergleichbar sind, so daß in den Richtlinien der Deutschen Gesellschaft für Chirurgie [6] so formuliert wird:

> Die Indikation zur Amputation ist sehr streng zu stellen und nur dann gerechtfertigt, wenn nur hierdurch allein ein kurativer oder lebensverlängernder Effekt für den Patienten erwartet werden kann.

Diese Aussage darf aber nur Gültigkeit haben, wenn die Regeln der radikalen Resektion streng befolgt werden [5, 9]. Daß dies nicht immer der Fall ist, zeigt die Zusammenstellung von Krause et al. [7] für Weichteiltumoren, bei der 106 nicht radikalen und 11 fraglichen Resektionen nur 4 lokal radikale und 2 Amputationen gegenüberstehen.

Die radikale kompartmentgerechte Resektion beginnt bereits bei der Biopsie: Die Inzision zur Gewebeentnahme hat im Inzisionsbereich für die Resektion zu liegen, etwaige Drainagen müssen in deren Verlängerung ausgeführt werden, beide werden beim Zweiteingriff exzidiert. Die Resektion selbst umfaßt das gesamte an den Tumor grenzende Muskelkompartment, der Knochen muß mit genügendem Sicherheitsabstand durchtrennt und in einem Block mit den Weichteilen entfernt werden.

Während des gesamten operativen Eingriffes dürfen Tumor und Tumorkapsel nie gesehen werden.

Das radikale Vorgehen bei der Resektion eines malignen Knochentumors läßt entsprechend große Knochen- und Weichteildefekte entstehen, die mit plastischen Verfahren behandelt werden müssen: Liegt der Defekt am Schaft der langen Röhrenknochen, sind zur Wiederherstellung der Belastungsfähigkeit der Extremität große Strecken durch Transplantate zu überbrücken, wozu autogene (aus dem Becken, Rippen, Fibula), allogene (Becken von Unfallopfern) oder beide Verwendung finden. Nach eigenen Erfahrungen eignet sich unter adjuvanten Therapien − z. B. Chemotherapie beim Osteosarkom − allogenes Transplantatmaterial gleich gut wie autogenes. Nach neuesten Erkenntnissen könnten gefäßgestielte allogene Transplantate [1] unter Immunsuppression das therapeutische

Spektrum der Knochentumortherapie entscheidend erweitern. In jedem Falle wird zur Erhaltung der Bewegungsstabilität eine stabile Osteosynthese in Form einer Platte mit ausreichender Dimensionierung erforderlich; Knochentransplantate sind, wenn immer möglich, in die Osteosynthese mit einzubeziehen (Abb. 2–4). Als Alternative zur Platte kann der Verriegelungsnagel in Betracht gezogen werden.

Eine neue Behandlungsart für die geschaffenen Knochendefekte könnte die Fragmentverschiebung nach Ilisarow bieten, v. a. bei Tumorlokalisation außerhalb des mittleren Schaftdrittels. Auch in diesem Falle wird nach Abschluß der Verschiebung das Fragment proximal oder distal mit einer Platte stabilisiert.

An Humerus und Femur verwenden wir breite, am Unterschenkel und Vorderarm schmale Platten, die proximal und distal mindestens mit 4, besser mit 5 Schrauben, die beide Kortikales fassen, befestigt werden. Im Gegensatz zu anderen Autoren bevorzugen wir dabei auf der ganzen Länge mit Löchern versehene Platten gegenüber der „Verlängerungsplatte" von Wagner, um auf jeder Höhe Transplantate mit Schrauben in die Osteosynthese einbeziehen zu können (Abb. 1 und 3) [2].

Bei gelenknahen Tumoren muß das Gelenk mit in die Resektion einbezogen werden, das therapeutische Vorgehen hat sich nach dieser Situation zu richten: Seit Jahren hat die Industrie dieser Tatsa-

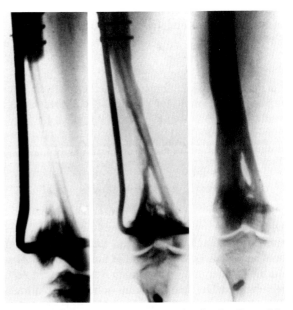

a,▶

Abb. 2a–c. Maligner Knochentumor im distalen Femurdrittel aus den 60er Jahren (M. Allgöwer). **a** Postoperativ mit autogener Fibula als mediale Abstützung und Spongiosa, **b** nach 3 Monaten, **c** nach 2 Jahren

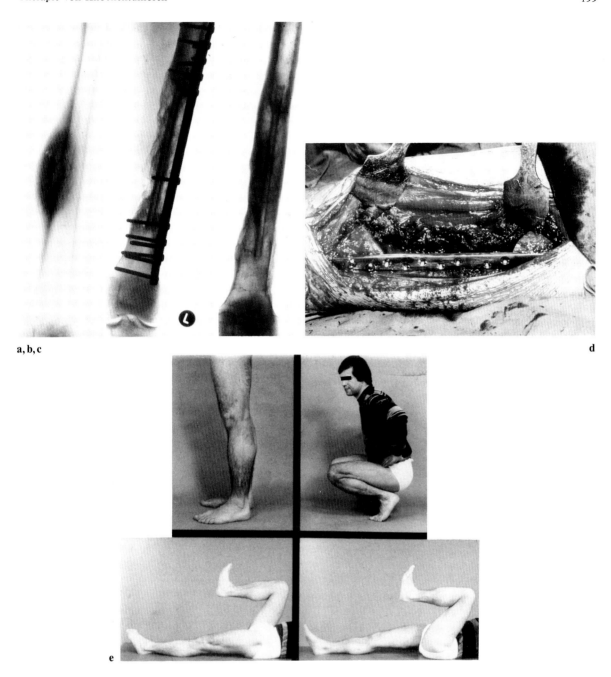

a, b, c   d

e

che Rechnung getragen und entsprechende Tumor-
prothesen für Schulter, Ellbogen, Hüfte und Knie
als Standardprodukte hergestellt. Diese Endopro-
thesen, die marknagelähnlich in der Markhöhle –
meist mit Knochenzement – verankert werden,
lockern sich aber unter jahrelanger Belastung. Wir
sind deshalb dazu übergegangen, den freien Pro-
thesenteil mit Knochentransplantaten zu umman-
teln und mit einer Zuggurtungsplatte, die proximal
und distal des Prothesenstielendes mit Schrauben
verankert wird, zu sichern (Abb. 4). Bei „Angehen"
des Knochentransplantates soll dieses Verfahren bei

Abb. 3 a – e. Parossales Sarkom am Femurschaft. **a** Präoperatives Röntgenbild. **b** 6 Monate postoperativ: Kompartmentgerechte Resektion, der Defekt ist mit der gleichseitigen
Fibula (wie ein Marknagel, eingebolzt) und Spongiosa aufgefüllt. Beachte die Stabilisierung des kortikalen Transplan-
tates mit Stellschrauben. **c** 10 Jahre später hat sich die mediale Kortikalis wieder aufgebaut – die Fibula ist immer
noch klar erkennbar. **d** Intraoperativer Situs nach En-
bloc-Resektion von M. vastus lateralis und mittlerem Femurdrittel. **e** Funktionelles Ergebnis, der Patient ist seit 16
Jahren rezidivfrei

einer Lockerung den Ersatz mit einer einfachen En-
doprothese erlauben.

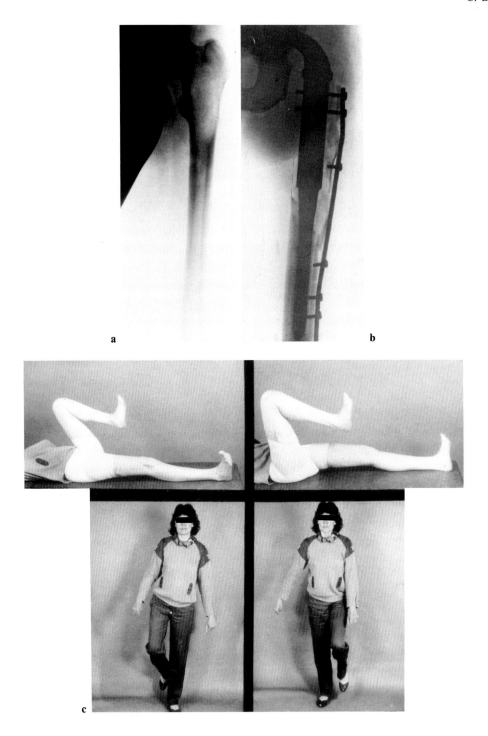

Abb. 4a – c. Tumor am proximalen Femur, Versorgung nach Resektion mit Tumorprothese, allogenem Manteltransplantat und Zuggurtungsplatte. **a** Präoperativ, **b** 3 Monate postoperativ, **c** funktionelles Ergebnis 3 Monate postoperativ

Auch an der Wirbelsäule – hier bleibt die Radikalität in vielen Fällen fraglich – hat die Platte nach der Tumorresektion zur Erhaltung von Stabilität und Funktion entscheidende Bedeutung erlangt. Der Knochendefekt wird mit Transplantaten, Kunststoffkörpern oder Knochenzement aufgefüllt, die Platte bringt die sofortige Funktionsstabilität. Dabei finden an der Halswirbelsäule ventral eingebrachte Spezialplatten mit aufgerauhten oder perforierten Schrauben Anwendung, an der thorakalen und lumbalen Wirbelsäule schmale AO- oder Spezialplatten mit transpedunkulärer Verschraubung. Wir haben für diese Fälle eine kohlenfaser-

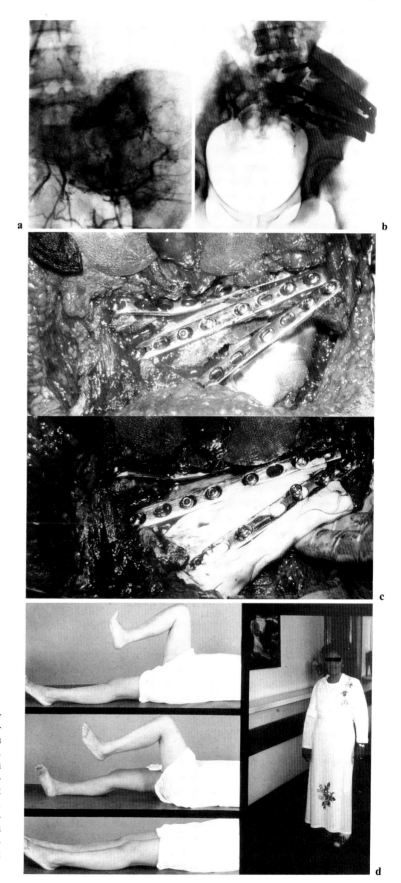

Abb. 5a–d. Chondrosarkomrezidiv im dorsalen Beckenanteil. **a** Präoperatives Angiogramm. **b** Postoperatives Röntgenbild nach Kontinuitätsresektion des Beckenringes. **c** Intraoperativer Situs. Der bis zu 15 cm breite Defekt ist distal mit kortikospongiösen Spänen, proximal mit Knochenzement aufgefüllt und mit 3 Platten stabilisiert. **d** Dieses Vorgehen bringt sofortige und gesicherte Spätbelastungsfähigkeit. Klinisches Ergebnis 2 Wochen postoperativ. Die Patientin ist seit über 10 Jahren rezidivfrei und hat 2 Geburten hinter sich

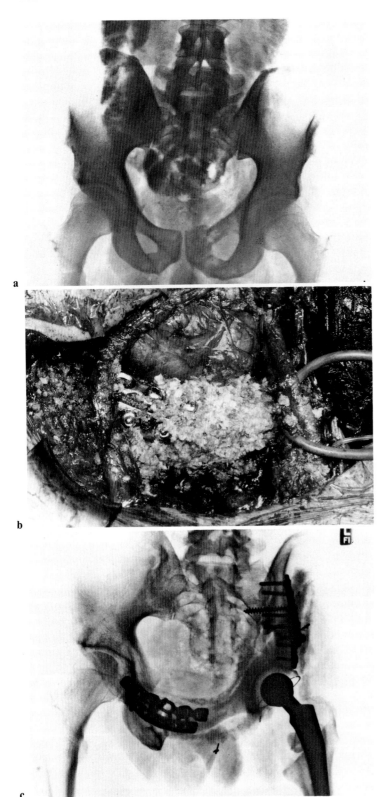

Abb. 6a–d. Malignes Histiozytom der beiden Schambeinäste, gegen das Azetabulum reichend. **a** Präoperatives Röntgenbild. **b** Intraoperativer Situs nach Resektion der vorderen und mittleren Beckenanteile mit Hüftgelenk. Polyacetalharzbeckenersatz mit Doppelplatte an der Symphyse und Ummantelung mit allogener Spongiosa. **c** Postoperatives Röntgenbild. **d** Funktionelles Ergebnis

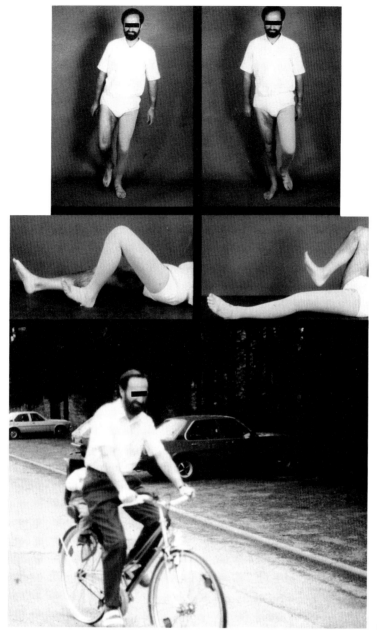

Abb. 6 d

verstärkte Polysulfonplatte entwickelt, die eine anatomisch individuelle Anpassung von Länge und Lokalisation der Löcher erlaubt, indem Länge und Lochstand während des Eingriffs selbst bestimmt und durch Sägen bzw. Bohren erarbeitet werden. Dieses Modell ist zudem strahlendurchlässig und gestattet somit eine einwandfreie onkologische Nachsorge.

Neben der Wirbelsäule stellt auch das Becken eine ganz besondere Tumorlokalisation dar. Zum einen haben hier Chondrom und Riesenzelltumoren eine ungünstigere Prognose als bei anderen Lokalisationen, zum anderen erfordern die schwierigen anatomischen Bedingungen (Nerven, Gefäße, dicker Muskelmantel) ganz besonders erhöhte Aufmerksamkeit. Auch hier ist die onkologisch radikale Tumorresektion für das Überleben des Patienten eine Conditio sine qua non. Bei Tumorlokalisation im Bereich der Schambeine oder in den dorsalen Anteilen erfolgt die Resektion mit den Muskelkompartments unter Berücksichtigung eines Sicherheitsabstandes von 5 cm. Der Defekt ist mit Knochentransplantaten zu überbrücken und mit Platten, die auf die andere Beckenhälfte reichen können, zu stabilisieren. Wir empfehlen in solchen Fällen – insbesondere im dorsalen Bereich – die

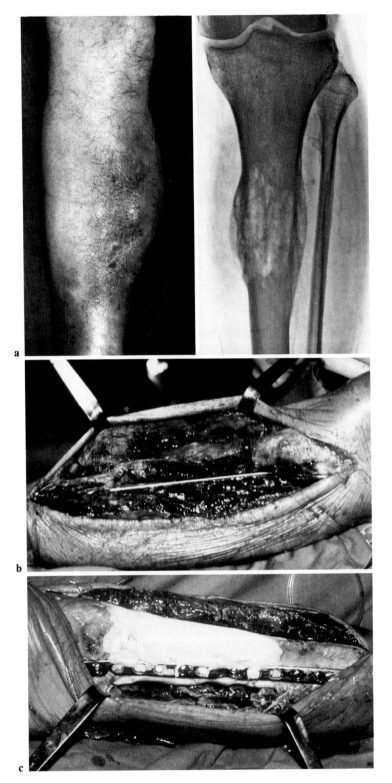

Abb. 7a–d. Beispiel einer Verbundosteosynthese an der Tibia bei einer Hypernephrommetastase. **a** Klinischer Zustand und Röntgenbild präoperativ. **b** Intraoperativer Situs nach Kontinuitätsresektion und lateraler Platte zur Erhaltung von Länge und Rotationssicherung. **c** Auffüllung des Defektes mit Knochenzement und zusätzlicher Platte mediodorsal. **d** Röntgenbild und belastungsfähiger Patient 3 Wochen postoperativ

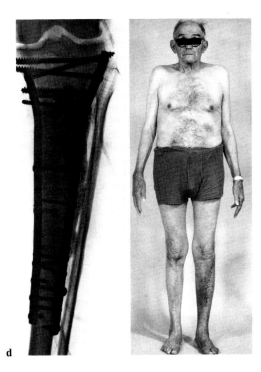

d

Kombination von Verbundosteosynthese mit ausreichender gleichzeitiger Knochentransplantation (Abb. 5). Dieses Verfahren erlaubt die sofortige Belastungsfähigkeit durch den Verbund und erlangt bei „Angehen" des Knochentransplantates auch die Dauerbelastungsfähigkeit.

Maligne Knochentumoren im Azetabulumbereich versorgen wir durch einen erweiterten prothetischen Ersatz mit einer Polyacetalharzprothese, die individuell durch aktuelle Bearbeitung in den Defekt eingepaßt werden kann [3]. Es erfolgt die stabile Verbindung mit dem übrigen Becken oder der Gegenseite mit Platten und Schrauben. Auch hier wird für ein dauerhaftes Ergebnis die Prothese mit einem Knochentransplantat ummantelt (Abb. 6).

Plattenosteosynthese bei Knochenmetastasen

Fast alle malignen Tumoren können zu Metastasen im Skelettsystem führen, insbesondere das Mammakarzinom, Malignome von Prostata, Schilddrüse, Niere, Lunge und Nebenniere. Ihre Behandlung richtet sich nach dem Primärtumor, sie wird im onkologischen Konsil abgesprochen und bestimmt. Indikationen zum aktiven Vorgehen sind pathologische Frakturen beim operationsfähigen Patienten und schmerzhafte Funktionsbehinderungen bei aussichtsloser Strahlen- und Chemotherapie sowie die eintretende Querschnittläsion bei Wirbelmetastasen: Gelenknahe Metastasen können durch Pro-

thesen, solche im Schaft- oder Metaphysenbereich durch eine Verbundosteosynthese behandelt werden. Dieses 1963 von Müller [8] angegebene Verfahren brachte einen entscheidenden Fortschritt in der Metastasenchirurgie und stellt auch heute noch das Standardverfahren dar [2, 4]:

1. Exstirpation des Tumorgewebes, wenn möglich (Zustand des Patienten, Aufwand) im Gesunden, insbesondere bei Solitärmetastasen.
2. Einbringen des Knochenzementes in den Defekt mit Einpressen proximal und distal in die Markhöhle oder den geschaffenen Spongiosadefekt (gelenknah).
3. Plattenosteosynthese zur Neutralisation der einwirkenden Kräfte, wobei der aushärtende Zement wie der Knochen proximal und distal mit Schrauben gefaßt wird (Abb. 7). Das Verfahren schließt eine zusätzliche Bestrahlung nicht aus.

Die Überlebenszeit von Patienten mit Knochenmetastasen liegt im Durchschnitt bei knapp 1 Jahr, in Einzelfällen können es aber auch mehrere Jahre sein. Bei richtiger, sorgfältig gestellter Indikation ist die Verbundosteosynthese mit Knochenzement und richtig dimensionierter und angebrachter Platte ein segensreiches Verfahren für den Patienten, kann doch in über 80% der Fälle nicht nur eine unmittelbare schmerzarme oder sogar schmerzfreie Bewegungs- und Belastungsstabilität erzielt werden.

Literatur

1. Aebi M, Regazzoni P (1989) Bone transplantation. Springer, Berlin Heidelberg New York Tokyo
2. Burri C, Betzler M (1974) Knochentumoren. Huber, Bern Stuttgart Wien
3. Burri C, Claes L, Gerngross H, Mathys R (1979) Total internal hemipelvectomy. Arch Orthop Trauma Surg 94:219
4. Burri C, Schulte J, Voglic M (1980) Lokalbehandlung von Skelettmetastasen. In: Burri C, Herfarth Ch, Jäger M (Hrsg) Aktuelle Probleme in Chirurgie und Orthopädie, Bd 14: Metastasen. Huber, Bern
5. Enneking WF (1983) Musculoskeletal tumor surgery. Churchill Livingstone, New York
6. Kern E, Bruch HP (1988) Tumoren der Knochen, Weichteile und Haut. In: Richtlinien zur operativen Therapie maligner Tumoren der Deutschen Gesellschaft für Chirurgie, S 93
7. Krause U, Kroff M, Klaes W (1988) Welcher Sicherheitsabstand ist adäquat bei der Resektion von Weichteilsarkomen? Vortrag am Deutschen Chirurgenkongreß, München
8. Müller ME (1963) Kunstharze in der Knochenchirurgie. Helv Chir Acta 30:131
9. Salzer M, Knahr K (1987) Operative Taktik bei malignen Knochentumoren. Langenbecks Arch Chir 372:301

Die kombinierte Plattenosteosynthese
bei angeborenen Unterschenkelpseudarthrosen

W. BLAUTH

Einleitung

Bei den angeborenen Unterschenkelpseudarthrosen handelt es sich um *sehr seltene Deformitäten*, die nahezu ausschließlich einseitig auftreten und typische röntgenologische Erscheinungen bieten [2–4]. Sie liegen meistens im mittleren oder am Übergang vom mittleren zum unteren Unterschenkeldrittel und betreffen die Tibia und die Fibula *allein* oder *beide* Knochen *gleichzeitig* (Abb. 1). Isolierte Fibulapseudarthrosen kommen allerdings viel seltener vor als isolierte Tibiapseudarthrosen. Wir haben sie in unserem Krankengut von 25 angeborenen Unterschenkelpseudarthrosen nur 2mal gesehen (Abb. 2).

Röntgenologisch fallen charakteristische Veränderungen auf: Die Fragmente sind meistens hypoplastisch, ihre Enden laufen nicht selten spitz zu und können wie abgelutscht aussehen oder auch eine gezackte Form aufweisen. Gelegentlich kann man an einem Fragmentende ein weiteres kleines Fragment erkennen (s. Abb. 8a und 10a). Die Markhöhle der im Vergleich zur Gegenseite oft dünneren Tibiadiaphyse ist abgedeckt und kann nahe der Pseudarthrose deutlich sklerosiert sein.

Manchmal findet man sanduhrförmige Einschnürungen der Diaphyse und blasige, zystische Auftreibungen benachbarter Knochenbezirke. Gleichzeitig kann auch eine *Neurofibromatose* bestehen (Abb. 3). Ein Neurofibrom im Pseudarthrosengebiet konnte jedoch bisher noch nicht nachgewiesen werden. Auch ein Zusammenhang zwischen kongenitaler Unterschenkelpseudarthrose und *fibröser Dysplasie* besteht offenbar nicht.

Es handelt sich um eine atrophische, reaktionslose Pseudarthrose. Ein Teil der Patienten kommt bereits mit der Deformität zur Welt. Ein anderer

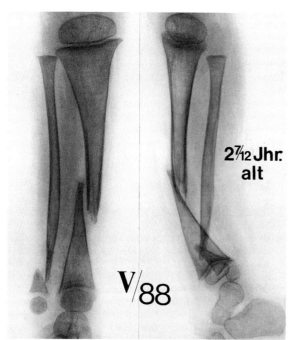

Orthop. Kiel   R., J. I7 II 85

Abb. 1. Typisches Bild einer kongenitalen Unterschenkelpseudarthrose. Im Pseudarthrosengebiet ist keinerlei Knochenneubildung zu erkennen: atrophische Pseudarthrose. Beachte die Form der Fragmentenden („Pyramidenform" des distalen Fragmentes) und die Hypoplasie der Diaphysen im Bereich der Pseudarthrose

Orthopädische Universitätsklinik, Michaelistr. 1,
W-2300 Kiel 1, Bundesrepublik Deutschland

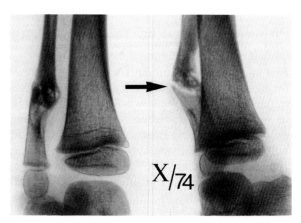

Abb. 2. Isolierte kongenitale Fibulapseudarthrose bei einem 4 Jahre alten Jungen

Wolter/Zimmer (Hrsg.)
Die Plattenosteosynthese und ihre Konkurrenzverfahren
© Springer-Verlag 1991

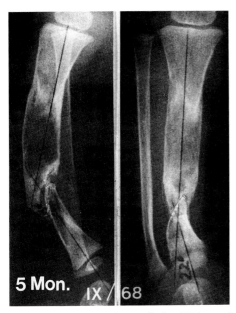

5 Mon. IX/68

Abb. 3. Beispiel einer kongenitalen Tibiapseudarthrose bei einem Jungen im Alter von 5 Monaten. Es liegt auch eine Neurofibromatose vor. Die Diaphyse des proximalen Tibiafragmentes ist verbreitert und zystisch aufgetrieben. Im a.-p.-Bild erscheint der Tibiaschaft in Höhe der Pseudarthrose sanduhrförmig eingeengt. Das proximale Ende des distalen Fragmentes zeigt eine spitz zulaufende, hakenförmige Verkrümmung. Eine reparative Knochenneubildung ist nirgendwo zu erkennen

weist als berüchtigten *Vorläufer* ein *Crus varum et antecurvatum congenitum* auf. Spontan oder aus nichtigem Anlaß kann es im Säuglingsalter oder später zu einer Fraktur des verkrümmten und dysplastischen Unterschenkels kommen, die bezeichnenderweise trotz langer Ruhigstellung nicht ausheilt. Manche Pseudarthrosen entstehen, weil ein Crus varum et antecurvatum congenitum zur Unzeit osteotomiert wird und/oder die Fragmente im Glauben an die besonders guten Heilungschancen im Kindesalter nur unzureichend, z. B. mit einem intramedullären Kirschner-Draht, fixiert werden (Abb. 4). Wir haben solche Verläufe mehrmals beobachtet.

Die *Bilanz* der *Behandlungsresultate* bietet ein überaus trauriges Bild. Es ist durch ungewöhnlich lange Leidensgeschichten, höchstens 40% Heilungen und viele Amputationen als letztem Ausweg gekennzeichnet.

Die Gründe für diese niederschmetternden Ergebnisse liegen hauptsächlich in der *Unkenntnis der Krankheit . . . und/oder in der Mißachtung ihrer äußerst ungünstigen Heilungsbedingungen.* Die überaus hohe Rate von Mißerfolgen kann jedoch abgebaut werden, wenn die im folgenden geschil-

derten Behandlungsrichtlinien und -verfahren beachtet und angewandt werden.

Die sog. kombinierte Plattenosteosynthese

Wir möchten über Erfahrungen in der Behandlung von 19 angeborenen Unterschenkelpseudarthrosen mit einer Methode berichten, die wir „kombinierte Plattenosteosynthese" nennen. Das Konzept haben wir vor ca. 19 Jahren entwickelt. Dabei spielten die nachstehenden Überlegungen die Hauptrolle:

1. Das pathologisch veränderte Periost sollte reseziert werden, weil es uns damals, wie auch schon Chiari [5], Crenshaw [6], Knöfler [9], Rathgeb et al. [10] und Tachdijan [11], als eine verdickte, schwielige, fest mit dem Knochen verwachsene und ihn z. T. sogar arrodierende Struktur mit sehr schlechter Durchblutung aufgefallen war. Histologisch wies die Knochenhaut im Vergleich zur normalen eine Vielzahl von kernreichen Bindegewebezellen, ähnlich einer Fibromatose wie beim Bild eines Morbus Dupuytren, auf. Wir konnten im Periost reichlich aggressive Myofibroblasten nachweisen, in deren Nähe Knochenresorption stattfand [4].
2. Nur nach stabiler Osteosynthese, kombiniert mit autogener Spananlagerung, und nicht nach Minimalosteosynthesen, konnte eine Heilung der Pseudarthrose erwartet werden.
3. Eine postoperative Fixation der Gliedmaße im Becken-Bein-Gipsverband für 8 – 12 Wochen hielten wir deshalb für erforderlich, weil es sich um einen atrophischen Knochen handelte, in dem das Osteosynthesematerial nicht den gleichen Halt finden konnte wie in einem normalen Knochen. Die temporäre äußere Stütze sollte die Risiken einer möglichen Materiallockerung verringern helfen.
4. Die Gliedmaße sollte bis zum Aufbau einer tragfähigen Tibia in einem Stützapparat entlastet werden.
5. Bis zum Wachstumsabschluß mußte die Notwendigkeit wiederholter Knochensubstitutionen bedacht werden.
6. Die Operation sollte im Kleinkindesalter stattfinden, um Inaktivitätsschäden möglichst gering zu halten.

Wie aber, so lautete damals die therapeutische Kernfrage, war eine stabile Osteosynthese zu erreichen?

Wir sahen eine große Chance darin, die Fragmente mit einer Platte gegen eine autogene Span-

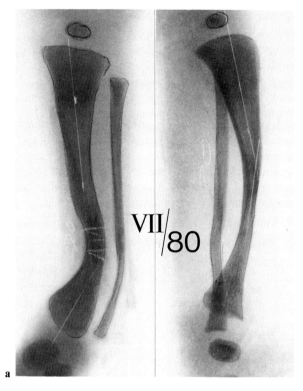

VII/80

a

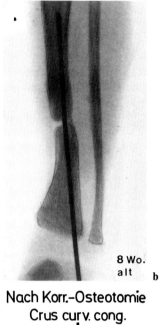

8 Wo.
alt

b

Nach Korr.-Osteotomie
Crus curv. cong.

↓

Pseudarthrose

Or hop. Kiel   E.,F. 18 06 80

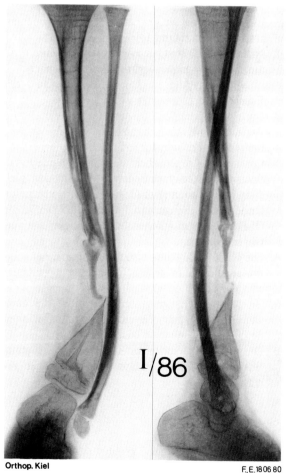

I/86

c
Orthop. Kiel   F, E.18 06 80

Abb. 4. a Crus varum et antecurvatum congenitum (Crus curvatum congenitum) bei einem männlichen Säugling im Alter von 4 Wochen. Der verkrümmte Tibiaschaft ist im mittleren Unterschenkeldrittel deutlich dysplastisch. **b** Derselbe Säugling im Alter von 8 Wochen. Der Operateur hat im Glauben an die besonders guten Heilungsbedingungen in diesem Lebensabschnitt lediglich eine intramedulläre, transossäre, transartikuläre Fixation mit einem Kirschner-Draht von der Fußsohle aus vorgenommen. Es bildete sich eine Pseudarthrose aus, die auch nach 2 Eingriffen nicht ausheilte. **c** Röntgenaufnahmen des gleichen Patienten, 6 Jahre nach der Korrekturosteotomie und 2 weiteren Eingriffen zur Heilung der Tibiapseudarthrose: Es besteht bereits eine Beinverkürzung von 4 cm und ein beträchtlicher Knochendefekt. Beachte auch den Schaden im Bereich der distalen Epiphysenscheibe (Kirschner-Draht!) und der Metaphyse

schiene aus der gesunden, kontralateralen Tibia zu verschrauben. In den atrophischen Fragmenten allein konnten die Schrauben ja keinen genügenden Halt finden. Zusätzlich mußte autogene Spongiosa um die Pseudarthrose angelagert werden (Abb. 5 und 6).

Lag eine Tibiapseudarthrose mit sehr kurzem distalem Fragment vor, sollte der autogene kortikospongiöse Span in die breitere Metaphyse des distalen Fragmentes eingefalzt werden, um eine Achsfehlstellung zu vermeiden und in diesem Knochenabschnitt wenigstens 3 oder besser 4 Schrauben unterzubringen (Abb. 7).

Operationsalter

Nach und nach kamen wir zu der Überzeugung, etwa das *3. Lebensjahr als frühesten Operationstermin* zu wählen. Der Hauptgrund lag darin, daß i. allg. erst in diesem Lebensabschnitt ein genügend kräftiger, autologer Knochenspan aus dem kontralateralen Schienbein zur Verfügung stand. Seine Kortikalis allein konnte den Schrauben einen genü-

gend festen Sitz gewähren. Für ein Hinausschieben des Eingriffs bis in dieses oder ein noch späteres Alter sprach auch die Tatsache, daß ein zunächst noch relativ kurzes distales Tibiafragment im Zeitraum von 3 oder mehr Jahren an Länge zunehmen konnte. Dann lag zur Osteosynthese ein längerer Knochenabschnitt vor.

Mit diesem Konzept (s. Abb. 8) war ein Weg zur entscheidenden Verbesserung unserer Ergebnisse

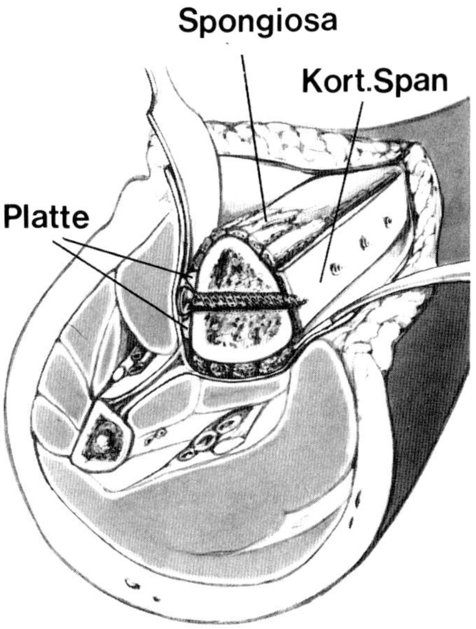

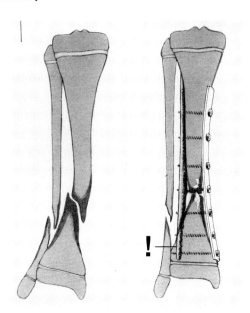

Abb. 6. Schematisches Schnittbild etwas proximal der Tibiapseudarthrose zur Darstellung der „kombinierten Plattenosteosynthese"

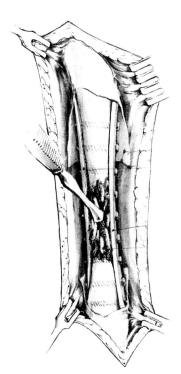

Abb. 5. Schematische Zeichnung der „kombinierten Plattenosteosynthese". Eine Platte wird nach Korrektur der Achsfehlstellung und Resektion des Periostes gegen einen autogenen, kortikospongiösen Knochenspan aus der gegenseitigen Tibia fixiert. Zusätzlich wird autogene Spongiosa um die Pseudarthrose herum gelagert

Abb. 7. Schema der Osteosynthese und Spananlagerung bei angeborener Unterschenkelpseudarthrose mit sehr kurzem distalem Fragment

gefunden, der allerdings noch weitere Probleme bot (s. unten).

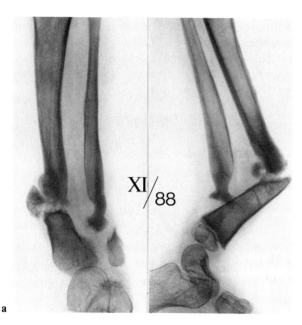

a

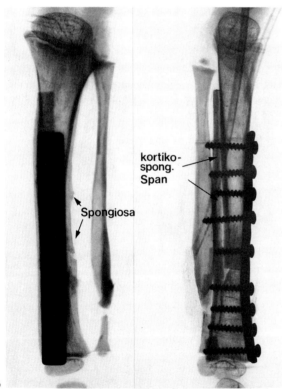

kortiko-
spong.
Span

Spongiosa

b

Abb. 8. a Angeborene Unterschenkelpseudarthrosen bei einem 3 1/2 Jahre alten Jungen, der uns nach 2 fehlgeschlagenen Operationen (Platte und Ringfixateur) zugewiesen wurde. Die Antekurvation des Unterschenkels ließ sich manuell nicht ausgleichen. **b** Röntgenaufnahmen des gleichen Unterschenkels nach „kombinierter Plattenosteosynthese"

Ergebnisse

Zunächst sollte darauf hingewiesen werden, daß ca. *2/3 unserer 19 Patienten* präoperativ umfangreiche *Knochendefekte*, hochgradige *Atrophien*, ausgeprägte *Narbenbezirke* und erhebliche *Fehlstellungen* nach mehreren Voroperationen aufwiesen, also eine überwiegende negative Auslese. Trotzdem konnten wir von den 19 angeborenen Unterschenkelpseudarthrosen bisher 16 ausheilen; bei einem Kind ist die Behandlung noch nicht abgeschlossen, die Ausheilung ist aber im Gange.

Wir haben *2 Fehlschläge* erlebt. Einer kam deshalb zustande, weil ein Junge bereits im Alter von 13 Monaten operiert worden war und wegen stark atrophischer Fragmente keine zuverlässige stabile Osteosynthese zustande kam. Die Pseudarthrose heilte auch nach langer postoperativer Ruhigstellung nicht aus.

Im 2. Falle handelte es sich um ein 2 7/12 Jahre altes Mädchen (s. Abb. 1), bei dem wir bereits in diesem Alter eine „kombinierte Plattenosteosynthese" vorgenommen haben. Der kortikospongiöse, autogene Knochenspan aus der gegenseitigen Tibia wurde nach sparsamer Resektion des zur Pseudarthrose hin spitz zulaufenden distalen Fragmentendes eingefalzt und mit je 4 Kleinfragmentschrauben fixiert (Abb. 9). Bereits nach 9 Wochen nahm der weiterbehandelnde Arzt eine so weitgehende knöcherne Heilung an, daß das Kind einen Oberschenkelgehgipsverband erhielt. Bei der Vorstellung in unserer Klinik wenige Wochen später war der Gipsverband defekt. Röntgenologisch mußte ein Fehlschlag mit Lockerung des Osteosynthesematerials und zunehmender Valgus- und Antekurvationsfehlstellung angenommen werden (Abb. 9c).

In einem kürzlich erschienenen Beitrag von W. Blauth [1] haben wir eine genaue Schilderung unserer Operationstechnik, ihrer Indikationen, Kontraindikationen und Fehlermöglichkeiten mitgeteilt sowie die bisherigen Ergebnisse geschildert. Dabei wurden auch 2 langfristige Operationsresultate vorgestellt. Wir möchten auf diese Publikation verweisen und hier lediglich ein weiteres Beispiel einer geheilten Unterschenkelpseudarthrose anfügen (Abb. 10):

Es handelt sich um einen einjährigen Jungen, bei dem der rechte Unterschenkel betroffen war. Das Kind kam offenbar mit einem Crus varum et antecurvatum congenitum zur Welt und wies als Hinweis auf einen Morbus Recklinghausen multiple Café-au-lait-Flecken am Hals und in den Achselhöhlen auf. Im Alter von 4 Monaten kam es ohne äußere Einwirkungen zu einer Fraktur des Unterschenkels, die man in Gipsverbänden zu heilen

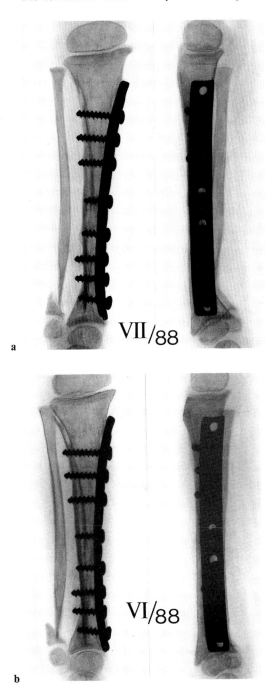

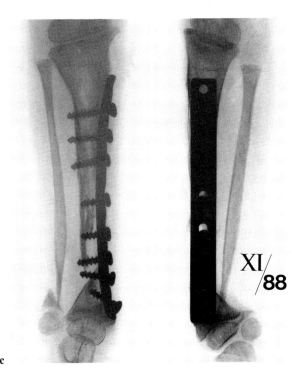

a

c

b

Abb. 9. a 2 7/12 Jahre altes Mädchen mit angeborener Unterschenkelpseudarthrose (Ausgangsbefund s. Abb. 1). Im Operationsbericht ist vermerkt, daß die distale Schraube keinen sehr festen Halt hatte. Der Knochen war stark atrophisch. b Bereits 9 Wochen nach „kombinierter Plattenosteosynthese" wurde ein Oberschenkelgehgips angelegt, weil man eine weitgehende knöcherne Heilung angenommen hatte. Bei einer Kontrolle 11 Wochen nach der Operation fand sich eine Lockerung der distalen Schrauben und eine leichte Fehlstellung des distalen Fragmentes. c 5 Monate nach der Operation. Die Entwicklung einer Defektpseudarthrose ist im Gange. Therapie: Entfernung des Osteosynthesematerials, entlastender Stützapparat. Zu einem späteren Zeitpunkt, wenn das distale Fragment eine genügende Länge aufweist, ist ein weiterer Eingriff geplant

versuchte. Die Entstehung einer Pseudarthrose konnte nicht verhindert werden.

Wir nahmen damals trotz des Alters von erst 12 Monaten eine kombinierte Plattenosteosynthese vor, weil uns die Fragmente genügend lang erschienen. Wir entfernten das auffallend adhärente – „zottige, aufgerauhte", wie es im Operationsbericht heißt – Periost, kürzten die Spitze des distalen Fragmentes um knapp 1 cm und stabilisierten die Fragmente unter Druck mit einer 8-Loch-„Mondprofilplatte". Die Platte wurde gegen einen gegenüberliegenden autogenen Kortikalisspan aus der gegenseitigen Tibia verschraubt. Zusätzlich lagerten wir autogene Spongiosa um das Pseudarthrosengebiet (s. Abb. 10b).

Die Gliedmaße wurde zunächst ca. 7 Wochen im Becken-Bein-Gipsverband fixiert, anschließend ca. 8 Wochen im Oberschenkelliegegipsverband. Die

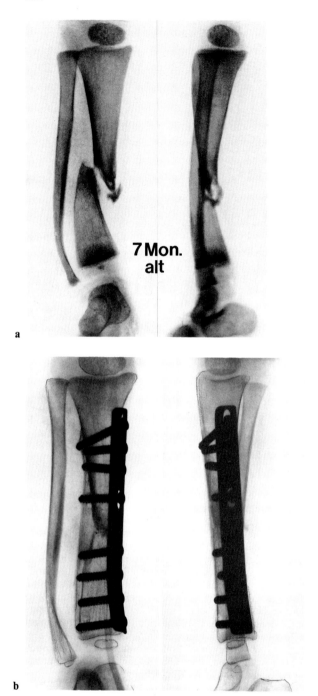

7 Mon. alt

a

b

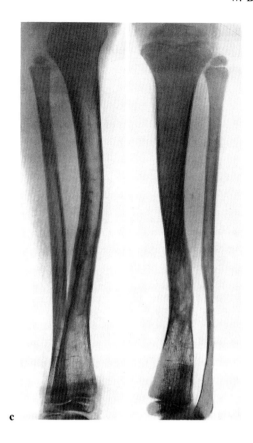

c

Abb. 10. a Ungefähr 7 Monate alter Junge mit „angeborener" Unterschenkelpseudarthrose, die sich aus einem frakturierten Crus varum et antecurvatum congenitum entwickelt hat. Die Tibiafragmente sind verkürzt, die Fibula im Varussinne am Übergang vom mittleren zum unteren Drittel verkrümmt. Auf der Medialseite des proximalen Fragmentes ist ein kleines Knochenfragment zu erkennen. **b** Der gleiche Patient nach „kombinierter Plattenosteosynthese" mit einer 9-Lochplatte (sog. Mondprofilplatte). Die Platte wurde gegen einen kortikospongiösen autogenen Knochenspan aus der gegenüberliegenden Tibia verschraubt. Die Fehlstellung ist ausgeglichen. Auch bei seitlicher Betrachtung exakte Unterschenkelachse. In jedem Fragment liegen 4 Schrauben. **c** Derselbe Patient, 6 Jahre nach kombinierter Plattenosteosynthese, 5 Jahre nach Plattenwechsel und Knochensubstitution, 3 Jahre nach Materialentfernung und Knochensubstitution. Die Markhöhle hat sich aufgebaut. Ein Stützapparat wird nicht mehr getragen

danach angefertigten Röntgenaufnahmen ließen eine so gute knöcherne Heilung erkennen, daß wir das Kind mit einem entlastenden Gehapparat versorgen konnten.

1 Jahr nach dieser Operation wechselten wir die Platte gegen eine längere aus und verschraubten diese gegen einen autogenen Kortikalisspan, den wir erneut aus der gegenseitigen Tibia entnahmen.

Weitere 4 Monate später lagerten wir nochmals autogene Beckenkammspongiosa an, weil die Tibia zwar knöchern geheilt war, in einem umschriebenen Bezirk aber noch eine Schwachstelle aufwies. Ungefähr 4 Jahre nach der 1. Operation entfernten wir die Osteosyntheseplatte und nutzten die Gelegenheit erneut zur Anlagerung eines 12×1 cm großen, kortikospongiösen Spanes, den wir wiederum der gegenseitigen Tibia entnahmen. Der Span wurde lediglich mit resorbierbarem Nahtmaterial an die Tibia des ehemals pseudarthrotischen Unterschenkels fixiert.

6 Jahre nach dem ersten Eingriff (Abb. 10c) zeigte sich eine gute Entwicklung des Unterschenkels: Die Tibiamarkhöhle hat sich aufgebaut. Der Junge lief damals schon längere Zeit ohne Stützapparat.

Weitere Probleme

Mit der knöchernen Heilung einer angeborenen Unterschenkelpseudarthrose sind, wie auch aus dem Beispiel in Abb. 10 hervorgeht, längst nicht alle Probleme gelöst: Viele *Knochen* bleiben *dysplastisch* und bedürfen bis zum Wachstumsabschluß einer oder gar mehrerer *autogener Knochenspananlagerungen*, die wir seit mehreren Jahren auch regelmäßig gleichzeitig mit der Entfernung des Osteosynthesematerials vornehmen. Wir verwenden dazu kortikospongiöse Späne aus der gegenseitigen Tibia und/oder Beckenkammspongiosa. Von den 19 Patienten mit angeborenen Unterschenkelpseudarthrosen führten wir bisher bei 11 Operierten 1- bis 5mal solche Substitutionen aus (s. auch Abb. 11).

Manche Patienten, v. a. jene mit mehreren fehlgeschlagenen Voroperationen, können auch beträchtliche *Beinverkürzungen* aufweisen. Fragen einer Verlängerungsosteotomie treten auf. Wir haben bisher nur einmal bei einem erwachsenen Patienten eine Unterschenkelverlängerung vorgenommen. Diese Pseudarthrose war über 2 Jahrzehnte zuvor nach Osteosynthese mit einem Küntscher-Nagel geheilt worden.

Bei sechs unserer Patienten kam es bisher zu *Unterschenkelfrakturen*, bei 2 davon nach einem geeigneten Trauma. 4 Patienten erlitten an Schwachstellen pathologische Frakturen, weil wir bei einer Materialentfernung auf erneute autogene Spananlagerungen verzichtet hatten oder weil wir, wie bei einem dieser Patienten, die Platte zu früh entfernt hatten.

Alle diese *Komplikationen heilten* nach erneuter „kombinierter Plattenosteosynthese" *folgenlos aus* und haben uns dazu veranlaßt, die Entfernung von Osteosynthesematerial stets mit der nochmaligen Anlagerung von autogenem Knochen zu verbinden.

Ein weiteres Problem bilden *progrediente Achsfehlstellungen*: Wir sahen diese Entwicklungen meistens dann, wenn bei Pseudarthrosen der Tibia und der Fibula nur die der Tibia zur Ausheilung

kamen. Es traten dann Valgusfehlstellungen der distalen Tibiagelenkfläche mit Subluxationen im oberen Sprunggelenk auf. Vielleicht wirkt sich eine fortbestehende Fibulapseudarthrose mit fibrotischen Veränderungen und Wuchsstörungen auf der Außenseite des Unterschenkels gleichsam bremsend auf das Längenwachstum der Tibia aus und ruft nach und nach eine Sprunggelenkdeformität hervor.

Nur wenige kongenitale Unterschenkelpseudarthrosen eignen sich nicht zur „kombinierten Plattenosteosynthese": Es sind jene mit extrem kurzem distalem Fragment, wie wir es häufig bei Kindern nach mehrfachen Voroperationen und umfangreichen Knochendefekten gesehen haben. Hier kann eine Osteosynthese mit dem Fixateur nach Ilisarow eine Alternative bieten. Wir haben diese Methode bisher 3mal angewandt; 2mal führte sie inzwischen zum Erfolg (s. Abb. 11). Das Ilisarow-Verfahren und die Möglichkeiten von gestielten Knochentransplantationen mit mikrochirurgischen Gefäßanschlüssen werden in Zukunft noch größere Bedeutung gewinnen.

Zusammenfassung

Anhand von 25 eigenen Beobachtungen wird über das sehr seltene Krankheitsbild der angeborenen Unterschenkelpseudarthrose berichtet: Meistens waren beide Unterschenkelknochen, manchmal nur einer, nämlich die Tibia, betroffen. Lediglich bei 2 Patienten wurde eine angeborene Fibulapseudarthrose gesehen. Ein Teil der Kinder kam bereits mit der Deformität zur Welt, ein anderer wies zum Zeitpunkt der Geburt ein Crus varum et antecurvatum congenitum auf, aus dem sich im Zusammenhang mit einer pathologischen Fraktur eine Pseudarthrose entwickelt hatte. Bei einem weiteren Teil war die Deformität entstanden, weil die angeborene Unterschenkelverkrümmung osteotomiert und in Unkenntnis oder Unterschätzung der äußerst günstigen Heilungsbedingungen eine Minimalosteosynthese ausgeführt worden war.

Im Mittelpunkt des Beitrages steht ein Operationsverfahren, das sich dem Autor seit 19 Jahren sehr gut bewährt hat: die sog. kombinierte Plattenosteosynthese. Sie beruht darauf, daß das um die Pseudarthrose liegende, krankhaft veränderte Periost reseziert wird und die Fragmente mit einer Osteosyntheseplatte stabilisiert werden. Die Platte wird gegen einen autogenen, kortikospongiösen Span – aus der gegenseitigen Tibia entnommen –

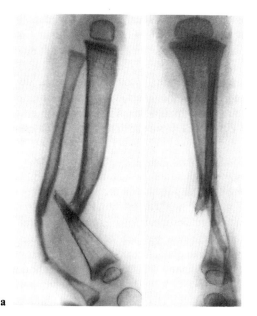

a

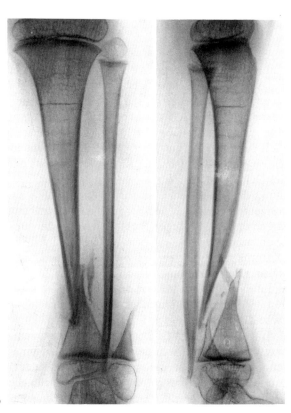

b

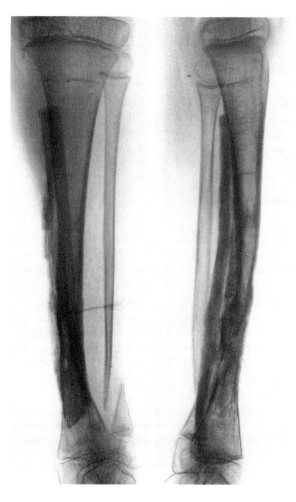

c

Abb. 11. a 11 Monate altes Mädchen mit angeborener Unterschenkelpseudarthrose. Beachte den starken Rekurvationsknick der Tibia in Höhe der Pseudarthrose und die erhebliche Verkrümmung der dysplastischen Fibula im unteren Drittel. Das Kind wurde ab dem gehfähigen Alter mit einer Thomas-Schiene versorgt. **b** Die gleiche Patientin im Alter von 8 Jahren. Die distalen Fragmente von Tibia und Fibula sind pyramidenförmig geformt, die beiden proximalen Fragmentenden laufen spitz zu. Das distale Tibiafragment ist sehr kurz geblieben, möglicherweise im Zusammenhang mit einem Knochenabbau. Der Rekurvationsknick läßt sich ausgleichen. Wir führten kurze Zeit später eine Osteosynthese unter Zuhilfenahme des *Ilisarow-Apparates* aus, resezierten das Periost um die Pseudarthrose und lagerten autogenes Spanmaterial aus der gegenseitigen Tibia an (nicht abgebildet). **c** Röntgenbefunde des gleichen Unterschenkels 2 Jahre nach der Operation. Der Ringfixateur wurde nach ca. 4 Monaten entfernt. Es kam zur knöchernen Heilung der Tibiafragmente. Ungefähr 1 Jahr später wurde ein 18 cm langer, kortikospongiöser, autogener Span aus der gegenseitigen Tibia angelagert und mit 2 PDS-Kordeln an die Tibia fixiert. Das Mädchen trägt noch einen entlastenden Stützapparat

verschraubt. Zusätzlich wird autogene Spongiosa angelagert.

Der Eingriff sollte in der Regel nicht vor dem 3. Lebensjahr ausgeführt werden, weil vor dieser Zeit meist noch kein genügend dicker Span zur Verfügung steht. Die Patienten erhalten nach der Operation für etwa 8–12 Wochen einen Becken-Bein-Gipsverband und anschließend, nach eindeutiger knöcherner Heilung der Pseudarthrose, einen entlastenden Stützapparat (Thomas-Splint).

Mit der Heilung der Pseudarthrose sind nicht alle Probleme gelöst: Weitere Knochensubstitutionen bis zum Wachstumsabschluß oder Korrekturen der Beinachse können erforderlich werden. Es drohen auch Spontanfrakturen und Beinverkürzungen.

Von 19 Patienten, die mit der sog. kombinierten Plattenosteosynthese behandelt worden sind, konnten bisher 16 ausgeheilt werden. Bei 1 Patienten ist die Heilung im Gange. 2 Fehlschläge gehen darauf zurück, daß in einem Falle bei stark atrophischen Fragmenten bereits im Alter von 13 Monaten operiert worden war und keine sehr zuverlässige stabile Osteosynthese zustande kam, im anderen Falle eine ungenügende (lediglich Oberschenkelgipsverband) und zeitlich zu kurze (nur 9 Wochen) Ruhigstellung der Gliedmaße stattgefunden hatte.

Der Autor kommt zu dem Schluß, daß die kombinierte Plattenosteosynthese trotzdem ein sehr gutes Verfahren zur Heilung angeborener Unterschenkelpseudarthrosen darstellt. In Zukunft dürften aber auch das Verfahren nach Ilisarow und die Methoden gestielter Knochentransplantationen mit Gefäßanschlüssen eine immer größere Rolle spielen.

Literatur

1. Blauth W (1989) Die sog. kombinierte Plattenosteosynthese zur Behandlung angeborener Unterschenkelpseudarthrosen. Operat Orthop Traumatol 1:237–253
2. Blauth W, Blauth M (1981) Zur Theorie und Praxis der angeborenen Unterschenkelpseudarthrosen. Z Orthop 119:36–53
3. Blauth W, Falliner A (1989) Probleme der operativen Behandlung angeborener Unterschenkelpseudarthrosen. Z Orthop 127:531–548
4. Blauth M, Harms D, Schmidt D, Blauth W (1984) Light- and electron-microscopic studies in congenital pseudarthroses. Arch Orthop Trauma Surg 103:269–277
5. Chiari K (1979) Ätiologie und Behandlung der kongenitalen Tibiapseudarthrose. Z Orthop 117:586–587
6. Crenshaw AH (1976) Campbells operative orthopaedics, 5th edn. St. Louis, pp 1945–1954
7. Dippold A (1976) Ein Beitrag zur operativen Behandlung der angeborenen Unterschenkelpseudarthrose mit der Muff-Plastik. Beitr Orthop Traum 23:565–569
8. Harms D, Blauth M (1982) Zur Histopathologie angeborener Unterschenkelpseudarthrosen. Z Orthop 120:534–535
9. Knöfler EW (1969) Behandlung und Ergebnisse bei angeborenen Unterschenkelpseudarthrosen. Beitr Orthop Traum 11:629–640
10. Rathgeb JM, Ramsey PL, Cowell HR (1974) Congenital kyphoskoliosis of the tibia. Clin Orthop 103:178–190
11. Tachdjian MO (1972) Pediatric orthopaedics. Saunders, Philadelphia, pp 206–224

Behandlungsmöglichkeiten von Pseudarthrosen und Defekten der langen Röhrenknochen mit unserer Methode

G. A. ILISAROW

Die bekannten Methoden der Pseudarthrosenbehandlung und der Defektüberbrückung von langen Röhrenknochen mit der Wiederherstellung ihrer Kontinuität und ihrer Länge haben wesentliche Nachteile und garantieren nicht immer zufriedenstellende Ergebnisse. Gute Resultate, insbesondere bei der Behandlung von Defekten, werden hierbei nicht selten erst durch mehrfache operative Eingriffe erreicht.

Die von mir ausgearbeiteten prinzipiell neuen Methoden erweitern die Behandlungsmöglichkeiten dieser Erkrankungen, verkürzen die Behandlungsdauer und die Anzahl der Eingriffe. Weiterhin ersetzen sie komplizierte operative Eingriffe durch eine schonende und unblutige Therapie und verbessern anatomische und funktionelle Ergebnisse. Zum ersten Mal wird so die Behandlung von Defekten ohne freie Knochentransplantation möglich. Die von mir angegebenen Methoden der *transossalen Osteosynthese* berücksichtigen die verschiedensten Pseudarthrosen- und Defektformen der langen Röhrenknochen und ermöglichen eine individuelle Behandlung.

Pseudarthrosen ohne Verkürzung können ausgeprägte Knochendefekte aufweisen. Bei Defektpseudarthrosen bis 1,5 cm Defektlänge kann es die Aufgabe der Behandlung sein, den knöchernen Durchbau in korrekter Stellung zu erreichen. Bei Knochendefekten von mehr als 1,5 cm, die eine Verkürzung aufweisen, erscheint es jedoch zweckmäßig, gleichzeitig mit der Defektauffüllung die Wiederherstellung der Extremitätenlänge zu erreichen. Abhängig von Form und Dicke der Knochenenden, von der Art ihrer Verschiebung, von der Stärke der interfragmentären Bewegung, von der Ausdehnung und Art der Weichteilnarben, von der Infektionsausbreitung und von anderen Besonderheiten sind die folgenden Behandlungsverfahren empfehlenswert.

Die transossale Osteosynthese bei Pseudarthrosen der langen Röhrenknochen ohne Verkürzung und ohne wesentliche Defektbildung

Bei straffen Pseudarthrosen mit radialen, runden oder ähnlichen Knochenenden, die einen guten flächigen Kontakt ermöglichen, wird die Osteosynthese mit einer Längskompression durchgeführt. Bei korrekten Achsen der Fragmente muß die Kompressionsrichtung mit der Beinachse übereinstimmen. Dabei verteilen sich die Kompressionskräfte gleichmäßig auf die Kreislinie des Ringfixateurs. Die stabile Fixierung wird mit 2 – 3 Ringen erreicht (Abb. 1 a, b). Ist die Kontaktfläche der Pseudarthrosenenden kleiner, die interfragmentäre Beweglichkeit größer, wird die stabile Fixation im Fixateur mit 4 Ringen erreicht (Abb. 1 c). 1 – 2 gekreuzte Bohrdrähte werden hierbei an den mittleren Ringen fixiert. Bei Vorliegen einer Achsenfehlstellung darf keine Kompression in der Längsrichtung ausgeübt werden.

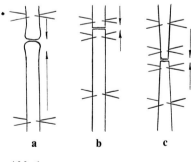

Abb. 1 a – c

USSR Academy of Sciences, VK NZ VTO,
M. Ulianova st. 6, 640005 Kurgan, USSR

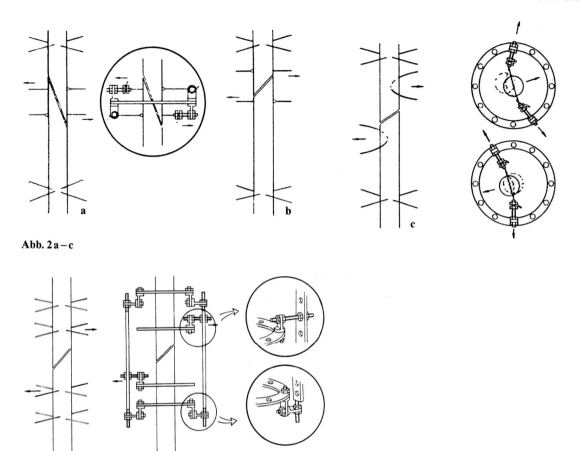

Abb. 2a−c

Abb. 3

Bei Pseudarthrosen mit schrägen Knochenenden wird die Osteosynthese mit einer interfragmentären Kompression verbunden. *Es gibt folgende Montageformen:*

1. Interfragmentäre Kompression durch 2 Kugeldrähte (Kugeldrähte sind Bohrdrähte, die in ihrer Mitte eine spindelförmige Verdickung aufweisen), welche von beiden Seiten durch den Pseudarthrosenbereich gebohrt und gespannt werden. Bei einem Infekt werden die Drähte herdfern eingesetzt (Abb. 2a, b).

2. Interfragmentäre Kompression an der Kontaktstelle der Fragmente durch Spannen von 2 gegeneinander gebogene zusätzliche Drähte. In jedem Knochenfragment wird je ein Bohrdraht angebracht (frakturnah) und am Ring des Apparates fixiert (Abb. 2c).

3. Montage mit je 2 Paaren gekreuzter Drähte in jedes Knochenfragment und Fixation mit 4 Ringen. Die äußeren Ringe werden durch Stäbe und 2 Platten verbunden, welche durch Gewindestangen mit den gegenüberliegenden Seiten der

mittleren Ringe verbunden werden. Durch Drehung der Muttern an den Gewindestangen wird eine Kompression von beiden Seiten erreicht (Abb. 3).

Diese Montagetechniken werden von uns als *monolokale Kompressionsosteosynthese mit längs- und quergerichteter Kompression* bezeichnet.

Bei einer *Längs- und Querverschiebung* der Knochenfragmente erfolgt zuerst ihre allmählich dosierte Reposition mit dem Tempo der entsprechenden gegenseitigen Verschiebung von 4mal 0,25 mm pro Tag.

Bei den *Achsenfehlstellungen* und einseitigen *Keildefekten* von Fragmentenden kann eine geschlossene monolokale kombinierte Kompressions-Distraktions-Osteosynthese angewandt werden.

Bei allen Montageformen wird eine Zugspannung auf der konkaven Seite und eine Druckspannung (Kompression) auf der konvexen Seite angestrebt. Der beim Beheben der Achsenfehlstellung entstehende keilförmige Zwischenraum im Pseudarthrosenbereich füllt sich mit neugebildetem Kno-

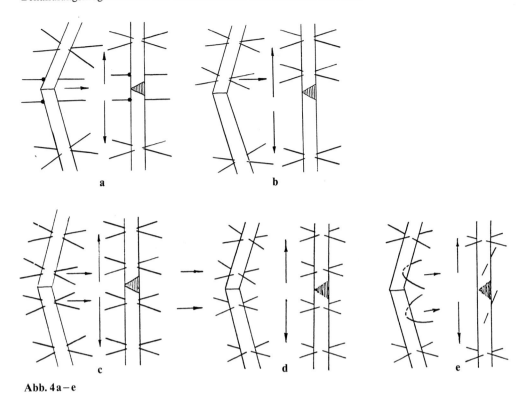

Abb. 4a–e

chen aus. Die Aufdehnung auf der konkaven und die Kompression auf der konvexen Seite kann durch das Einbringen von Kugeldrähten pseudarthrosennah mit anschließendem Spannen (Abb. 4a) oder mit Ringen in der Nähe des Scheitelpunkts der Verkrümmung und Zug erreicht werden (Abb. 4b–d).

Dieselbe Wirkung kann durch Spannen von 1 oder 2 vorgebogenen Drähten erreicht werden (Abb. 4e).

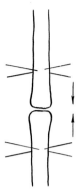

Abb. 5

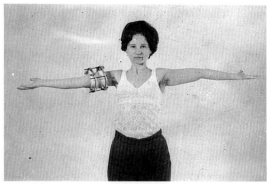

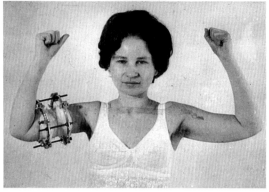

Abb. 7 a, b

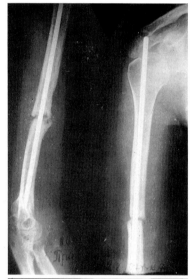

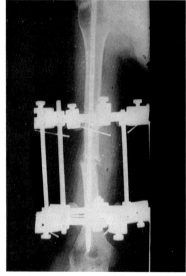

Klinische Beispiele

Monolokale Kompressionsosteosynthese durch den Ringfixateur mit 2 äußeren Stützen

22jährige Patientin mit Oberarmpseudarthrose rechts nach intramedullärer Nagelung vor 1 Jahr (Abb. 5 und 6). Ambulant erfolgte eine geschlossene monolokale Osteosynthese mit dem Ringfixateur (2 Ringe) bei liegendem Nagel. Die Fixation dauerte 76 Tage (Abb. 7).

Röntgenologisches und klinisches Ergebnis nach 1 Jahr (Abb. 8 und 9).

Abb. 6 a, b

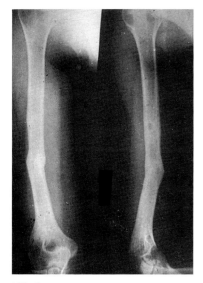

Abb. 8

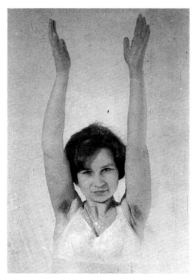

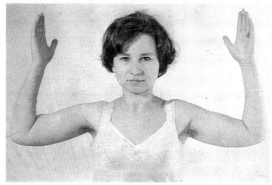

Abb. 9 a, b

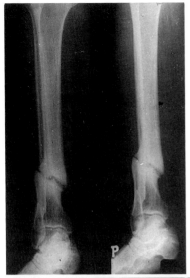

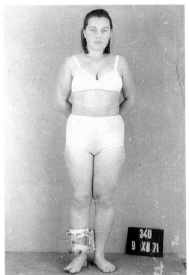

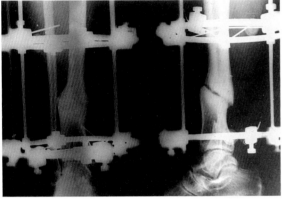

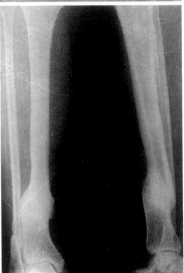

Abb. 10 a, b

Abb. 11 a, b

23jährige Patientin mit Tibiapseudarthrose im unteren Drittel, entstanden vor 1,5 Jahren. Ambulant erfolgte eine geschlossene Kompressionsosteosynthese (Fixateur mit 2 Ringen) (Abb. 10). Die Patientin während der Behandlung, 45 Tage Fixation (Abb. 11 a).

Röntgenaufnahme (Abb. 11 b) und Patientin nach Behandlungsabschluß (Abb. 12).

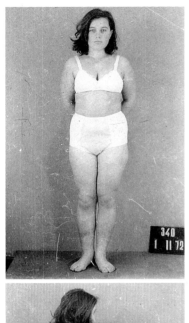

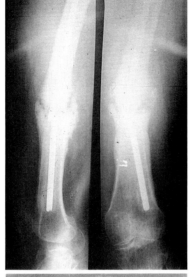

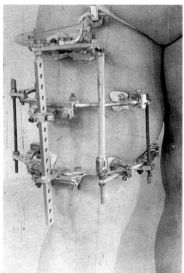

Abb. 12 a, b

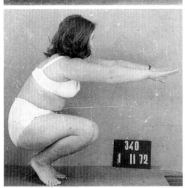

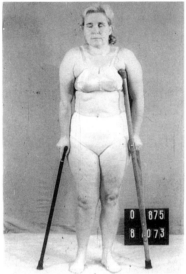

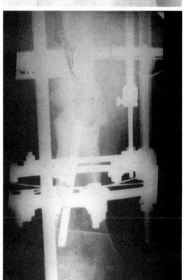

Abb. 14 a, b   **Abb. 15 a, b**

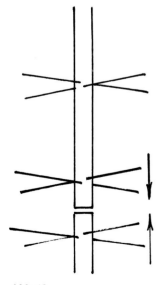

Abb. 13

Monolokale Kompressionsosteosynthese durch den Ringfixateur mit 3 Stützen (Abb. 13)

43jährige Patientin mit Oberschenkelschaftpseud-arthrose rechts mit Achsenfehlstellung, 14 Monate nach dem Unfallereignis (Abb. 14). Osteosynthese durch den Ringfixateur mit 3 Stützen; für die schrittweise Beseitigung der Achsenfehlstellung wurde die mittlere Stütze nach innen bewegt und mit einer Gewindestange allmählich von der Stütz-platte geschoben. Der proximale Marknagel wurde entfernt.

Der Oberschenkel und die Röntgenaufnahmen während der Behandlung (Abb. 15). *Der geschlossene Repositionsvorgang* dauerte 10 Tage, die Fixation im Ringfixateur 56 Tage.

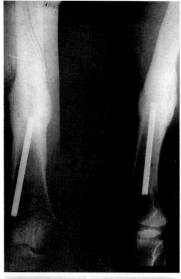

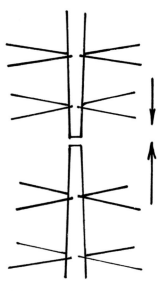

Abb. 17

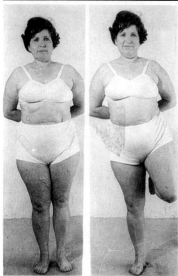

Abb. 16 a, b

Röntgenologisches und klinisches Ergebnis nach
1 Jahr und 2 Monaten (Abb. 16).

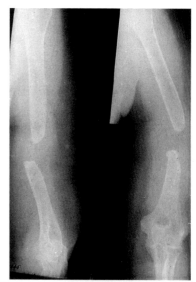

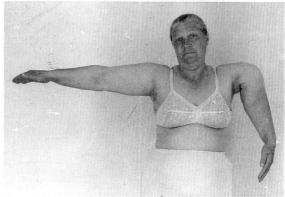

Abb. 18 a, b

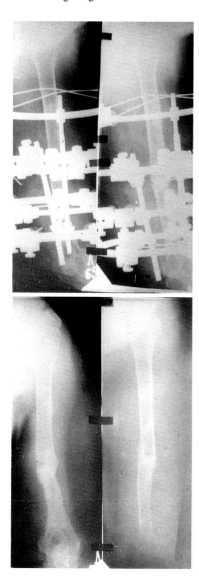

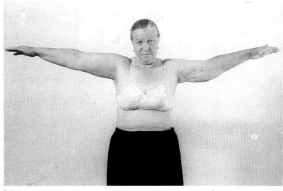

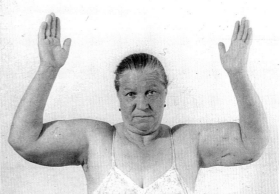

Abb. 20 a, b

Abb. 19 a, b

**Unblutige monolokale
Kompressionsosteosynthese
durch den Ringfixateur mit 4 Stützen**
(Abb. 17)

52jährige Patientin, Schlotterfalschgelenk des
Oberarmschaftes mit einer Fragmentdiastase, Ver-
letzung vor 3 Jahren (Abb. 18). Ambulante Osteo-
synthese mit dem Ringfixateur durch 4 Ringe
(Abb. 19a). Fixationszeit von 120 Tagen.
    Röntgenaufnahme und die Patientin nach der
Behandlung (Abb. 19b und 20).

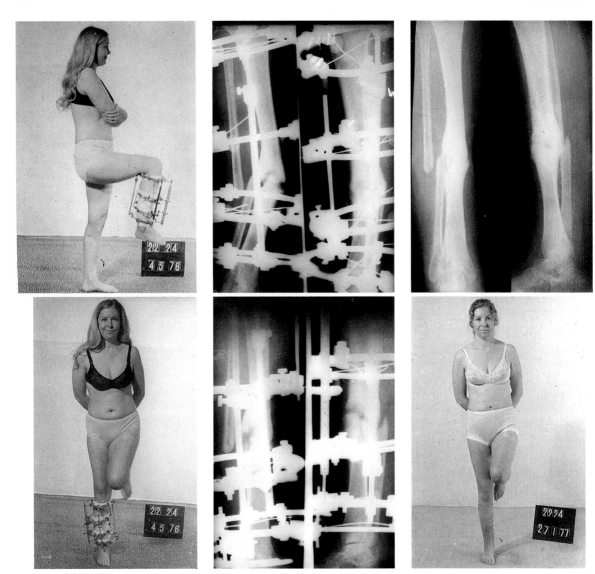

Abb. 21 a, b   **Abb. 22 a, b**   **Abb. 23 a, b**

23jährige Patientin mit Tibiapseudarthrose rechts mit Valgus- und Rekurvationsfehlstellung. Krankheitsdauer 1,5 Jahre. Vorausgegangen war eine Metallosteosynthese in Kombination mit autologer Knochentransplantation.

Die Fehlstellung wurde im Fixateur durch Zug über die mittleren Ringe mittels Stützplatten und Gewindestäbe ausgeglichen, daraufhin wurde eine längsgerichtete Kompression ausgeübt. Die Patientin und Röntgenbilder während der Behandlung (Abb. 21 und 22), Fixationszeit 70 Tage.

Röntgenologisches unnd klinisches Ergebnis (Abb. 23).

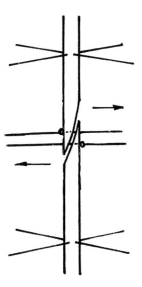

Abb. 24

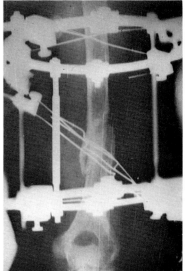

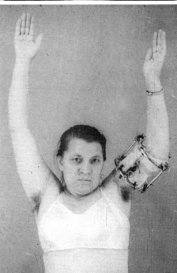

Abb. 26 a, b

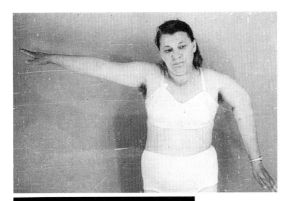

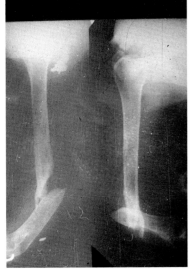

Abb. 25 a, b

Monolokale Osteosynthese mit Kompression von beiden Seiten durch Kugeldrähte (Abb. 24)

42jährige Patientin mit Schlotterfalschgelenk des linken Oberarmes; Krankheitsdauer 2,5 Jahre. Die Patientin war 2mal erfolglos voroperiert worden (Abb. 24 und 25).

Kompressionsosteosynthese mit Kugeldrähten (bajonettförmig gebogene durch den Pseudarthrosebereich angebrachte Drähte).

Röntgenbild (Abb. 26a) und Patienten während der Behandlung (Abb. 26b), Fixationszeit 4 Monate. Es wurde eine Konsolidierung mit vollständiger Wiederherstellung erreicht (Abb. 27).

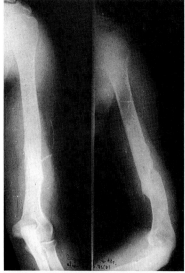

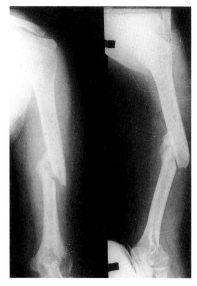

Abb. 28

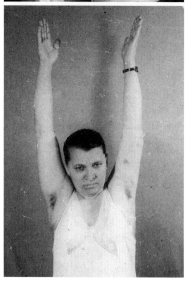

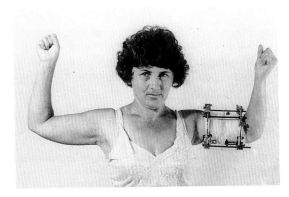

Abb. 29

Abb. 27 a, b

Geschlossene Osteosynthese mit Kompression durch pseudarthrosennahe Kugeldrähte

38jährige Patientin mit Humerusschaftpseudar-throse mit Achsenfehlstellung und dislocatio ad longitudinem. Die Pseudarthrose besteht seit 10 Monaten (Abb. 28).

Monolokale Kompressionsosteosynthese mit Kompression durch Kugeldrähte. Patientin während der Behandlung (Abb. 29). Allmähliche Reposition im Laufe von 15 Tagen, Fixationszeit 90 Tage.

Röntgenbilder (Abb. 30a) und Patientin nach der Behandlung (Abb. 30b).

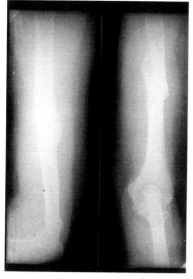

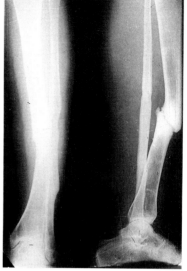

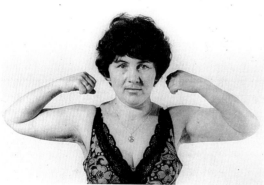

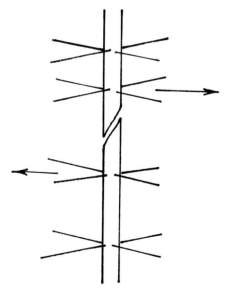

Abb. 30 a, b

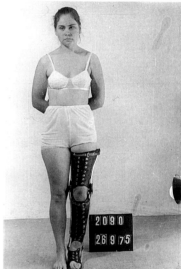

Abb. 32 a, b

Abb. 31

Monolokale Osteosynthese mit Kompression durch Mittelringe (Abb. 31)

25jährige Patientin mit Tibiaschaftpseudarthrose mit Achsenfehlstellung (Abb. 32).

Osteosynthese durch Fixateur mit 4 Ringen und einer Stützplatte. Röntgenbilder und Patientin während der Behandlung (Abb. 33 und 34). Ergebnis der Behandlung s. Abb. 35.

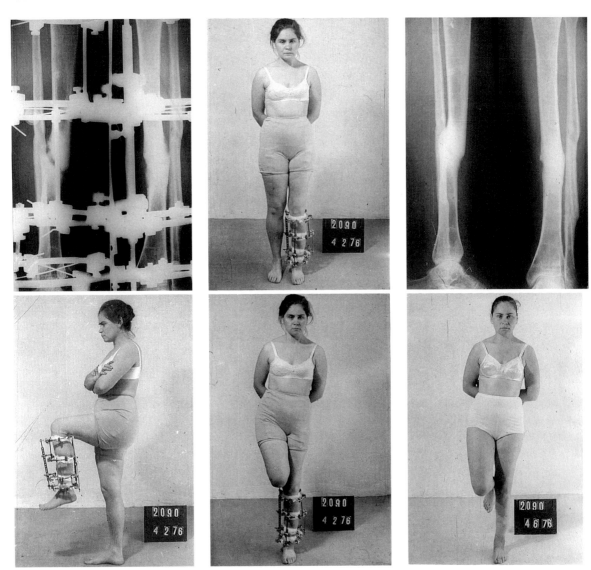

Abb. 33 a, b   Abb. 34 a, b   Abb. 35 a, b

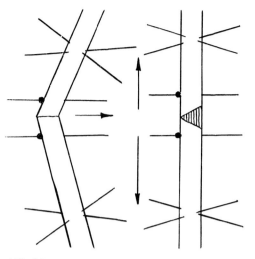

Abb. 36

Monolokale kombinierte Distraktionsosteosynthese (Abb. 36)

14jähriger Patient mit Radiuspseudarthrose mit Valgusfehlstellung seit 1 Jahr. 2 Voroperationen (Abb. 37). Monolokale Kompressions-Distraktions-Osteosynthese durch Kugeldrahtzug, die Kugel befand sich auf der Konvexseite der Verkrümmung.

Röntgenbilder (Abb. 38a) und Patient während der Behandlung (Abb. 38b). Die Fehlstellungskorrektur dauerte 21 Tage, die nachfolgende Fixation 60 Tage. Ergebnis s. Abb. 39.

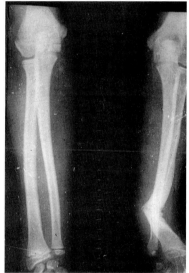

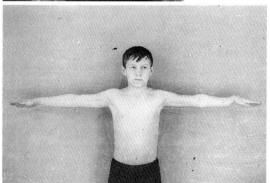

Abb. 37a, b

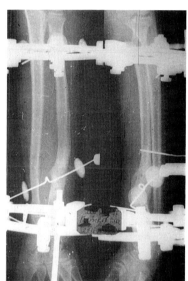

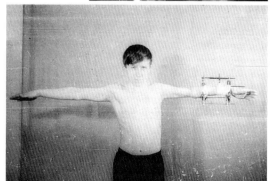

Abb. 38a, b

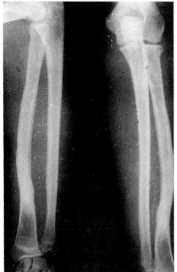

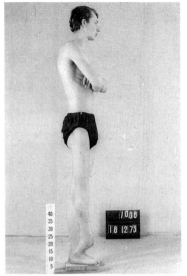

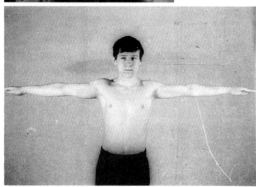

Abb. 39 a, b

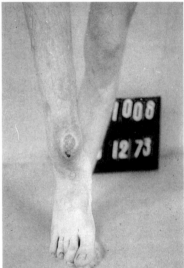

Abb. 40 a, b

23jähriger Patient mit Tibiapseudarthrose im unteren Drittel mit erheblicher Antekurvationsdeformität und Ulcus trophicum auf ihrem Scheitelpunkt. Pseudarthrose seit 2 Jahren. 3 Voroperationen (Abb. 40 und 41). Die Beseitigung der Fehlstellung erfolgte nach dem Prinzip der monolokalen Kompressions-Distraktions-Osteosynthese durch einen Zugdraht mit Widerlager. Nach der Korrektur der Fehlstellung wurden die Fragmente durch Fixierung an 2 zusätzlichen Ringen stabilisiert. Röntgenbild (Abb. 42 a) und Patient während der Behandlung (Abb. 42 b). Die Knochenkontinuität und die Extremitätenachse sind wiederhergestellt, der Ulcus trophicum ist ausgeheilt (Abb. 43).

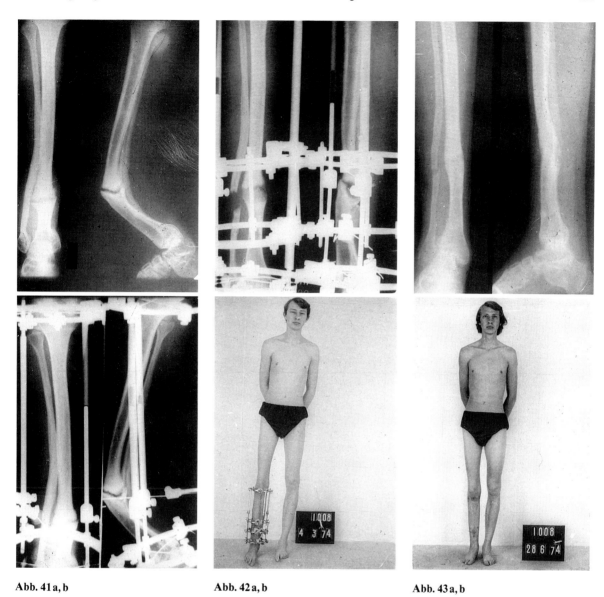

Abb. 41 a, b   Abb. 42 a, b   Abb. 43 a, b

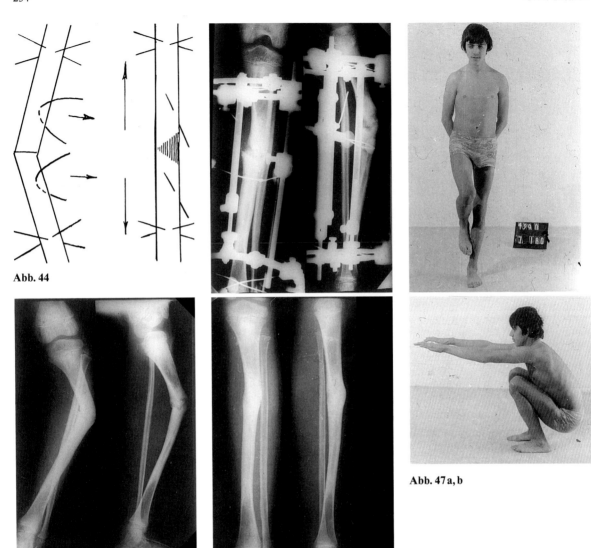

Abb. 44

Abb. 47 a, b

Abb. 46 a, b

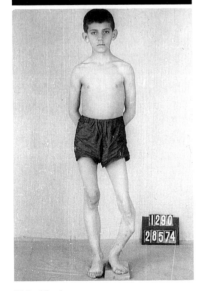

Abb. 45 a, b

Monolokale kombinierte Distraktions-Kompressions-Osteosynthese durch Zug über einen Bohrdraht
(Abb. 44)

10jähriger Patient, straffe Tibiapseudarthrose links mit erheblicher Varus- und Antekurvationsdeformität und Unterschenkelverkürzung von 3 cm (Abb. 45). Röntgenbilder während (Abb. 46a) und nach der Behandlung (Abb. 46b). Beseitigung der Fehlstellung im Verlaufe von 18 Tagen, Fixationszeit 60 Tage. Patient 4 Jahre nach dem Behandlungsabschluß (Abb. 47).

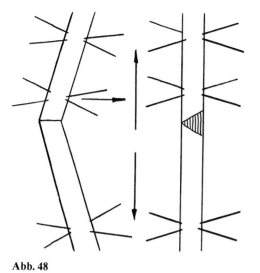

Abb. 48

Monolokale kombinierte Kompressions-Distraktions-Osteosynthese durch Zug über die mittleren Ringe
(Abb. 48)

40jähriger Patient, Humeruspseudarthrose rechts mit einer großen Zahl von Metallfremdkörpern nach einer Schußverletzung (Abb. 49); Patient während der Behandlung (Abb. 50). Beseitigung der Fehlstellung im Verlaufe von 14 Tagen, nachfolgende Fixation von 80 Tagen. Ergebnis s. Abb. 51.

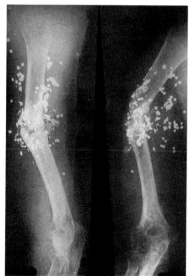

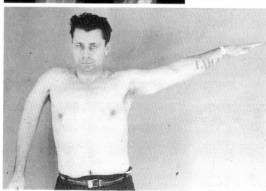

Abb. 49 a, b

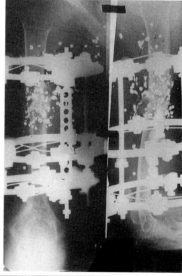

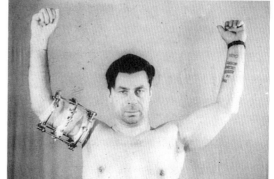

Abb. 50 a, b

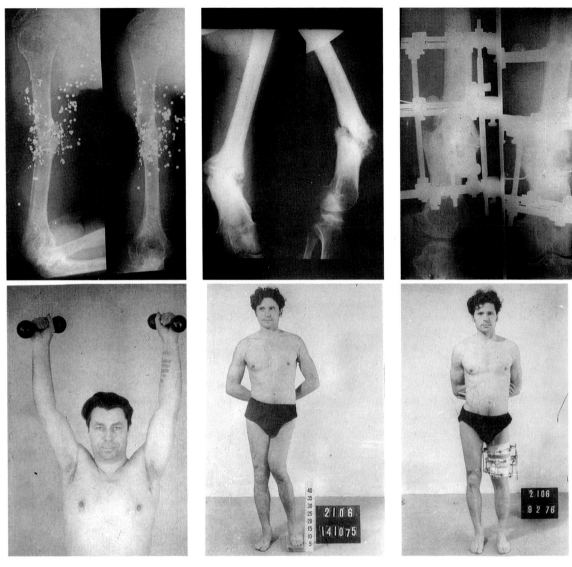

Abb. 51 a, b   Abb. 52 a, b   Abb. 53 a, b

35jähriger Patient mit Femurpseudarthrose links, seit 2 Jahren mit ausgeprägter Winkeldeformität (Abb. 52). 2 erfolglose Operationen durch Plattenosteosynthesen. Patient während der Behandlung (Abb. 53); Ergebnis s. Abb. 54.

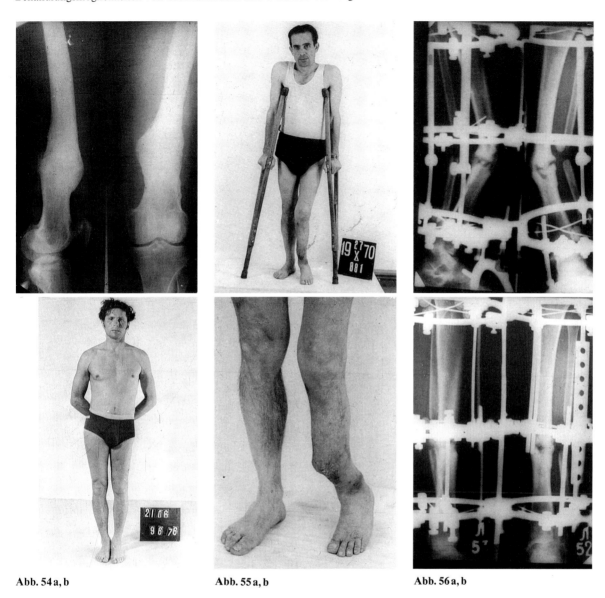

Abb. 54a, b   Abb. 55a, b   Abb. 56a, b

39jähriger Patient, Tibiaschaftpseudarthrose seit 2 Jahren mit erheblicher Winkelfehlstellung (Abb. 55). Röntgenaufnahmen vor (Abb. 56a) und nach (Abb. 56b) der Deformitätsbeseitigung. Beseitigung der Fehlstellung im Verlauf von 22 Tagen, Fixationszeit 68 Tage. Ergebnis 4 Jahre nach der Behandlung s. Abb. 57 und 58.

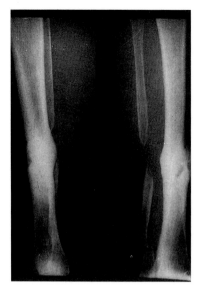

Abb. 57

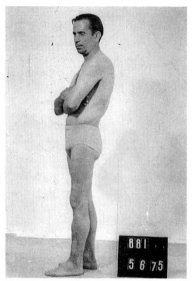

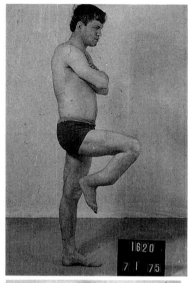

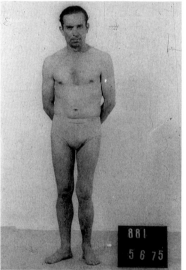

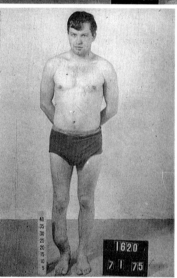

Abb. 58 a, b   **Abb. 60 a, b**

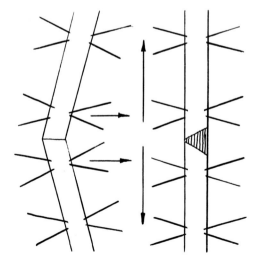

Abb. 59

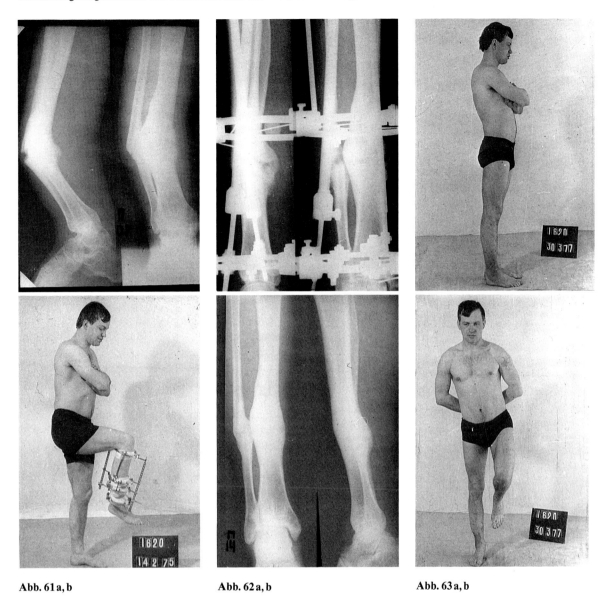

Abb. 61 a, b   **Abb. 62 a, b**   **Abb. 63 a, b**

Monolokale kombinierte
Kompressions-Distraktions-Osteosynthese
durch Zug über 2 mittlere Ringe
(Abb. 59)

20jähriger Patient, Unterschenkelpseudarthrose rechts seit 1,5 Jahren mit stark ausgeprägter Achsenfehlstellung und Verkürzung (Abb. 60). Röntgenaufnahmen vor der Behandlung (Abb. 61 a). Patient mit Fixateur während der Fehlstellungsbeseitigung (Abb. 61 b), Röntgenbild nach Abnahme einer Platte und eines Ringes (Abb. 62); Ergebnis s. Abb. 63.

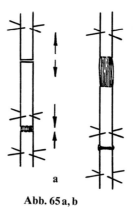

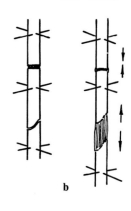

Abb. 65 a, b

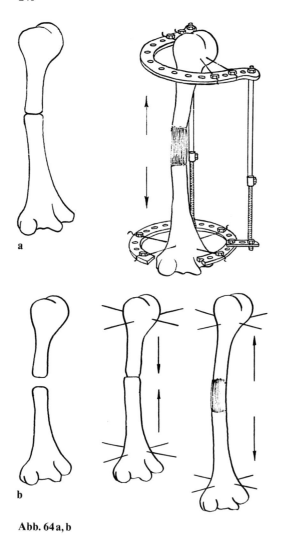

a

b

Abb. 64 a, b

Transossale Osteosyntheseverfahren bei erheblichen Defekten der Röhrenknochen

Eine knöcherne Defektüberbrückung mit Durchbau der Fragmentenden kann mit einem der 3 folgenden Hauptverfahren durchgeführt werden:

1. Reizung der Osteogenese durch Einwirkung der Zugspannung auf das Narbengewebe im Bereich der Knochenenden.
2. Verlängerung eines (oder zweier) Fragmente nach teilweiser Kompaktotomie durch Distraktionsepiphyseolyse oder durch geschlossene Osteoklasie.
3. Knochenverdickung.

Stehen die Knochenenden benachbart und ist die interfragmentäre Beweglichkeit gering, erfolgt die Defektbeseitigung durch dosierte Distraktion (monolokale Distraktionsosteosynthese) (Abb. 64a).

Bei einer Fragmentdiastase bis zu 3 cm werden zuerst die Enden einander so weit angenähert, bis sie engen Kontakt haben. Nun wird eine interfragmentäre Kompression binnen 10–15 Tagen ausgeübt, und danach folgt eine Distraktion (monolokale aufeinanderfolgende Kompressions-Distraktions-Osteosynthese) (Abb. 64b). Dieses Verfahren erfordert das Anbringen des Fixateurs mit 2–4 Ringen an denen jeweils 2–3 durch die Fragmentmetaphysen führende Drähte fixiert werden.

Das Verfahren der *Defektbeseitigung* durch Verlängerung eines der Knochenfragmente wird von uns in verschiedener Form angewandt. Hierbei müssen das Alter des Patienten, die Endeform und pathologische Veränderungen berücksichtigt werden. Gewöhnlich findet dieses Verfahren Anwendung bei großen ossären Defekten.

Bei Erwachsenen kann die Verlängerung eines der Fragmente sowohl nach Kompaktotomie als auch mittels geschlossener unblutiger Osteoklasie durchgeführt werden, die u. a. insbesondere bei einem relativ langen Knochenfragment Anwendung findet.

Bei Knochendefekten mit kleiner Fragmentdiastase erfolgt nach Verlängerungsosteotomie des längeren Fragments die Kompressionsosteosynthese der Fragmentenden bei gleichzeitiger Distraktion im Bereich der Kompaktotomie (Abb. 65):

– Schema A: Pseudarthrose im unteren Drittel; Kompaktotomie am proximalen Fragment (Abb. 65a),
– Schema B: entsprechend umgekehrt (Abb. 65b).

Diese Form gleichzeitiger Kombination von Kompression und Distraktion wird als *bilokale kombinierte Kompressions-Distraktions-Osteosynthese* bezeichnet (Abb. 66).

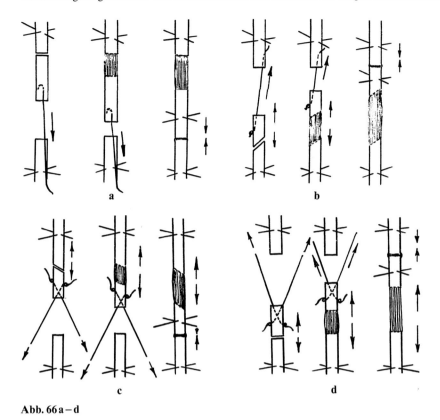

Abb. 66 a – d

Bei langstreckiger Fragmentdiastase wird nach Kompaktotomie des größeren Fragmentes das intermediäre Schaftfragment mit einem (Abb. 66a, Schemata A, B) oder 2 Lenkdrähten (Abb. 66b, Schemata C und D) langsam nach unten bewegt, bis es mit dem distalen Fragment Kontakt hat. Dann wird, nach Einbringen von zusätzlichen Drähten durch das heruntergezogene Fragment, in der Kontaktzone eine interfragmentäre Kompression ausgeübt.

Die nacheinander folgende Verwendung der Distraktion und Kompression nach Erreichen eines Kontaktes zwischen den Enden des primären Defekts bezeichne ich als *bilokale aufeinanderfolgende Distraktions-Kompressions-Osteosynthese*.

Die Verlängerung eines oder beider Fragmente im Kindesalter kann unblutig durchgeführt werden. Statt der Kompaktotomie wird in diesen Fällen eine Distraktionsepiphyseolyse einer oder beider Wachstumsfugen bei ausreichender Epiphysenhöhe und -dichte vorgenommen.

Nach Erreichen des Kontaktes zwischen den heruntergezogenen intermediären und distalen Fragmenten wird eine Längskompression augeübt, wenn die Knochenenden nicht verdünnt sind. Dafür werden 2 gekreuzte Drähte durch das intermediäre Schaftfragment gebohrt, gespannt und an ei-

nem zusätzlichen Ring fixiert, der mit dem proximalen und distalen Ring durch Stäbe verbunden ist. Danach können die Lenkdrähte entfernt werden (Abb. 67a).

Sind die Fragmentenden verschmälert, werden sie so weit gezogen, bis ihre Enden überlappen. Danach wird eine interfragmentäre Kompression durch Druck von beiden Seiten mit Kugeldrähten oder durch Versetzen von 2 Ringen mit gekreuzten Drähten ausgeübt (Abb. 67b).

Falls die Fragmentenden inkongruent sind, also eine kleine Kontaktfläche haben, können sie zum rascheren Durchbau entsprechend bearbeitet werden, um die Endkontaktflächen zu vergrößern.

Statt der Querosteotomie wird bei ausgedehnten verdünnten Narben, die mit dem Tibiafragment verwachsen sind, ein Knochenstück auf der Seite abgespalten, die intakte Weichteile aufweist. Durch dieses Knochenstück werden Drähte gebohrt. Danach wird eine interfragmentäre Kompression durch Druck von beiden Seiten ausgeübt (Abb. 68a).

Dasselbe Prinzip kann Anwendung für die Ausbildung der tibiofibularen Synostose durch schrittweise Verschiebung des abgespaltenen Fibulafragments nach medial finden.

Bei langstreckigen Tibiaschaftdefekten und rela-

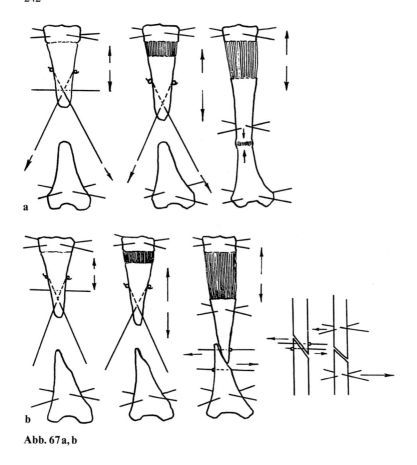

Abb. 67a, b

tiv dicker Fibula ist eine *bilokale Distraktions-Kompressions-Osteosynthese* möglich zur Ausbildung einer tibiofibularen Synostose mit gleichzeitigem Unterschenkellängenausgleich. Das Wesen des Verfahrens besteht darin, daß nach der Verlängerungsosteotomie der proximalen und distalen Fibulametaphysen eine Distraktion bis zum Längenausgleich des Unterschenkels durchgeführt wird. Daraufhin wird eine interfragmentäre Kompression zwischen beiden Enden des intermediären Fibulaschaftfragmentes und den Tibiafragmenten zur Ausbildung der tibiofibularen Synostose durchgeführt (Abb. 68b).

Die Überbrückung von totalen Tibiaschaftdefekten kann durch Fibulaverdickung mittels Seitenzug des abgespaltenen Fragments (Abb. 69) durch 2–3 Weichteilgewebeschnitte erfolgen. Das abgespaltene Knochenfragment wird mit Zugdrähten bewegt. Dieses Verfahren kommt auch bei der Beseitigung der mittel- und kurzstreckigen Tibiadefekte mit verdünnten Fragmentenden zur Anwendung.

Diese Hauptverfahren der Pseudarthrosenbehandlung und ossären Defektüberbrückung sowie ihre verschiedenen Anwendungsmöglichkeiten werden bei der Behandlung der Infektpseudarthrosen und -defekten verwendet. Hierbei wird neben der Wiederherstellung der Knochenkontinuität und Segmentlänge auch der Infekt ohne zusätzliche operative Eingriffe im Schadenbereich und ohne Antibiotikagabe behandelt.

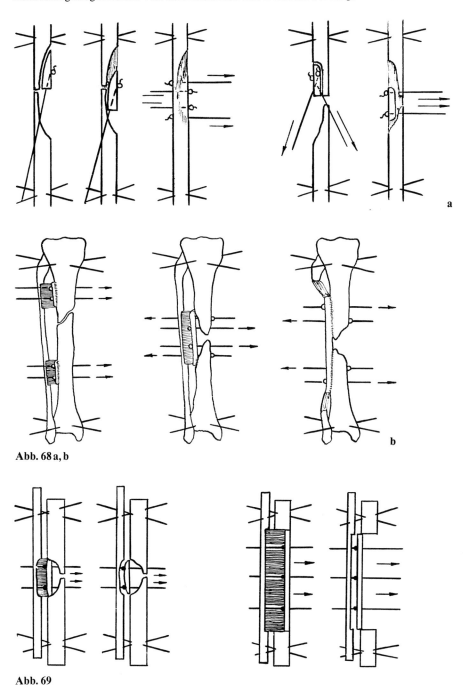

Abb. 68 a, b

Abb. 69

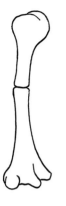
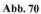
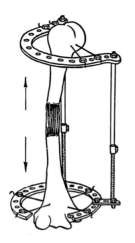

Abb. 70

Beispiele

Unblutige monolokale Distraktionsosteosynthese
(Abb. 70)

7jähriger Patient mit Humeruspseudarthrose links
im oberen Drittel mit Verkürzung von 7 cm und er-
heblicher Antekurvations- und Varusdeformität
(Abb. 71); Ringfixateur im Distraktionsvorgang
(Abb. 72). Patient während der Behandlung, zum
Distraktionsabschluß (Abb. 73).
Ergebnis s. Abb. 74.

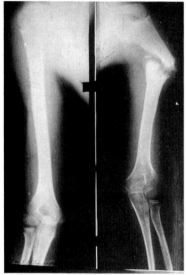
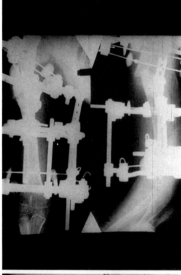
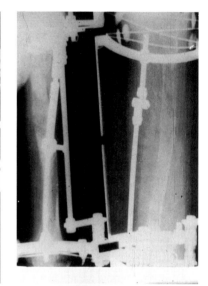
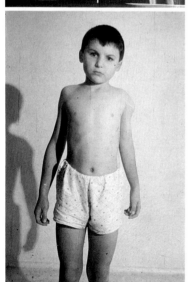
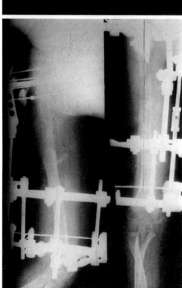
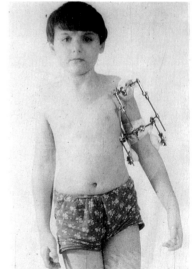

Abb. 71 a, b   **Abb. 72 a, b**   **Abb. 73 a, b**
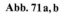

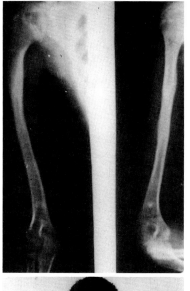

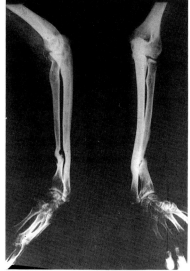

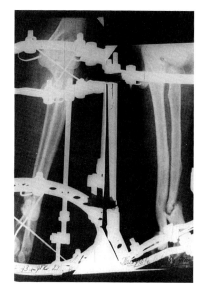

Abb. 76

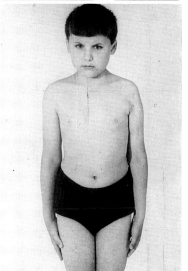

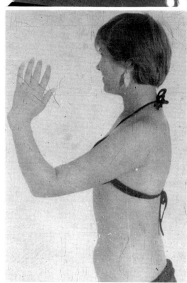

Abb. 74 a, b

Abb. 75 a, b

15jährige Patientin mit Radiuspseudarthrose links mit Valgusfehlstellung und Verkürzung von 4,5 cm nach offenem Bruch von beiden Unterarmknochen. Die Pseudarthrose besteht seit 4 Jahren (Abb. 75). Bei dieser Patientin wurden Länge und Kontinuität des Radius durch unblutige monolokale Distraktionsosteosynthese wiederhergestellt und die Valgusfehlstellung behoben (Abb. 76). Zustand nach 14 Tagen (Abb. 77a) und 45 Tagen Distraktion (Abb. 77b). Patientin am Anfang der Behandlung (Abb. 78a). Röntgenbild am Ende der Fixation, nach 95 Tagen (Abb. 78b). Röntgenbild nach Abnahme des Fixateurs (Abb. 79).

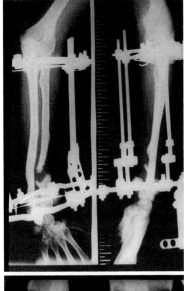
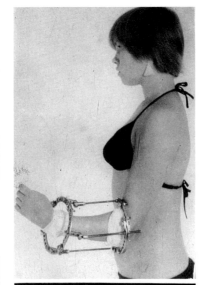
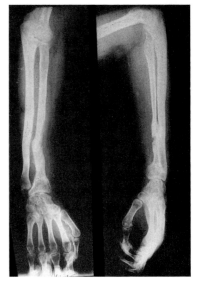

Abb. 79

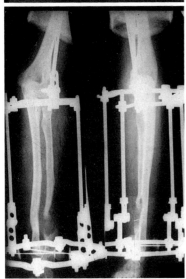

Abb. 77 a, b   **Abb. 78 a, b**

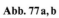

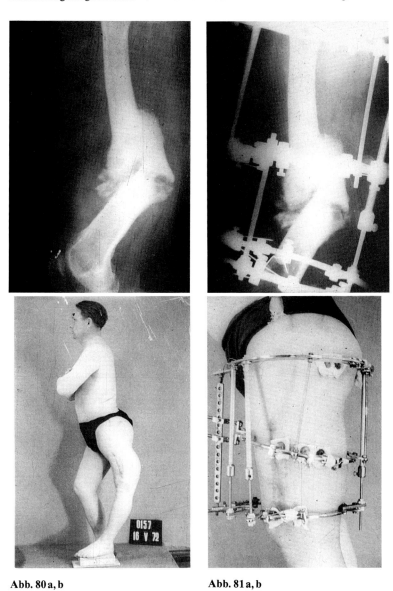

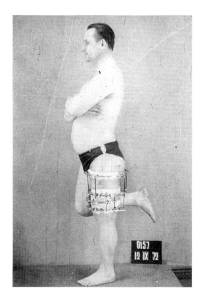

Abb. 82

Abb. 80 a, b   **Abb. 81 a, b**

37jähriger Patient, straffe Oberschenkelpseudarthrose seit 2 Jahren im mittleren Drittel mit erheblicher Rekurvationsfehlstellung und Verkürzung von 4 cm. 2 Voroperationen (Abb. 80). Röntgenbild und Ansicht des Beines nach Korrektur der Winkelfehlstellung. Es erfolgte eine Verlängerung gleichzeitig mit Deformitätskorrektur durch Zug über den Mittelring. Röntgenbild (Abb. 81) und Patient (Abb. 82) in der Phase der Fragmentstabilisierung nach Wiederherstellung der Femurlänge und Achsenkorrektur. Ergebnis s. Abb. 83.

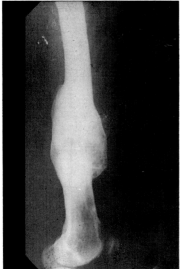

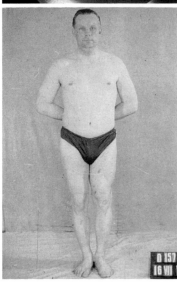

Abb. 83 a, b

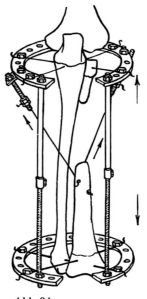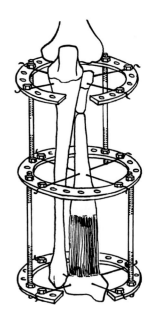

Abb. 84

Bilokale aufeinanderfolgende Distraktions-Kompressions-Osteosynthese (Abb. 84)

Geschlossenes, unblutiges Verfahren

14jähriger Patient mit Radiusdefekt rechts von 8 cm mit Dislokation des distalen Fragments nach hämatogener Osteomyelitis, Valgusfehlstellung (Abb. 85). Nach schrittweiser Reposition des distalen Fragments erfolgt die Defektbeseitigung durch Distraktionsepiphyseolyse. Röntgenbilder beim Herunterziehen des distalen Fragments (Abb. 86a); Zeitpunkt des Auftretens der Epiphyseolyse (Abb. 86b). Röntgenbilder (Abb. 87a) bei Abschluß der Verlängerung des distalen Fragments; Patient während der Behandlung (Abb. 87b).

Ergebnis: Knochenkontinuität und Länge sind wieder aufgebaut, die Handfehlstellung ist behoben (Abb. 88).

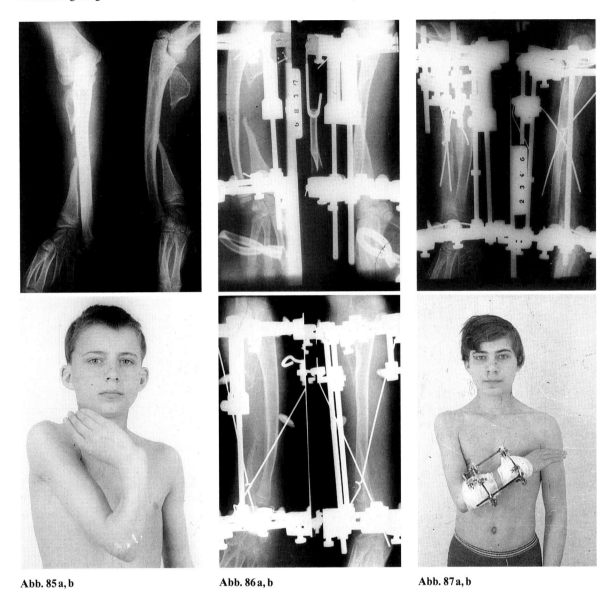

Abb. 85 a, b   **Abb. 86 a, b**   **Abb. 87 a, b**

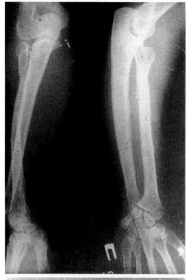

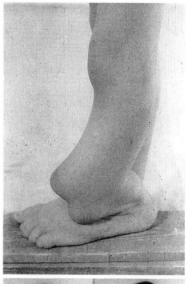

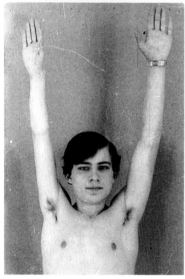

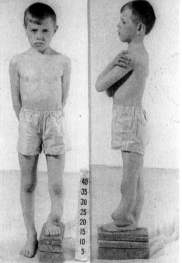

Abb. 88 a, b   **Abb. 89 a, b**

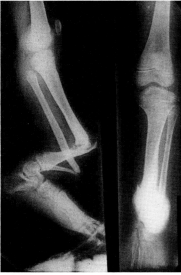

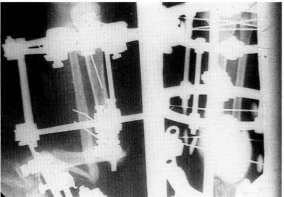

Abb. 90 a, b

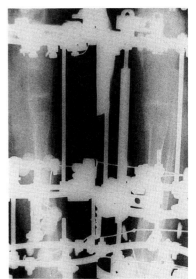

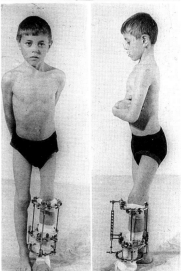

Abb. 91 a, b

9jähriger Patient, angeborene Tibiapseudarthrose mit Unterschenkelverkürzung von 13 cm und schwerer Fehlstellung des distalen Extremitätenabschnitts (Abb. 89). Ossäre unblutige Defektüberbrückung durch Distraktionsepiphyseolyse. Röntgenbild vor (Abb. 90a) und nach (Abb. 90b) Einbringen des Apparates. Röntgenbilder (Abb. 91a) und Patient (Abb. 91b) während der Distraktion und Fehlstellungskorrektur.

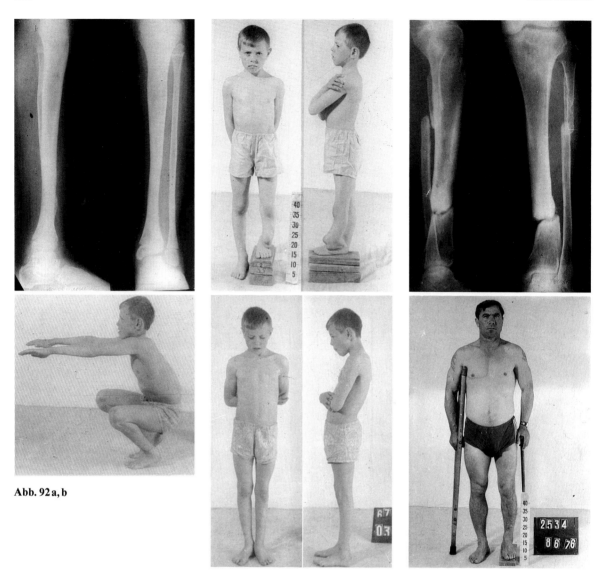

Abb. 92 a, b

Abb. 93 a, b   **Abb. 94 a, b**

Ergebnis: In einer Behandlungsphase wurden Kontinuität, Länge und Achse des Beines unblutig wiederhergestellt (Abb. 92); Patient vor (Abb. 93 a) und nach (Abb. 93 b) der Behandlung.

41jähriger Patient, Tibiapseudarthrose mit Verkürzung von 5 cm, 2 Voroperationen (Abb. 94). Die Wiederherstellung der Kontinuität und Länge der Tibia erfolgte nach geschlossener Osteoklasie des proximalen Fragments, nachfolgender Distraktion und gleichzeitiger Kompression im Pseudarthrosenbereich. Der geschlossene Bruch an der Stelle der Osteoklasie ist dabei kaum sichtbar und sieht aus wie eine Fissur (Abb. 95 a). Röntgenbilder am Anfang der Distraktion (Abb. 95 b); Patient während der Behandlung (Abb. 96 a); Röntgenbild zum Distraktionsabschluß (Abb. 96 b).
Ergebnis s. Abb. 97.

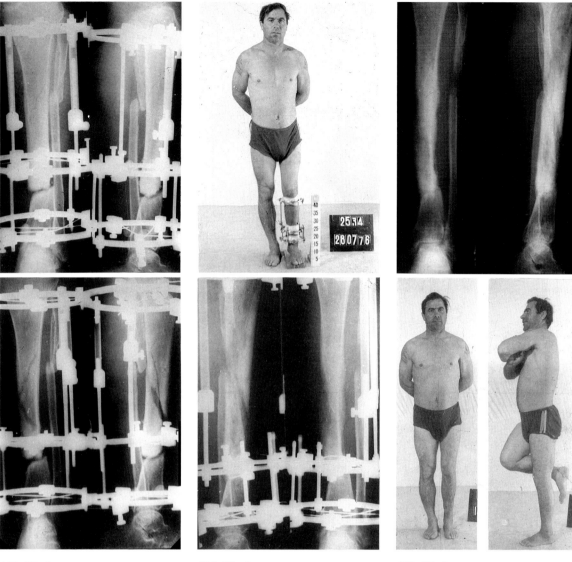

Abb. 95a, b   **Abb. 96a, b**   **Abb. 97a, b**

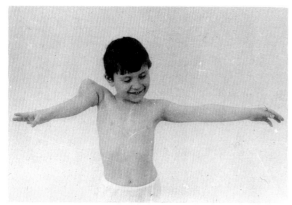

Bilokale Kompressions-Distraktionsosteosynthese

6jähriger Patient mit Humerusdefekt von 5 cm rechts im unteren Drittel mit starker Verdünnung des distalen Endes des proximalen Fragments.

Seit dem 6. Lebensmonat ist der Patient krank, und zwar nachg hämatogener Osteomyelitis mit pathologischem Bruch. Mehrfache Sequestrektomien (Abb. 98 und 99). Länge und Kontinuität des Humerus wurden nach Kompaktotomie des proximalen Fragments durch bilokale simultane Kompressions-Distraktions-Osteosynthese erreicht. Röntgenbild nach 15 Tagen Distraktion

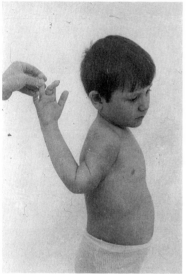

Abb. 98a, b

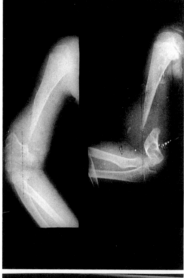

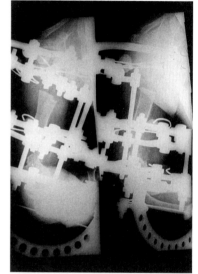

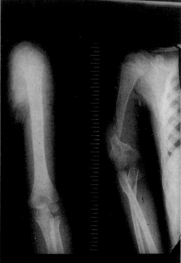

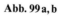

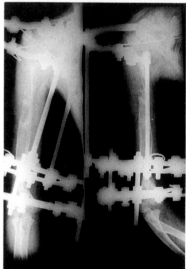

Abb. 99a, b   Abb. 100a, b

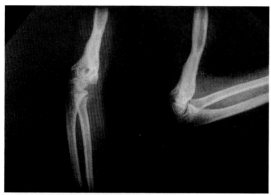

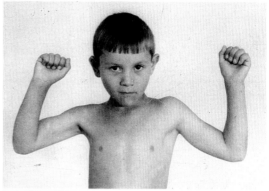

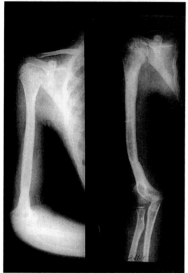

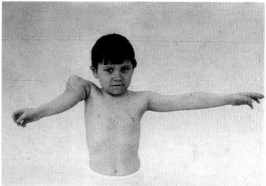

Abb. 102 a, b

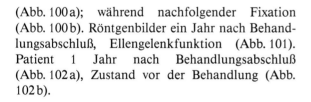

Abb. 101 a, b

(Abb. 100 a); während nachfolgender Fixation
(Abb. 100 b). Röntgenbilder ein Jahr nach Behand-
lungsabschluß, Ellengelenkfunktion (Abb. 101).
Patient 1 Jahr nach Behandlungsabschluß
(Abb. 102 a), Zustand vor der Behandlung (Abb.
102 b).

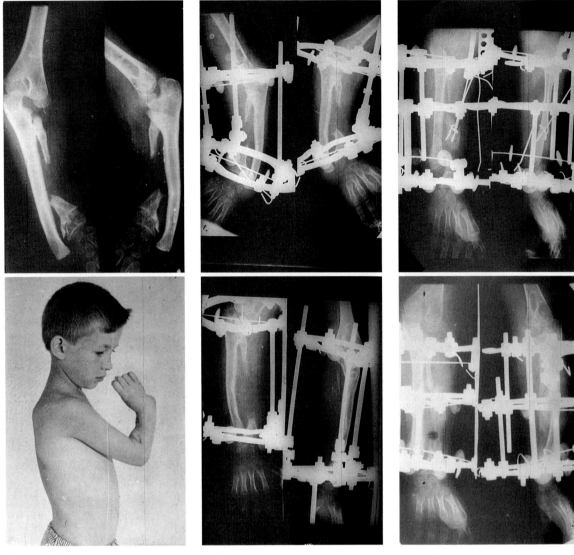

Abb. 103 a, b   **Abb. 104 a, b**   **Abb. 105 a, b**

7jähriger Patient, links Radiusdefekt von 7 cm, Valgusfehlstellung. Luxation des distalen Fragments nach proximal um 3 cm. Auftreten einer akuten hämatogenen Osteomyelitis vor 6 Jahren, 3 Sequestrektomien (Abb. 103). Die Wiederherstellung der Länge und Kontinuität des Radius erfolgte durch bilokale aufeinanderfolgende Distraktions-Kompressions-Osteosynthese nach Kompaktotomie und der Verlängerung des distalen Fragments; Röntgenbild nach Einbringen des Apparates (Abb. 104a), nachdem das distale Fragment distal-wärts gezogen wurde, und Reposition (Abb. 104b). Röntgenbild während des Verlängerungsvorganges des distalen Fragments mit Lenkdrähten (Abb. 105 a). Ende der Distraktion und Kontaktierung zwischen intermediären und proximalen Fragmenten (Abb. 105b); Patient am Anfang der Behandlung (Abb. 106).

Ergebnis: Die Kontinuität des Radius ist wiederhergestellt, der Defekt ist durchbaut, und die Valgusfehlstellung behoben (Abb. 107).

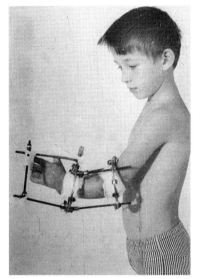

Abb. 106

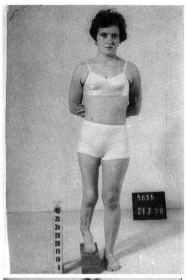

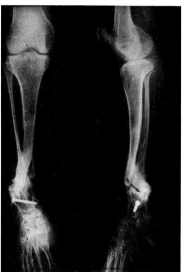

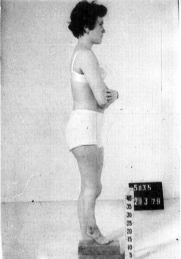

Abb. 108 a, b

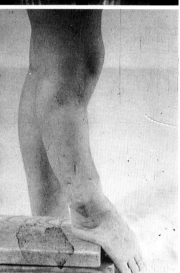

Abb. 109 a, b

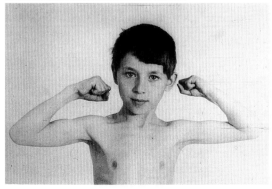

Abb. 107 a, b

18jährige Patientin mit angeborener Tibiapseudarthrose rechts mit Verkürzung von 17 cm nach 19 Voroperationen. Valgusdeformität des Kniegelenks und Varusfehlstellung im unteren Unterschenkeldrittel, deutlicher Spitzfuß (Abb. 108 und 109). Röntgenbilder nach Anlegen des Fixateurs an Unterschenkel und Fuß nach partieller Kompaktotomie an der Tibia (Abb. 110a). Die Distraktion erfolgte *automatisch* mit dem angegebenen hochfrequenten Tempo. Ansicht der automatischen Distraktoren, die mit Stangen verbunden sind

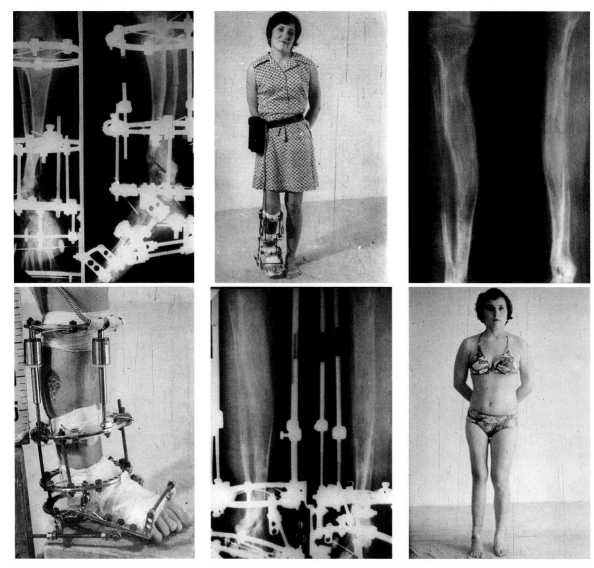

Abb. 110 a, b   Abb. 111 a, b   Abb. 112 a, b

(Abb. 110b). Gleichzeitig wurde die Fußfehlstel-
lung behoben.

Patientin während der Behandlung mit automa-
tischer Distraktionsvorrichtung (Abb. 111 a); Röntgenbild am Ende der Distraktion (Abb. 111 b).

Nach Distraktionsabschluß wurden alle Stangen
mit Autodistraktoren entfernt. Röntgenbilder
(Abb. 112 a) und Patientin nach Behandlungsabschluß (Abb. 112 b).

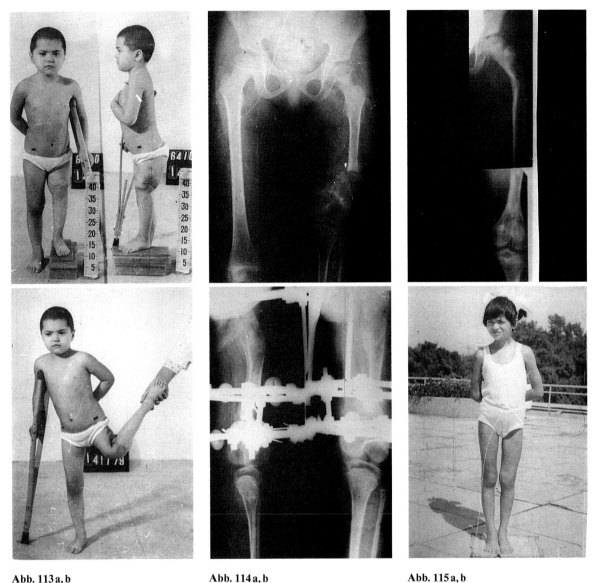

Abb. 113 a, b   **Abb. 114 a, b**   **Abb. 115 a, b**

5jährige Patientin, Femurdefekt links mit Beinverkürzung von 16 cm nach hämatogener Osteomyelitis (Abb. 113). Die Fragmentenden wurden geschlossen reponiert, daraufhin wurde eine interfragmentäre Kompression ausgeübt. Simultan wurde das proximale Fragment nach partieller Kompaktotomie verlängert. Röntgenbild vor Behandlung (Abb. 114 a), am Anfang der Beinverlängerung
und der Einwirkung der Kompression an der Kontaktstelle der Fragmente (Abb. 114 b).

Röntgenbild (Abb. 115 a) und Patientin nach Behandlungsabschluß (Abb. 115 b).

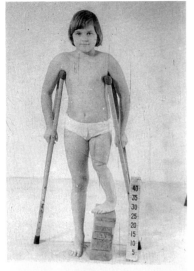
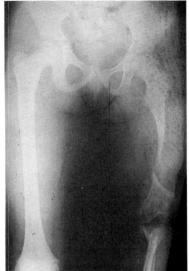
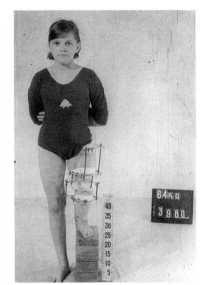

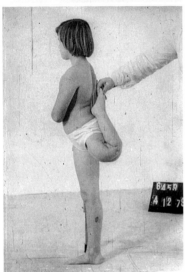
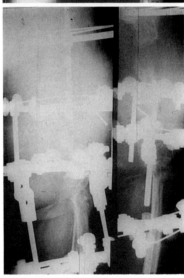

Abb. 118

Abb. 116 a, b   **Abb. 117 a, b**

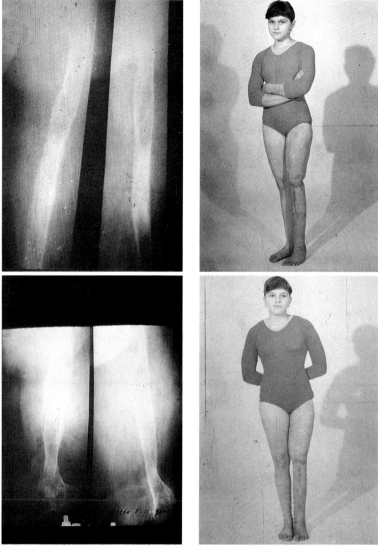

Abb. 119 a, b   **Abb. 120 a, b**

9jährige Patientin mit Femurdefekt links von 20 cm, Unterschenkelverkürzung von 10 cm (Abb. 116), Röntgenbilder bei Aufnahme in die Klinik (Abb. 117a). Auffällig ist die Verdünnung der Fragmentenden und das Fehlen jeglichen Kontaktes. Wir hielten es trotzdem für möglich, Länge und Kontinuität des Femurs mit bilokaler Distraktions-Kompressions-Osteosynthese durch Verlängerungskompaktotomie des proximalen Fragments wiederherzustellen. Im Defektbereich wurden keine operativen Eingriffe vorgenommen. Röntgenbilder des Distraktionsvorgangs im Bereich der Kompaktotomie und Annäherung der Fragmentenden im distalen Femur (Abb. 117). Die Patientin mit Apparat am Anfang der Behandlung (Abb. 118); Länge und Kontinuität des Femurs sind wieder aufgebaut (Abb. 119a). Untere Hälfte des proximalen Femurfragmentes (Abb. 119b); die Unterschenkelverkürzung ist behoben. Ergebnis s. Abb. 120.

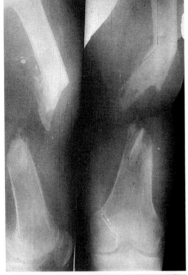

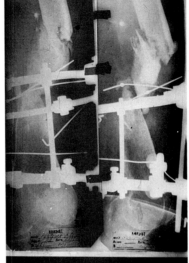

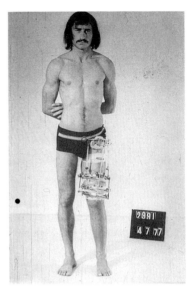

Abb. 123

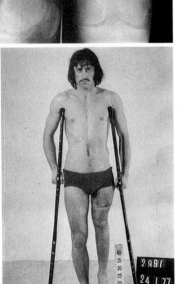

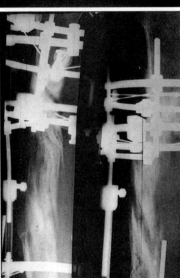

Abb. 121 a, b   **Abb. 122 a, b**

22jähriger Patient, Femurschaftdefekt von 16 cm mit Beinverkürzung von 13 cm nach Fraktur und nachfolgender Osteomyelitis, die durch 3 Sequestrektomien behandelt worden war (Abb. 121). Die Verlängerungsosteotomie erfolgte nach gedeckter Duplikatur der Fragmentenden und deren Fixierung mit Drähten, mit denen eine interfragmentäre Kompression ausgeübt wurde. Die Osteotomie wurde mit einem schmalen Meißel durch einen Hautschnitt von etwa 1 cm angelegt (Abb. 122 a). Knochenregenerat während des Distraktionsvorganges (Abb. 122 b). Patient während der Behandlung. Länge und Kontinuität des Knochens sind wiederhergestellt (Abb. 123).

Röntgenaufnahme (Abb. 124 a) und Patient nach Behandlungsabschluß (Abb. 124 b).

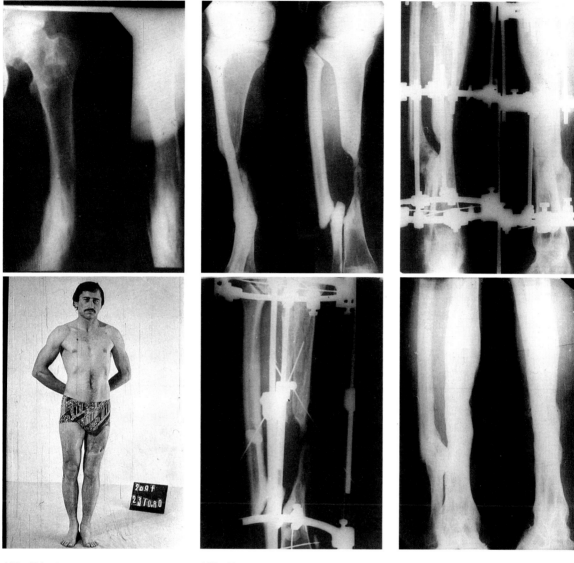

Abb. 124a, b   Abb. 126a, b   Abb. 127a, b

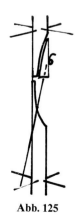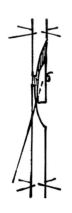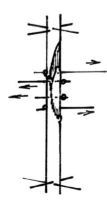

Abb. 125

***Kompressions-Distraktions-Osteosynthese
bei der Seitendefektüberbrückung
mittels Spaltstückverschiebung***
(Abb. 125)

26jähriger Patient mit großem Tibiadefekt
(Abb. 126a). 2 Distraktionsdrähte werden durch
das Außenspaltstück des proximalen Bruchstückes
gebohrt (Abb. 126b). Nach Abschluß des Herunter-
ziehens des Spaltstückes. Ergebnis s. Abb. 127).

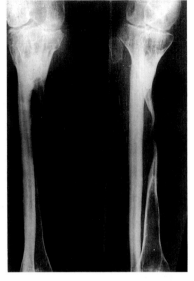

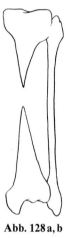 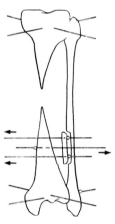 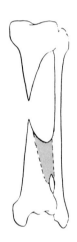

Abb. 128 a, b

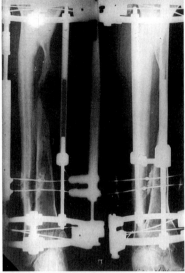

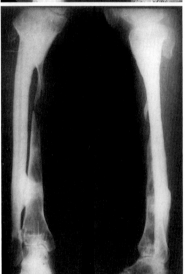

Abb. 129 a, b

Verfahren der bilokalen Kompressions-
Distraktions-Osteosynthese bei der Behandlung
von Tibiadefekten unter Benutzung der Fibula

23jährige Patientin, Tibiadefekt von 16 cm nach
hämatogener Osteomyelitis und nach der Hahn-
Operation (Abb. 128a). Schematische Darstellung
einer tibiofibularen Verblockung durch Verschiebung des abgespaltenen Fibulafragments nach medial (Abb. 128b). Im Röntgenbild ist die Verschiebung des abgespaltenen Fragments nach medial
und eine interfragmentäre Kompression durch
Druck von beiden Seiten zu erkennen (Abb. 129a).
Ergebnis s. Abb. 129b.

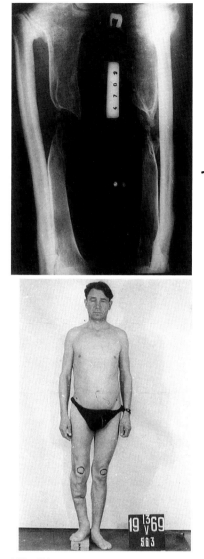

Abb. 130 a, b

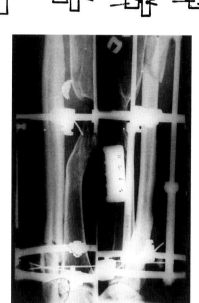

Abb. 131 a, b

42jähriger Patient mit ossärem Tibiadefekt von 9 cm mit Varusfehlstellung des Unterschenkels. Überbrückung von 9 cm mit Varusfehlstellung des Unterschenkels (Abb. 130). Die Wiederherstellung von Länge und Belastbarkeit des Beines wurde durch Fibulaverlängerung mit anschließender tibiofibularer 2-Etagen-Verblockung mit Hilfe einer geschlossenen interfragmentären Kompression durch Druck von beiden Seiten erreicht (Abb. 131 a).

Röntgenaufnahme nach 2-Etagen-Fibulaosteotomie (Abb. 131 b). Ergebnis s. Abb. 132.

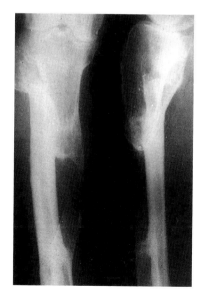

Abb. 132

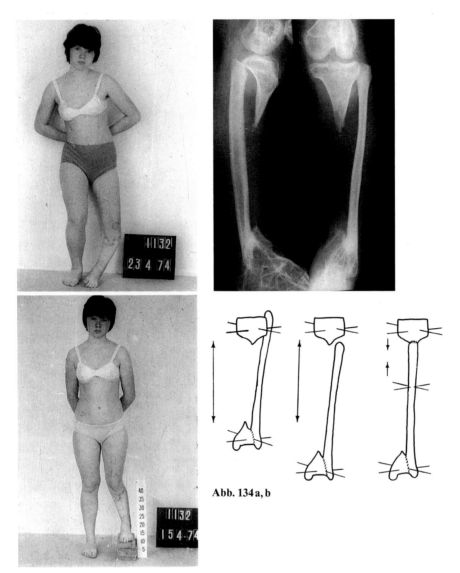

Abb. 134a, b

Abb. 133a, b

16jährige Patientin, totaler Tibiadefekt links mit Beinverkürzung von 10 cm (Abb. 133). Für die Defektüberbrückung und die Unterschenkelverlängerung bis zum gewünschten Längenausgleich wurde die Fibula 3 cm unter das proximale Tibiafragment bewegt. Daraufhin trat ihr knöcherner Durchbau ein. Das Röntgenbild bei der Aufnahme (Abb. 134a); schematische Darstellung des Verfahrens (Abb. 134b); Röntgenbilder während des Vorganges der Fragmentverschiebung nach distal (Abb. 135a). In der weiteren Behandlung erfolgte eine Verdickung der Fibula und des proximalen Tibiafragments unter indirekter Einwirkung von Zugspannung auf das Narbengewebe und die anderen Weichteile (Abb. 135b).

Infolgedessen füllte sich der ossäre Defekt zwischen der nach distal verschobenen Fibula und dem proximalen Tibiafragment mit Knochenregenerat aus (Abb. 136a). Ergebnis s. Abb. 136b).

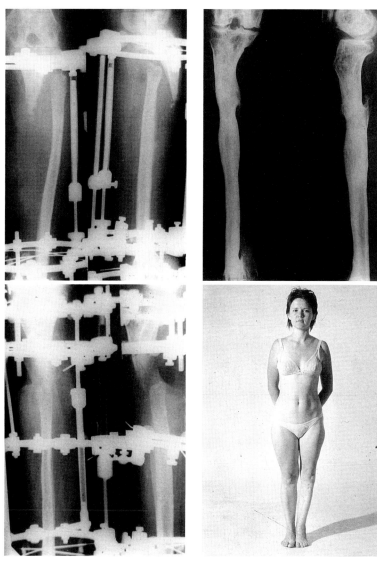

Abb. 135 a, b   **Abb. 136 a, b**

Abschließend sei betont, daß alle diese Ergebnisse „unblutig", d. h. ohne operative Exposition, erreicht worden sind.

Teil VI
Vorschaden, Osteosynthesemethoden und Infekt

Der Weichteilschaden und die Wahl der Osteosynthesemethode

N. P. Haas und N. P. Südkamp

Einleitung

Die Behandlung von Frakturen mit einem begleitenden Weichteilschaden kann sich nicht allein an den biomechanischen Erfordernissen der in Frage kommenden Osteosyntheseformen orientieren, da die klinische Relevanz des Weichteilschadens das übergeordnete Kriterium ist. Entscheidend für den gesamten Heilungsverlauf ist das Erkennen und das richtige Einschätzen des Weichteilschadens, der das Schicksal der Verletzung bestimmt.

Pathophysiologie

Die klinische Bedeutung des Weichteilschadens leitet sich aus den pathophysiologischen Vorgängen der Verletzung ab.

Jedes Gewebetrauma führt zu Blutung und Gewebezerstörung. Dadurch werden humorale und zelluläre Mechanismen aktiviert, deren Aufgabe die Blutstillung und die Infektabwehr ist. Katecholamine, Glukokortikoide und aus Thrombozyten freigesetzte vasoaktive Amine führen zu einer Vasokonstriktion und zusammen mit den Thrombozytenaggregationen zu einem Verschluß der Gefäße. Nebeneffekt dieses blutstillenden Mechanismus ist die Hypoxie und Azidose im geschädigten Gewebe.

Ein weiterer Mechanismus, der auch die Hypoxie und Azidose begünstigt, ist die durch das Trauma entstehende Permeabilitätsstörung des Kapillarnetzes. Die Hypoxie und Azidose wiederum fördern den Permeabilitätsschaden.

Zur Vermeidung einer Infektion kommt es zu einer Invasion von Makrophagen in das Wundgebiet. Die Aufgabe der Makrophagen ist die Hemmung und Abtötung kontaminierender Bakterien und die Beseitigung von Zelltrümmern aus dem geschädigten Gewebe. Die Phagozytosekapazität der Makrophagen ist jedoch begrenzt. Wird diese Kapazität durch ein Übermaß an nekrotischem Gewebe überlastet, so leidet darunter die antimikrobielle Tätigkeit dieser Zellen.

Somit sind die verletzungsbedingten Veränderungen des Weichteiltraumas im geschädigten Gewebe:

- Hypoxie,
- Permeabilitätsschaden,
- Azidose,
- Ödem,
- Zunahme des interstitiellen Druckes auf der Basis des Ödems bei bestehender Einengung des sich ausdehnenden Gewebes durch Faszien oder Haut,
- metabolische Entgleisung des Gewebes,
- vermehrte Infektbereitschaft des geschädigten Gewebes,
- die Protraktion aller Mechanismen bei generalisierter Hypoxie und Azidose des Schwerstverletzten.

Das Zusammenspiel und die gegenseitige Beeinflussung dieser pathophysiologischen Faktoren sind in Abb. 1 dargestellt.

Klassifikationssysteme

Klassifikation für offene und geschlossene Frakturen

Einflußgrößen für die Klassifikation

Der Schweregrad einer Extremitätenverletzung wird jedoch nicht allein durch das Ausmaß des erfaßbaren Weichteilschadens bestimmt [5], sondern es spielt noch eine Reihe anderer Faktoren eine wichtige Rolle, die bedeutsame Rückschlüsse auf den Umfang des vorliegenden Schadens geben.

Unfallchirurgische Klinik, Medizinische Hochschule Hannover, Konstanty-Gutschow-Str. 8, W-3000 Hannover 61, Bundesrepublik Deutschland

Wolter/Zimmer (Hrsg.)
Die Plattenosteosynthese und ihre Konkurrenzverfahren
© Springer-Verlag 1991

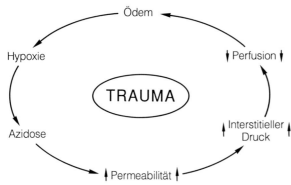

Abb. 1. Zusammenspiel pathophysiologischer Vorgänge bei Frakturen mit Weichteilschaden

Der Frakturmechanismus – soweit er aus Fremd- oder Eigenanamnese eruierbar ist – liefert insbesondere durch die Unterscheidung zwischen einem indirekten oder einem direkten Trauma, sowie bei letzterem durch die qualitative Abschätzung der Gewalteinwirkung, wertvolle Hinweise für das Ausmaß des Gesamtschadens.

Auch die Frakturart, die durch das Anfertigen von Röntgenbildern erkennbar wird, liefert weitere ergänzende Aspekte zum Ausmaß des Weichteilschadens. Hier ist die Anwendung der AO-Klassifikation nach Müller et al. [3] sehr hilfreich. So muß z. B. ein Trümmerbruch stets mit einem massiven Weichteilschaden einhergehen, denn die einwirkende Gewalt muß ja zunächst die den Knochen umgebenden Weichteile penetrieren.

Bei offenen Frakturen ist selbstverständlich der Grad der Kontamination ein wesentlicher Faktor, der den Verlauf und die Prognose der Verletzung beeinflußt. Fremdkörpereinsprengungen und in der Wunde befindliche Schmutzpartikel liefern wertvolle Hinweise und ermöglichen die Abschätzung der Kontamination. Oft sind solche Fremdkörpereinsprengungen bereits radiologisch nachvollzieh-

bar. Auch die Anamnese liefert wichtige Informationen, denn so ist beispielsweise ein Schußbruch oder eine Verletzung im landwirtschaftlichen Bereich a priori schwerst kontaminiert.

Auch die Zeitspanne, die zwischen dem Unfall und der stattfindenden Versorgung verstreicht, hat erheblichen Einfluß auf den weiteren Verlauf der Verletzung.

Die definitive Festlegung des gesamten Ausmaßes des Weichteilschadens kann letzlich erst durch den Operateur erfolgen, da oft erst intraoperativ die Ausdehnung der Gewebezerstörung in Form von avitaler Muskulatur, avitalem Fettgewebe, abgelösten oder zerrissenen Weichteilen und begleitender Nerven- und Gefäßverletzungen ersichtlich wird. Verletzungen eines Stammgefäßes mit entsprechender Ischämie weisen immer auf einen schwersten Weichteilschaden hin.

Besonders bei geschlossenen Frakturen hat der begleitende Weichteilschaden eine enorme Bedeutung, da die Erfassung und Beurteilung desselben viel schwieriger ist und der Weichteilschaden sehr oft unterschätzt wird. Bereits eine einfache Hautabschürfung verletzt die natürliche Barriere der Haut und bahnt damit den Infektweg, der dann weitaus größere therapeutische Probleme nach sich ziehen kann als z. B. die einfache Hautdurchspießung bei einer offenen Fraktur.

Eine gut graduierte Klassifikation des Weichteilschadens unter Berücksichtigung aller Einflußfaktoren bietet die beste Hilfestellung für das therapeutische Vorgehen und die operative Taktik, sie lenkt die Aufmerksamkeit auf notwendige Maßnahmen und vermittelt die Schwere der Verletzung. Damit lassen sich letztlich unnötige Komplikationen vermeiden.

In der Praxis hat sich eine Einteilung nach Tscherne u. Oestern [7] und Tscherne u. Südkamp [8] der geschlossenen und offenen Frakturen in jeweils 4 Schweregrade sehr bewährt, die im folgenden näher erläutert werden soll (Tabelle 1).

Tabelle 1. Klassifizierung der Frakturen mit Weichteilschaden

Klassifikation	Haut offen + geschlossen −	Weichteilschädigung	Frakturart leicht, mittel, schwer	Kontamination
Fr. G.0	−	−	+	−
G.I	−	+	+ bis + +	−
G.II	−	+ +	+ bis + + +	−
G.III	−	+ + +	+ bis + + +	(+)
Fr. O.I	+	+	+ bis + +	+
O.II	+	+ +	+ bis + + +	+ +
O.III	+	+ + +	+ bis + + +	+ + +
O.IV	+	+ + +	+ bis + + +	+ bis + + +

Geschlossene Frakturen

Bei der geschlossenen Fraktur Grad 0 (Fr. G.0) besteht keine oder nur eine unbedeutende Weichteilverletzung. Die Fraktur G.0 umfaßt einfache Bruchformen, d. h. Frakturen, die durch einen indirekten Verletzungsmechanismus entstanden sind, wie z. B. die Unterschenkeldrehfraktur des Skifahrers.

Eine oberflächliche Schürfung oder eine Kontusion durch Fragmentdruck von innen liegt vor bei der geschlossenen Fraktur Grad 1 (Fr. G.I). Die Verletzungen sind begleitet von einfachen bis mittelschweren Frakturformen. Als typisches Beispiel gilt die nicht reponierte Luxationsfraktur des oberen Sprunggelenkes.

Bei den geschlossenen Frakturen des Grades 2 (Fr. G.II) besteht eine tiefe kontaminierte Schürfung sowie lokale Haut- oder Muskelkontusionen aufgrund eines entsprechenden direkten Traumas. Typischerweise liegen mittelschwere bis schwere Bruchformen vor, wie bei einer Zweitetagenfraktur der Tibia durch Stoßstangenanprall. Des weiteren wird das drohende Kompartmentsyndrom unter Fr. G.II eingeordnet.

Geschlossene Frakturen Grad 3 (Fr. G.III) beinhalten ausgedehnte Hautkontusionen, Hautquetschungen, Vollhautnekrosen, des weiteren eine Zerstörung der Muskulatur und subkutane Décollements. Ebenfalls erfordert jedes dekompensierte Kompartmentsyndrom oder eine Verletzung eines Hauptgefäßes bei einer geschlossenen Fraktur die Einordnung in die Gruppe Fr. G.III. Die Frakturen dieser Gruppe umfassen schwere Bruchformen und Knochenzertrümmerungen. Durch die Quetschung der Haut und Weichteile ist der Weichteilschaden in seiner Behandlung schwieriger als bei einer offenen Fraktur O.III.

Offene Frakturen

Bei der offenen Fraktur des Grades 1 (Fr. O.I) liegt eine Durchtrennung der Haut mit fehlender oder nur geringer Kontusion und eine unbedeutende bakterielle Kontamination vor. Die Haut ist gewöhnlich nur durch ein Knochenfragment durchspießt, bei den vorliegenden Frakturen handelt es sich um einfache Bruchformen.

Die offene Fraktur des Grades 2 (Fr. O.II) beinhaltet Verletzungen mit Durchtrennung der Haut, eine umschriebene Haut- und Weichteilkontusion sowie eine mittelschwere Kontamination, dabei können alle Bruchformen vorkommen. Schwere Weichteilwunden, bei denen keine Verletzung eines

Hauptgefäßes vorliegt und die nicht mit einer Verletzung eines peripheren Nervs einhergehen, sind immer in diese Gruppe einzuordnen. Auch jedes drohende Kompartmentsyndrom wird noch in diese Gruppe eingegliedert.

Beim Grad 3 (Fr. O.III) der offenen Frakturen umfaßt der Weichteilschaden Hautdurchtrennungen mit ausgedehnter Weichteildestruktion sowie zusätzlich Gefäß- und/oder Nervenverletzungen. Meistens besteht eine starke Wundkontamination. Jede offene Fraktur mit Ischämie und ausgedehnter Knochenzertrümmerung gehört in diese Gruppe. Des weiteren werden Schußbrüche, offene kontaminierte Frakturen bei landwirtschaftlichen Unfällen und manifeste Kompartmentsyndrome in diese Kategorie eingeteilt. Aufgrund der hohen Infektgefährdung müssen alle Frakturen mit Verletzungen der großen Extremitätenarterien einer offenen Fraktur des Grades 3 zugeordnet werden.

Der Grad 4 (Fr. O.IV) der offenen Frakturen repräsentiert die totale oder subtotale Amputation. Die subtotale Amputation ist nach dem Replantationskomitee der International Society for Reconstructive Microsurgery als Durchtrennung der wichtigsten anatomischen Strukturen, besonders der Hauptgefäßverbindungen, mit totaler Ischämie gekennzeichnet. Vom Weichteilmantel darf dabei nicht mehr als 1/4 der Zirkumferenz erhalten sein. Bei Bestehen von noch wesentlichen anatomischen Verbindungen und deutlichen Zeichen einer Restdurchblutung – sog. Revaskularisation – kann lediglich von einer offenen Fraktur des Grades 3 gesprochen werden.

Hannover Fracture Scale

Aus den Erfahrungen an 1524 offenen Frakturen der letzten 15 Jahre und der Anwendung der Klassifikation für offene und geschlossene Frakturen haben wir gesehen, daß besonders bei den Frakturen mit einem höhergradigen Weichteilschaden das Monitoring der Verletzung weitere Informationen wünschenswert macht. Die Kontrolle der Versorgungsqualität, die Abschätzung des Therapieerfolges und die Prognose der Gesamtverletzung sind Bereiche, die sich mit der auf unseren Erfahrungen basierenden, 1986 eingeführten Hannover Fracture Scale [6] genauer kontrollieren und abschätzen lassen.

Das Schema berücksichtigt jede Einzelverletzung des Extremitätenschadens in Abhängigkeit von seiner Bedeutung: Es werden der Frakturtyp nach der Müller-Klassifikation [3], die Weichteile, die Durchblutung, der Nervenschaden, Begleitverletzungen nach dem Polytraumaschlüssel PTS [4, 9], Kontaminationsgrade und ein Zeitfaktor bewertet (Tabelle 2).

Kriterien zur Implantatwahl

Die Wahl des Osteosyntheseverfahrens hängt vom Grad der Weichteilschädigung, der Frakturform und deren Lokalisation ab. Prinzipiell sind zunächst die Vor- und Nachteile der einzelnen Verfahren zu bedenken.

Die Marknagelungsosteosynthese ist gekennzeichnet durch eine hohe mechanische Festigkeit, verursacht aber die stärkste biologische Schädigung des Knochens durch die Zerstörung des medullären Gefäßsystems. Wenn bereits durch das Trauma die äußere, von den Weichteilen ausgehen-

de Durchblutung zerstört und der Knochen denudiert ist, kann die Marknagelung nicht mehr empfohlen werden.

Die Plattenosteosynthese stellt die höchsten biomechanischen Ansprüche [1]. Die Platte selbst muß unter vitalem Weichteilgewebe plaziert werden, eine zusätzliche, bereits zum bestehenden Weichteilschaden aus operationstaktischen Gründen durchgeführte Weichteilablösung verbietet sich dabei. Weiterhin wirkt sich nachteilig die verminderte Durchblutung des Knochens unterhalb der Platte aus, des weiteren bedeutet die Platte einen großen Fremdkörper mitten im Verletzungsgebiet.

Der Fixateur externe in einer unilateralen Klammermontage mit von ventral eingebrachten Schrauben stellt das weichteilschonendste Osteosyntheseverfahren dar [2]. Die technische Handhabung ist im Vergleich zur anspruchsvollen Plattenosteosynthese relativ einfach und es bestehen zusätzliche

Tabelle 2. Hannover Fracture Scale

A. Fraktur			C. Durchblutung		
Frakturtyp A	1		normal		0
Frakturtyp B	2		inkomplette Ischämie		1
Frakturtyp C	4		(Kapillarpuls +)		
Knochenverlust	0		komplette Ischämie		
<2 cm	1		<4 h		2
>2 cm	2		4−8 h		3
B. Weichteile			>8 h		5
Haut (Wunde, Kontusion, tiefe Schürfung)			**D. Nerven**		
nein	0		Palmar-Plantar-Sensibilität ja		0
<1/4 Zirkumferenz	1		nein		1
1/4−1/2	2		Finger-Zehen-Motorik ja		0
1/2−3/4	3		nein		1
>3/4	4		**E. Kontamination**		
Hautdefekt			*Fremdkörper*	keine	0
nein	0			einzelne	1
<1/4 Zirkumferenz	1			massiv	2
1/4−1/2	2		*Keimnachweis*		
1/2−3/4	3		keine		0
>3/4	4		aerob, 1 Keimart		2
Tiefe Weichteile (Muskeln, Sehnen, Gelenkkapsel, Bänder) Quetschung, Durchtrennung, Defekt			>1 Keimart		3
			anaerob		2
			aerob − anaerob		4
nein	0		**F. Allgemeine Begleitverletzungen**		
<1/4 Zirkumferenz	1		Monotrauma		0
1/4−1/2	2		Polytrauma I		0
1/2−3/4	3		Polytrauma II		1
>3/4	4		Polytrauma III		2
Amputation			Polytrauma IV		4
nein	0		**G. Nur bei WT-Score >2 Punkte**		
subtotal Guillotine	1		Versorgungsbeginn		
subtotal − crash	3		6−12 h		1
total Guillotine	2		>12 h		3
total − crash	4				

Korrekturmöglichkeiten auch noch nach der Applikation. Die perkutane Anbringung mit einem entsprechenden Abstand zu den im Verletzungsgebiet geschädigten Weichteilen ist ein entscheidender Vorteil des Verfahrens.

Anwendung der Osteosyntheseverfahren in Abhängigkeit vom Weichteilschaden und der Frakturlokalisation

Oberschenkel

Weichteilschaden G.I, G.II und O.I

Bei Frakturen mit geringem oder begrenztem Weichteilschaden ist eine hohe mechanische Festigkeit anzustreben, die eine frühe Vollbelastung der verletzten Extremität erlaubt. In Fällen einer erstgradig offenen oder geschlossenen (O.I, G.I) oder zweitgradig geschlossenen Fraktur (G.II) ist eine geschlossene Marknagelungsosteosynthese anzustreben, die je nach Frakturlokalisation und -typ auch als Verriegelungsmarknagelung ausgeführt werden kann. Selbstverständlich kann bei diesen Verletzungen auch eine Plattenosteosynthese zur Anwendung kommen, bei der die verletzte Extremität jedoch nicht so früh voll belastet werden kann. Die Ausführung der Plattenosteosynthese als „biologische Osteosynthese" muß auf Fälle mit vitalen Fragmenten beschränkt bleiben.

Weichteilschaden G.III

Die Verletzungen diesen Schweregrades sollten, da oft ein begleitendes Kompartmentsyndrom besteht, das mittels Dermatofasziotomie behandelt wird, plattenosteosynthetisch versorgt werden.

Tabelle 3. Osteosyntheseverfahren am Oberschenkel in Abhängigkeit vom Weichteilschaden

G.I, G.II, O.I	Geschlossene Marknagelung Verriegelungsmarknagelung Plattenosteosynthese (biologische Osteosynthese bei vitalen Fragmenten)
G.III	Plattenosteosynthese Verriegelungsmarknagelung
O.II	Plattenosteosynthese
O.III	Plattenosteosynthese (avitale Fragmente nur bei stabiler Fixierung) Fixateur externe

Alternativ kann auch hier die Verriegelungsnagelung eingesetzt werden, unter der Voraussetzung, daß der intramedulläre Kanal möglichst nicht oder nur minimal aufgebohrt wird.

Weichteilschaden O.II

Zweitgradig offene Frakturen sollten nach unserer Meinung nur plattenosteosynthetisch versorgt werden, da diese Verletzung bereits ein hohes Infektrisiko aufweist und die Marknagelung dieses Risiko erhöht. Die mit dem schweren Weichteilschaden einhergehende Denudierung des Knochens im Bruchbereich bedeutet eine erhebliche Kompromittierung der Vaskularität des Knochens, die durch eine Marknagelung weiter verschlechtert würde.

Weichteilschaden O.III

Für die drittgradig offenen Frakturen gelten die gleichen Grundsätze wie für die Verletzungen O.II. Ergänzend kann hier jedoch, besonders bei erheblicher Verschmutzung, der Fixateur externe in einer lateralen Montage als temporäre Maßnahme zur Anwendung kommen.

Die Tabelle 3 gibt die verschiedenen Osteosyntheseverfahren in Abhängigkeit vom Weichteilschaden wieder.

Unterschenkel

Weichteilschaden G.I, G.II und O.I

Für Frakturen mit geringem oder begrenztem Weichteilschaden am Unterschenkel können sämtliche Osteosyntheseverfahren eingesetzt werden, und zwar Marknagelung, Verriegelungsmarknagelung, Plattenosteosynthese oder Fixateur externe.

Die Auswahl eines Verfahrens sollte sich an der Frakturlokalisation im Bereich des Unterschenkels und an der Frakturform orientieren, ein weiteres

Tabelle 4. Osteosyntheseverfahren am Unterschenkel in Abhängigkeit vom Weichteilschaden

G.I, G.II, O.I	Geschlossene Marknagelung Verriegelungsmarknagelung Plattenosteosynthese (biologische Osteosynthese bei vitalen Fragmenten) Fixateur externe
G.III, O.II, O.III	Fixateur externe

Kriterium kann die besondere Erfahrung des Operateurs mit einem bestimmten Verfahren sein.

Auch hier gilt es möglichst ein Verfahren zu wählen, das eine schnelle Vollbelastung der Extremität erlaubt und die Rehabilitation möglichst verkürzt.

Weichteilschaden G.III, O.II und O.III

Für die schweren und ausgedehnten Weichteilschäden, die zweitgradig offenen sowie die drittgradig geschlossenen und offenen Frakturen am Unterschenkel kommt nach unserer Meinung nur eine Fixateur-externe-Anlage in Frage, da der Unterschenkel aufgrund seiner ungünstigen Weichteildeckung die problematischste Frakturlokalisation darstellt. Marknagelung und Plattenosteosynthese führen bei diesen Verletzungen zu weiterer Weichteilschädigung.

Tabelle 4 gibt die anzuwendenden Osteosyntheseverfahren am Unterschenkel wieder.

Obere Extremität

Weichteilschaden G.I – G.III, O.I und O.II

Mit Ausnahme der drittgradig offenen Frakturen ist für alle Verletzungen der oberen Extremität, sowohl am Oberarm – wenn die Indikation zur

Tabelle 5. Osteosyntheseverfahren an der oberen Extremität in Abhängigkeit vom Weichteilschaden

G.I, G.II, G.III, O.I, O.II	Plattenosteosynthese Oberarm: breite DC-Platte Unterarm: Kleinfragment-DC-Platte
O.III	Plattenosteosynthese Fixateur externe

osteosynthetischen Versorgung gegeben ist – als auch am Unterarm, die Plattenosteosynthese das Verfahren der Wahl. Die Weichteildeckung ist hier stets so gut, daß eine Platte immer unter vitalem Gewebe plaziert werden kann.

Am Oberarm verwenden wir die breite DC-Platte, am Unterarm die Kleinfragment-DC-Platte.

Weichteilschaden O.III

Für die drittgradig offenen Verletzungen an der oberen Extremität kann prinzipiell auch eine Platte als Osteosyntheseverfahren gewählt werden. Aufgrund der prekären Weichteilsituation muß häufig jedoch ein Fixateur externe zur Anwendung kommen.

Tabelle 5 gibt das Schema der Osteosyntheseverfahren an der oberen Extremität in Abhängigkeit vom Weichteilschaden wieder.

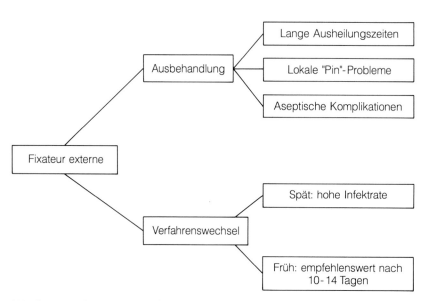

Abb. 2. Anwendung des Fixateur externe bei Frakturen mit Weichteilschaden

Besonderheiten in der Anwendung des Fixateur externe

Bei der Anwendung eines Fixateur externe zur Frakturstabilisierung besteht die Möglichkeit, die Fraktur mit dem Fixateur bis zur knöchernen Heilung auszubehandeln. Eigene Untersuchungen [2] haben ergeben, daß die Ausheilungszeiten bei Anwendung des Fixateur externe über den Zeiten der anderen Verfahren liegen. Des weiteren sind lokale Probleme an den Eintrittsstellen der Schanz-Schrauben häufig, die aseptischen Komplikationen wie Refrakturen, Pseudarthrosen etc. zeigen eine erhöhte statistische Inzidenz. Möglichkeiten, diese Nachteile der Fixateur-externe-Osteosynthese in der Spätphase der Behandlung zu reduzieren, bestehen einerseits in einer frühzeitigen und ausgedehnten Spongiosatransplantation, andererseits kann in Abhängigkeit von der Weichteil- und knöchernen Situation ein Verfahrenswechsel durchgeführt werden.

Im Fall des Verfahrenswechsels sollte dieser früh, d. h. innerhalb von 10−14 Tagen, vorgenommen werden, da proportional zur verstreichenden Zeit die Infektrate erheblich ansteigt. Die Abb. 2 gibt die Möglichkeiten bei Einsatz des Fixateur externe wieder.

Literatur

1. Haas N, Gotzen L (1987) Plattenosteosynthese. In: Schmit-Neuerburg KP, Stürmer KM (Hrsg) Die Tibiaschaftfraktur beim Erwachsenen. Springer, Berlin Heidelberg New York Tokyo
2. Haas N, Krettek C, Tscherne H (1989) Fortschritte in der Behandlung offener Unterschenkelfrakturen. In: Stuhler T (Hrsg) Fixateur interne − Fixateur externe. Springer, Berlin Heidelberg New York Tokyo
3. Müller ME, Nazarian S, Koch P (1988) The AO classification of fractures. Springer, Berlin Heidelberg New York Tokyo
4. Oestern HJ, Tscherne H, Sturm JA, Nerlich M (1985) Klassifizierung der Verletzungsschwere. Unfallchirurg 88:465
5. Tscherne H (1983) Management offener Frakturen. Hefte Unfallheilkd 162:10
6. Tscherne H (1987) Fractures with soft tissue injuries. Sicot 87 Abstr Nr 1. Demeter, Gräfelfing
7. Tscherne H, Oestern HJ (1982) Die Klassifizierung des Weichteilschadens bei offenen und geschlossenen Frakturen. Unfallheilkunde 85:111
9. Tscherne H, Regel G, Sturm JA, Friedl HP (1987) Schweregrad und Prioritäten bei Mehrfachverletzungen. Chirurg 58:631
8. Tscherne H, Südkamp N (1987) Grundsätze in der Behandlung von Frakturen mit Weichteilschaden. In: Schmit-Neuerburg KP, Stürmer KM (Hrsg) Die Tibiaschaftfraktur beim Erwachsenen. Springer, Berlin Heidelberg New York Tokyo

Die Mehrfachverletzung und die Wahl der Osteosynthesemethode

S. Decker

Aufgrund der ständigen Verbesserung und Ausweitung der Rettungssysteme erreichen Polytraumatisierte heute in einem wesentlich höheren Prozentsatz als früher lebend die Klinik.

Nach der Definition von Trentz, Tscherne et al. [6, 12, 13] handelt es sich bei einem Polytrauma um eine gleichzeitig entstandene Verletzung mehrerer Körperregionen oder Organsysteme, wobei mindestens eine Verletzung oder die Kombination mehrerer lebensbedrohlich sein muß. Die Mehrfachverletzung nach dieser Definition entspricht weitgehend dem Grad III der Einteilung nach Schweregraden von Schweiberer et al. [9–11].

Das entscheidende Kriterium einer Mehrfachverletzung ist demnach die lebensbedrohliche Situation, in der sich der Verletzte befindet und die so rasch wie möglich überwunden werden muß. Die Erfolgsaussichten bei der Behandlung eines Polytraumatisierten sind dabei in erster Linie abhängig von der Schnelligkeit, mit der die lebensrettenden Sofortmaßnahmen eingeleitet werden können.

Es kann kein Zweifel daran bestehen, daß in der Reihenfolge der Dringlichkeit nach notfallmäßiger Wiederherstellung von Kreislauf und Atmung die evtl. notwendigen lebensrettenden Sofortoperationen, z. B. bei massiven Blutungen, absolut im Vordergrund stehen. Erst nach einer sich an die Sofortmaßnahmen anschließenden Stabilisierungsphase können Osteosynthesen in Erwägung gezogen werden, wobei jedoch die Meinungen darüber auseinandergehen, ob bereits zu diesem Zeitpunkt eine vollständige definitive Versorgung aller vorhandenen Frakturen angestrebt werden sollte, oder ob ein nach der Dringlichkeit abgestuftes Vorgehen vorzuziehen ist.

Eine schematische Beurteilung der Prioritäten ist sicher schwierig, da die Vielzahl der möglichen Verletzungen und Verletzungskombinationen eine individuelle, auf die Besonderheiten eines jeden Einzelfalles ausgerichtete Verfahrensweise erfordert. Aufgrund unserer eigenen Erfahrung stehen wir der Durchführung von Osteosynthesen im Sinne einer primären definitiven Versorgung aller Frakturen beim Polytrauma zurückhaltend gegenüber. Trotz der uns heute zur Verfügung stehenden apparativen und labortechnischen Möglichkeiten der Überwachung und Steuerung der vitalen Funktionen, bleibt die Beantwortung der Frage problematisch und zwischen den beteiligten Fachdisziplinen oft auch strittig, ob eine in der Stabilisierungsphase gerade erst erreichte Normalisierung des Kreislaufs der erneuten Belastung durch eine oder mehrere Osteosynthesen gewachsen ist. Es sind daher von verschiedenen Autoren [6, 10, 11, 13, 14] Stufenpläne der Diagnostik und Therapie bzw. der Behandlungstaktik beim Polytrauma aufgestellt worden (Tabelle 1 und 2).

Bei einem Vorgehen nach solchen Stufenplänen ist zu berücksichtigen, daß die Frakturen beim Polytrauma nicht nur zahlenmäßig weit an der Spitze stehen, sondern daß sie auch in Abhängigkeit von der Schwere einzelner Verletzungen bzw. ihrer

Tabelle 1. Behandlungstaktik bei Polytrauma [14]

1. Reanimationsphase
2. Erste Operationsphase: Notoperationen
3. Stabilisierungsphase
4. Zweite Operationsphase: definitive chirurgische Versorgung
5. Erholungsphase

Tabelle 2. Diagnostischer und therapeutischer Stufenplan [10]

I. Lebensrettende Sofortmaßnahmen
Ia. Lebensrettende Sofortoperationen
II. Stabilisierungsphase
III. Lebens- und organerhaltende Frühoperationen
IV. Intensivmedizin
V. Funktionserhaltende und wiederherstellende verzögerte Operationen

Unfallchirurgische Klinik,
Friederikenstift – Evang. Krankenhaus,
Humboldtstr. 5, W-3000 Hannover 1,
Bundesrepublik Deutschland

Wolter/Zimmer (Hrsg.)
Die Plattenosteosynthese und ihre Konkurrenzverfahren
© Springer-Verlag 1991

Kombinationen maßgeblich die Prognose und den Verlauf der Mehrfachverletzung bestimmen. Von 72 in unserer Klinik während der letzten 3 Jahre primär oder nach Verlegung behandelten Mehrfachverletzungen wiesen nur 3 Patienten keine Frakturen des Bewegungsapparates auf. Es gibt nach weitgehend übereinstimmender Auffassung eine Reihe von dringlichen Indikationen zur primären Osteosynthese, v. a. der bei Polytrauma häufigen offenen Frakturen und Gelenkverletzungen, deren aufgeschobene Versorgung zu schwerwiegenden Funktionseinbußen oder sogar zum Gliedmaßenverlust führen kann (Tabelle 3). In diesem Zusammenhang spielt nicht nur der Operationszeitpunkt, sondern auch die Wahl des Osteosyntheseverfahrens eine wesentliche Rolle.

Es ist keineswegs immer möglich, primär innerhalb einer 6–8-h-Grenze zeitaufwendige und mit zusätzlichem Blutverlust verbundene interne Osteosynthesen durchzuführen, wie in dem Fall eines 48jährigen Bauarbeiters mit drittgradig offenen Frakturen des linken Ober- und Unterarmes sowie des Oberschenkels. Nach Beherrschung des Schockzustandes konnte bei stabilem Gesamtzustand der Hämodynamik und der Respiration die definitive Versorgung der offenen Frakturen durch 2 Operationsteams erfolgen.

In den meisten Fällen ist auch nach einer etwa 1–2stündigen Stabilisierungsphase noch von einer eingeschränkten Operabilität des Mehrfachverletzten auszugehen, so daß sich auch die Wahl des

Tabelle 3. Dringliche Indikationen zur Osteosynthese bei Polytrauma

1. Offene Frakturen (Gefäßbeteiligung)
2. Offene Gelenkverletzungen
3. Beckenfrakturen (Blutung)
4. Femurfrakturen
5. Drohendes Kompartmentsyndrom

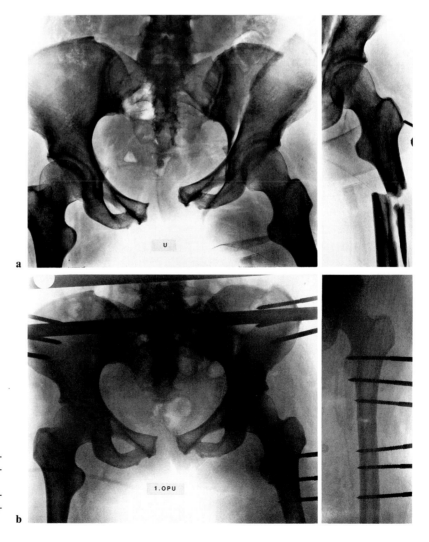

Abb. 1 a – d. Polytrauma mit Milzruptur, instabiler Beckenringfraktur, Oberschenkelbruch links. **a** Unfallbild, **b** primäre notfallmäßige Versorgung mit Fixateur externe. **c, d** s. S. 280

Osteosyntheseverfahrens bei gegebener dringlicher Indikation am Gesamtzustand des Verletzten, d. h. an der Vitalgefährdung, orientieren muß. In vielen Fällen läßt sich durch die vom Geübten sehr rasch durchführbare mit nur geringer zusätzlicher Traumatisierung verbundene externe Fixation eine zumindest temporär für die Dauer intensivmedizinischer Maßnahmen ausreichend stabile Frakturversorgung erzielen.

Bei einer 37jährigen Patientin (Abb. 1) fand sich zum Zeitpunkt der Klinikaufnahme ein manifester Schockzustand sowie ein aufgetriebenes und gespanntes Abdomen mit positiver Lavage. Nach sofort durchgeführter Laparotomie mit Exstirpation der zerrissenen Milz ließ sich der Kreislauf zwar stabilisieren, eine primäre definitive Versorgung der gleichzeitig vorliegenden instabilen Beckenring-

fraktur und des Oberschenkelbruches durch interne Osteosynthesen hätte jedoch zu diesem Zeitpunkt eine erhebliche zusätzliche Gefährdung bedeutet. Es erfolgte daher zunächst nur eine notfallmäßige externe Fixation beider Frakturen.

Wegen respiratorischer Insuffizienz konnte erst nach 2wöchiger Intensivtherapie die definitive Versorgung der Frakturen und Symphysensprengung mit Plattenosteosynthesen durchgeführt werden.

Obwohl die mit dem Fixateur externe erreichbare Stabilität, besonders bei Beckenring- und Femurfrakturen, keinesfalls vergleichbar ist mit der Festigkeit einer bei den entsprechenden Einzelverletzungen indizierten internen Osteosynthese, so ist doch die äußere Fixation den alternativ in Frage kommenden konservativen Maßnahmen deutlich überlegen. Das gilt insbesondere für die zweit- und

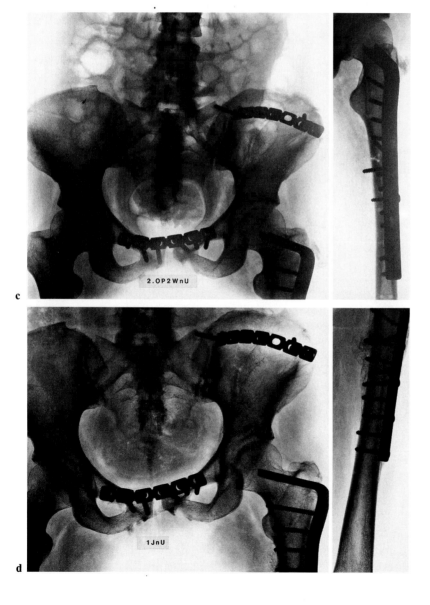

Abb. 1. c definitive Versorgung durch Plattenosteosynthese nach 2 Wochen, d Resultat nach 1 Jahr

drittgradig offenen Unterschenkelbrüche, die im Rahmen einer Mehrfachverletzung zu den dringlichen Indikationen zur primären Versorgung zählen und die sich im Gegensatz zu den Femurfrakturen sehr gut mit dem Fixateur externe stabilisieren lassen.

Bei einem 41jährigen Motorradfahrer, der sich bei einem Auffahrunfall eine schwere Schädel-Hirn-Verletzung sowie drittgradig offene Unterschenkelstückbrüche beidseits zugezogen hatte, wurden diese primär und definitiv mit dem Fixateur externe behandelt (Abb. 2). Der große Vorteil einer frühzeitigen operativen Stabilisierung, v. a. der Frakturen der unteren Extremität, liegt für den Schwerverletzten in der Erleichterung der Intensivpflege, der Ausschaltung von Schmerzirritationen, der Verhinderung zusätzlicher Gewebetraumatisierung sowie nicht zuletzt in der Möglichkeit der funktionellen Therapie.

Da die Frakturen des Oberschenkels durch konservative Maßnahmen nur unzureichend immobilisiert und damit Schmerzirritationen nicht sicher ausgeschaltet werden können, wird von den Befürwortern einer primären Osteosynthese auch der geschlossenen Femurfrakturen hervorgehoben, daß aus der Instabilität eine erhebliche zusätzliche Gefährdung des Polytraumatisierten auch im Sinne der Entstehung einer respiratorischen Insuffizienz

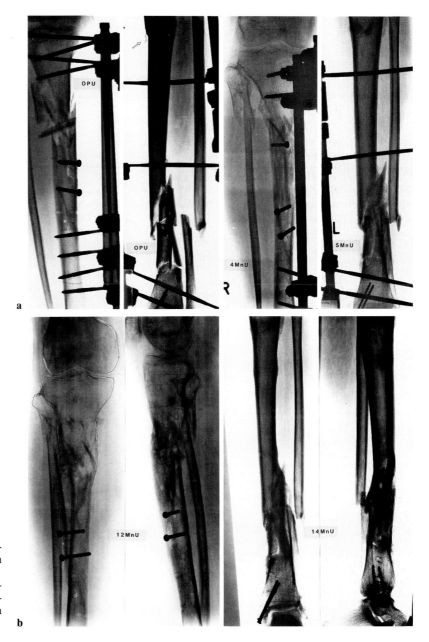

Abb. 2 a, b. Polytrauma mit Schädel-Hirn-Verletzung und offenen Unterschenkelbrüchen beidseits.
a Primäre und definitive Versorgung mit Fixateur externe, **b** Verlauf bis zu 14 Monaten nach dem Unfall

resultieren kann. Die Gegner der sofortigen Osteosynthese sehen die größere Gefährdung für den
Mehrfachverletzten in der zusätzlichen Traumatisierung und dem operationsbedingten Blutverlust
[3 – 8, 10, 11, 13]. Nach unserer Auffassung überwiegen die Vorteile der primären Oberschenkel-
osteosynthese, wir bevorzugen aber bei eingeschränkter Operabilität in der Frühphase die externe Fixation, um dann sekundär auf ein internes
Osteosyntheseverfahren umzusteigen. Zeitaufwendige Marknagel- oder Plattenosteosynthesen geschlossener Femurfrakturen, v. a. wenn sie mit einem Thoraxtrauma kombiniert sind, sollten nach
unserer Meinung primär nicht durchgeführt werden.

Zusammenfassend ist festzustellen, daß die
Wahl der Osteosynthesemethode bei der Mehrfachverletzung insofern eine wichtige Rolle spielt, als
bei den dringlichen Indikationen in der Frühphase
wegen eingeschränkter Operabilität u. U. eine andere Osteosynthesetechnik angezeigt sein kann als bei
sekundärer Versorgung.

Insbesondere bei den offenen Frakturen und Gelenkverletzungen hat sich die externe, evtl. gelenk-
überbrückende Fixation als Primärmaßnahme bewährt, wobei es vom weiteren Verlauf abhängig gemacht werden muß, ob evtl. zu einem späteren Zeitpunkt auf ein anderes Osteosyntheseverfahren um-
gestiegen werden muß.

Literatur

 1. Allgöwer H (1968) Beurteilung des Allgemeinzustandes
    und Schocktherapie beim Mehrfachverletzten. Langen-
    becks Arch Klin Chir 322:230
 2. Buchert Ch (1977) Die Extremitätenfraktur im Rahmen
    der Mehrfachverletzung. Unfallheilkunde 80:31
 3. Dittel KK, Weller S (1981) Zur Problematik des poly-
    traumatisierten Patienten. Akt Traumatol 11:35
 4. Ecke H (1978) Verletzungen des knöchernen Skeletts
    beim Polytraumatisierten. Chirurg 49:727
 5. Leutenegger A, Rüedi Th (1988) Wiederherstellung ei-
    nes schwerstverletzten Motorradfahrers mit stumpfem
    Bauchtrauma und 22 Knochenbrüchen. Ein Fallbericht.
    Unfallchirurg 91:205
 6. Oestern H-J, Tscherne H, Sturm J (1984) Mehrfachver-
    letzungen. Dringlichkeitsstufen der chirurgischen Ver-
    sorgung. Chir Praxis 33:127
 7. Rüedi Th, Wolff E (1975) Vermeidung posttraumati-
    scher Komplikationen durch frühe definitive Versor-
    gung von Polytraumatisierten mit Frakturen des Bewe-
    gungsapparates. Helv Chir Acta 42:507
 8. Schmit-Neuerburg KP (1974) Die Mehrfachverletzung
    – Besonderheiten der Indikationsstellung zur Kno-
    chenbruchbehandlung an den Extremitäten. Langen-
    becks Arch Klin Chir 337:435
 9. Schweiberer L, Saur K (1974) Pathophysiologie der
    Mehrfachverletzung. Langenbecks Arch Klin Chir
    337:149
10. Schweiberer L, Dambe LT, Klapp F (1978) Die Mehr-
    fachverletzung: Schweregrad und therapeutische Richt-
    linien. Chirurg 49:608
11. Schweiberer L, Nast-Kolb D, Duswald K-H, Waydhas
    Ch, Müller K (1987) Das Polytrauma – Behandlung
    nach dem diagnostischen und therapeutischen Stufen-
    plan. Unfallchirurg 90:529
12. Sturm JA, Lewis FR, Trentz O, Oestern H-J, Hempel-
    mann, G, Tscherne H (1979) Cardiopulmonary parame-
    ters and prognosis after severe multiple trauma. J Trau-
    ma 19:305
13. Trentz O, Oestern H-J, Hempelmann E, Kolbow H,
    Sturm J, Trentz OA, Tscherne H (1978) Kriterien für die
    Operabilität von Polytraumatisierten. Unfallheilkunde
    81:451
14. Wolff G, Dittmann M, Rüedi Th, Buchmann B, Allgö-
    wer M (1978) Koordination von Chirurgie und Intensiv-
    medizin zur Vermeidung der posttraumatischen respira-
    torischen Insuffizient. Unfallheilkunde 81:425

Nagel und Infekt

U. Pfister

Wenn man Zahlen über die Infektraten nach Marknagelung erhalten möchte, so kann man sich auf den ersten Blick einer Vielzahl von statistischen Arbeiten bedienen. Bei genauerem Hinsehen reduziert sich das verwendbare Material aber erheblich, weil die Aussagen dieser Arbeiten oft nur sehr eingeschränkt verwertbar sind. Da werden selbst in sehr großen Statistiken Tibia- und Femurmarknagelung zusammengewürfelt, da werden Angaben über die Marknagelung offener und geschlossener Frakturen in einen Topf geworfen, ganz zu schweigen von der sehr großzügigen Verwendung des Begriffes Marknagel, die zumindest im amerikanischen Sprachraum alles zwischen dünnen Pins und Original-Küntscher-Nägeln umfassen kann.

Immerhin lassen sich bei konsequentem Streichen der unbrauchbaren Arbeiten gewisse grundsätzliche Aussagen über die Infekthäufigkeit machen.

Infekte nach Tibiamarknagelung

Geschlossene Frakturen

Die Auswertung von 2405 Frakturen ergab 44 Infekte, d. h. eine Infektionsquote von 1,83%.

Diese Infektionsquote ist im Vergleich zur Plattenosteosynthese an der Tibia deutlich niedriger; sie ist weitgehend, wenn auch nicht ausschließlich mit der gedeckten Technik erzielt. Bei routinemäßig offener Marknagelung ist die Infektionsquote deutlich höher, wenn auch einschränkend bemerkt werden muß, daß es sich dabei um mindestens 15 Jahre alte Zahlen handelt.

Offene Technik

Die Auswertung von 173 Frakturen ergab 12 Infekte, das bedeutet eine Infektionsquote von 7%.

Unfallchirurgische Abteilung, Städt. Klinikum Karlsruhe, Moltkestr. 14, W-7500 Karlsruhe 1, Bundesrepublik Deutschland

In einer ganzen Reihe von Kliniken, v. a. in den großen amerikanischen Hospitälern, werden auch offene Frakturen genagelt. In die Zusammenfassung dieser Zahlen wurden nur Statistiken aufgenommen, in denen die Nagelung zweit- und drittgradig offener Frakturen die Nagelung erstgradig offener Frakturen überwiegt.

Offene Frakturen

Die Auswertung von 1190 Frakturen ergab 86 Infekte, d. h. eine Infektionsquote von 7,23%.

Dieser Wert vermittelt aber nur eine fragwürdige Aussage. Die in diesen Zahlen enthaltenen offenen Frakturen 1. Grades weisen nämlich in praktisch allen Statistiken keine gegenüber geschlossenen Frakturen erhöhten Infektionsraten auf. Damit ist die absolute Quote bei zweit- und drittgradig offenen Frakturen weit höher anzusetzen. Dazu kommt, daß fast alle diese Frakturen sekundär genagelt wurden, zu einem Zeitpunkt also, an dem das Infektionsrisiko bereits einigermaßen abschätzbar war.

Es ist anzunehmen, daß nur genagelt wurde, wenn keine Warnzeichen für den Übergang in eine Osteitis vorlagen, daß also osteitisgefährdete Frakturen bereits ausgeschieden wurden.

Insgesamt zeigt sich, daß an der Tibia die Infektionsquoten deutlich höher als am Femur liegen. Dies wird auf die bessere Durchblutung der Oberschenkelweichteile bzw. die ungünstige Hautdurchblutung über der medialen Kante der Tibia zurückgeführt.

Infekte nach Femurmarknagelung

Geschlossene Frakturen

Die Auswertung von 2704 Frakturen ergab 24 Infekte, d. h. eine Infektionsquote von 0,9%.

Wolter/Zimmer (Hrsg.)
Die Plattenosteosynthese und ihre Konkurrenzverfahren
© Springer-Verlag 1991

Selbst nach offenen Frakturen ist die Zahl der Infekte relativ niedrig.

Offene Frakturen

Die Auswertung von 297 Frakturen ergab 11 Infekte, d. h. eine Infektionsquote von 3,7%.

Diese Zahl ist aber wieder auf fast ausschließlich sekundär nach Débridement und Weichteilabheilung genagelte Frakturen und damit auf ein selektiertes Frakturmaterial bezogen.

Schon die offene Nagelung verändert diese Werte erheblich. Chapman [3] hat in einer Zusammenfassung der englischsprachigen Literatur (1950 Fälle) bei offener Nagelung von
- geschlossenen Frakturen   3,2% Infekte,
- offenen Frakturen   17,7% Infekte
gefunden.

Tscherne et al. [9] haben bei offener Marknagelung und Cerclage bei
- geschlossenen Frakturen   2,4% Infekte
angegeben.

Dieses Krankengut ist insofern selektiert, als die Verwendung der Cerclagen natürlich auf relative Indikationen zur Marknagelung hinweist und damit von vornherein komplikationsträchtiger erscheint. Dieses Krankengut entspricht wohl eher dem, das sonst der Verriegelungsnagelung zugeführt wird.

Verriegelungsnagelung am Femur

Geschlossene Frakturen

Die Auswertung von 633 Frakturen ergab 4 Infekte, d. h. eine Infektionsquote von 0,63%.

Dies bedeutet also eine deutlich geringere Infektrate als bei der offenen Nagelung. Damit dürfte der Verriegelungsnagelung am Femur eindeutig der Vorrang zu geben sein.

Verriegelungsnagelung an der Tibia

Geschlossene Frakturen

Die Auswertung von 765 Fällen ergab 16 Infekte, d. h. eine Infektionsquote von 2,09%.

Im Gegensatz zum Femur ergibt sich also für die Tibia ein gegenüber der normalen Nagelung deutlich erhöhtes Infektionsrisiko bei der Verriegelung.

Die Infektionsrate von 2,09% erscheint durch die im Vergleich zum Femur deutlich schlechteren Durchblutungsverhältnisse im Bereich des knöchernen Tibiaschaftes und der distalen Weichteile wohl begründet.

Zusammenfassung

Ursprünglich war im Rahmen dieser Arbeit noch vorgesehen, auch den Einfluß primärer und sekundärer Nagelung bei geschlossenen Frakturen, sowie den Einfluß des Aufbohrens auf die Infekthäufigkeit zu objektivieren. Dies erwies sich als nicht möglich, da praktisch keine vergleichbaren Arbeiten mit entsprechend großen und objektiven Zahlen vorlagen. Der Tendenz nach scheinen bei geschlossenen Frakturen weder der Zeitpunkt der Marknagelung noch die Modalitäten des Aufbohrens eine Auswirkung auf die Infekthäufigkeit zu haben.

Ob bei offenen Frakturen eine primäre Nagelung ohne Aufbohren vertretbare Ergebnisse bringen wird, läßt sich aus der bisher vorliegenden Literatur nicht ablesen.

Ein interessanter Aspekt ergab sich bei der Überprüfung der Behandlung eingetretener Infektionen. Fast übereinstimmend wird empfohlen, den Marknagel zu belassen, wenn er noch ausreichend stabilisiert. Bei der akuten Infektion wird eine Spül-Saug-Drainage installiert, evtl. auch mit PMMA-Ketten und Überlaufdrainage behandelt. Am Femur bleibt dies in der Mehrzahl der Fälle die Behandlung bis zur knöchernen Ausheilung. Im Einzelfall wurde sogar nach Aufbohren auf einen stärkeren Nagel umgewechselt. An der Tibia dagegen mußte in etwa gut der Hälfte der Fälle der Nagel entfernt und mit Fixateur externe und Spongiosaplastik weiter behandelt werden.

Zusammenfassend lassen sich folgende Schlüsse ziehen:

1. Die Marknagelung geschlossener Frakturen an der Tibia hat eine im Vergleich zur Plattenosteosynthese niedrigere Infektionsquote.
2. Die Infektionsquote nach Marknagelung ist bei geschlossenen Femurfrakturen noch deutlich geringer als bei Tibiafrakturen.
3. Die primäre Marknagelung zwei- und drittgradig offener Tibiafrakturen ist mit einem sehr hohen Infektionsrisiko behaftet. Nach Wunddébridement und Abheilung der Weichteile ist im Vergleich zu anderen Osteosyntheseverfahren das Risiko der sekundären Marknagelung an Tibia und Femur bei diesen Frakturen vertretbar.

4. Die offene Marknagelung von Tibia und Femur hat auch bei geschlossenen Frakturen ein relativ hohes Infektionsrisiko. Eine routinemäßige Anwendung sollte deshalb unterbleiben.

5. Die Verriegelungsnagelung hat im Vergleich mit der normalen Marknagelung an der Tibia ein etwas höheres, am Femur ein praktisch gleiches Infektionsrisiko, und zwar trotz erheblich erweiterter Indikationsstellung mit sicherlich stärkerer Traumatisierung der Weichteile.

Literatur

1. Börner M (1985) Ergebnisse der operativen Knochenbruchbehandlung am Beispiel der Unterschenkelfraktur – nach Verriegelungsnagelung. Hefte Unfallheilkd 174:627
2. Brumback RJ, Reilly JP, Poka A, Lakatar RP, Bathon H, Burgess AR (1988) Intramedullary nailing of femoral shaft fractures. J Bone Joint Surg [Am] 70:1441
3. Chapman MW (1986) The role of intramedullary fixation in open fractures. Clin Orthop 212:26
4. Harper MC (1985) Fractures of the femur treated by open and closed intramedullary nailing using the fluted rod. J Bone Joint Surg [Am] 67:699
5. Kempf J, Grosse A, Rigaut P (1986) The treatment of noninfected pseudarthrosis of the femur and tibia with locked intramedullary nailing. Clin Orthop 212:142
6. Klemm KW (1986) Treatment of infected pseudarthrosis of the femur and tibia with an interlocking nail. Clin Orthop 212:174
7. Pfister U (1985) Ergebnisse der operativen Knochenbruchbehandlung am Beispiel der Unterschenkelfraktur nach Marknagelung. Hefte Unfallheilkd 174:623
8. Thoresen BO, Antti A, Ekeland A, Stromse K, Follera G, Haukeboe A (1988) Interlocking intramedullary nailing in femoral fractures. J Bone Joint Surg [Am] 70:1441
9. Tscherne H, Haas N, Krettek C (1986) Intramedullary nailing combined with cerclage wiring in the treatment of fractures of the femoral shaft. Clin Orthop 212:62
10. Webb LX, Winquist RA, Hansen ST (1986) Intramedullary nailing and reaming for delayed union or nonunion of the femoral shaft. Clin Orthop 212:133
11. Wiss DA, Fleming CH, Matta JM, Clark D (1986) Comminuted and rotationally unstable fractures of the femur treated with an interlocking nail. Clin Orthop 212:35

Fixateur externe und Infekt

H. G. K. SCHMIDT

Bekanntlich ist die Abtötung von Mikroorganismen durch die körpereigene Abwehr an Metall- und Kunststoffoberflächen erschwert. Da bei der externen Stabilisierung der Hauptteil der kraftableitenden Elemente außerhalb des Organismus zu liegen kommt, weist der Fixateur externe gegenüber internen Osteosynthesen Vorteile auf, die seine Anwendung gerade bei bestehender oder drohender Infektion ratsam erscheinen lassen.

Den Vorteilen der Fixateur-externe-Osteosynthese:
- wenig Metall am Knochen,
- Metalleinbringung „fern" der Infektion möglich,
- Osteosynthese erzeugt keine nennenswerte zusätzliche Mikrozirkulationsstörung,
- System weitgehend elastisch, variable Steifigkeit möglich,
- nachträgliche Korrektur relativ problemlos möglich,
- schrittweise Demontage bzw. Dynamisierung möglich,
- Entfernung ohne Narkose möglich,

stehen als Nachteile gegenüber:
- Stabilität von Zahl, Lage, Länge, Steifigkeit der Knochenschrauben oder -nägel abhängig,
- Schrauben und Nägel arretieren Verschiebeschichten,
- externes Gestänge stört und/oder behindert Patienten,
- Schrauben und Nägel schaffen direkte Verbindung zwischen Knochen und Außenwelt (bei mangelnder Pflege deshalb leicht Pininfections möglich).

Als spezielles Problem der äußeren Stabilisierung sei darauf verwiesen, daß der Unerfahrene die Osteosynthese leicht unterschätzt, weil vordergründig lediglich einige wenige Knochenschrauben oder -nägel plaziert werden müssen, die anschließend — quasi unter experimentellen Bedingungen — zu einem stabilen System verbunden werden können. Bei der Montage sind aber viele biomechanische und anatomische Gesichtspunkte zu berücksichtigen, um mit möglichst wenigen Schrauben und Verbindungsstücken einerseits eine für Monate stabile, teilbelastungsfähige Osteosynthese, andererseits eine möglichst geringe Beeinträchtigung der Anatomie und Behinderung der Funktion zu erreichen. Diesbezügliche Details sind in vielen Veröffentlichungen dargestellt.

Bei uns haben sich die folgenden Montageformen bewährt: Am Unterschenkelschaft verwenden

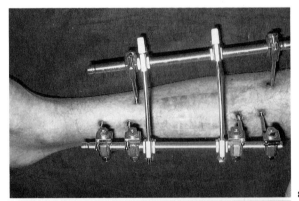

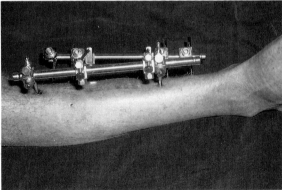

Abb. 1a, b. V-förmiger Fixateur externe am Unterschenkelschaft mit Freilassen der peronäalen Muskulatur

Berufsgenossenschaftliches Unfallkrankenhaus, Bergedorfer Str. 10, W-2050 Hamburg 80, Bundesrepublik Deutschland

Wolter/Zimmer (Hrsg.)
Die Plattenosteosynthese und ihre Konkurrenzverfahren
© Springer-Verlag 1991

wir bei allen Defektsituationen in der Regel die V-förmige Montage mit ventromedialer und medialer Klammer unter Freilassen der peronäalen Muskulatur (Abb. 1). Unilaterale Montagen kommen nur bei infizierten Frakturen ohne Defekt oder bei knöchern aufgefüllter, teilstabiler, ehemaliger Defektsituation in Betracht. Bei zirkulären oder segmentalen Knochendefekten reicht die Stabilität einer unilateralen Klammer sehr häufig lediglich für kurze Zeit aus, um die erheblichen Wechselbiegebelastungen bei der stets erforderlichen funktionellen Behandlung zu kompensieren. Auch geringe Lockerungen provozieren Schraubenkanalinfektionen (Pininfections), die die Lockerung fördern und zur Umsetzung der Knochenschrauben und -nägel zwingen.

In den gelenknahen Unterschenkelabschnitten ist es von Vorteil, von medial 2 in Sagittalrichtung hintereinanderliegende Schrauben zu verwenden, die leicht divergierend eingebracht werden, um sich in der sog. Zeltbacke unter leichter Vorspannung zu verklemmen (Abb. 2). Die früher häufiger auch im Unterschenkelschaftbereich angewendeten zeltförmigen oder Rahmenmontagen finden nur noch bei Knie- oder OSG-Arthrodesen Verwendung (Abb. 3).

Bei grob instabilen Osteitiden im Fußbereich, die gehäuft mit Gelenkinfektionen kombiniert sind, muß die Montage der jeweiligen Situation angepaßt werden. Knochenschrauben können gut im Talus, Kalkaneus und in den Basen der Metatarsalia I, II und V plaziert werden, während Kuboid, Kuneiformia und Basen III und IV weniger gut geeignet sind (Abb. 4).

Die Fixateur-externe-Osteosynthese am Oberschenkel weist deshalb wesentlich mehr Probleme auf als am Unterschenkel, da regelmäßig – auch

bei Berücksichtigung vieler Gesichtspunkte (s. unten) – deutliche Funktionsbeeinträchtigungen im Kniegelenk resultieren. Da nach biomechanischen Gesichtspunkten die günstigste Schraubenpositionierung lateral liegt, wird zwangsläufig das Bewegungsspiel des Tractus iliotibialis behindert, was die Bewegungsstörung zur Folge hat. Obsolet ist die Plazierung von Knochenschrauben durch den M. vastus medialis bzw. M. rectus femoris, was eine weitgehende Gelenkblockade zur Folge hat. Es ist günstig, die Verschiebeschichten um die Schrauben bzw. Nägel weit längs zu schlitzen, um ein Bewegungsspiel zu ermöglichen. Ebenso ist es hilfreich, die Montage in 90°-Kniebeugestellung einzubringen, um einer ungünstigen Muskelfixierung vorzubeugen und nach der Montage noch in Narkose mehrere Bewegungen bis zu den maximalen Anschlagspunkten auszuführen, um evtl. Blockaden erkennen und beheben zu können. Bei infizierten distalen Oberschenkeldefekten wenden wir über-

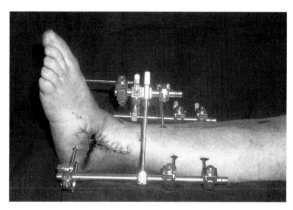

Abb. 3. Montage zur Stabilisierung eines instabilen oberen und unteren Sprunggelenkes bei kompletter Nekrose des Talus

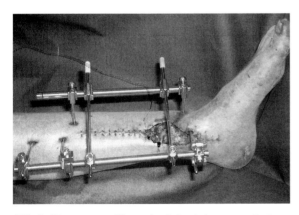

Abb. 2. Montage am Unterschenkel mit kurzem gelenktragendem distalem Fragment, in dem von medial 2 Schrauben – über eine Zeltbacke verspannt – und von ventral 1 weitere Schraube eingebracht sind

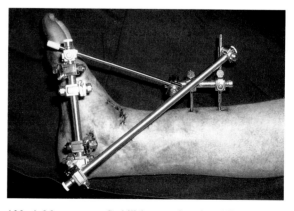

Abb. 4. Montage zur Stabilisierung eines instabilen unteren Sprunggelenkes (Verlust des Navikulare) bei teilstabil durchbauter Arthrodese des oberen Sprunggelenks

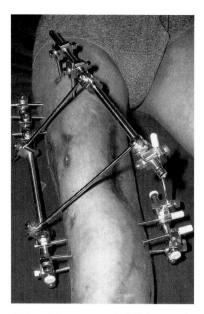

Abb. 5. Montage zur Stabilisierung eines distalen Femurdefektes (distale Rahmen-, proximale doppelte Klammermontage)

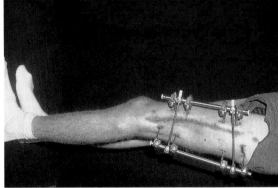

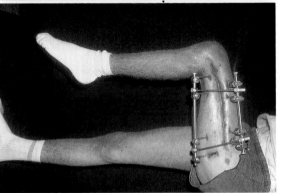

Abb. 6 a, b. Ventrolaterale und ventrodorsale Klammermontage unter Aussparen des Tractus iliotibialis, was nur geringe Einschränkung der Kniebeweglichkeit zur Folge hat

wiegend eine Kombination von distalem Rahmenfixateur mit proximaler doppelter Klammermontage an, die die distale Oberschenkelmuskulatur ausspart (Abb. 5).

Für den mittleren Oberschenkelschaftbereich hat sich uns eine Doppelklammermontage bewährt, wobei die Schrauben an der ventralen und dorsalen Begrenzung des Tractus iliotibialis in der Übergangszone zur Muskelfaszie eingebracht werden, so daß das Bewegungsspiel im Kniegelenk nur gering behindert wird (Abb. 6). Grundsätzlich läßt sich aber auch durch Änderung der Fixateurmontage dann keine nennenswerte Verbesserung der Beweglichkeit erzielen, wenn zum Zeitpunkt der Montage bereits eine hochgradige Kniebeweglichkeitseinschränkung besteht, die auf Verwachsungen beruht. Dann führt immer erst eine operative Myobzw. Tenolyse zur entscheidenden Beweglichkeitsverbesserung, die möglichst erst nach Erreichen blander Verhältnisse ausgeführt werden sollte.

Zur Verkleinerung der Bewegungsprobleme führen wir nach Erreichen blander Verhältnisse am Oberschenkel (nicht am Unterschenkel!), häufiger nach dem Knochendefektaufbau, Osteosyntheseverfahrenswechsel mit Umsteigen auf die Plattenosteosynthese aus [16, 17].

Zur Stabilisierung vorderer Beckenringinstabilitäten, wo die Infektionen überwiegend lokalisiert sind, reicht in der Regel eine doppelte Klammermontage aus (Abb. 7). Wichtig erscheint hier der Hinweis, daß in den Darmbeinen die Schrauben

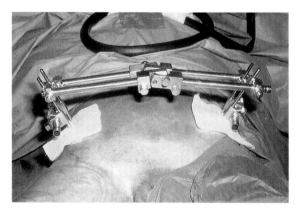

Abb. 7. Beckenmontage zur Stabilisierung einer vorderen Beckenringinstabilität

nicht vorgebohrt werden sollten, weil sonst rasch falsche Wege gebahnt werden, sondern die Schrauben lediglich nach Durchstoßen der Kortikalis per Hand eingedreht werden.

Wegen funktioneller Probleme verwenden wir an der oberen Extremität weiterhin nicht selten Plattenosteosynthesen. Bei ausgeprägter Infektion, großen Haut- und Weichteildefekten und insbesondere bei Kombination dieser beiden Probleme,

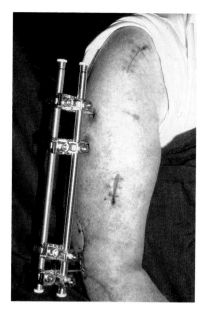

Abb. 8. Laterale Klammermontage (2 Rohre) am Oberarm bei ausgedehntem Defekt

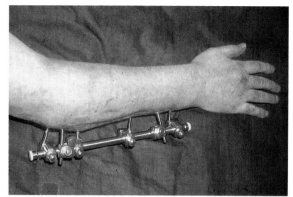

a

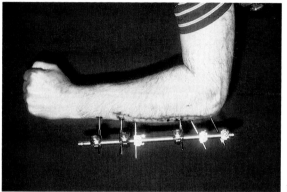

b

kommen am Ober- und Unterarm einfache Klammermontagen zur Anwendung (Abb. 8 und 9a). Während die Bewegungseinschränkungen an der Schulter auch bei proximaler Schraubenplazierung mäßig sind, bestehen bei Montagen am distalen Oberarm und/oder proximalen Radius im Ellenbogengelenk deutlichere Funktionsverluste. Am problemlosesten läßt sich die Ulna mit einer dorsolateralen Klammer versorgen, hier sind die Bedingungen ähnlich günstig wie am Unterschenkel (Abb. 9b).

Abb. 9a, b. Dorsolaterale Klammermontage an der Ulna

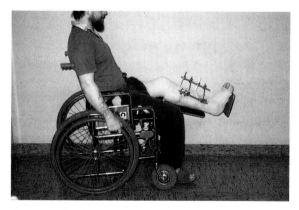

Abb. 10. Zirkulärer Unterschenkelverband und Gipslagerungsschiene für das obere Sprunggelenk zur Mobilisation des Patienten (ab 1. postoperativen Tag)

Schraubenkanalinfektionen (pin infections)

Trotz korrekter Schraubenplazierung (cave: Hautverschiebungen!), trotz aller sonstigen Vorsichtsmaßnahmen und auch bei regelmäßiger Pflege lassen sich Schraubenkanalinfektionen nicht immer vermeiden. Während die anfängliche Infektion in den umgebenden Weichteilen relativ leicht zu therapieren und nicht besonders schwerwiegend ist, stellen die weitergeleiteten Infektionen in den Knochenbohrkanälen mit rasch folgender Lockerung von Nägeln und/oder Schrauben eine ernstere Problematik dar.

Als Prophylaxe werden verschiedene Verfahren mitgeteilt. Wir lassen Patienten mit Fixateur externe täglich baden, die Hautdurchspießungsstellen

regelmäßig manuell mobilisieren, um Verklebungen vorzubeugen, behandeln diese kritische Zone täglich mit Mercurochrom oder Betaisodona-Salbe, verbinden stets elastisch zirkulär, um Stauungen vorzubeugen, und fertigen regelmäßig zur Entlastung Gipslagerungsschienen, womit auch die gehäufte Extremitätenhochlagerung im Rollstuhl wesentlich erleichtert ist (Abb. 10).

Einteilung

Die Schraubenkanalinfektion unterteilen wir in 4 Schweregrade:

Grad 1: Reizung der umgebenden Weichteile

bedingt durch Verklebung oder zu starke Gewebeverschiebungen (Abb. 11).

Therapie: Bei verklebungsbedinger Problematik erfolgt intensive Säuberung, Lumenweitung, evtl. Inzision und Desinfektion sowie vermehrte Beachtung der oben genannten prophylaktischen Maßnahmen. Wird die Problematik durch zu starke Bewegung ausgelöst, wird die Übungstherapie gebremst und/oder gebremst unter Eis ausgeführt.

Grad 2: Umgebungsinfektion (Abb. 12)

Therapie: Lumenweitung, evtl. Inzision, Desinfektion, lokale Kühlung, vorübergehende Ruhigstellung, evtl. systematische orale Antibiotikatherapie.

Grad 3: Knocheninfektion ohne wesentliche Lockerung

Therapie: Gleiche Maßnahmen wie unter Grad 2 dargestellt, evtl. Schrauben- oder Nagelumsetzung.

Grad 4: Knocheninfektion mit wesentlicher Lockerung (Abb. 13)

Therapie: Schrauben- oder Nagelumsetzung. Falls erforderlich (Stabilität der Gesamtmontage hängt immer von der Verankerung der Schrauben bzw. Nägel im Knochen ab!), Neumontage der gesamten Fixateurkonstruktion.

Eigenes Patientengut

Im Zehnjahreszeitraum 1976–1986 wurden in der Sonderstation für unfallchirurgische Infektionen des Berufsgenossenschaftlichen Unfallkrankenhauses Hamburg 806 Knochen- und Gelenkinfektionen behandelt.

Wir unterscheiden bei den Knocheninfektionen u. a. 3 Stabilitätsgrade: stabil, teilstabil und instabil.

Stabil bedeutet, daß der Knochen frei voll belastet werden kann, unabhängig davon, ob noch Osteosynthesematerial einliegt, d. h. bei noch einliegender Osteosynthese könnte diese ohne Gefahr einer Refraktur entfernt werden. Bei Teilstabilität ist eine Belastung zwischen Minimal- und Vollbelastung möglich, ohne daß stabiler Knochendurchbau eingetreten wäre; eine Entfernung evtl. liegender Osteosynthesen würde aber theoretisch nicht zwangsläufig zur Dislokation der Fragmente führen. Bei instabiler Situation ist keine Knochenkon-

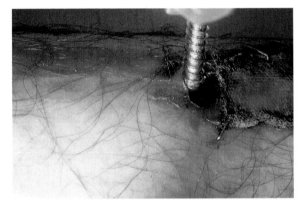

Abb. 12. Schraubenkanalinfektion 2. Grades (Umgebungsinfektion)

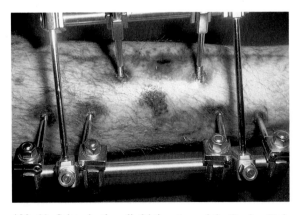

Abb. 11. Schraubenkanalinfektion 1. und 2. Grades (Reizung bzw. Umgebungsinfektion)

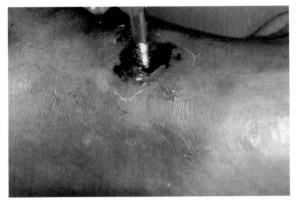

Abb. 13. Schraubenkanalinfektion 4. Grades (Knocheninfektion mit wesentlicher Lockerung)

Tabelle 1. Erfolg bzw. Mißerfolg der ersten sog. infektberuhigenden Operation bei Knocheninfektionen; teilstabile, infizierte Schaftsituationen, bei denen eine Osteosynthese *nicht* erforderlich war

Fälle	Keine Sanierung	
	n	%
Rumpf	3	–	–
Obere Extremität	–	–	–
Oberschenkel	18	2	11,1
Unterschenkel	46	3	6,5
Fuß	2	1	50,0
Gesamt	69	6	8,7

Tabelle 2. Erfolg bzw. Mißerfolg der ersten sog. infektberuhigenden Operation bei akuten Gelenkinfektionen, bei denen u. E. *keine* Osteosynthese erforderlich war

Fälle	Keine Sanierung	
	n	%
Rumpf und obere Extremitäten	1	–	–
Hüftgelenk	–	–	–
Kniegelenk	28	2	7,1
Oberes Sprunggelenk	6	–	–
Fuß	17	2	11,8
Gesamt	52	4	7,7

tinuität gegeben und zwecks Übungsbehandlung eine Osteosynthese in der Regel unumgänglich.

Wir haben 1988/89 das oben genannte Patientengut nach unterschiedlichen Gesichtspunkten ausgewertet und u. a. untersucht, welchen Erfolg der *erste* sog. infektsanierende operative Eingriff tatsächlich hatte. Dabei wurden stets die Infektionen im Knochenschaftbereich von den Gelenkinfektionen unterschieden.

In den Tabellen 1 und 2 ist die Mißerfolgsrate der Infektberuhigung bei den Fällen dargestellt, die entweder derart teilstabil erschienen (Schaftinfektionen), daß auf eine Osteosynthese verzichtet werden konnte, oder es handelte sich um frische oder relativ frische Gelenkinfektionen ohne Knorpelzerstörungen, bei denen wir ohnehin keine Osteosynthese – auch keinen gelenkübergreifenden Fixateur externe – ausführen. Diese Fälle können hier – bei Betrachtung der Fixateur-externe-Problematik – annäherungsweise zum Vergleich herangezogen werden, belegen sie doch, daß die Infektionen *ohne* wesentliche Stabilitätsprobleme in 8,3% der Fälle

(9,1% Schaftinfektionen, 7,7% Gelenkinfektionen) mißlangen.

In den Tabellen 3 und 4 ist wieder die Mißerfolgsrate der Infektberuhigung nach dem ersten sanierenden Eingriff dargestellt: Jetzt aber bei den instabilen Schaftsituationen, bei denen nach den Erkenntnissen von 1988/89 eine Osteosynthese hätte ausgeführt werden müssen (was in den Jahren 1976–1980 entweder anders beurteilt worden war oder weil zum damaligen Zeitpunkt die Osteosynthesetechnik noch nicht so weit entwickelt war, daß diese überhaupt gewagt worden wäre), bzw. bei den chronischen Gelenkinfektionen, die heute häufiger durch gelenkübergreifenden Fixateur externe ruhiggestellt werden. Die Mißerfolgsrate ist bei den Knocheninfektionen (erwartungsgemäß!?) hoch und liegt im Schnitt deutlich über 50%. Bei den Gelenkinfektionen ergibt sich insofern ein unterschiedliches Bild, als die chronischen Hüftgelenkinfektionen deutlich günstiger abschneiden als die übrigen Gelenke, woraus evtl. der Schluß gezogen werden könnte, daß Hüftgelenkinfektionen nicht zwingend

Tabelle 3. Erfolg bzw. Mißerfolg der ersten sog. infektberuhigenden Operation bei Knocheninfektionen mit instabilen, infizierten Schaftsituationen. Osteosynthese wäre nach heutigen Erkenntnissen *erforderlich* gewesen, ist aber nicht ausgeführt worden

Fälle	Keine Osteosynthese ausgeführt		
		Keine Sanierung	
	n	n	%
Rumpf	3	3	2	66,7
Obere Extremität	29	7	4	57,1
Oberschenkel	81	15	10	66,7
Unterschenkel	271	59	37	62,7
Fuß	4	4	2	50,0
Gesamt	388	88	55	62,5

Tabelle 4. Erfolg bzw. Mißerfolg der ersten sog. infektberuhigenden Operation bei chronischen Gelenkinfektionen, bei denen eine Osteosynthese *erforderlich* gewesen wäre, aber *nicht* ausgeführt wurde

Fälle	Keine Osteosynthese ausgeführt			
			Keine Sanierung	
		n	n	%
Rumpf und obere Extremitäten	6	2	–	–
Hüftgelenk	29	24	5	20,8
Kniegelenk	21	4	2	50,0
Oberes Sprunggelenk	47	4	3	75,0
Fuß	12	9	4	44,4
Gesamt	115	43	14	32,6

Tabelle 5. Erfolg bzw. Mißerfolg der ersten sog. infektberuhigenden Operation bei teil- und instabilen infizierten Schaftsituationen, bei denen eine Osteosynthese *erforderlich* war, diese aber nicht neu ausgeführt, sondern die auswärts durchgeführte Osteosynthese *belassen* blieb

Fälle		Osteosynthese belassen					
		Intern, keine Sanierung			Extern, keine Sanierung		
		Gesamt	n	%	Gesamt	n	%
Rumpf	3	–	–	–	–	–	–
Obere Extremität	29	1	1	100,0	–	–	–
Oberschenkel	81	15	8	53,3	–	–	–
Unterschenkel	271	28	22	78,6	15	7	46,7
Fuß	4	–	–	–	–	–	–
Gesamt	388	44	31	70,5	15	7	46,7

Tabelle 6. Erfolg bzw. Mißerfolg der ersten sog. infektberuhigenden Operation bei chronischen Gelenkinfektionen, bei denen eine Osteosynthese *erforderlich* war, diese aber nicht neu ausgeführt, sondern die auswärts durchgeführte Osteosynthese *belassen* blieb

Fälle		Osteosynthese belassen					
		Intern, keine Sanierung			Extern, keine Sanierung		
		Gesamt	n	%	Gesamt	n	%
Rumpf und obere Extremität	6	1	1	100,0	–	–	–
Hüftgelenk	29	2	1	50,0	–	–	–
Kniegelenk	21	–	–	–	–	–	–
Oberes Sprunggelenk	47	1	1	100,0	–	–	–
Fuß	12	–	–	–	–	–	–
Gesamt	115	4	3	75,0	–	–	–

Tabelle 7. Erfolg bzw. Mißerfolg der ersten sog. infektberuhigenden Operation bei teil- und instabilen Schaftsituationen, bei denen eine Osteosynthese *erforderlich* war und auch *ausgeführt* wurde

Fälle		Erst- oder Reosteosynthese					
		Intern, keine Sanierung			Extern, keine Sanierung		
		Gesamt	n	%	Gesamt	n	%
Rumpf	3	–	–	–	–	–	–
Obere Extremität	29	20	8	40,0	1	–	–
Oberschenkel	81	25	10	40,0	26	6	23,1
Unterschenkel	271	28	19	67,9	141	30	21,3
Fuß	4	–	–	–	–	–	–
Gesamt	388	73	37	50,7	168	36	21,4

Tabelle 8. Erfolg bzw. Mißerfolg der ersten sog. infektberuhigenden Operation bei chronischen Gelenkinfektionen, bei denen eine Osteosynthese *erforderlich* war und auch *ausgeführt* wurde

Fälle		Erst- oder Reosteosynthese					
		Intern, keine Sanierung			Extern, keine Sanierung		
		Gesamt	n	%	Gesamt	n	%
Rumpf und obere Extremität	6	2	1	50,0	1	–	–
Hüftgelenk	29	1	–	–	2	2	100,0
Kniegelenk	21	–	–	–	17	7	41,2
Oberes Sprunggelenk	47	–	–	–	42	11	26,2
Fuß	12	–	–	–	3	–	–
Gesamt	115	3	1	33,3	65	20	30,8

Tabelle 9. Probleme bei der Fixateurosteosynthese: Keine Infektsanierung bei infizierten Schaftsituationen (instabil, teilstabil, Ober- und Unterschenkel), Ergebnisse in 3 Zeitabschnitten (1976/79, 1979/82, 1982/85)

| | 1976/79 | | | 1979/82 | | | 1982/85 | | |
| | | Mißerfolg | | | Mißerfolg | | | Mißerfolg | |
	Gesamt	n	%	Gesamt	n	%	Gesamt	n	%
Ober- und Unterschenkel	21	7	33,3	51	9	17,7	75	15	20,0

Tabelle 10. Probleme bei der Fixateurosteosynthese: Fixateuränderungen bei infizierten Schaftsituationen (instabil, teilstabil, Ober- und Unterschenkel)

| Osteosynthesen | | Änderungen | | | % |
		1	2	3	
Oberschenkel	26	5	1	1	38,5
Unterschenkel	141	25	16	1	42,6
Gesamt	167	30	17	2	41,9

Tabelle 11. Probleme bei der Fixateurosteosynthese: Verfahrenswechsel *zur* Infektsanierung bei infizierten Schaftsituationen (instabil, teilstabil, Ober- und Unterschenkel)

Unterschenkel: 1 Verfahrenswechsel von Fixateur zu Gips
Unterschenkel: 5 Verfahrenswechsel von Fixateur zur Platte (4 nachfolgende Amputationen!)

Tabelle 12. Probleme bei der Fixateurosteosynthese: Verfahrenswechsel *nach* Infektsanierung zur Funktionsverbesserung oder Erreichen von Stabilität bei infizierten Schaftsituationen (instabil, teilstabil, Ober- und Unterschenkel)

Oberschenkel: 9 Verfahrenswechsel von Fixateur zur Platte (1mal problematisch)
Unterschenkel: 3 Verfahrenswechsel von Fixateur zur Platte
2 Verfahrenswechsel von Fixateur zu Kirschner-Drähten

durch eine Osteosynthese ruhiggestellt werden müssen (Gipslagerung wurde ebenfalls nicht ausgeführt).

Die Tabellen 5 und 6 zeigen die Ergebnisse der Infektionsbekämpfung nach der ersten Operation für die Situationen, in denen eine Osteosynthese erforderlich gewesen ist und diese – auswärts durchgeführt – belassen wurde. Die Ergebnisse zeigen bei den Knocheninfektionen eindeutig, daß bei liegender interner Osteosynthese Fistelfreiheit als Zeichen der Infektberuhigung nur selten erzielt werden konnte, und welche Problematik auch von länger liegenden externen Osteosynthesen ausgeht. Die Anzahl der Gelenkinfektionen, für die diese Problemkombination zutraf, ist zu klein, um Aussagen zuzulassen.

Die Tabellen 7 und 8 zeigen Ergebnisse der Infektionsberuhigung nach der ersten Operation für die Fälle, bei denen eine Osteosynthese erforderlich war und die bei uns erstmals oder neu durchgeführt wurde. Die Ergebnisse zeigen bei den Schaftinfektionen, daß unter Beachtung aller Gesichtspunkte der septischen Chirurgie (die sich natürlich von 1976–1986 stetig weiterentwickelt haben) auch mit internen Osteosynthesen in gut 50% der Fälle an der oberen Extremität und am Oberschenkel Infektsanierungen möglich sind, während diese am Unterschenkel nur in 1/3 der Fälle gelangen. Die stabile externe Osteosynthese schafft hingegen die günstigste Voraussetzung zur erfolgreichen Knocheninfektberuhigung. Bei den Gelenkinfektionen sind die Ergebnisse weniger eindeutig und signalisieren, daß hier offensichtlich noch andere Gesichtspunkte eine Rolle spielen.

Die Tabelle 9 soll unterstreichen, daß mit wachsender Erfahrung der Operateure die Probleme mit dem Fixateur externe zwar kleiner werden, aber sich nicht völlig ausschließen lassen (s. auch Tabelle 10).

Die Tabellen 11 und 12 zeigen, wie häufig bei den Patienten von 1976–1986 Verfahrenswechsel ausgeführt wurden, wenn bei der infektsanierenden Operation ein Fixateur externe angewendet wurde. Tabelle 11 zeigt dabei die Verfahrenswechsel *zur* Infektsanierung, d. h. der erste Eingriff war erfolglos geblieben. Tabelle 12 hingegen zeigt Verfahrenswechsel *nach* Infektberuhigung – ausschließlich zur Funktionsverbesserung. Besondere Beachtung sollten die Verfahrenswechsel *im* Infekt am Unterschenkel von Fixateur zur Platte finden, wobei in 80% der Fälle nachfolgend Amputationen ausgeführt werden mußten, so daß dieses Verfahren 1981 bei uns nicht mehr angewendet wird.

Die Tabellen 13 und 14 zeigen schließlich die Behandlungsergebnisse der diskutierten Fälle nach

Tabelle 13. Behandlungsergebnisse 1976–1986, infizierte Schaftsituationen instabil, teilstabil

Infektionen des Schaftes	Stabil und fistelfrei		Stabil, Fistel	Instabil, fistelfrei	Instabil, Fistel	Amputation	Nicht bekannt
	n	%					
Rumpf	6	4	66,6	–	1	–	1	–
Obere Extremität	29	27	93,1	2	–	–	–	–
Oberschenkel	99	93	93,9	3	1	1	1 Patient verstorben	–
Unterschenkel	317	296	93,4	5	1	–	13	2
Fuß	6	5	83,3	1	–	–	–	–
Gesamt	457	425	93,0	11	3	1	15	2

Tabelle 14. Behandlungsergebnisse 1976–1986, Gelenkinfektionen

Gelenkinfektion	Stabil und fistelfrei		Stabil, Fistel	Instabil, fistelfrei	Instabil, Fistel	Amputation	Nicht bekannt
	n	%					
Rumpf und obere Extremität	7	7	100,0	–	–	–	–	–
Hüftgelenk	29	25	92,6	3	1	–	–	–
Kniegelenk	49	47	95,9	1	–	–	1	–
OSG	53	50	94,3	1	–	–	2	–
Fuß	29	24	82,8	3	–	–	2	–
Gesamt	167	153	91,6	8	1	–	5	–

Abschluß der Therapie (Auswertungszeitraum 1988/1989).

Schlußfolgerung

– Instabile Schaftsituationen sind *ohne* Osteosynthese in über 50% der Fälle *nicht* zu sanieren.
– Chronische Gelenkinfektionen (Knorpelzerstörungen) der oberen Extremität und des Hüftgelenks können zu 80% *ohne* Osteosynthese saniert werden.
– Chronische Gelenkinfektionen (Knorpelzerstörungen) aller Gelenke der unteren Extremität (außer Hüftgelenk) sind *ohne* Osteosynthese in über 50% der Fälle *nicht* zu sanieren.
– Die stabile Fixateur-externe-Osteosynthese ist bei Schaft- und Gelenkinfektionen zur Infektsanierung allen internen Osteosyntheseverfahren *deutlich* überlegen.
– Die Fixateur-externe-Osteosynthese ist schwierig und weist zahlreiche Probleme auf.
– Verfahrenswechsel von Fixateur zur Platte sollten *im* Infekt vermieden werden, am Unterschenkel sind sie außerordentlich *gefährlich*.
– An der oberen Extremität und am Oberschenkel können *nach* Infektionssanierung zur Funktionsverbesserung relativ problemlos Verfahrenswechsel von Fixateur zur Platte ausgeführt werden.
– Am Unterschenkel und Fuß sind *nach* Infektionssanierung in aller Regel *keine* Verfahrenswechsel von Fixateur zur internen Stabilisierung erforderlich.

Literatur

1. Boltze WH (1976) Der Fixateur externe (Rohrsystem). Bulletin der Schweiz. AO
2. Börner M, Klemm K (1987) Behandlung und Ergebnisse infizierter Pseudarthrosen mit dem Fixateur externe und temporärer Implantation von Septopal. Hefte Unfallheilkd 189:445
3. Faure C, Merloz Ph (1987) Zugänge für die Fixateur externe Osteosynthese. Springer, Berlin Heidelberg New York Tokyo
4. Fernandez DL (1983) Der Gewindespanner mit Doppelbacken. Bulletin der Schweiz. AO
5. Friedrich B (1979) Biomechanische Gesichtspunkte bei infizierten Frakturen. Hefte Unfallheilkd 138:156
6. Gotzen L (1987) Chirurgische Versorgung offener Frakturen von Unterschenkel und Oberschenkel. In: Schweiberer L (Hrsg) Breitner Chirurgische OP-Lehre, Bd VIII: Traumatologie 1. Urban & Schwarzenberg, München Wien Baltimore

7. Hierholzer G, Allgöwer M, Rüedi Th (1985) Fixateur externe Osteosynthese. Springer, Berlin Heidelberg New York Tokyo

8. Jakob RP (1982) Der kleine Fixateur externe. Bulletin der Schweiz. AO

9. Ketterl R, Stübinger B, Steinau U, Claudi B (1987) Behandlungskonzept bei infizierten Pseudarthrosen des Unterschenkels. Hefte Unfallheilkd 189:586

10. Kleining R (1981) Der Fixateur externe an der Tibia. Hefte Unfallheilkd 151

11. Klemm K (1982) Indikation, Technik und Ergebnisse bei Anwendung des Fixateur externe bei infizierten Frakturen und infizierten Pseudarthrosen. Langenbecks Arch Chir 358:119

12. Müller KH (1979) Indikationen, Komplikationen und Ergebnisse in der Behandlung infizierter Femur-Pseudarthrosen. Arch Orthop Trauma Surg 94:299

13. Müller KH (1981) Exogene Osteomyelitis von Becken und unteren Gliedmaßen. Springer, Berlin Heidelberg New York

14. Müller ME, Allgöwer M, Schneider R, Willenegger H (1977) Manual der Osteosynthese. AO Technik. Springer, Berlin Heidelberg New York

15. Schmelzeisen H, Weller S, Hieber W et al. (1979) Infektpseudarthrose des Tibiaschaftes, klinische Studie an 252 Fällen (Deutsche Sektion der AO). Akt Traumatol 9:57

16. Schmidt HGK, Exner G, Leffringhausen W, Johne B, Zimmer W (1982) Klinische Anwendung und Ergebnisse mit dem Fixateur externe bei septischen und aseptischen Osteosynthesen an der unteren Extremität. Akt Traumatol 12:69

17. Schmidt HGK, Partecke BD, Neikes M (1987) Verfahrenswahl und Behandlungsergebnisse bei infizierten Pseudarthrosen und Defektpseudarthrosen mit Knochen- und Weichteildefekten. Hefte Unfallheilkd 189:440

18. Vécsei V, Klemm K, Jenny G (1982) Die Behandlung infizierter Pseudarthrosen mit Fixateur externe und Gentamycin-PMMA-Kugeln/Ketten. Hefte Unfallheilkd 157:321

19. Weber BG, Magerl F (1985) Fixateur externe, AO-Gewindespindel-Fixateur, Wirbel-Fixateur externe. Springer, Berlin Heidelberg New York Tokyo

20. Weise K, Schmelzeisen H (1982) Infektpseudarthrosen des Oberschenkelschaftes. Hefte Unfallheilkd 157:315

21. Weller S (1982) The external fixator for the prevention and treatment of infections. In: Uhthoff HK (ed) Current concepts of external fixation of fractures. Springer, Berlin Heidelberg New York

Behandlungsmöglichkeiten der *infizierten* Pseudarthrosen mit Defekt und Eiterhöhlenbildung unter Kontinuitätserhaltung des Knochens

G. A. ILISAROW

Die herkömmlichen Behandlungsmethoden der infizierten Defekte und Pseudarthrosen der langen Röhrenknochen haben wesentliche Nachteile und garantieren bei weitem keine guten Ergebnisse. Positive Resultate werden hierbei nicht selten durch vielfache operative Eingriffe erreicht.

Die von mir ausgearbeiteten neuen Behandlungsmethoden von infizierten Defekten und Pseudarthrosen der langen Röhrenknochen ermöglichen eine neue Lösung von vielen Aspekten dieses Problems. Sie erweitern wesentlich die Behandlungsmöglichkeiten dieser Erkrankungen, verkürzen die Behandlungsdauer und die Anzahl der Eingriffe, verbessern die anatomischen und funktionellen Ergebnisse und ermöglichen eine Behandlung ohne freie Knochentransplantation.

Dieses Ziel wurde nach langjährigen Untersuchungen und Forschungen erreicht. Es fanden sich nicht nur große Regenerations- und Wachstumspotenzen des Knochens, sondern auch die Möglichkeit der Steuerung dieser Prozesse. Dabei führen Anregung und prolongierte Aktivierung der Osteogenese, die bei stabiler Fixation sowohl unter dem Einfluß der Zugspannung als auch der Druckspannung zutage kommt, zum knöchernen Durchbau der Fragmente. Weiterhin ermöglichen sie die Wiederherstellung der Länge, die Verdickung des Knochens und die Aktivierung der biosynthetischen Vorgänge, die die lokale Immunität in den umgebenden Geweben verstärken. In vielen Fällen führt dies bei Infektpseudarthrosen, ossären Defekten und bei vorhandener Knochenkontinuität zur unblutigen Auffüllung der Infekthöhlen mit neugebildetem Knochengewebe und zur Beruhigung einer Entzündung ohne Antibiotikagabe.

Diese Faktoren erlauben eine wesentliche Erweiterung der Möglichkeiten der wiederherstellenden Maßnahme von Infektpseudarthrosen, ossären Defekten und chronischer Osteomyelitis, bei denen gute Ergebnisse bei konventioneller Technik nur durch vielfache operative Eingriffe erreicht werden. Eine Ursache der Mißerfolge bei der konventionellen Infektbehandlung liegt darin, daß sich im Knochen um den Hauptinfekt herum und nicht selten herdfern röntgenologisch kaum sichtbare kleine Infekthöhlen befinden, welche zum großen Teil nach operativen Eingriffen bestehen bleiben.

Eine Knochenhöhle ähnelt einem Thermostat mit einem Nährboden für Keime. Die Hauptaufgabe besteht daher in der Beseitigung aller Herde, und zwar nicht nur der großen, sondern auch der kleinsten. Unserer Erfahrung nach kann in diesen Fällen der Behandlungserfolg mit einem der 3 folgenden Verfahren erreicht werden:

1. mit einer steuerbaren Osteogenese, die zur Auffüllung aller Infektherde mit neugebildetem Knochen führt,
2. mit einer Resektion des betroffenen Knochenteiles und nachfolgender Auffüllung des entstandenen ossären Defekts in einer Behandlungsphase durch Fragmentverlängerung oder durch Defektüberbrückung mit einem der Fragmente,
3. durch schrittweise Verschiebung eines mit den Weichteilen verbundenen Fragments.

Dabei müssen große und mittelgroße Sequester entfernt werden. Je nach Form und Dicke der Knochenfragmente, nach Art ihrer Dislokation, nach Stärke der pathologischen Bewegungen, nach Ausdehnung und Art der Weichteilnarben, nach Infektausbreitung und nach anderen Besonderheiten jedes Falles sind folgende Behandlungsverfahren zu empfehlen:

USSR Academy of Sciences, VK NZ VTO,
M. Ulianova st. 6, 640005 Kurgan, USSR

Wolter/Zimmer (Hrsg.)
Die Plattenosteosynthese und ihre Konkurrenzverfahren
© Springer-Verlag 1991

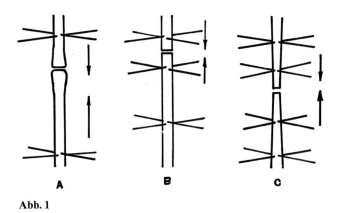

Abb. 1

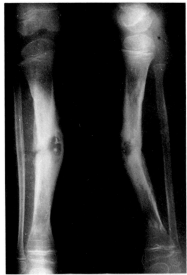

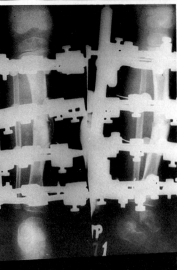

Abb. 3 a, b

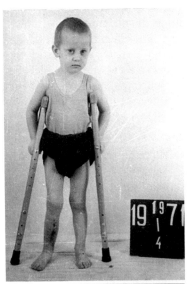

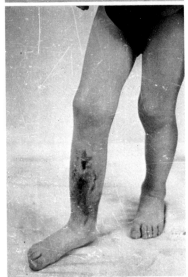

Abb. 2 a, b

**Unblutige monoklonale
Kompressionsosteosynthese
mit Längskompression
bei Infektpseudarthrose** (Abb. 1)

4jähriger Patient (Abb. 2). Einweisung in die Klinik
wegen chronischer hämatogener Osteomyelitis mit
ausgedehnten trophischen Ulzera und Fisteln, pathologischer Fraktur und Tibiapseudarthrose im
mittleren Drittel mit großer Höhlenbildung. Erkrankungsdauer 1,5 Jahre. Es erfolgte eine unblutige monolokale Kompressionsosteosynthese durch
einen Ringfixateur mit 4 Außenstützen (Abb. 3).

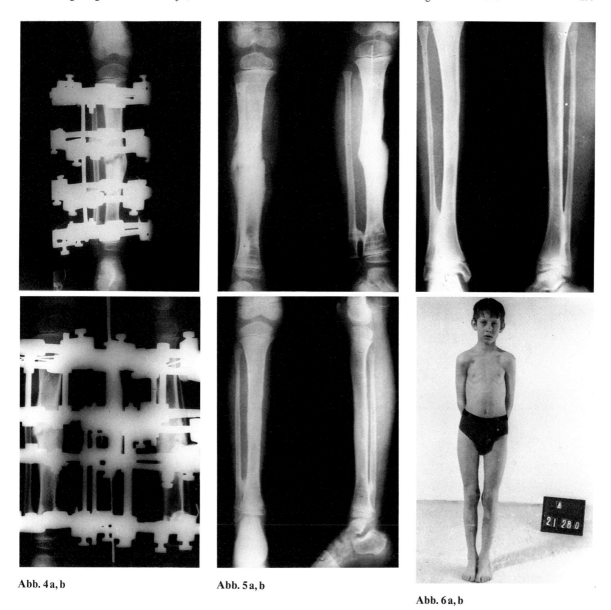

Abb. 4a, b

Abb. 5a, b

Abb. 6a, b

Röntgenbefund nach schrittweiser Fehlstellungskorrektur (Abb. 4), nachfolgend 89 Tage Kompression. Infektberuhigung 33 Tage nach Behandlungsbeginn. Knöcherne Durchbauung der Fragmente, korrekte Unterschenkelachse. Röntgenbild nach Fixateurabnahme (Abb. 5a), 2 Jahre später (Abb. 5b). Anhaltende Infektberuhigung im Verlauf von 9 Jahren.

Röntgenologischer Befund und Zustand des Patienten nach 9 Jahren (Abb. 6).

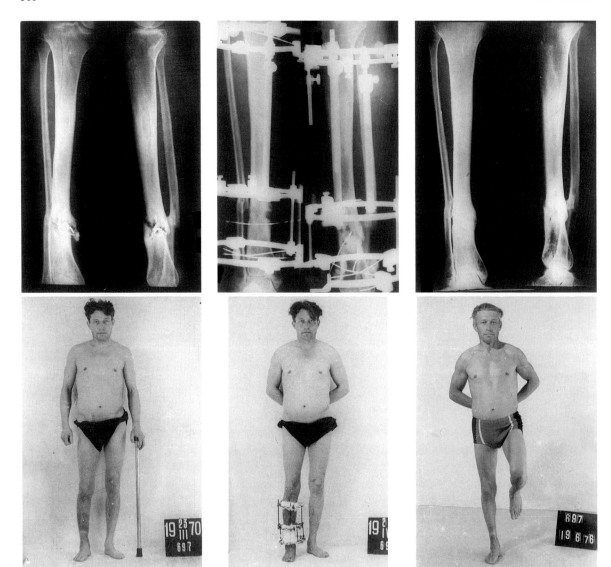

Abb. 7a, b   **Abb. 8a, b**   **Abb. 9a, b**

37jähriger Patient mit Tibiapseudarthrose links im unteren Drittel und chronischer Osteomyelitis mit Fistelbildung nach offener Fraktur. Erkrankungsdauer 3,5 Jahre. Vorausgegangen waren 3 Sequestrektomien (Abb. 7). Es erfolgte eine monolokale Kompressionsosteosynthese, 79 Tage Fixation. Fistelverschluß 17 Tage nach der Osteosynthese (Abb. 8).

Spätergebnis nach 5 Jahren, Röntgenbefund, Patient zu diesem Zeitpunkt: Während der gesamten Beobachtungszeit kein Osteomyelitisrezidiv, volle Wiederherstellung der Extremitätenfunktion (Abb. 9).

Unblutige monolokale Osteosynthese mit längsgerichteter und interfragmentärer Kompression durch beidseitigen Druck (Anspannen von bogenförmigen Drähten) (Abb. 10)

Diese Methode wurde bei einem 35jährigen Patienten mit Tibiapseudarthrose rechts im mittleren Drittel, mit chronischer Osteomyelitis und eitrig sezernierenden Fisteln sowie vernarbten, durchblutungsgestörten Unterschenkelweichteilen angewandt.

Die Osteomyelitis trat 1 Monat nach einer offenen Fraktur auf, vorangegangen waren 2 operative Eingriffe (Abb. 11 und 12). Es wurde eine Osteo-

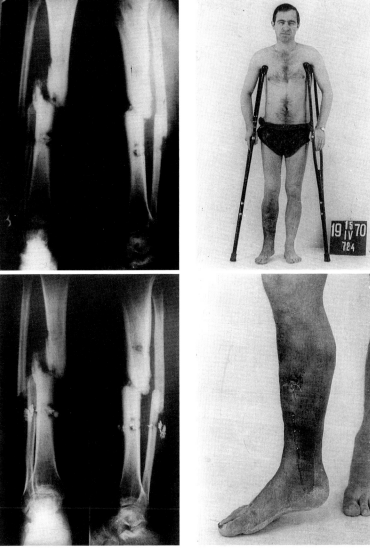

Abb. 10

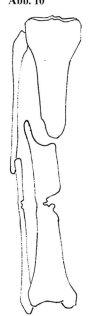

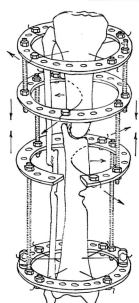

Abb. 11 a, b   **Abb. 12 a, b**

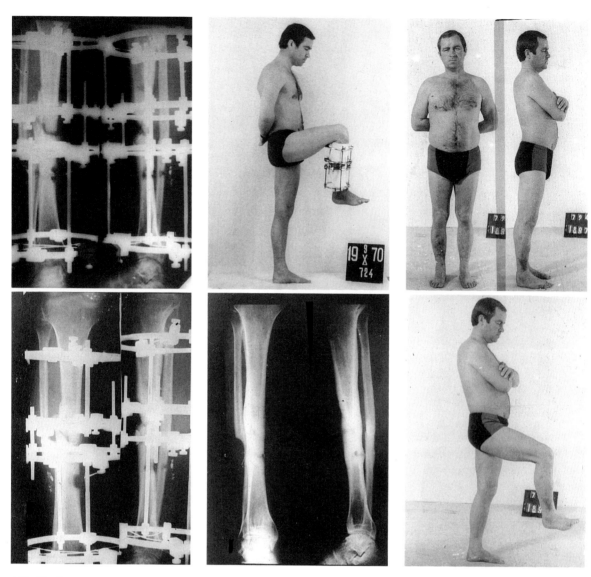

Abb. 13 a, b   Abb. 14 a, b   Abb. 15 a, b

synthese mit dem Ringfixateur vorgenommen und
ein Sequester durch den Fistelgang entfernt
(Abb. 13 a). Die Fisteln verschlossen sich nach 23
Tagen, 86 Tage Fixationsdauer. Röntgenbild bei
längsgerichteter und interfragmentärer Kompression durch Druck von beiden Seiten (Abb. 13 b);
Patient während der Behandlung (Abb. 14 a).

Röntgenologischer Befund 9 Jahre nach Fixateurabnahme. Die Osteomyelitis ist rezidivfrei zur
Ruhe gekommen (Abb. 14 b). Bild des Patienten zu
diesem Zeitpunkt (Abb. 15).

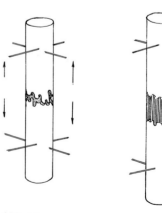

Abb. 16

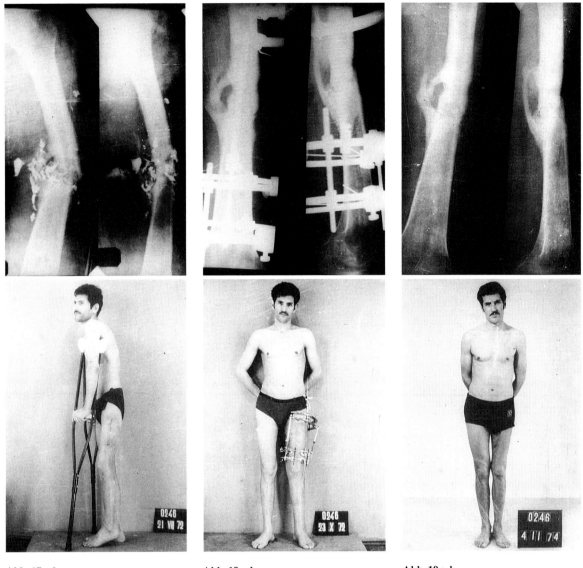

Abb. 17 a, b   **Abb. 18 a, b**   **Abb. 19 a, b**

Unblutige monolokale Distraktionsosteosynthese (Abb. 16)

33jähriger Patient mit Femurpseudarthrose links, chronischer Osteomyelitis mit Fistelung nach Marknagelung wegen offener Femurfraktur im mittleren Drittel, 3 cm Verkürzung, Fistel an der lateralen Oberschenkelfläche (Abb. 17). Es erfolgte eine monolokale Distraktionsosteosynthese durch einen Ringfixateur mit 4 Außenstützen und Korrektur der Winkelfehlstellung (Abb. 18). Die Fisteln verschlossen sich 17 Tage nach Behandlungsbeginn. Fixationsdauer 79 Tage. Die Knochenkontinuität ist

wiederhergestellt, Länge und Achse sind ausgeglichen.

Bei einer Beobachtungszeit von 2,5 Jahren Rezidivfreiheit (Abb. 19 a, b).

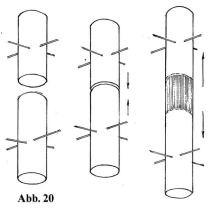

Abb. 20

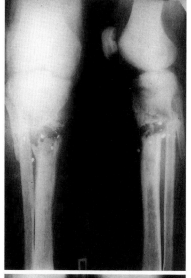

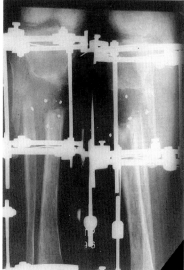

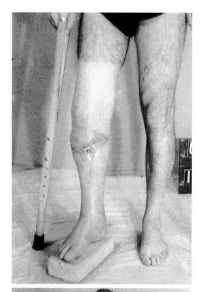

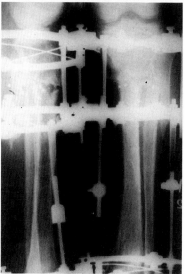

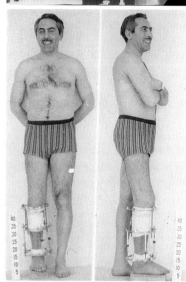

Abb. 22 a, b

Abb. 23 a, b

Abb. 21 a, b

Unblutige monolokale aufeinanderfolgende Kompressions-Distraktions-Osteosynthese (Abb. 20)

45jähriger Patient (Abb. 21) mit Tibiadefekt rechts von 9 cm nach offener Schußfraktur. Unfallereignis vor 1 Jahr. Monolokale aufeinanderfolgende Kompressions-Distraktions-Osteosynthese zur Aktivierung und Reizung der Osteogenese. Röntgenologischer Befund bei Behandlungsaufnahme (Abb. 22 a), es ist eine Fragmentdiastase von 1,5 cm zu erkennen. Anlegen des Fixateurs und 14tägige Kompression (Abb. 22 b). Umstellung des Fixateurs auf Distraktion. Röntgenbild (Abb. 23 a) und Patient während der Distraktion (Abb. 23 b), während

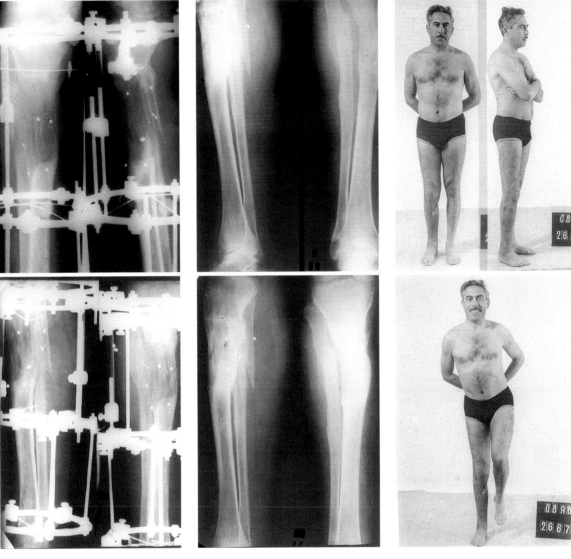

Abb. 24 a, b **Abb. 25 a, b** **Abb. 26 a, b**

der nachfolgenden Distraktion (Abb. 24a) und am Ende der Distraktion (Abb. 24b).

Die Fisteln verschlossen sich nach 39 Tagen, Fixationszeit 115 Tage. Die Knochenkontinuität ist wiederhergestellt und die Längendifferenz ist ausgeglichen (Abb. 25a).

Nachuntersuchungsergebnis nach 5 Jahren: Anhaltende Infektberuhigung (Abb. 25b und 26).

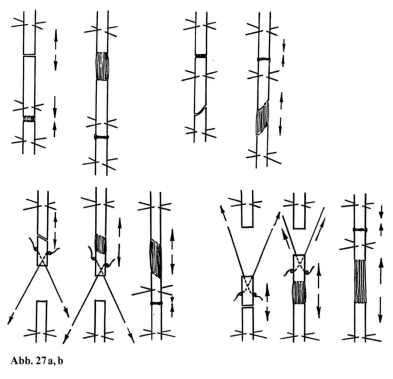

Abb. 27 a, b

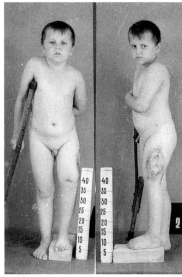

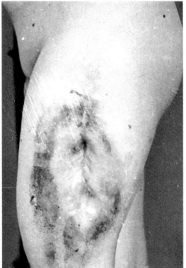

Abb. 28 a, b

Bilokale Kompressions-Distraktions-Osteosynthese

Je nach Größe der Fragmentdiastase gibt es verschiedene Anwendungstechniken der bilokalen
Kompressions-Distraktions-Osteosynthese. Um die
Segmentlänge wieder aufzubauen, wird bei *einer
kleinen Fragmentdiastase* mit großer Verkürzung
eine bilokale simultane Kompressions-Distraktions-Osteosynthese vorgenommen. Dabei wird eine Kompression an der Kontaktstelle der Fragmente ausgeübt und der Defekt durch die Verlängerung
eines Fragmentes überbrückt (Abb. 27 a).

Bei *einer größeren Fragmentdiastase* wird eine
bilokale aufeinanderfolgende Distraktions-Kompressions-Osteosynthese angewandt. Dabei wird
zuerst ein Fragment verlängert, mit nachfolgender
Kompression an der Kontaktstelle der Fragmente.
Diese Verfahren können bei Kindern zur unblutigen
Fragmentverlängerung durch Distraktionsepiphyseolyse Anwendung finden (Abb. 27 b).

*Unblutige bilokale simultane
Kompressions-Distraktions-Osteosynthese
mit Fragmentverlängerung
durch Distraktionsepiphyseolyse*

8jähriger Patient (Abb. 28) mit chronisch sequestrierender hämatogener Osteomyelitis seit
1,5 Jahren. Nach 3 Sequestrektomien resultiert ein
Femurdefekt links von 6 cm (Abb. 29a). Es erfolgte
eine gedeckte simultane bilokale Kompressions-Distraktions-Osteosynthese (Abb. 29b). Die Wiederherstellung der Segmentlänge wurde durch eine Distraktionsepiphyseolyse der distalen Femurwachs-
tumszone erreicht. Die Fisteln verschlossen sich 30

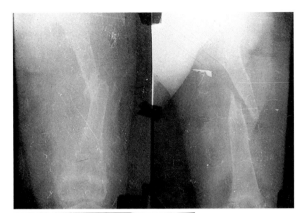

Tage nach dem Anlegen des Apparates. Röntgenbild am Anfang der Distraktionsepiphyseolyse mit
interfragmentärer Kompression (Abb. 30a), bei
nachfolgender Distraktion und am Ende der Fixation (Abb. 30b). Patient während der Behandlung
(Abb. 31a) und röntgenologischer Befund nach der
Fixateurabnahme (Abb. 31b).

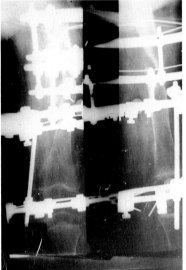

Abb. 29 a, b

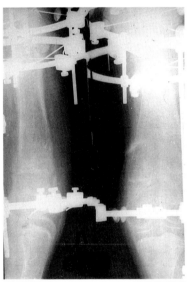

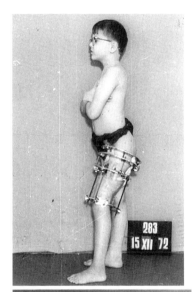

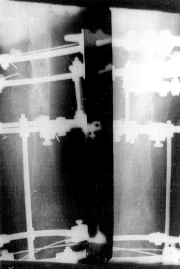

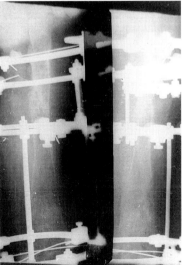

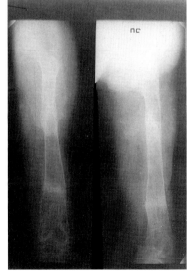

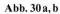

Abb. 30 a, b   **Abb. 31 a, b**

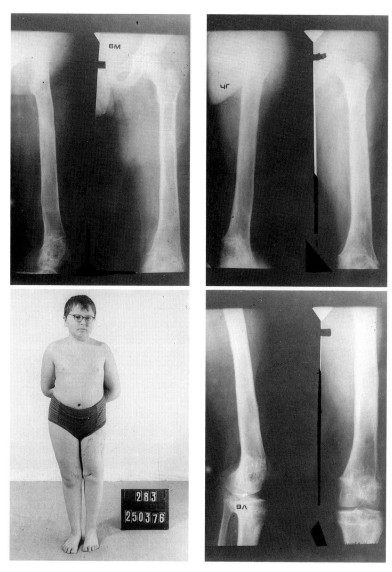

Abb. 32 a, b   **Abb. 33 a, b**

Röntgenbefund 6 Monate nach der Fixateurabnahme (Abb. 32) und 4 Jahre nach Beendigung der
Behandlung (Abb. 33 a) und 9 Jahre (Abb. 33 b)
nach dem Behandlungsabschluß: Vollständige anatomisch-funktionelle Wiederherstellung, anhaltende Infektberuhigung.

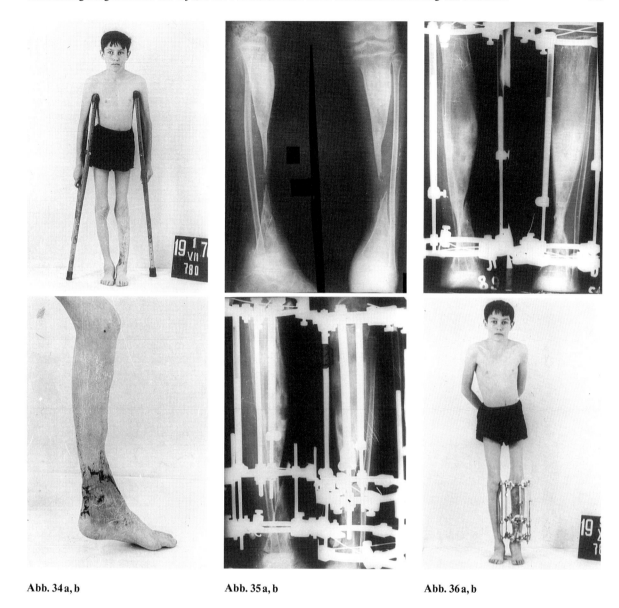

Abb. 34a, b **Abb. 35a, b** **Abb. 36a, b**

Unblutige bilokale aufeinanderfolgende Kompressions-Distraktions-Osteosynthese mit Verlängerung eines der Fragmente durch Distraktionsepiphyseolyse

13jähriger Patient (Abb. 34) mit Tibiadefekt und chronisch sequestrierender hämatogener Osteomyelitis mit durchblutungsgestörten Weichteilen (Abb. 35a). Unblutige Defektüberbrückung durch Verlängerung des proximalen Fragmentes mittels einer Distraktionsepiphyseolyse. Doppelung der verdünnten Fragmentenden und interfragmentäre Kompression durch Druck von beiden Seiten. Röntgenbild bei der Verlängerung des proximalen

Tibiafragmentes und die Doppelung der Fragmentenden (Abb. 35b).

Röntgenbefund bei der Distraktionsbeendigung (Abb. 36a), Patient während der Behandlung (Abb. 36b). Die Fisteln verschlossen sich 47 Tage nach dem Behandlungsbeginn.

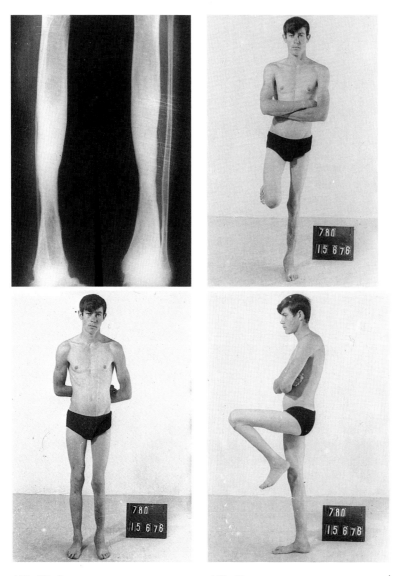

Abb. 37a, b   **Abb. 38a, b**

Spätergebnis nach 5 Jahren: Kontinuität, Länge und Dicke des Knochens sind wieder aufgebaut; die Osteomyelitis ist rezidivfrei zur Ruhe gekommen (Abb. 37 und 38).

Operative bilokale Kompressions-Distraktions-Osteosyntheseverfahren

42jährige Patientin mit Humerusdefekt rechts im Ausmaß von 6,5 cm und chronischer Osteomyelitis mit Fistelung nach offener Fraktur vor 2 Jahren. 3 mißlungene Voroperationen, darunter 1 Metallosteosynthese (Abb. 39a). Es erfolgte eine bilokale aufeinanderfolgende Distraktions-Kompressions-Osteosynthese nach einer Teilsequestrektomie (Abb. 39b). Nach der Kompaktotomie des proximalen Fragmentes wurde der Defekt durch die Erzeugung einer Zugspannung mit einem Lenkdraht im Verlauf von 59 Tagen überbrückt, Kontinuität und Länge des Knochens wurden wieder aufge-

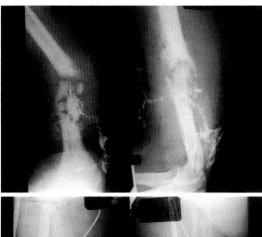

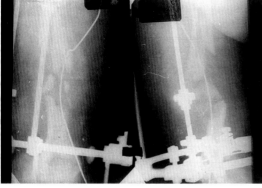

Abb. 39 a, b

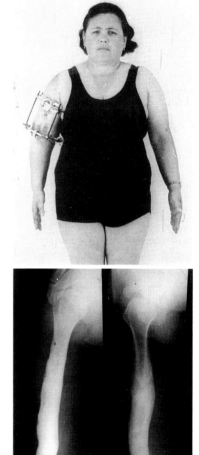

baut. Die Fisteln verschlossen sich nach 11 Tagen, Fixationsdauer 142 Tage (Abb. 40a). Spätergebnis nach 6 Jahren: völlige anatomisch-funktionelle Wiederherstellung ohne Rezidiv (Abb. 40b).

Die Patientin während der Nachuntersuchung (Abb. 41).

Abb. 40 a, b

Abb. 41 a, b

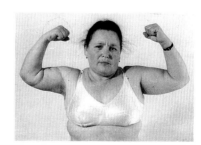

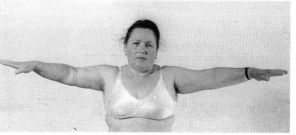

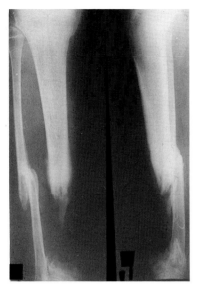

Abb. 42

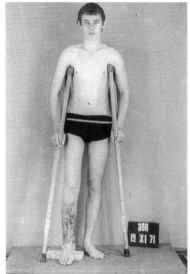

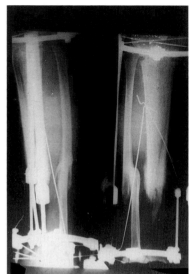

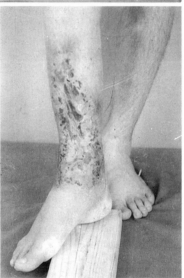

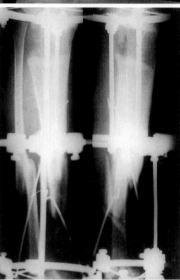

Abb. 43 a, b   **Abb. 44 a, b**

16jähriger Patient, Tibiadefekt rechts mit einer De-
fektstrecke von 14 cm, chronische Osteomyelitis.
Ausgedehnte trophische Ulzera am rechten Unterschenkel. 6 Monate nach offener Fraktur, primär
konservative Behandlung mit Gipsverband, danach
Weichteilnekrose mit nachfolgender Osteomyelitis
und Tibiaresektion von 14 cm (Abb. 42 und 43). Es
erfolgte eine bilokale aufeinanderfolgende Distraktions-Kompressions-Osteosynthese. Der ossäre Defekt wurde nach einer Kompaktotomie durch Einwirkung der Zugspannung mit Lenkdrähten überbrückt (Abb. 44a). Beim Herunterziehen des Tibia-
schaftfragmentes (Abb. 44 b). Röntgenbild bei Dis-

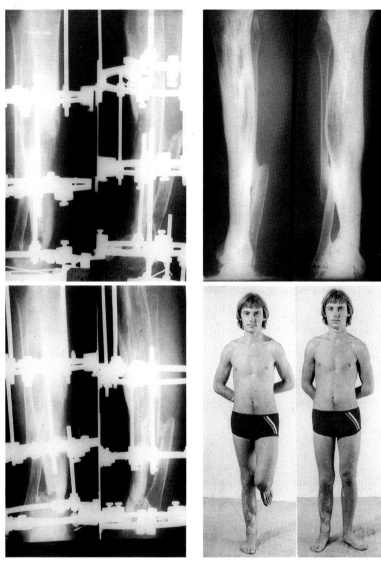

Abb. 45 a, b

Abb. 46 a, b

traktionsabschluß (Abb. 45 a), Fixation mit Kompression an der Kontaktstelle der Fragmente (Abb. 45 b). Die Fisteln verschlossen sich nach 33 Tagen. Defektüberbrückung mit knöcherner Durchbauung, Wiederherstellung der Tibiakontinuität.

Nachuntersuchung nach 4 Jahren: Die Osteomyelitis ist rezidivfrei zur Ruhe gekommen. Röntgenologischer Befund (Abb. 46 a) und Patient zu diesem Zeitpunkt (Abb. 46 b).

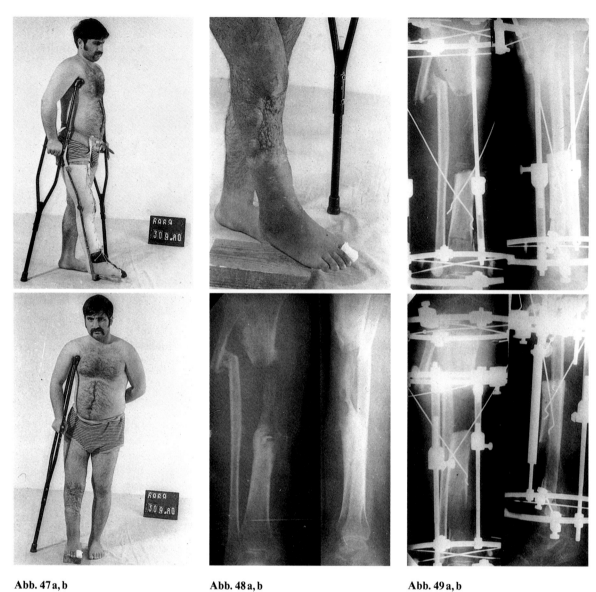

Abb. 47a, b   **Abb. 48a, b**   **Abb. 49a, b**

25jähriger Patient mit ossärem Unterschenkelde-
fekt rechts von 15 cm und chronischer Osteomyelitis mit Fisteln nach offener Fraktur. Vernarbte
Weichteile am rechten Unterschenkel, die mit dem
darunterliegenden Knochen verwachsen sind. Fehl-
verheilter Fibulabruch (Abb. 47 und 48). Erkrankungsdauer 2 Jahre, 4 Sequestrektomien und Haut-
verpflanzungen. Es erfolgte eine bilokale aufeinanderfolgende Distraktions-Kompressions-osteosynthese der Tibia mit der Resektion des proximalen
Endes vom distalen Fragment, Distraktionsosteosynthese der Fibula. Röntgenbefund nach einer
Kompaktotomie des distalen Tibiafragmentes
(Abb. 49a) und während der Distraktion
(Abb. 49b). Nach der Defektüberbrückung und Fi-

xation durch Kompression an der Kontaktstelle der
Fragmente (Abb. 50a).

Behandlungsergebnis nach 2 Jahren: Kontinuität und Länge der Tibia sind wiederhergestellt; anhaltende Infektberuhigung im Verlauf von 2 Jahren. Der Patient 2 Jahre nach Behandlungsabschluß (Abb. 50b und 51).

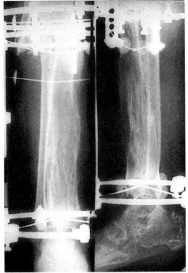

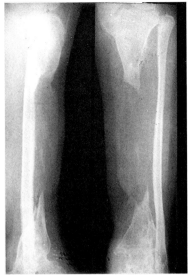

Abb. 52

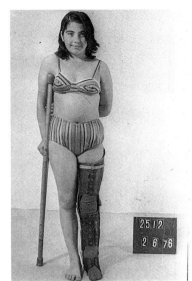

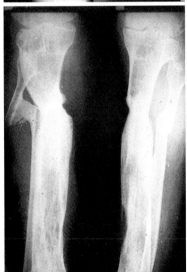

Abb. 50 a, b

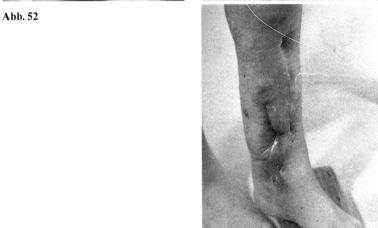

Abb. 53 a, b

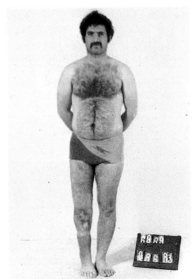

Abb. 51

14jährige Patientin mit totalem Tibiadefekt links und chronischer Osteomyelitis mit Fisteln nach einer offenen Fraktur. Behandlungsaufnahme 2 Jahre nach dem Trauma, vorausgegangen sind 6 Sequestrektomien (Abb. 52 und 53).

Defektauffüllung mit Knochengewebe, welches durch die Erzeugung einer quergerichteten Zugspannung mit einem abgespaltenen Fibulafragment erzeugt worden war. Aufnahme am Operationstag nach der Schaffung eines längs abgespaltenen Fibulafragmentes (Abb. 54a). Tibiadefektüberbrückung durch eine gezielte Osteogenese (Abb. 54b). Die Fisteln verschlossen sich nach 5 Monaten, 5 Monate Fixation. Endergebnis s. Abb. 55.

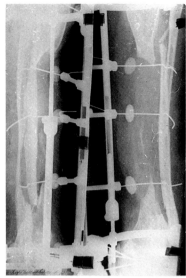
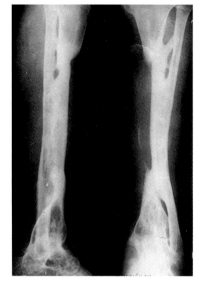

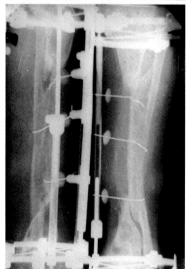

Abb. 55

Abb. 54 a, b

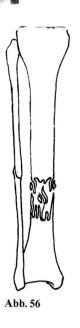
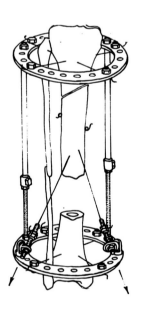
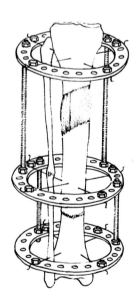

Abb. 56

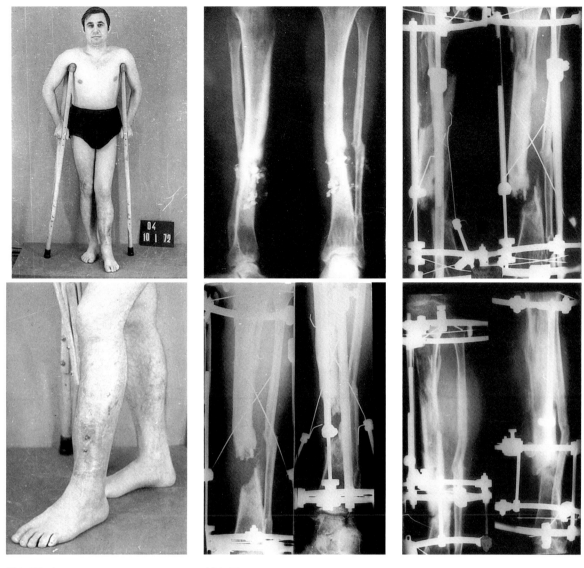

Abb. 57a, b   **Abb. 58a, b**   **Abb. 59a, b**

**Behandlungsmethoden
der chronischen Osteomyelitis
bei erhaltener Knochenkontinuität
(Abb. 56)**

26jähriger Patient, chronische Osteomyelitis mit Fisteln nach offener Trümmerfraktur, Erkrankungsdauer 3 Jahre. Eine Metallosteosynthese und 2 Sequestrektomien wurden auswärts durchgeführt (Abb. 57). Die Fisteldarstellung vor der Behandlung zeigt einen durch die Osteomyelitis betroffenen Knochenabschnitt im Ausmaß von 5 cm mit großen und kleinen eitrigen Höhlen (Abb. 58a). Bei diesem Patienten erfolgte eine Resektion des gesamten betroffenen Tibiaabschnitts mit nachfol-gender Defektüberbrückung durch die Verlängerung des proximalen Fragmentes mit einer bilokalen aufeinanderfolgenden Distraktions-Kompressions-Osteosynthese. Röntgenbefund nach der Resektion des betroffenen Tibiaabschnitts (Abb. 58b). Röntgenbild beim Herunterziehen eines intermediären Schaftfragmentes (Abb. 59a). Nach der Beendigung der Verlängerung wurde ein knöcherner Kontakt zwischen dem intermediären und dem distalen Knochenende erreicht (Abb. 59b). Der Patient während der Behandlung. Die Fisteln verschlossen sich nach 122 Tagen, Fixation 142 Tage (Abb. 60a).

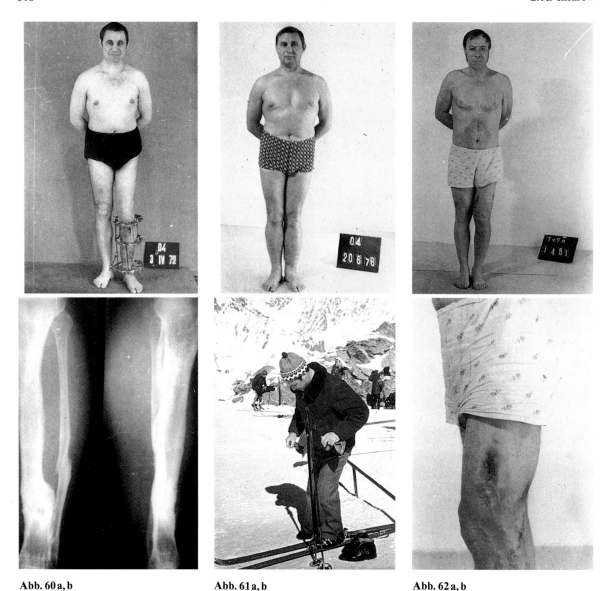

Abb. 60 a, b   Abb. 61 a, b   Abb. 62 a, b

Röntgenologischer Befund 3 Jahre nach dem Behandlungsabschluß: Die Knochenkontinuität ist wieder aufgebaut (Abb. 60 b). Patient ohne Rezidiv zu diesem Zeitpunkt (Abb. 61).

43jähriger Patient, chronische hämatogene Osteomyelitis des linken Femurs, Fistelbildung und Femurverkürzung um 2 cm (Abb. 62). Krankheitsdauer 26 Jahre, mehrmalige Sequestrotomien. Röntgenbild (Fisteldarstellung) vor der Behandlung mit einer großen Anzahl von kleinen und mittelgroßen ossären Höhlen und Fistelgängen im Bereich des distalen Femurdrittels (Abb. 63 a).

Um die Haupteiterhöhlen zu eröffnen und eine Osteogenese mit Hilfe der Zugspannung anzuregen, erfolgte die S-förmige Osteotomie des Femurs mit nachfolgender Verlängerung um 2 cm (Abb. 63 b). Nach Distraktionsabschluß (Abb. 64 a) und Patient während der Behandlung (Abb. 64 b); Behandlungsdauer 6 Monate.

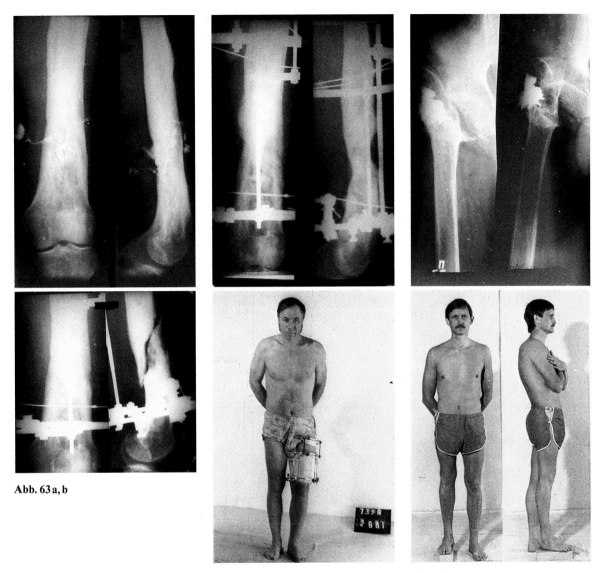

Abb. 63 a, b

Abb. 64 a, b　　　　　　　　**Abb. 65 a, b**

31 jähriger Patient mit chronischer Osteomyelitis des rechten Femurs mit Fistelbildung und Vorliegen einer großen ossären Infekthöhle im intertrochantären Bereich; ossäre Defekte des Hüftkopfes und Schenkelhalses (Abb. 65 a), Beinverkürzung von 6 cm (Abb. 65 b), Krankheitsdauer von 3 Jahren.

Die chronische Osteomyelitis trat nach Reosteosynthese wegen Schenkelhalsfraktur auf. Vorher erfolgten 2 Sequestrektomien. Um die Osteomyelitis zu beheben und eine Belastungsfähigkeit des Beines wiederherzustellen, wurde bei diesem Patienten eine schräge Osteotomie im intertrochantären Bereich durch die infizierte Höhle gelegt. Die Fragmente wurden so umgestellt, daß ein nach außen

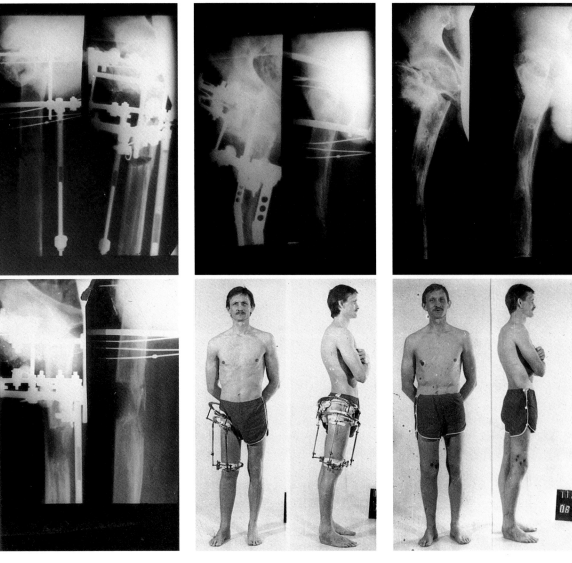

Abb. 66 a, b   Abb. 67 a, b   Abb. 68 a, b

offener Winkel von 120 Grad entstand. Es wurde eine interfragmentäre Kompression ausgeübt (Abb. 66a). Um die Beinlängendifferenz auszugleichen, erfolgte gleichzeitig eine Verlängerungskompaktotomie an der Grenze des mittleren und oberen Drittels (Abb. 66 b).

Am Ende der Distraktion wurde eine umstellende Varisation des distalen Fragmentes mittels Kugelgelenk des Apparates durchgeführt (Abb. 67 a). Patient während der Behandlung (Abb. 67 b).

Die Fisteln verschlossen sich innerhalb von 3 Monaten nach der Operation. Die Distraktionsdauer betrug 82 Tage, anschließend folgte eine Fixation von 120 Tagen. Dadurch konnte die Länge und Be-

lastungsfähigkeit des Beines wiederhergestellt werden. Infektzeichen waren nicht mehr vorhanden.

Röntgenbild und Patient nach Behandlungsabschluß (Abb. 68).

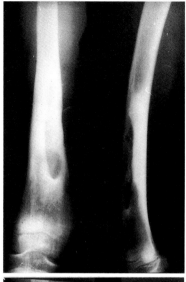

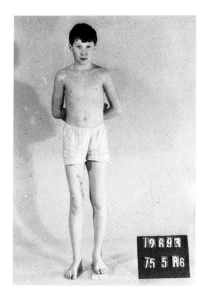

Abb. 70

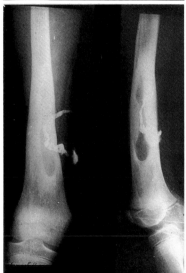

Abb. 69 a, b

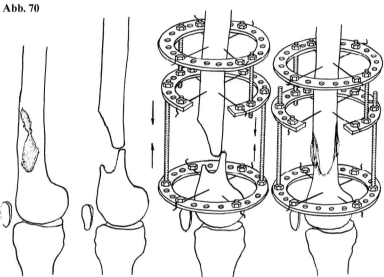

Abb. 71 a, b

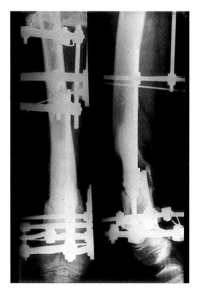

Auffüllung einer ossären Eiterhöhle mit einem Fragmentende

Bei dem 11jährigen Patienten fand sich eine chronische hämatogene Osteomyelitis des rechten Femurs mit Fistelbildung und Vorliegen einer großen ossären Höhle in Form einer Sanduhr (Abb. 69). Durch überschießendes Wachstum Verlängerung der Extremität von 3 cm (Abb. 70). Die Krankheit dauerte bisher 5 Jahre, es erfolgten während dieser Zeit 14 Sequestrektomien.

Um die Beinlängendifferenz auszugleichen und die ossären Höhlen zu beheben, wurde die vordere Höhlenwand reseziert sowie die hintere Wand mit einem Hohlmeißel 3 cm oberhalb des Höhlenbodens osteotomiert. Dann wurde das proximale

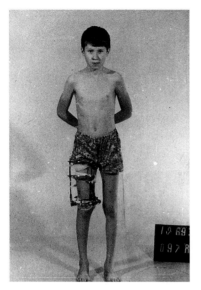

Abb. 72

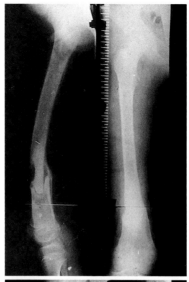

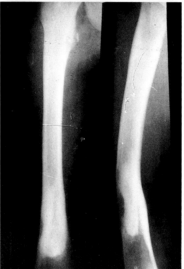

Abb. 73 a, b

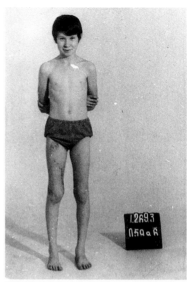

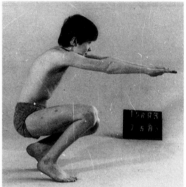

Abb. 74 a, b

Fragmentende in die Längsrichtung bis zum engen
Kontakt mit dem distalen Fragment versetzt, so daß
es den unteren Höhlenanteil durch die Ausbildung
einer Duplikatur auffüllte.

Operationsschema (Abb. 71 a) sowie Röntgenbild während der Fragmentfixation und Erhaltung
der fragmentären Kompression (Abb. 71 b). Patient
während der Behandlung (Abb. 72). Die Fisteln verschlossen sich nach der Operation. Die Fixationsdauer betrug 84 Tage.

Wiederherstellung der Kontinuität und des Knochens (Abb. 73). Die überschüssige Beinlänge war
behoben (Abb. 74).

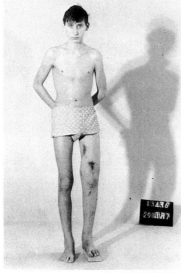

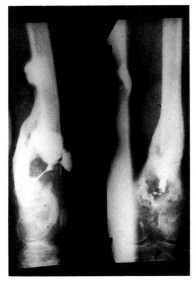

Abb. 76

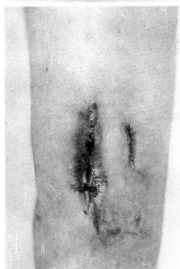

Abb. 75 a, b

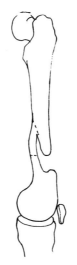
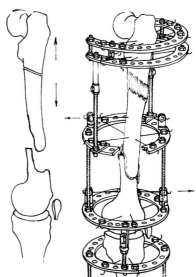

Abb. 77 a, b

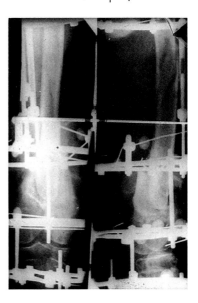

Bei dem 16jährigen Patienten fand sich eine post-traumatische chronische Osteomyelitis des linken Femurs mit Fistelbildung und Verkürzung um 3 cm (Abb. 75), außerdem eine ausgedehnte ossäre Eiter-höhle im metaphysären Bereich nach offenem Bruch des distalen Femurs (Abb. 76). Die Krank-heitsdauer betrug 1 Jahr. Es wurden bisher 2 Se-questrotomien durchgeführt.

Zur Auffüllung der ossären Eiterhöhle erfolgte eine Längsosteotomie der Knochenbrüche im hin-teren Teil des proximalen Fragments; danach wurde sein Ende nach unten bewegt, bis es zu einem engen Kontakt mit dem distalen Fragment kam, so daß ei-ne Fragmentendenduplikatur zustande kam.

Das Operationsschema ist in Abb. 77 a darge-stellt. Zur Femurverlängerung um 6 cm wurde

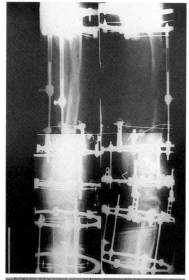
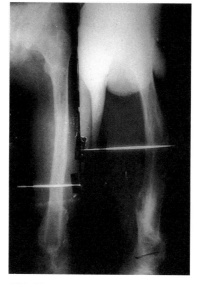
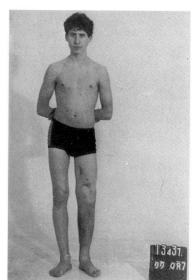

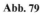

Abb. 79

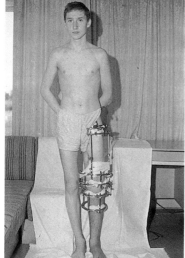

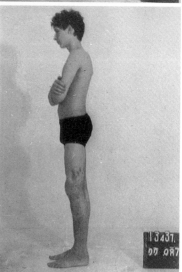

Abb. 78 a, b

Abb. 80 a, b

gleichzeitig eine Kompaktotomie der oberen Dia-
physenhälfte durchgeführt (Abb. 77b). Danach erfolgte das Ausüben einer interfragmentären Kompression auf die Kontaktstellen und Verlängerung
des Femurs im mittleren Drittel (Abb. 78a). Innerhalb von 40 Tagen wurde das distale Ende des proximalen Fragmentes nach unten bewegt, inzwischen
verschlossen sich die Fisteln. Patient während der
Behandlung (Abb. 78b).

Röntgenbild 1 Jahr nach Abnahme des Fixateurs (Abb. 79) und Patient zu diesem Zeitpunkt
(Abb. 80). Entzündungszeichen waren innerhalb
des angegebenen Zeitraumes nicht erneut aufgetreten.

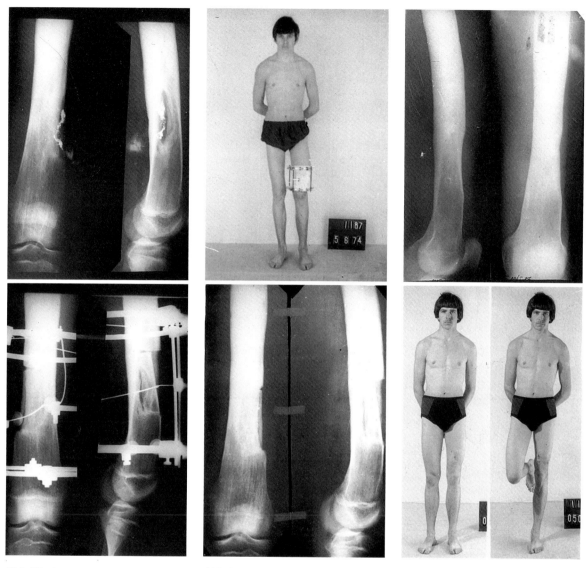

Abb. 81a, b   **Abb. 82a, b**   **Abb. 83a, b**

Auffüllung der ossären Eiterhöhle mit abgespaltener Kortikalisplatte

16jähriger Patient mit chronischer Osteomyelitis im unteren Diaphysenbereich des linken Femurs mit Vorliegen einer großen Sequesterhöhle (Abb. 81 a). Der Patient war seit 7 Jahren nach hämatogener Osteomyelitis krank, es erfolgten insgesamt 5 Sequestrotomien.

Zur Auffüllung der Sequesterhöhle wurde die als Kortikalisfragment abgetrennte vordere Wand der Sequesterhöhle mit dem Zugdraht verschoben (Abb. 81 b). Die Fixation und Erhaltung des engen Kontaktes des Kortikalisfragmentes mit dem Höh-

lenboden dauerte insgesamt 45 Tage. Die Fisteln verschlossen sich 10 Monate nach Abnahme des Fixateurs. Patient während der Behandlung (Abb. 82 a); Aufnahme des linken Femurs nach Apparatabnahme (Abb. 82 b). Der osteomyelitische Vorgang konnte dadurch behoben werden, die ossäre Höhle war mit Knochengewebe ausgefüllt. Spätergebnis nach 3 Jahren (Abb. 83 a); Infektzeichen sind nicht zu erkennen; Patient zu diesem Zeitpunkt (Abb. 83 b).

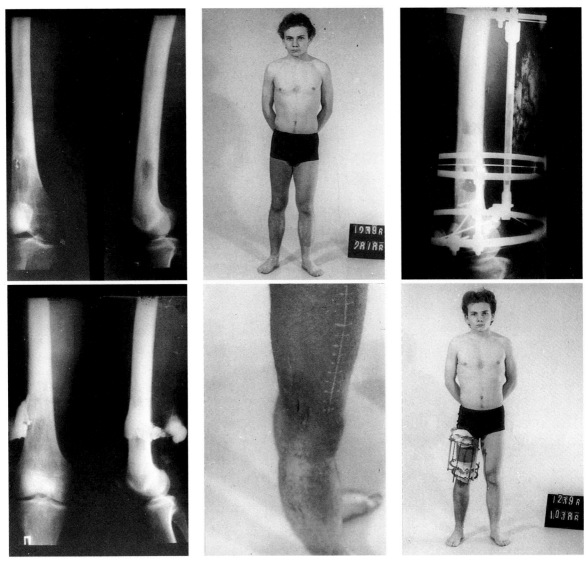

Abb. 84 a, b   Abb. 85 a, b   Abb. 86 a, b

19jähriger Patient mit einer chronischen hämatogenen Osteomyelitis des rechten Femurs, Fistelbildung mit ausgedehnter ossärer Infekthöhle im Bereich der distalen Metaphyse (Abb. 84 und 85). Der
Patient war seit 10 Jahren krank. Eine Sequestrektomie wurde vorher durchgeführt. Kontinuierliche
Verschlimmerung der chronischen Osteomyelitis
mit Ausbildung von Phlegmonen. Zur Auffüllung
der ossären Höhle wurde ein abgetrenntes Kortika-
lisstück mit am äußeren Ring fixiertem Zugdraht
nach unten verschoben. Es erfolgte eine Distraktion von 10 Tagen mit einer nachfolgenden Fixation
von 80 Tagen. Die Fisteln verschlossen sich nach
der Operation.

Aufnahme des Femurs bei Verschiebung der
Kortikalisplatte (Abb. 86a). Patient während der
Behandlung (Abb. 86b).
    1 Jahr und 2 Monate nach Abnahme des Fixa-
teurs fanden sich keine Osteitiserscheinungen.
Röntgenbild (Abb. 87a) und Patient (Abb. 87b) zu
diesem Zeitpunkt.

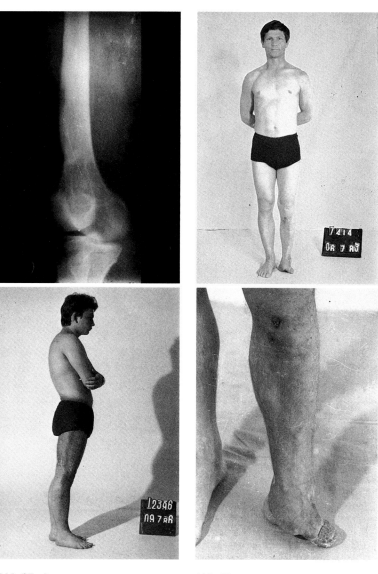

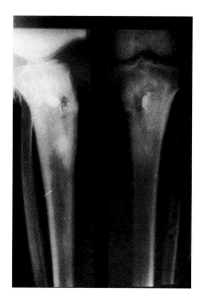

Abb. 89

Abb. 87a, b   **Abb. 88a, b**

33jähriger Patient mit chronischer Osteomyelitis der linken proximalen Tibiametaphyse (Abb. 88), eine große und mehrere kleine ossäre Infekthöhlen (Abb. 89). Der Patient ist seit 4 Jahren krank. Die Osteomyelitis trat nach interossärer Antibiotikatherapie auf.

Zur Auffüllung der ossären Infekthöhle wurde der Infektherd reseziert und ein Kortikalisfragment über einen Führungszugdraht langsam schrittweise nach kranial bewegt. Die Verschiebungszeit des kortikalen Fragmentes betrug 32 Tage, nachfolgend Fixation von insgesamt 86 Tagen. Aufnahme der Tibia nach Sequestrektomie und Abtrennung eines Kortikalisfragmentes (Abb. 90a). Aufnahmen bei

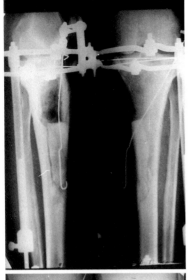
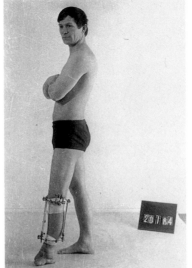
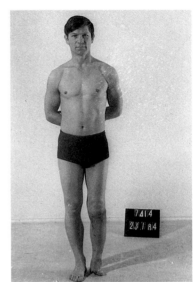

Abb. 92

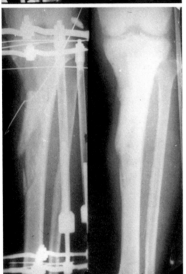
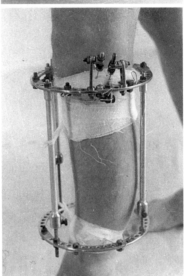

Abb. 90 a, b   **Abb. 91 a, b**

Distraktionsabschluß mit nachfolgender Fixation
(Abb. 90 b) und nach Apparateabnahme.

Patient während der Behandlung (Abb. 91), Ergebnis (Abb. 92).

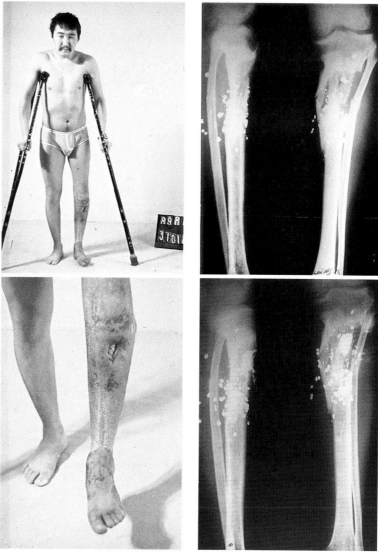

Abb. 93 a, b   **Abb. 94 a, b**

23jähriger Patient, chronische posttraumatische Osteomyelitis im Bereich des oberen Tibiadrittels links mit Vorliegen verschieden großer ossärer Infekthöhlen und Fremdkörper nach einer Schußfraktur. Das Unfallereignis lag 1 Jahr zurück (Abb. 93 und 94).

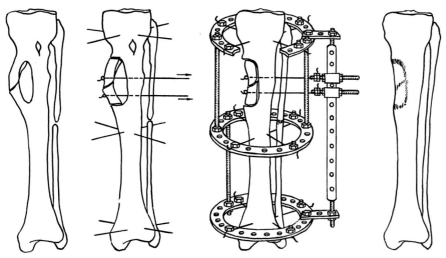

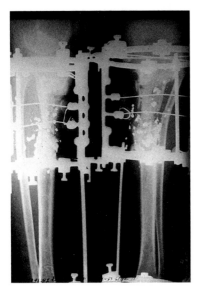

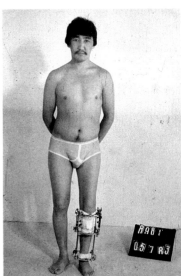

Abb. 95 a, b

Zur Höhlenauffüllung wurde ein abgetrenntes inneres Kortikalisfragment des proximalen Tibiaendes mit 2 Zugdrähten schrittweise verschoben, wie es in Abb. 95 a und auf einer Röntgenaufnahme nach der Operation (Abb. 95 b) zu erkennen ist. Patient während der Behandlung (Abb. 96 und 97). Die Distraktion des mit Weichteilen verbundenen Kortikalisfragmentes dauerte 15 Tage, anschließend Fixation des Fragmentes über 85 Tage. Die Fisteln verschlossen sich 130 Tage nach der Operation.

Das Behandlungsergebnis im Röntgenbild (Abb. 98). Der Patient begann 2 Monate nach Fixateurabnahme mit seiner schweren körperlichen Arbeit (Abb. 99).

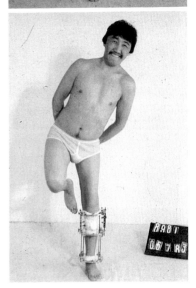

Abb. 96 a, b

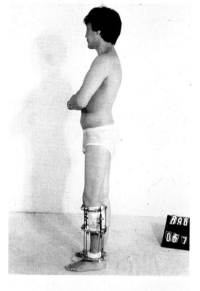

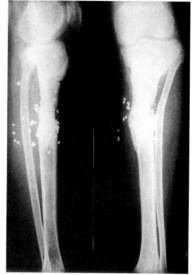

Abb. 98

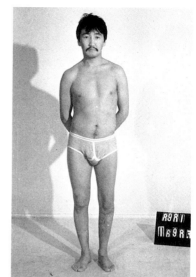

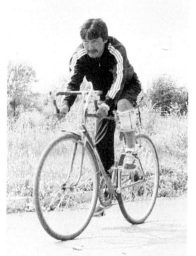

Abb. 97 a, b

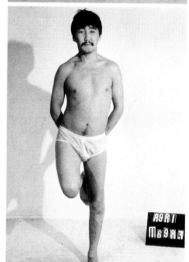

Abb. 99 a, b

Teil VII
Bewährte Plattenprinzipien,
neue Entwicklungen und Tendenzen

Ein neues Osteosyntheseplattenprinzip nach biologisch-dynamischen Gesichtspunkten

D. WOLTER

Einleitung

Die Plattenosteosynthese zur Versorgung von Frakturen oder Osteotomien geht auf den Hamburger Chirurgen Hansmann zurück, der im Allgemeinen Krankenhaus St. Georg arbeitete und dieses Verfahren 1886 in Berlin auf dem Chirurgen-Kongreß vorstellte [3].

Danach bemühten sich viele Chirurgen und Ingenieure, eine Verbesserung des Plattenprinzips zu erreichen. Beispielhaft sei hier Lane [4] genannt, der die Osteosyntheseplatte verbesserte, sowie Danis [2], welcher das interfragmentäre Kompressionsprinzip einführte.

Der Vorteil der interfragmentären Kompression lag in einer höheren Stabilität und in der Unterbindung von Mikrobewegungen im Frakturbereich.

Dieses Konstruktionsprinzip versuchte man in der Folgezeit durch eine besondere Lochgeometrie oder durch Hilfsinstrumente, welche außerhalb der eigentlichen Osteosyntheseplatte zu einem Transport der Knochenfragmente führten, zu verbessern.

Beispielhaft sei hier der abnehmbare Spanner der AO-Platte angeführt [5].

Ein entscheidender Fortschritt wurde durch das sog. Selbstspannprinzip erzielt. Hier hat der Gedanke von Allgöwer u. Perren [1] die weiteste Verbreitung gefunden.

In einer Patentanmeldung, welche am 2. November 1966 von den Patentanwälten Benoist und Girard eingereicht wurde, wobei der Erfinder nicht benannt wird, wird die schiefe Ebene mit dem darauf gleitenden Schraubenkopf als Konstruktionsprinzip aufgeführt.

Durch Allgöwer u. Perren [1] wurde am 20. Juni 1967 die schiefe Ebene in der Weise verändert, daß ein sphärisches Gleitprinzip eingeführt wurde.

Die Kompression wird dadurch erreicht, daß nach dem sphärischen Gleitprinzip die Schraubenlöcher eine Spann- und Gleitbewegung erlauben. Das Eindrehen der Schrauben verschiebt die Platte, weil der sphärische Teil des Schraubenkopfes auf dem schrägen halbzylindrischen Teil des Schraubenloches gleitet.

Vorläufer dieses Prinzips finden sich in Veröffentlichungen von Tami u. Hoshiko [6] sowie bei allen ovalen Plattenbohrungen, die ebenfalls einen Kompressionseffekt erzielen.

Die dynamische Kompressionsplatte der Arbeitsgemeinschaft für Osteosynthese, aber auch vergleichbare Lösungen haben dazu geführt, daß dieses Prinzip in der überwiegenden Zahl der Plattenosteosynthesen eingesetzt wird.

Probleme der zur Verfügung stehenden Kompressionsplatten

Das selbstspannende Prinzip hat zu einer besseren interfragmentären Kompression geführt und so die Operation erleichtert und verkürzt. Ein Nachteil dieses Prinzips liegt in der Tatsache des begrenzten Kompressionsweges. Die schiefe Ebene sollte im optimalen Fall einen Winkel von 30−40 Grad aufweisen.

Nähert sich die schiefe Ebene in ihren Werten der Horizontalen, so nehmen selbstverständlich die Druckkräfte ab, wenn auch auf der anderen Seite dadurch der Weg verlängert werden kann.

Die Plattendicke und der Winkelgrad der schiefen Ebene sind die begrenzenden Faktoren für den Kompressionsweg. Somit es es lediglich möglich, einen Kompressionsweg in Millimetern zu erreichen.

Ein weiterer Nachteil ist bei den herkömmlichen Osteosyntheseplatten darin zu sehen, daß es zu einer großflächigen Abdeckung der Kortikalis durch die Osteosyntheseplatte kommt. Dies führt zu einer verminderten Vaskularisation des unter der Platte

Berufsgenossenschaftliches Unfallkrankenhaus Hamburg, Bergedorfer Straße 10, W-2050 Hamburg 80, Bundesrepublik Deutschland

Wolter/Zimmer (Hrsg.)
Die Plattenosteosynthese und ihre Konkurrenzverfahren
© Springer-Verlag 1991

liegenden Kortikalisabschnittes. Es können minderdurchblutete Knochenbereiche entstehen und die Revaskularisation kann von Fragmenten behindert werden.

Wünschenswert wäre daher ein selbstspannendes Prinzip, welches einen längeren Gleit- und Kompressionsweg ermöglicht. Dieses Prinzip sollte in seiner Einfachheit und Anwenderfreundlichkeit dem Konzept der dynamischen Kompressionsplatte nicht nachstehen.

Zum anderen sollte eine möglichst geringe Abdeckung der Knochenoberfläche durch die Platte selbst aus Gründen der Kortikalisdurchblutung erfolgen.

Das Prinzip der biologischen-dynamischen Platte mit langem Kompressionsweg (BDP)

Das Problem eines längeren Kompressionsweges wird dadurch gelöst, daß in einem länglichen Loch mehrere schiefe Ebenen aneinandergereiht werden [7] (Abb. 1).

Bringt man nun in 2 Löchern auf der einen Seite jeweils 1 Schraube exzentrisch ein, so läßt sich durch das alternierende Ein- und Ausdrehen der Schrauben das darunterliegende Knochenfragment über eine längere Strecke transportieren. Die Streckenlänge ist dabei von der Länge der Plattenlöcher und der Anzahl der aneinandergereihten schiefen Ebenen abhängig.

Sinnvoll und praktikabel dürften jedoch in erster Linie derartige Gleit- und Kompressionslöcher mit 2–3 schiefen Ebenen sein.

Durch diese Lochgeometrie wird die Auflagefläche der Platte wesentlich reduziert.

Um weiterhin die Abdeckung der Knochenoberfläche durch die Metallplatte zu reduzieren, muß die Auflagefläche der Platte so konstruiert sein, daß lediglich eine punktförmige oder kleinflächige Auflage erfolgt. Dabei muß die Gestaltung der

Plattenunterfläche der in der Regel gebogenen Oberfläche des Röhrenknochens angepaßt sein.

In Abb. 2 ist dieses neue Prinzip graphisch dargestellt:

1. Einbringen je einer Schraube in den äußeren Löchern der Platte exzentrisch (Abb. 2a).
2. Durch das Eindrehen der Schraube kommt es zu einem Gleiten der Knochenfragmente gegeneinander, wobei der Gleitweg in etwa denen herkömmlicher dynamischer Kompressionsplatten entspricht (Abb. 2b).
3. Nun wird auf der einen Plattenseite in einem weiteren Loch eine Schraube bis zum Anschlag exzentrisch eingedreht. Dann wird die außen liegende Schraube gelöst, bis der Kopf über die schiefe Ebene zu liegen kommt (Abb. 2c).
4. Anschließend wird die innere Schraube vollständig eingedreht. Durch die Verschiebung kommt nun die äußere Schraube in die zweite Ebene des Loches und wird wiederum bis zum Anschlag eingedreht. Nach dem Herausdrehen der anderen Schraube wird jetzt wieder die Möglichkeit geschaffen, durch das Anziehen das Knochenfragment nach zentral zu bewegen (Abb. 2d, e).
5. So führt das Herausdrehen und Hereindrehen von 2 auf einer Seite liegenden Knochenschrauben über die aneinandergereihten schiefen Ebenen zu einem langstreckigen Kompressionseffekt. Dieses Prinzip ist in gleicher Weise auf der anderen Plattenseite durchführbar (Abb. 2f).

Daß hier nicht nur Kompression, sondern auch Distraktion nach dem gleichen Prinzip möglich ist, liegt auf der Hand.

Die endgültige Schraubenposition sollte sinnvollerweise immer am Ende des Schraubenlochs sein, damit hier ein guter Sitz in der Platte gewährleistet ist.

Durch die vergrößerten Löcher ist die Abdeckung des Knochens durch die Metallplatte schon wesentlich reduziert. Um die Durchblutung der Kortikalis weiter zu verbessern, wird die Unterseite der Platte so gestaltet, daß sie ein unterbrochenes U-Profil aufweist. Dadurch kommt es zur Ausbildung von Zwischenräumen unter der Platte und zu einer Mehrpunktauflage (Abb. 3).

Das neue Osteosyntheseprinzip läßt sich beispielsweise sinnvoll bei intertrochantären Osteotomien einsetzen. Nicht selten haben wir hier die Situation eines großen Osteotomiespaltes und benötigen zum Erreichen einer hohen interfragmentären Kompression ein zusätzliches Kompressionsgerät. Mit dem neuen Plattenprinzip kann dieses umgangen werden (Abb. 4).

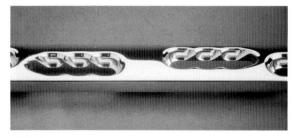

Abb. 1

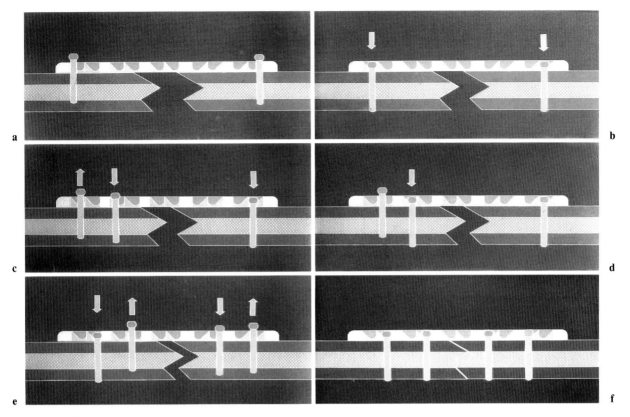

Abb. 2a−f

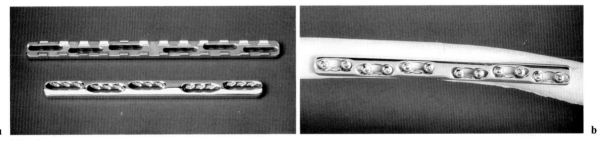

Abb. 3a, b

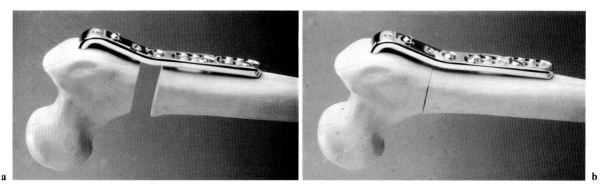

Abb. 4a, b

Eine weitere sinnvolle Anwendung erscheint aber auch die Versorgung von Frakturen zu sein, die für die Plattenosteosynthese geeignet sind.

Diskussion

Die Weiterentwicklung der Plattenosteosynthese kann auf 3 Gebieten erfolgen, und zwar bei der Verbesserung

1. des Materials,
2. des Designs,
3. des Prinzips selbst.

Die Weiterentwicklung des Stahls hat heute zu einem Material geführt, welches in den meisten Fällen vom Patienten toleriert wird. Eine Verbesserung kann hier durch Titanlegierungen erzielt werden, die jedoch in bestimmten mechanischen Belangen den veredelten Stählen unterlegen sind.

Auch durch eine Oberflächenbeschichtung kann eine bessere Materialverträglichkeit erreicht werden.

Die Entwicklungen von Kunststoffplatten haben bisher nicht zu einer wirklichen Alternative geführt.

Untersuchungen in den letzten Jahrzehnten haben gezeigt, daß die Abdeckung der Knochenoberfläche durch eine Platte zur erheblichen Vaskularisationsstörung führen kann. Das Design muß daher so gestaltet sein, daß bei ausreichender Stabilität eine möglichst geringe Abdeckung des Knochens erfolgt.

Dieser Gedanke wurde schon frühzeitig von Weber verfolgt, der bei schlecht heilenden Frakturen eine Wellenplatte empfahl. Von der Gestaltung her gibt es hier verschiedene Lösungsmöglichkeiten. Betrachtet man die natürlich geformte Knochenoberfläche, so bietet sich meiner Meinung nach ein unterbrochenes U-Prinzip an, um eine gleichmäßige punktförmige Auflage zu erreichen.

Die interfragmentäre Kompression stellt ein wichtiges Prinzip zum Erreichen der primären Stabilität dar. Eine hohe interfragmentäre Kompression ist durch die herkömmlichen Osteosyntheseplatten nicht immer sicher gewährleistet, da ihr Kompressionsweg begrenzt sein kann. Das vorgestellte Prinzip bietet hier eine größere Variationsbreite nicht nur bei Frakturen, sondern auch im Bereich von Osteotomien.

Zusammenfassung

Es wird ein neues Prinzip einer Osteosyntheseplatte vorgestellt, die ohne zusätzliche Instrumente einen langen Kompressions- oder Distraktionsweg ermöglicht. Dies wird dadurch erreicht, daß in einem Langloch mehrere schiefe Ebenen nebeneinander angebracht sind. Durch das Herauf- und Herunterdrehen von 2 auf der einen Plattenseite liegenden Schrauben läßt sich so ein langstreckiger Knochenfragmenttransport erreichen.

Die Vaskularisation des Knochens wird weiterhin durch die Gestaltung der Plattenauflage unterstützt, die eine kleinflächige, z. T. punktförmige Abstützung der Platte gewährleistet.

Literatur

1. Allgöwer M, Perren St (1966) Osteosynthetische Druckplatte. Deutsches Patentamt Nr. 1566153.7-35, 22. 6. 1966
2. Danis R (1949) Théorie et pratique de l'ostéosynthèse. Masson, Paris
3. Hansmann C (1886) Eine neue Methode der Fixierung der Fragmente bei complicierten Fracturen. Verh Dtsch Ges Chir 15:134
4. Lane WA (1914) The operative treatment of fractures. The Medical Publishing, London
5. Müller ME, Allgöwer M, Schneider R, Wittenegger H (1969) Manual der Osteosynthese. Springer, Berlin Heidelberg New York
6. Tamai T, Hoshiko W (1967) The new compression plate for osteosynthesis. Clin Orthop Surg 2:941
7. Wolter D (1987) Osteosynthesis plate for pressure stabilisation. United States Patent Nr. 4.705.031, 10. 11. 1987

Der Plattenfixateur interne für lange Röhrenknochen

D. WOLTER

Das Prinzip des Plattenfixateurs hat sich in der Wirbelsäulenchirurgie bewährt [2]. Für den Einsatz eines derartigen Plattenfixateurs im Bereich der langen Röhrenknochen sind jedoch zusätzliche Forderungen zu berücksichtigen.

Ein Fixateur interne für lange Röhrenknochen muß eine *überbrückende Osteosynthese* darstellen, die es ermöglicht, den frakturierten Bereich *ohne Denudierung* sicher zu stabilisieren. Weiterhin sollte der Plattenfixateur interne für Röhrenknochen die Möglichkeit einer *Dynamisierung* beinhalten und die *Vaskularisation* der Kortikalis schonen.

Mechanische Untersuchungen der winkelstabilen Verbindung bei dem Plattenfixateur interne für die Wirbelsäule ergaben eine hohe Festigkeit des Schraubenkopfes in der Platteneinspannung.

Wie bei der biologisch-dynamischen Platte zeigt die Unterfläche eines derartigen Fixateurs ein unterbrochenes U-Profil, um die Oberfläche vom Knochen abzuheben. Auf einer Fixateurseite sind die Schraubenköpfe in herkömmlichen Rundlöchern fixiert. Auf der anderen Seite finden sich Langlöcher von 8 mm Länge. Die in diesen Löchern befindlichen Schraubenköpfe können mit einer Deckelplatte fixiert werden. Durch Lockerung der Deckelplatte ist eine Dynamisierung und ein Wandern der Schraubenköpfe möglich. Sollte es intraoperativ wünschenswert sein, Fragmente in die Montage einzubeziehen, so ist dieses durch die Schraubenlöcher im Zentrum möglich (Abb. 1).

Das Modell des Plattenfixateurs für lange Röhrenknochen wurde mit Hilfe der Finite-Element-Methode untersucht. Dabei fand sich eine deutliche Abhängigkeit der Kräftesituation des Systems vom Schraubendurchmesser und von der Art der Lagerung der Schraubenköpfe in der Platte.

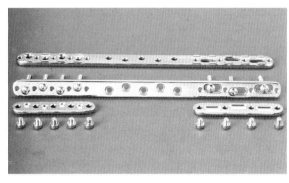

Abb. 1. Plattenfixateur interne für lange Röhrenknochen mit der Möglichkeit der Dynamisierung

Mit zunehmendem Schraubendurchmesser verringert sich einerseits die Lochlaibung, andererseits wird das System steifer und ein größerer Anteil der Last wird durch die Platte übernommen.

Durch die feste Lagerung der Schraubenköpfe (Plattenfixateurprinzip) ergibt sich eine Entlastung des Knochens. Die Verwendung dieses Prinzips führt zu einer Verschiebung der neutralen Faser, die Biegesteifigkeit des Systems wird also erhöht. Da der Plattenquerschnitt unverändert ist, ist von einer unveränderten axialen Elastizität auszugehen, eine für die Bruchheilung wünschenswerte Kombination. Da eine Verringerung der Knochenspannung eine höhere Belastung der Schrauben an ihrer Einspannstelle beinhaltet, muß die Formanpassung des Schraubenkopfes und -halses dieser größeren Beanspruchung konstruktiv entsprechen.

Literatur

1. Seide K, Zierold W, Wolter D, Kortmann H-R (1990) Einfluß einer winkenstabilen Platten-Schrauben-Verbindung und unterschiedlicher Schraubendicken auf die Statik der Plattenosteosynthese. Unfallchirurg 93:552–558
2. Wolter D (1989) Bone plate arrangement. US Pat Nr 4.794.918 – 3. 1. 1989

Berufsgenossenschaftliches Unfallkrankenhaus Hamburg, Bergedorfer Straße 10, W-2050 Hamburg 80, Bundesrepublik Deutschland

Wolter/Zimmer (Hrsg.)
Die Plattenosteosynthese und ihre Konkurrenzverfahren
© Springer-Verlag 1991

Resorbable Materials in Orthopedic Surgery

S. GOGOLEWSKI

Introduction

Materials to be used for construction of osteosynthesis devices should possess adequate strength, ductility, Young's modulus, and resistance to wear and fatigue. Physical factors which affect performance of such devices in vivo are the following:

- Mechanical compatibility with the tissue: Large differences in modulus between living tissues and man-made implants lead to high concentrations of stresses at the attachment sites and to implant and/or tissue failure.
- Stability of physical properties during the healing period and chemical stability: The lack of stability of physical properties of the implant during the healing period leads to non-union of fractures and/or to implant failure. Chemical deterioration of metallic or polymeric implants results in the release of ions or monomers. These may interfere with the tissue, causing toxic and/or inflammatory responses.

In general, all metallic implants show significant mismatch of mechanical properties as compared with the bone (Table 1). Problems related to the release of ions from 316 L stainless steel internal fixation devices and the fracture of some of them under extreme load have been appreciated for a long time.

Typical drawbacks of conventional implants used for internal fixation of bone fractures are related to:

- Necessity of implant removal, which is especially critical in articular (osteochondral defects) and maxillofacial surgery.
- Mismatch in moduli, which together with the reduction of the blood supply to the implantation site leads to the resorption of bone and remodelling of the bone segment.

Thus, there is still a need for a new, optimal internal fixation device. Such an optimal device should:

- Be sufficiently strong to maintain stable adaptation and allow immediate recovery of mobility of the limb.
- Match the mechanical properties of the bone.
- Transfer increasing load to the bone.
- Not affect the blood supply to the bone.
- Be produced from a material which can be safely left in the body after the healing process is completed, e.g., from a bioresorbable material.

Bioresorbable materials are biomaterials deliberately designed to be degraded in vivo to nonharmful by-products. By-products are usually present in the body as metabolites (e.g., lactic acid) or constituents of the tissue (e.g., hydroxyapatite), and are finally assimilated and/or excreted.

For example, polylactides degrade to lactic acid and subsequently to carbon dioxide and water. These are removed from the body via respiration and the kidneys respectively. Hydroxyapatite or tricalcium phosphate present in implants are incorporated into newly formed bone. Resorbable mate-

Table 1. Typical mechanical properties of various materials

Material	Young's modulus (GPa)	Tensile strength (GPa)
Bone	7 – 40	0.09 – 0.12
Stainless steel 316 L	200	0.80
Titanium (0% porosity)	100	0.70
Ti-Al-V (0% porosity)	124	0.90
Carbon fiber	200	2.75
Polysulfone (Macrolon, Lexan)	2.6	0.07 – 0.09
Epoxy resins	3.0	0.05 – 0.09
Polycarbonate	2.4 – 3.0	0.07
PMMA	2.8 – 3.0	0.07
Acetal	2.8	0.07

Laboratory of Experimental Surgery, 7270 Davos, Switzerland

Wolter/Zimmer (Hrsg.)
Die Plattenosteosynthese und ihre Konkurrenzverfahren
© Springer-Verlag 1991

rials with potential applications in internal fixation devices are polymers, glasses, ceramics and composites based on these three materials.

When selecting a resorbable biomaterial for construction of implantable devices, one has to consider the following criteria:

− *Biocompatibility and clinical history* (legal status, approval for the use in patients, etc.). There are more than 40 different polymers claimed to be resorbable; however, only a few of them have been used in various forms in patients. It is generally appreciated that gaining approval for the clinical use of a new, unknown material may take years and require tremendous expense.

  A number of resorbable polymers have been used for many years in clinics, mainly in the form of sutures. These implants show in general good biocompatibility. This is basically due to the small amount of monomers released into the surrounding tissue upon degradation of sutures with small cross sections. It should be borne in mind, however, that the same polymers, when processed into large, bulky implants, may cause a severe local inflammatory response, as the concentration of degradation by-products in the tissue is then higher.

− *Good mechanical properties in vivo.* The mechanical properties of some resorbable polymers deteriorate in vivo within a matter of days, before the bone fracture is healed.

− *Adequate rate of in vivo resorption.* Certain resorbable polymers degrade in vivo at high rates. This leads to premature deterioration of mechanical properties of the implant. In addition, as the relatively large amount of monomer is released into the tissue within a short time, inflammatory response to the material is much more pronounced than in the case of slowly degrading polymers.

− *Commercial availability in high purity grades.* Only a few resorbable polymers are produced commercially, and only three of these are freely available as raw materials to be processed into implants according to the designer's specification.

− *Processability and sterilizability.* If the selected polymer cannot be transformed into implants using one of the available processing techniques, e.g., injection molding, compression molding, extrusion or casting, the polymer, although resorbable, is useless for this particular application. Resorbable implants should be easily sterilizable with at least one of the available methods, e.g., steam, heat, gamma/beta irradiation or ethylene oxide.

A literature survey and our own experience has led us to the conclusion that polyhydroxy acids, and especially polylactides in their various chemical configurations, are the polymers of choice for production internal fixation devices, either alone or in combination with resorbable glasses and ceramics.

Commercial Resorbable Polyhydroxy Acids

A number of polyhydroxy acids are available commercially in various forms. They are: polylactides (L-lactide, D-lactide, D,L-lactide meso-isomer, L,D-lactide racemic), polyhydroxybutyrate/valerates (Biopol), polyglycolide (Dexon), poly(glycolide-colactide) (e.g., Vicryl, Polyglactin 910), poly(glycolide-cotrimethylene carbonate) (Maxon), poly(p-dioxanone) (PDS), copolymers of lactides and caprolactone.

Polylactides and polyhydroxybutyrate/valerates with various chemical compositions, molecular weights and purity are available as raw materials, mainly in powder form [1−5]. Recently, polyglycolide also become available as a raw material [3]. Polyglycolide, poly(glycolide-colactide), poly(glycolide-cotrimethylene carbonate) and poly(p-dioxanone) are mainly used in the form of surgical sutures [6−19] and meshes [20−24]. Chemical formulas of monomers used for syntheses of resorbable polyhydroxy acids are shown in Fig. 1. Figure 2 shows mers of hydroxybutyrate and hydroxyvalerate within the polyhydroxybutyrate/valerate molecule. This copolymer as well as polyhydroxybutyrate are produced microbially and isolated from microorganisms by extraction [4, 5]. Figure 3 illustrates a typical reaction for the synthesis of polylactide by catalytic ring-opening polymerization of lactide monomer at elevated temperature.

In Vitro and In Vivo Degradation of Polyhydroxy Acids

Polymers placed in an aqueous environment usually undergo hydration, which is accompanied by disruption of the van der Waals forces and/or hydrogen bonds within the system. This stage of polymer degradation is followed by strength loss due to the initial cleavage of covalent bonds in the

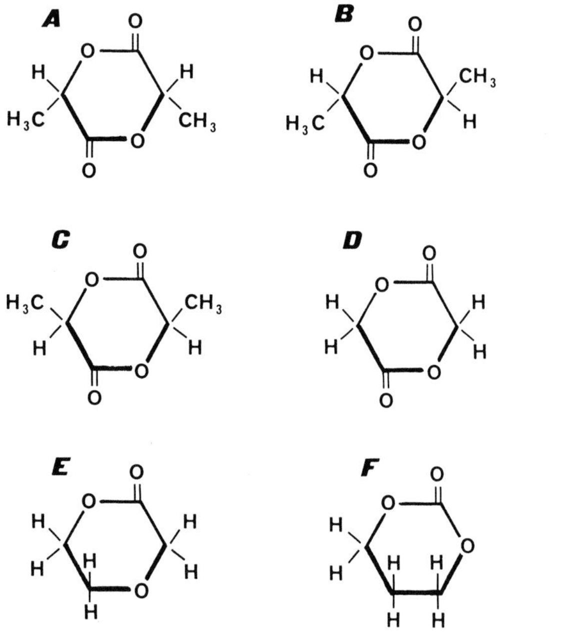

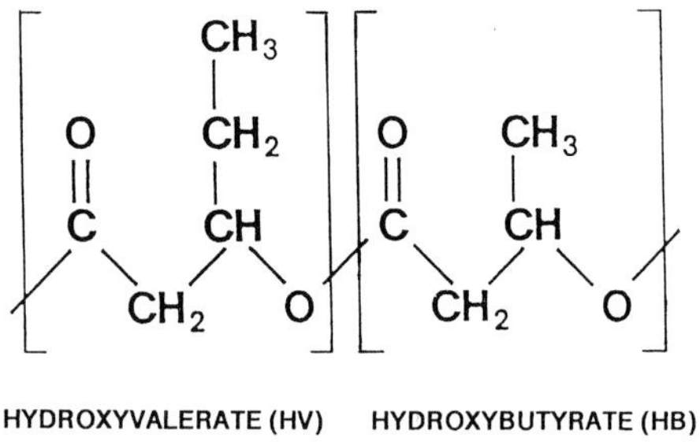

Fig. 2. Hydroxyvalerate and hydroxybutyrate units within the polyhydroxybutyrate/valerate molecule. HV content 0 – 20 mol%

Fig. 1A – F. Monomers used for synthesis of resorbable polyhydroxy acids. **A**: L-lactide; **B**: meso-lactide; **C**: D-lactide; **D**: α-glycolide (Dexon); **E**: p-dioxanone (PDS); **F**: trimethylene carbonate. **A**+**C** mixture: racemic DL-lactide; **A**+**D** copolymer (Vicryl, Polyglactin); **D**+**F** copolymer (Maxon)

polymer main chain. Progressing cleavage of covalent bonds results in material fragmentation, decrease in molecular weight and increase in polymer polydispersity. In the final stage of polymer degradation, dissolution of low-molecular weight fractions in aqueous media takes place. In addition, in the living environment, small fragments produced by implant fragmentation are digested by phagocytes and giant cells.

In vitro degradation of polyhydroxy acids in the presence of water or other liquids proceeds via a random, bulk hydrolysis of ester bonds in the polymer chain. This leads to a decrease in molecular weight of the polymer and its weight loss [25 – 56]. Products of the degradation are monomeric carboxylic acids which additionally catalyze the degradation process [34]. It is believed that the first stage of degradation takes place in the amor-

phous regions, since these are more easily accessible to liquids. This usually leads to an initial increase in crystallinity of the material [28, 31 – 34]. The second stage of degradation is chain scission in the crystalline regions, which is manifested by a decrease in the overall crystallinity of the polymer.

In vivo degradation of polyhydroxy acids, defined as "a loss of physical and/or chemical integrity resulting from the interaction with the living tissue," follows the same mechanism, although tissue enzymes may be involved in degradation of monomeric by-products formed upon polymer degradation. For example, lactic acid produced by in vivo degradation of polylactide is transformed in the presence of enzymes into carbon dioxide and water.

The rates of in vivo and in vitro degradations of polymers are strongly influenced by: molecular weight and polydispersity, molecular orientation and crystallinity, physical and chemical structure and the load applied to the material. In vivo degradation of polymers is in addition affected by the site of implantation.

In general, the rate of degradation of synthetic polymers decreases with increase in molecular weight, degree of orientation and crystallinity. The rate of degradation is lower for bulky objects (implants) with large cross sections than for objects with small cross sections (e.g., resorbable screws will degrade at slower rates than sutures produced from the same polymer). Polymers with a broad mo-

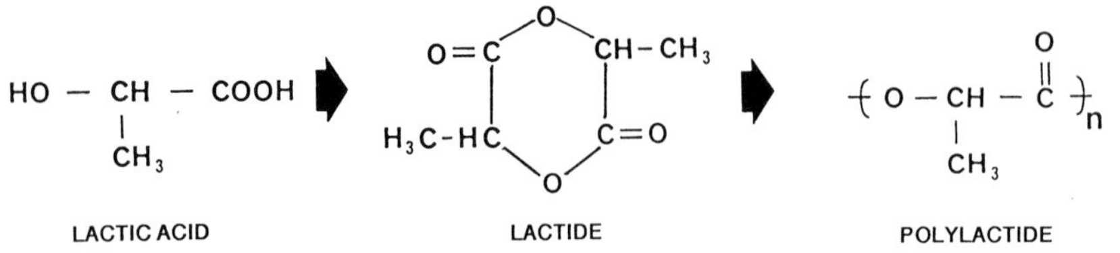

Fig. 3. Synthesis of polylactide by ring-opening polymerization of lactide

lecular weight distribution (highly polydisperse) usually degrade faster than those with a narrow molecular weight distribution. The rate of degradation of synthetic polymers is higher for porous materials containing additives, impurities, catalyst residues etc. than for nonporous ones free from additives and impurities. Copolymers usually degrade faster than homopolymers, e.g., the glycolide-lactide copolymer, Vicryl, degrades faster than the homopolymer, Dexon. The rate of degradation of polymers is higher in aggressive environments, e.g., in the urinary tract, bile duct and abdominal cavity, than in muscle, e.g., when implanted subcutaneously. Degradation is faster in soft tissues than in bony tissue. Finally the rate of degradation is higher for loaded polymers than for those free of load.

It has been suggested that hydrolytic degradation of polyhydroxy acids can be catalyzed by cellular enzymes, e.g., nonspecific esterase [13–16, 35–38]. In vitro experiments have shown that polyglycolide and poly(L-lactide) undergo enzymatic degradation [35, 36, 38]. The initiation of hydrolysis was found to be faster in vivo than in vitro, although the propagation phase of hydrolysis seemed to be similar in both cases [36]. In other reports [15, 17, 27, 62–64], no contribution of enzymes to the initial stage of in vivo degradation of polyhydroxy acids was observed. It is, however, generally agreed that cellular enzymes are involved in the degradation of the by-products formed during hydrolysis of these polymers [62, 64].

Tissue Response to Polyhydroxy Acids

The intensity of local tissue responses and macrophage activity to resorbable polymeric implants depends on their biocompatibility, the biocompatibility of by-products formed upon polymer degradation, the rate of polymer degradation, the shape, physical structure and mass of the implant and the stress at the implantation site.

In general, rapidly degrading polymers, large, bulky implants with sharp edges and implants subjected to stresses cause a more pronounced inflammatory response than do slowly degrading ones having rounded shapes and implanted in the nonstressed state.

The tissue response to *polyglycolide*, e.g., Dexon sutures in the early stage of implantation, is manifested by a fibrous capsule in apposition to the implant, containing mononuclear cells, polymorphonuclear leukocytes and lymphocytes with occasional giant cells. At 2 weeks after implantation,

fibroblasts and histiocytes are the predominant cells. Polymorphonuclear leukocytes and lymphocytes are less frequent, while giant cells are more common. At 6 weeks, polymeric fragments are surrounded by histiocytes and giant cells. At 16 weeks, polyglycolide sutures are almost completely resorbed. A few enlarged fibroblasts and/or macrophages and fat cells can be observed at the implantation site [6–11].

Poly(glycolide-colactide) (Vicryl) sutures 1 day after implantation are already almost completely surrounded by macrophages, which have spread and flattened on the implant surface. After 1 week of implantation, many of the macrophages surrounding the implant contain a large number of phagolysosomes. A network of collagen fibrils, large multinucleated giant cells, many macrophages and fibroblasts are usually seen after 4 weeks. At 6–7 weeks, large multinucleated giant cells surround degrading fragments. The material is almost completely absorbed at 8 weeks [11–16].

Poly(glycolide-cotrimethylene carbonate) (Maxon) sutures do not show acute inflammatory infiltration, abscess formation or tissue necroses. There is no tissue reactivity or cellular mobilization of any kind remote from the implantation site. At 12 weeks, chronic inflammation manifested by the presence of mononuclear macrophages and mature connective tissue capsule is the prominent tissue reaction. At 20 weeks, the implants show partial absorption. Mononuclear macrophages and vascularized fibrous tissue form the implant capsule. Fragments of the implants are associated with multinucleated giant cells. Degradation of Maxon is accompanied by an increase of collagen deposition [17].

Polydioxanone (PDS) implants at the early stage of implantation are usually surrounded by inflammatory cells, consisting primarily of macrophages and a few neutrophils. At 1–2 weeks, proliferating fibroblasts and macrophages are the prevailing cells at the interface with the implant. At 4 weeks, the reaction is fibrocytic, with a collagenous capsule around the implant. At 13 weeks, fragments of the material are incorporated in a well-organized collagenous capsule, with a few macrophages at the material-capsule interface. At 30 weeks, the PDS material is completely resorbed. Only a few fibrocytes and macrophages are present at the implantation site, which is often occupied by fat cells [18–19].

Polyhydroxybutyrates seem to be well tolerated by the tissue. Inflammatory reaction is usually less extensive than for alternative synthetic materials [5].

Experimental *polylactide* sutures implanted in rats were at 2 weeks surrounded by a very dense layer of tissue composed of fibroblasts, histiocytes, scattered lymphocytes, occasional plasma cells, small foreign-body giant cells, and a dense network of capillaries. This reaction was limited to the immediate area surrounding the material. At 4 weeks, the polymer was infiltrated by plasma cells and lymphocytes. Multinucleated giant cells were seen in close approximation to the implant. At 10 weeks, a variable inflammatory response was seen, with many foreign-body giant cells and phagocytes. Polylactide plates used for the repair of blowout fractures in monkeys demonstrated very good tissue compatibility and no lymphocytic or plasmacytic infiltration at 8 weeks post implantation. Resorption of the polymer was assumed to be due to a phagocytic process involving phagocytes, giant cells and villous projections [25, 47–56]. Differences in the tissue response to polylactides observed by different authors could be due to variations in implant purity and the amount of a low molecular weight component present in the material. Polylactides implanted in bone were already encapsulated by fibrous tissue after 1 week and totally ossified after 7 weeks [58]. The degradation of the polymer was accompanied by capillary ingrowth and/or phagocytic foam cells [59].

Tables 2 and 3 present data on in vivo degradation and the deterioration of mechanical properties of various polyhydroxy acids.

Mechanical Properties of Polymeric Implants, and the Effect of the Method Used for Implant Preparation on Mechanical Properties

It has already been pointed out that resorbable polymeric internal fixation devices should have adequate mechanical properties in vivo to maintain stable fixation and allow immediate recovery of mobility of the limb. Mechanical properties of polymers in general are strongly dependent on molecular weight, orientation and crystallinity, the presence of reinforcing structures in the material and the purity of the material:

- The tensile strength and moduli of polymers increase with increasing molecular weight, orientation and crystallinity.
- Mechanical properties of polymers are greatly enhanced by the presence of reinforcing structures, e.g., fibers or whiskers in the matrix.
- Impurities and/or additives present in polymers cause a deterioration in their mechanical properties and may affect the material biocompatibility.

Table 2. Degradation rates of various resorbable polymers

Polymer (sutures)	Retained strength (%/week)	Total strength loss	Time of complete resorption
Polydioxanone (PDS)	60/4 40/	2 months	6 months
Poly(glycolide-cotrimethylene carbonate) (Maxon)	55/4 14/7	2.5 months	6 months
Polyglycolide (Dexon)	30/2	1 month	4 months
Poly(glycolide-colactide) (Vicryl)	30/3	1 month	2 months

Tabelle 3. Degradation rates of selected resorbable polymers

Polymer	Retained strength (%/week)	Total strength loss	Time of complete resorption
Poly(L-lactide) (nonoriented)	40/8	3 months	1–3 years
Poly(L-lactide) (oriented)	88/5 65/25	12 months	1–4 years
Poly(hydroxy-butyrate/valerate) (nonoriented)			intact up to 3 years

Processing methods used for preparation of experimental resorbable internal fixation devices, e.g., screws with non-self-tapping threads, plates, rods and pins, usually involve injection molding, compression molding, melt extrusion and/or machining of extruded or compression-molded polymeric blocks. The machining procedure, if carried out carefully, does not affect the molecular weight, orientation and crystallinity of the polymer. Injection molding, compression molding at elevated temperatures and melt extrusion result in substantial degradation of polyhydroxy acids. As a result of the decrease in molecular weight and the increase in the low molecular weight fraction content of the material, the mechanical properties of the experimental resorbable devices available at present are far from optimal for adequate bone healing.

There have been some attempts to prepare resorbable screws and plates by machining them from polymerized blocks. This procedure was claimed to lead to implants with better mechanical properties [57]. Another approach for preparing internal fixation implants with improved mechanical properties utilized compression molding at elevated temperatures of polyglycolide woven fabric, produced from Ercedex sutures in poly(L-lactide) matrix and randomly dispersed short and/or long parallel polyglycolide fibers in poly(L-lactide) matrix [67, 68], or compression molding of polyglycolide (Dexon) sutures alone [69, 70].

The main concern regarding the implants produced by these methods in related to the high risk of implant delamination. It should also be appreciated that at the elevated temperatures applied during compression molding of implants, the molecular orientation of the reinforcing fibers is strongly affected, while the polyhydroxy acids used undergo a partial degradation. Thus, new highly efficient technologies are required, allowing process-

ing of resorbable polymers into high-strength, high-modulus implants without affecting their molecular stability.

There are some confusing data in the published literature concerning preparation of resorbable internal fixation devices with improved mechanical properties. For example, some authors describe an "orientrusion process" of high-molecular-weight, high-purity polylactides, which leads to "formation of fibrils in a semicrystalline polymeric matrix in such a way that the resulting structure is a high-strength composite" [71, 72]. Although the term "orientrusion" is new, the process itself uses a well-known hot-drawing technique which at certain draw ratios leads to highly fibrillated, high-strength, high-modulus polymeric materials [73 – 75]. Other authors claim that they "have found unexpectedly that by increasing the strength and elastic modulus values of resorbable materials by orientation of the molecular structure of the material in such a way that it is at least partially fibrillated", they "get new macroscopically resorbable self-reinforced implant materials, which have considerably higher strength and elastic modulus values than those of the known resorbable implant materials" [76]. Although this statement seems to duplicate the findings presented by Tunc and Balkrishna [72], both sets of results are based on the well-established state of the art and on routine techniques commonly applied in processing of polymers of improved mechanical properties.

Table 4 presents typical mechanical properties of poly(L-lacitde) as compared with those of bone and steel.

Polyhydroxy Acids in Orthopedic Surgery

Bone Plates and Screws

Resorbable plates and screws produced from polylactides, polyglycolide, poly(glycolide-colactide) and polydioxanone have been used for the reduction of bone fractures in animals and humans [49 – 51, 53, 57 – 59, 67 – 72, 77 – 87]. The implants can be shaped in the operating room, welded or fused into a one-piece system for stability and immobilization of fragments [53]. Resorbable implants are well tolerated and assure good stability over the period necessary for fracture healing [56]. In general, bone healing with resorbable implants is good and proceeds without callus formation [57].

Table 4. Typical mechanical properties of selected materials

Material	Young's modulus (GPa)	Tensile strength (GPa)
Bone	7 – 40	0.09 – 0.12
Steel 316 L	200	0.80
Polylactides	3 – 5	0.06
Polylactides (oriented)	6 – 14	0.3 – 2.5
Polylactides/ resorbable glass fiber	8 – 30	0.20

Fibers, Cords and Ribbons

Polylactide sutures were used as a transosseous fixation material to repair fractures in monkey mandibles. All the fractures showed progressive healing with osseous union and without residual deformity. The fibers showed inherent longitudinal shrinkage, which may be of assistance in maintaining close approximation of the bony parts. The degradation did not interfere with osseous union and healing [49]. Resorbable cords and braided implants from polydioxanone are used for ligament repair and replacement and for internal suspension and fixation, e.g., as a substitute for Kirschner wires [89–95].

Resorbable Pins

Polydioxanone pins (Ethipin, Orthosorb) are successfully used for fixation of finger fractures, positioning of bone grafts, fixation of multiple small fragments, as supports during Tossi III reconstruction, fixation of osteochondral and chondral fragments in condylar fracture of the femur and tibia, malleolar fractures, stabilization of selected fractures of the radial head, fractures of the talus, etc.

There have been attempts to use Biofix pins produced by compression molding of polyglycolide (Dexon) sutures [104–116]. The recent clinical data, however, reveal a high rate of complications with these implants [106].

Miscellaneous

Resorbable polymers, primarily polylactides, were proposed as implantable systems for delivery of bone morphogenic protein, to induce the formation of new bone [107]. It was suggested that porous resorbable implants in the form of blocks or membranes could be used for treatment of newly created bone voids. It was believed that interconnected pores within the implants would enhance the development of blood capillaries [108]. Carbon fibre-polylactide composite was used for replacement of the collateral ligament [96]. Polylactide-hydroxyapatite composites were applied as resorbable bone filters in rats. Hydroxyapatite incorporated in the polymeric matrix seemed to play an active role in the new bone formation [109].

Concluding Remarks

Resorbable polymers like polyhydroxy acids have good potential for use in development of internal fixation devices. These devices can be the conventional ones, e.g., bone screws, plates, pins, rods, multi and/or monofilaments (substitutes for Kirschner wires).

New type of implants, e.g., staples, dowels, rivets and microporous ribbons, should be developed whose designs will utilize the unique properties of resorbable polymers while taking into account the mechanical limitations of these materials.

New production technologies are required, to allow processing of resorbable polymers into high-modulus, high-strength internal fixation devices without causing their molecular degradation.

Slow in vivo resorption rates of internal fixation devices produced from selected polyhydroxy acids, e.g., polylactides, accompanied by slow release of monomer byproducts, can be advantageous due to the mild foreign body/inflammatory response.

Resorbable osteosynthesis devices developed at present seem to find their main applications in the fixation of osteochondral defects and small fragments and in pediatric surgery, i.e., in the areas of restricted load. The ultimate applications would be intramedullary nailing and long bone fracture reduction.

It does not seem probable that resorbable internal fixation devices produced from available polymers using the existing technologies will ever completely replace their metallic counterparts. However, resorbable osteosynthesis devices can supplement and coexist with metallic ones.

References

1. CCA Biochem BV (1988) Polyactide. Information Bulletin, Gorinchem, Holland
2. Boehringer Ingelheim KG (1985) Resorbable Polyesters. Information Bulletin – Product Range, Ingelheim, FRG
3. Du Pont Company (1988) Medisorb, bioresorbable polymers, Bulletin 8/88, 138489A, Wilmington, Del., USA
4. Holmes PA (1985) Applications of PHB – a microbially produced biodegradable thermoplastic. Phys Technol 16:32
5. Brown DJ, Ragg PL, Webb A (1987) The potential medical applications of hydroxybutyrate-hydroxyvalerate copolymers. Proceedings, Medical Plastics '87, Copenhagen, Denmark, 28.1
6. Katz AR, Turner RJ (1970) Evaluation of tensile and absorption properties of polyglycolic acid sutures. Surg Gynecol Obstet 131:701

7. Postlethwait RW, Durham NC (1970) Polyglycolic acid surgical sutures. Arch Surg 101:489
8. Postlethwait RW (1974) Further study of polyglycolic acid suture. Am J Surg 127:617
9. Pavan A, Bosio M, Longo T (1979) A comparative study of poly(glycolic acid) and catgut suture materials: Histomorphology and mechanical properties. J Biomed Mater Res 13:477
10. Hermann JB, Kelly RJ, Higgins GA (1970) Polyglycolic acid sutures. Arch Surg 100:486
11. Craig PH, Williams JA, Davis KW, Magoun AD, Levy AJ, Bogdansky IS, Jones JP (1975) A biologic comparison of Polyglactin 910 and polyglycolic acid synthetic absorbable sutures. Surg Gynecol Obstet 141:1
12. Conn J, Oyasu P, Welsh M, Beal JM (1974) Vicryl (Polyglactin 910) synthetic absorbable sutures. Am J Surg 128:19
13. Matlaga BF, Salthouse TN (1983) Ultrastructural observations of cells at the interface of a biodegradable polymer: Polyglactin 910. J Biomed Mater Res 17:185
14. Salthouse TN (1984) Some aspects of macrophage behavior at the implant interface. J Biomed Mater Res 18:395
15. Salthouse TN (1986) Cellular enzyme activity at the polymer-tissue interface: A review. J Biomed Mater Res 10:197
16. Salthouse TN, Matlaga BF (1976) Polyglactin 910 suture absorption and the role of cellular enzymes. Surg Gynecol Obstet 142:544
17. Katz AR, Mukherjee DP, Kaganov AL, Gordon S (1985) A new synthetic monofilament absorbable suture made from polytrimethylene carbonate. Surg Gynecol Obstet 161:213
18. Ray JA, Doddi N, Regula D, Williams JA, Melveger A (1981) Polydioxanone (PDS), a novel monofilament synthetic absorbable suture. Surg Gynecol Obstet 13:644
19. Blaydes JE, Werblin TP (1982) 9-0 monofilament polydioxanone (PDS): A new synthetic absorbable suture for cataract wound closure. Ophtal Surg 13:644
20. Delamy HM, Rudavsky AZ, Lans Z (1985) Preliminary clinical experience with the use of absorbable mesh splenorrhapy. J Trauma 25:909
21. Dayton MT, Buchele BA, Shirazi SS, Hunt LB (1986) Use of absorbable mesh to repair contaminated abdominal-wall defects. Arch Surg 121:954
22. Maurer PK, McDonald JV (1985) Vicryl(Polyglactin 910) mesh as a dural substitute. J Neurosurg 63:448
23. Eigler FW, Gross E, Klaes W (1985) Resorbierbare Kunststoffnetze in der Abdominalchirurgie. Chirurg 56:376
24. Tyrell J, Silberman H, Chandrasoma P, Niland J, Shull J (1989) Absorbable versus permanent mesh in abdominal operations. Surg Gynecol Obstet 168:227
25. Kronenthal RL (1975) Biodegradable polymers in medicine and surgery. In: Kronenthal R, Oser Z, Martin E (eds) Polymers in Medicine and Surgery. Plenum, New York, p 119
26. Reed AM, Gilding DK (1981) Biodegradable polymers for use in surgery − Poly(glycolic)/poly(lactic acid) homo and copolymers: 2. In vitro degradation. Polymer 22:494
27. Holland SJ, Tighe BJ, Gould PL (1986) Polymers for biodegradable medical devices. 1. The potential of polyesters as controlled macromolecular release systems. J Controlled Rel 4:155
28. Ginde RM, Gupta RK (1987) In vitro chemical degradation of poly(glycolic acid) pellets and fibers. J Appl Polym Sci 33:2411
29. Pitt CG, Gu Z (1987) Modification of the rates of chain cleavage of poly(E-caprolactone) and related polyesters in the solid state. J Controlled Rel 4:283
30. Kenley RA, Lee MO, Mahoney TR, Sanders LM (1987) Poly(lactide-co-glycolide) decompositions kinetics in vivo and in vitro. Macromolecules 20:2398
31. Chu CC (1981) An in vivo study of the effect of buffer on the degradation of poly(glycolic acid) sutures. J Biomed Mater Res 15:19
32. Chu CC (1985) Degradation phenomena of two linear aliphatic polyester fibres used in medicine and surgery. Polymer 26:591
33. Chu CC, Campbell ND (1982) Scanning electron microscopic study of the hydrolytic degradation of poly(glycolic acid) suture. J Biomed Mater Res 16:417
34. Chu CC (1982) The effect of pH on the vitro degradation of poly(glycolide lactide) copolymer absorbable sutures. J Biomed Mater Res 16:117
35. Williams DF, Mort E (1977) Enzyme accelerated hydrolysis of polyglycolic acid. J Bioeng 1:231
36. Williams DF (1979) Some observations on the role of cellular enzymes in the in vitro degradation of polymers. In: Syrett BC, Acharya A (eds) Corrosion and Degradation of Implant Materials, ASTM STP 684, ASTM, 61
37. Miller ND, Williams DF (1984) The in vivo and in vitro degradation of poly(glycolic acid) suture materials as function of applied strain. Biomaterials 5:365
38. Williams DF (1981) Enzymatic hydrolysis of polylactic acid. Engl Med 10:5
39. Miller ND, Williams DF (1987) On the biodegradation of poly-B-hydroxybutyrate (PHB) homopolymer and poly-B-hydroxybutyrate-hydroxyvalerate copolymers. Biomaterials 8:129
40. Williams DF, Miller ND (1987) The degradation of polyhydroxybutyrate (PHB). In: Pizzoferato A, Marchetti PG, Ravaglioli, Lee AJC (eds) Biomaterials and Clinical Applications. Elsevier, Amsterdam, p 471
41. Holland SJ, Jolly AM, Yasin M, Tighe BJ (1987) Polymers for biodegradable medical devices II. Hydroxybutyrate-hydroxyvalerate copolymers: hydrolytic degradation studies. Biomaterials 8:289
42. Knowles JC, Hastings GW (1989) Physical characteristics of polyhydroxybutyrate degradation, Proceedings PIMS VI, Norwijkerhout, Holland, 38/1
43. Gilding DK (1981) Biodegradable polymers. Biocompat Clin Implant Mater 2:209
44. Pittman CU Jr, Iqbal M, Chen CY, Helbert JN (1978) Radiation degradation of poly(α-hydroxybutyric acid) and poly(glycolic acid). J Poly Sci Polym Chem Ed 16:2721
45. Gupta MC, Deshmukh VG (1983) Radiation effects on poly(lactic acid). Biomaterials 24:827
46. Fredericks RJ, Melveger AJ, Dolegiewitz LJ (1984) Morphological and structural changes in a copolymer of glycolide and lactide occuring as a result of hydrolysis. J Appl Polym Sci Polym Phys Ed 22:57
47. Kulkarni RK, Pani KC, Neuman BS, Leonard F (1966) Polylactic acid for surgical implants. Arch Surg 93:839
48. Cutright DE, Hunsuck EE (1971) Tissue reaction to the biodegradable polylactic acid suture. Oral Surg 31:134
49. Cutright DE, Hunsuck EE, Beasley JD (1971) Fracture reduction using a biodegradable material, polylactic acid. J Oral Surg 29:393

50. Cutright DE, Hunsuck EE (1972) The repair of fractures of the orbital floor using biodegradable polylactic acid. Oral Surg 33:28

51. Cutright DE, Perez B, Beasley JD, Larson WJ, Posey WR (1974) Degradation rates of polymers and copolymers of polylactic and polyglycolic acids. Oral Surg 37:142

52. Brady JM, Cutright DE, Miller RA, Battistone GC (1973) Resorption rate, route of elimination, and ultrastructure of the implant site of polylactic acid in the abdominal wall of the rat. J Biomed Mater Res 7:155

53. Getter L, Cutright DE, Bhaskar SN, Augsburg JK (1972) A biodegradable intraosseous applicance in the treatment of mandibular fractures. J Oral Surg 30:344

54. Ruderman RJ, Bernstein E, Kairinen E, Hegyeli AF (1973) Scanning electron microscopic study of surface changes on biodegradable sutures. J Biomed Mater Res 7:215

55. Jamshidi K, Hyon SH, Nakamura T, Ikada Y, Shimizu Y, Teramatsu T (1986) In vitro and in vivo degradation of poly(L-lactide) fibres. In: Christel P, Meunier A, Lee AJC (eds) Biological and Biomechanical Performance of Biomaterials. Elsevier, Amsterdam, p 227

56. Bos RRM, Rozema FR, Boering G, Leenslag JW, Pennings AJ, Verwey AB (1988) In vivo and in vitro degradation of poly(L-lactide) used for fracture fixation. In: de Putter C, de Lange GL, de Groot K, Lee AJC (eds) Implant Materials in Biofunction. Elsevier, Amsterdam, p 245

57. Leenslag JW, Pennings AJ, Bos RRM, Rozema FR, Boering G (1987) Resorbable materials of poly(L-lactide). VI. Plates and screws for internal fracture fixation. Biomaterials 8:70

58. Vert M, Christel P, Chabot F, Leray J (1984) Bioresorbable plastic materials for bone surgery. In: Hastings GW, Ducheyne P (eds) Macromolecular Biomaterials. CRC Press, Boca Raton, FL, p 119

59. Vert M, Chabot F (1981) Stereoregular bioresorbable polyesters for orthopedic surgery. Makromol Chem [Suppl 5]

60. Chawla AS, Chang TMS (1985–86) In vivo degradation of poly(lactic acid) of different molecular weights. Biomat Med Dev Art Org 13(3&4):153

61. Pitt CG, Gratzl MM, Kimmel GL, Surles J, Schindler A (1981) Aliphatic polyesters II. The degradation of poly(DL-lactide), poly(E-caprolactone), and their copolymers in vivo. Biomaterials 2:215

62. Woodward SC, Brewer PS, Moatamed F, Schindler A, Pitt CG (1985) The intracellular degradation of poly(E-caprolactone). J Biomed Mater Res 19:437

63. Pitt CG, Hendren RW, Schindler A, Woodward SC (1984) The enzymatic surface errosion of aliphatic polyesters. J Control Rel 1:3

64. Gilbert RD, Stannett V, Pitt CG, Schindler A (1982) The design of biodegradable polymers: Two approaches. In: Grassie N (ed) Development in Polymer Degradation, vol 4. Applied Science, London, p 259

65. Mason NS, Miles CS, Sparks RE (1985) Hydrolytic degradation of poly(DL-lactide). Polym Mater Sci Eng 53:436

66. Schindler A, Harper D (1979) Polylactide. II. Viscosity-molecular weight relationships and unperturbed chain dimensions. J Polym Sci Chem Ed 17:2593

67. Vert M, Chabot F, Leray J, Christel P (1978) French Pat Appl 78/29978

68. Garreau H, Vert M (1986) Dynamic mechanical properties of a bioresorbable composite material aimed at internal fixation of bone fractures. Proc 5th PIMS Conference, Nordwijkerhout, Holland, 17/1

69. Törmälä P, Rokkanen P, Laiho J, Tamminmäki M (1985) Finish Pat Appl 85/1828

70. Törmälä P, Laiho J, Helevirata P, Rokkanen P, Vainionpää S, Böstman O, Kilpikari J (1986) Resorbable surgical device. Proc 5th PIMS Conference, Nordwijkerhout, Holland, 16/1

71. Tunc DC (1988) Absorbable bone fixation device, European Pat Spec, 0108635 (Appl 83306762.2)

72. Tunc DC, Balkrishna J (1988) Development of absorbable, ultra high strength polylactide. Polym Preprints (ACS) 29:383

73. Ciferri A, Ward IM (eds) (1979) Ultra-high modulus polymers. Applied Science, London

74. Eling B, Gogolewski S, Pennings AJ (1982) Biodegradable materials of poly(L-lactide). Melt-spun and solution-spun fibres. Polymer 23:1587

75. Gogolewski S, Pennings AJ (1983) Resorbable materials of poly(L-lactide). II. Fibres spun from solution of poly(L-lactide) in good solvents. J Appl Polym Sci 28:1045

76. Törmälä P, Rokkanen P, Vainionpää S, Laiho J, Heponen VP, Pohjonen T (1988) New surgical materials and devices, Intern Pat Appl WO88/05312

77. Tunc DC, Lehman WB, Strongwater A, Kummer F, Kramer M (1986) Osteosynthesis device. Trans 12th Soc Biomat Meeting, Minneapolis-St Paul, USA, p 166

78. Tunc DC, Rohovsky MW, Jadhav B, Lehman WB, Strongwater A, Kummer F (1987) Body absorbable osteosynthesis device. Polym Sci Technol 35:87

79. Tunc DC (1986) State-of-the art in absorbable polymers in hard tissue repair. Polymer Preprints 27:431

80. Tunc DC, Rohovsky MW, Jadhav B, Lehman WB, Strongwater A, Kummer F (1985) Evaluation of body absorbable bone fixation device. Polym Mater Sci Eng 53:502

81. Hyon SH, Ikada Y (1986) Some surgical applications of poly(lactic acid). Proc 5th PIMS Conference, Nordwijkerhout, Holland, 40/1

82. Kelly BS, Dunn RL, Casper RA (1985) Totally resorbable high-strength composite material. Polym Sci Technol 35:75

83. Casper RA, Kelly BS, Dunn RL, Potter AG, Ellis DN (1985) Fiber-reinforced absorbable composite for orthopedic surgery. Polym Mater Sci Eng 53:497

84. Hollinger JO (1983) Preliminary report on the osteogenic potential of polylactide (PLA) and polyglycolide (PGA). J Biomed Mater Res 17:71

85. Hollinger JO, Battistone GC (1986) Biodegradable bone repair materials. Synthetic polymers and ceramics. Clin Orthop 27:290

86. Gay B, Bucher H (1985) Tierexperimentelle Untersuchungen zur Anwendung von absorbierbaren Osteosyntheseschrauben aus Polydioxanon (PDS). Unfallchirurg 88:126

87. Gerlach KL, Eitenmüller J (1987) In vivo evaluation of 8 different polymers for use as osteosynthesis material in maxillofacial surgery. In: Pizzoferrato A, Marchetti PG, Ravaglioli A, Lee AJC (eds) Biomaterials & Clinical Applications. Elsevier, Amsterdam, p 439

88. Eitenmüller J (1988) Biodegradierbare Plattenmaterialien im Tierversuch. In: Pannike A (ed) Unfallheilkunde, Heft 200. Springer, Berlin Heidelberg New York Tokyo, p 648

89. Greve H, Holste J (1985) Synthetic absorbable material for refixation of small fragments or of tendon or ligament osseous disrupture in animal experiments. In: Stelzner F (ed) Chirurgisches Forum '85. Springer, Berlin Heidelberg New York Tokyo, p 9

90. Greve H, Clajus P, Dittrich H (1986) Verschluß der medianen Sternotomie mit resorbierbaren Kunststoffkordeln. Langenbecks Arch Chir 368:65

91. Cornah J, Wallace J (1988) Polydioxanone (PDS): A new material for internal suspension and fixation. Br J Oral Maxillofacial Surg 26:250

92. Rehm KE, Schultheis KH (1985) Bandersatz mit Polydioxanon (PDS). Unfallchirurgie 11:264

93. Schweiberer L, Habermeyer P, Kruger P, Schiller K, Wiedeman E (1988) Der heutige Stand der Bandverletzungen großer Gelenke. Chirurg 59:689

94. Tscherne H, Lebenhoffer P, Blauth M, Hoffmann R (1987) Primäre Rekonstruktion von Kapselbandverletzungen des Kniegelenkes. Orthopäde 16:113

95. Haupt PR, Duspiva W (1988) PDS-Augmentationsplastik bei Kreuzbandverletzungen. Unfallchirurg 91:97

96. Lebenhoffer P, Blauth M, Tscherne H (1988) Resorbierbare Augmentationplastik und funktionelle Nachbehandlung bei frischer vorderer Kreuzbandruptur. Z Orthop 126:296

97. Aragona J, Parsons JR, Alexander H, Weiss AB (1983) Medical collateral ligament replacement with a partially absorbable tissue scaffold. Am J Sports Med 11:228

98. van Lack W, Casser HR (1989) Arthroscopic treatment of osteochondritis dissecans of the femoral condyle. Arthroskopie 2:16

99. Dumbach J (1987) Osteosynthese mit resorbierbaren PDS-Stiften nach sagittaler Spaltung und Rückversetzung des Unterkiefers. Dtsch Zahnärtzl Z 42:825

100. Greve H, Holste J (1985) Refixation osteochondraler Fragmente durch resorbierbare Kunststoffstifte. Akt Traumatol 15:145

101. Claes L, Burri C, Kiefer H, Mutschler W (1986) Resorbierbare Implantate zur Refixierung von osteochondralen Fragmenten in Gelenkflächen. Akt Traumatol 16:74

102. Haas HG (1986) PDS-Splinte zur Frakturbehandlung. Handchirurgie 18:295

103. Dumbach J (1987) Osteosynthese mit resorbierbaren PDS-Stiften nach sagittaler Spaltung und Rückversetzung des Unterkiefers, erste Ergebnisse. Dtsch Zahnärztl Z 42:825

104. Becker D (1988) Erhaltungsoperation bei Radiusköpfchenfraktur mittels Pinnung mit dem resorbierbaren Material Biofix. Handchirurgie 20:157

105. Leixnering M, Moser KL, Poigenfürst J (1989) Die Verwendung von Biofix C zur Stabilisierung von Innenknöchelfrakturen. Akt Traumatol 19:113

106. Hoffmann R, Krettek C, Haas N, Tscherne H (1989) Die distale Radiusfraktur. Frakturstabilisierung mit biodegradablen Osteosynthese-Stiften (Biofix). Unfallchirurg 92:430

107. Urist MR (1986) Biodegradable organic polymer delivery system for bone morphogenetic protein. US Patent 4.563.489

108. Brekke JH (1980) Device and method for treating and healing a newly created bone void. US Patent 4.186.448

109. Higashi S, Yamamuro T, Nakamura T, Ikada Y, Hyon SH, Jamashidi K (1986) Polymer-hydroxyapatite composites for biodegradable bone fillers. Biomaterials 7:183

Neue Entwicklungen aus der Technik und ihre Bedeutung für Knochenimplantate

K. RALL

Methoden zur Erarbeitung neuer Kenntnisse

Denkstrukturen von Medizinern und Ingenieuren weisen signifikante Unterschiede auf. Das ingenieurmäßige Denken ist eher von einer engen, sehr stark in die Tiefe gehenden Vorgehensweise geprägt, die ständig nach Risiken fragt und eher zweifelnden, pessimistischen Charakter hat. Medizinische Denkansätze sind eher ganzheitlich geprägt, können daher notwendigerweise nicht allumfassend in die Tiefe gehen und werden von einer optimistischeren, des Erfolges sichereren Grundeinstellung getragen. Diese Aussagen sind weder provokativ noch bewertend gemeint, sondern ich möchte dazu auffordern, über diese unterschiedlichen Denkstrukturen einmal nachzudenken, weil durch die Kombination beider Vorgehensweisen und der unterschiedlichen Fachkenntnisse sich meiner Meinung nach ein ungeheuerliches Potential erschließt.

Zu den unterschiedlichen Denkstrukturen kommen natürlich auch unterschiedliche Wissensinhalte: Wenn man sich mit einem fachfremden kompetenten Gesprächspartner unterhält, läßt sich eine Fülle von Anregungen finden, die zum gegenseitigen Nutzen beider Disziplinen ausgearbeitet werden können.

Diese knappen Hinweise zu einer solch komplexen Thematik sind wegen ihrer plakativen Form natürlich sehr angreifbar: Man sollte sich aber nicht Gedanken darüber machen, wie diese Thesen zu widerlegen sind, sondern wie sie nutzbringend verbessert und intensiviert werden können.

Meßtechnik

Ingenieure, seien es nun Maschinenbauer, Elektrotechniker oder technische Informatiker, arbeiten sehr intensiv und auch erfolgreich an der Entwicklung neuer komplexer Sensoren. Diese Sensoren, die wir in einer nahezu unbegrenzten Vielfalt zur Erfassung mechanischer, elektrischer, optischer und akustischer Eigenschaften einsetzen, lassen sich auch mit großem Nutzen im medizinischen Bereich anwenden. Die Fortschritte, die in der jüngeren Vergangenheit auf diesem Gebiet erzielt worden sind (störungsfreier Betrieb, komplexe Signalvor- und -fertigbearbeitung, Miniaturisierung, Reduktion des Energieverbrauchs, Empfindlichkeitssteigerungen), lassen sich sicherlich auch in der Medizin nutzen.

Beispiele

Empfindlichkeitssteigerung. Es ist kürzlich gelungen, die äußerst geringen Magnetfelder, die von den elektrischen Strömen in den Nerven hervorgerufen werden, zu messen. Mittels moderner Hochleistungscomputertechnik ist es möglich, aus der Form dieser Magnetfelder außerhalb des menschlichen Körpers den Ort der Stromquelle (Nervenreizung) fast millimetergenau zu berechnen. In Kombination mit einem Tomographen, der eine räumliche Körperaufnahme erlaubt, läßt sich im Bild die Nervenleitung so darstellen, daß Störungen sichtbar werden.

Das verbesserte Auflösungsvermögen statischer und dynamischer Kraftaufnehmer erlaubt es, Kräfte in Knochen, Bändern, Implantaten usw. genauer zu bestimmen, so daß präzisere Funktionsschlüsse gezogen werden können.

Bildverarbeitung

Schon die Rekonstruktion einer räumlichen Darstellung aus mehreren zweidimensionalen Ansichten und die quasi räumliche Präsentation auf einem zweidimensionalen Bildschirm stellt eine enorme technische und wissenschaftliche Leistung dar. Die Ursprünge dieser Entwicklung liegen in der Proble-

Technische Universität Hamburg-Harburg, Postf. 901403, W-2100 Hamburg 90, Bundesrepublik Deutschland

Wolter/Zimmer (Hrsg.)
Die Plattenosteosynthese und ihre Konkurrenzverfahren
© Springer-Verlag 1991

matik der Werkstückidentifikation, bei der z. B. Werkstücke ungeordnet und in chaotischer Reihenfolge einer Werkzeugmaschine zur Bearbeitung zugeführt und von deren Steuerung erkannt und entsprechend bearbeitet werden müssen. Die Weiterentwicklungen in der Medizin haben dazu geführt, daß mit Hilfe der Bildverarbeitung, basierend auf den bekannten tomographischen Erfassungssystemen, jetzt ohne operative Öffnung des Körpers Dinge in Aktion gesehen werden können, die vorher unzugänglich waren.

Die Entwicklung auf diesem Gebiet geht hin zu höherem Auflösungsvermögen; insbesondere die Fragen der differenzierten Grauwertunterscheidung, z. B. zur Festlegung der Grenze zwischen Knochen und Markraum, werden vorangetrieben. Andere Entwicklungsarbeiten auf diesem Gebiet beschäftigen sich damit, nicht immer optimales Bildmaterial zu rekonstruieren, weil unvermeidbare Störungseinflüsse (z. B. Bewegungen des Patienten während der Aufnahme) zu nicht optimalem Ausgangsmaterial führen.

Das Vermessen, Zählen, Klassifizieren von Objekten ist eine Tätigkeit, die immer stärker im Maschinenbau verfeinert wird, weil die Werkstückidentifikation auch bei uns noch einige Fragen offenläßt. Die Ergebnisse dieser Bemühungen lassen sich möglicherweise in der Zukunft zur automatischen Auswertung histologischer Schnitte nutzen.

Mechanik, Kinetik, Kinematik

Grundsätzlich geht es darum, die im Maschinenbau angewandten Verfahren der Getriebesynthese, der Mechanik, der Kinetik, der Kinematik im Bereich der Medizin einzusetzen, um z. B. realitätsgetreuere Informationen über die Wirbelsäule oder das Kniegelenk zu erhalten. Meines Wissens ist bisher z. B. noch nicht eindeutig geklärt, ob ein Schnitt durch den kugeligen Teil des Kniegelenks einen Kreisbogen oder irgendeine Spirale ergibt. Die Kenntnis der genauen Konfiguration ist aber notwendig, weil aufgrund dessen bessere operative Rekonstruktionen mit Hilfe von Implantaten durchgeführt werden können.

Entwicklung eines Krafteinleitungsmodells. Üblicherweise werden bei den Überlegungen für die Implantation und die Implantatherstellung relativ einfache Krafteinleitungsmodelle verwendet. Es werden meist einfache Kräfte und Momente eingesetzt, weil diese leicht überschaubar, verständlich und berechenbar sind. Dagegen wurde im Maschinenbau diese Vorgehensweise wegen mangelnder Präzision

verlassen und man wendet sich der Entwicklung komplexerer Krafteinleitungsmodelle bei Finite-Element-Methodenberechnungen zu, um noch präzisere, noch aussagekräftigere Informationen zu erhalten, die auch im medizinischen Alltag sicherlich nutzbringend eingesetzt werden können.

Methoden zur Eigenschaftsverbesserung von Implantaten

Entwicklung angepaßter Materialien

In den Werkstoffwissenschaften ist man seit geraumer Zeit in der Lage, für alle erdenklichen Anwendungsfälle und Anforderungen geeignete Materialien herzustellen. Große Möglichkeiten erschließen sich hier insbesondere im Bereich der Kunststoffe und der technischen Keramiken. Ein schon seit längerem in der Medizin diskutiertes Beispiel ist das isoelastische Implantat. Aus 2 Gründen ist bei diesem Denkansatz bisher der Erfolg ausgeblieben: Es ist von medizinischer Seite aus noch nicht möglich gewesen, präzise Angaben über den E-Modul des menschlichen Knochens zu machen. Dies liegt m. E. daran, daß die individuelle Schwankungsbreite enorm groß ist. Zweitens scheinen sich die Fachleute noch nicht darüber sicher zu sein, ob tatsächlich ein isoelastisches Implantat vorteilhaft ist oder nicht.

In beiden Fällen können meiner Meinung nach die Ingenieure eine wichtige Hilfestellung leisten. Zum einen sollten wir gemeinsam versuchen, eine Methode zur schnellen Bestimmung des E-Moduls während der Operation zu entwickeln, so daß ebenfalls noch während der Operation das geeignete Implantat hergestellt werden kann. Mit Hilfe faserverstärkter Kunststoffe können nahezu alle gewünschten Eigenschaften sowie an einem Implantat unterschiedliche E-Module an verschiedenen Stellen realisiert werden. Die Berechnungsmethoden und das analytische Handwerkszeug sind in Zusammenhang mit dem erwähnten Krafteinleitungsmodell in der Lage, klare Auskünfte darüber zu geben, wie vorteilhaft isoelastische Implantate sein können.

Für das Problem der Änderung der Materialeigenschaften des Knochens im Laufe der Zeit und unter dem Einfluß vom Implantaten ist mir zur Zeit noch kein Lösungsansatz bekannt. Dies sollte aber niemanden daran hindern, diese Problemfelder noch einmal aufzugreifen und verstärkt nach Lösungen für Implantate mit zeitlich veränderbaren Eigenschaften nachzudenken.

Verständnisvermittlung für Knochenverhalten

Nach der Entfernung eines Implantates kann der scheinbar geheilte Knochen in einer Lastrichtung enorm stabil und fest sein, während es in anderen Lastrichtungen leider sehr leicht zu Brüchen kommt. Dieses Phänomen kennen wir von metallischen und nicht-metallischen Werkstoffen. Es ist auf die Anisotropie, also auf die ungleichmäßige Struktur des Materials, zurückzuführen.

Aufgrund unserer Erfahrungen in den Ingenieurwissenschaften sind wir in der Lage, zunächst ein Erklärungsmodell für das Versagen bei bestimmten Belastungsarten zu liefern und dann, möglicherweise auch in Zusammenarbeit mit der Medizin, Implantate oder die Einpflanzungsdauer für Implantate neu zu definieren.

Entwicklungen und Herstellung „intelligenter Implantate"

Auf diesem Gebiet liegen bereits viele gute Ergebnisse vor. Dennoch warten viele medizinische Fachwissenschaftler auf weitere Fortschritte, und zwar dort, wo weitergehende Miniaturisierung, problemlose berührungslose Energie- und Informationsübertragung, höheres Auflösungsvermögen und multifunktionale Sensoraufnahmen gefordert sind. Dies sind Forderungen, mit denen Ingenieure häufig konfrontiert sind und die bereits in vielen guten Ansätzen hervorragend gelöst wurden. Bei der Dünnschichttechnik z. B. handelt es sich um eine Sensorapplikationstechnik, bei der nur wenige tausendstel Millimeter dicke aktive Schichten auf das Implantat aufgedampft werden, um so einen Sensor zu bilden. Auch bei der Miniaturisierung (4 MByte-Chip) wurde bereits hervorragendes geleistet. Der Nutzen, der aus intelligenten, also selbstadaptierenden oder Informationen abgebenden Implantaten zu ziehen ist, ist so gewaltig, daß vermutlich bald ein großer Forschungsboom einsetzen wird.

Methoden zur Produktion von Implantaten

Montage- und Beschichtungstechniken

Zusätzlich zu spanenden, ur- und umformenden Verfahren zur Herstellung komplexer Implantate können auch hinterschneidungsbehaftete Knochenteile, wie sie z. B. beim Schädelknochen auftreten, mit Hilfe von Montagetechniken nachgebildet wer-

den. Noch wichtiger ist mir aber der Hinweis auf die Beschichtungstechniken als Ansatz zur Lösung dieses Problemfeldes, denn Hinterschneidungen, die mittels spanender Fertigungsverfahren nicht herstellbar sind, können durch Aufspritzen, Aufkleben und andere Verfahren verwirklicht werden. Wenn nach der medizinisch erforderlichen Verweilzeit ein Implantat entfernt wird, ist in fast allen Fällen zu erkennen, daß das Implantat unter den physikalischen und chemischen Umgebungsbedingungen, die im menschlichen Körper herrschen, stark gelitten hat. Dies ist auf profane Dinge, wie z. B. Reibverschleiß, zurückzuführen, der immer auftritt, wenn die Schraubköpfe der zum Befestigen der Implantate erforderlichen Schrauben beim Anziehen auf dem Implantat reiben. Aber auch die physikalisch-chemische Aggressivität der Körperflüssigkeiten hat zu deutlich erkennbaren Veränderungen am Implantat geführt. Beide Erscheinungen können relativ einfach durch seit langem im Werkzeugbau praktizierte Beschichtungstechniken zumindest gelindert, wahrscheinlich sogar beseitigt werden. Im Werkzeugbau sind wir darauf angewiesen, bei den hohen Temperaturen, den hohen Kräften und der Aggressivität der verwendeten Kühlschmiermedien solche Überzüge, deren Dicke im Bereich von wenigen tausendstel Millimetern liegt, zu realisieren, um die Standzeit der Werkzeuge zu erhöhen. Solche Beschichtungen können aus metallischen oder keramischen Materialien hergestellt werden. Diese Techniken könnten m. E. einen großen Fortschritt bei der Implantatherstellung bedeuten.

CIM und wirtschaftliche Produktion von Implantaten

Computer integrated manufacturing (CIM), also rechnerunterstützte Fertigung, hat das Ziel, Informationen, die an einer Stelle erzeugt werden, an anderen Stellen ohne zeitlichen Verzug stets verfügbar zu machen. Durch diesen durchgängigen Informationsfluß können nicht nur Wartezeiten, sondern auch Informationsverluste deutlich reduziert werden. Diese Technik wird im Maschinenbau eingesetzt, um die Lieferzeit komplexer Produkte deutlich zu reduzieren. In der Medizin gibt es erste Ansätze, dieses gedankliche Konzept zu realisieren. Es könnte meiner Meinung nach erfolgreich bei der Implantatherstellung eingesetzt werden, so daß z. B. während der Operation erst das individuelle Implantat mit angepaßter Geometrie und Elastizität hergestellt wird.

In der schnellen Reaktionsmöglichkeit dieser neuen Vorgehensweise liegt m. E. ein großes medizinisches Erfolgspotential. Diese Technik wird im Maschinenbau bei der Produktherstellung auch deshalb angewendet, weil es immer weniger Standardprodukte gibt. Ein Ziel von CIM liegt darin, neben der Verkürzung der Herstellungszeiten, die wirtschaftliche Fertigung der Losgröße 1 zu ermöglichen. Hier sollten insbesondere die Verfechter der individuellen Implantate aufhorchen, denn ein Einwand gegen individuelle Implantate ist immer noch der hohe Kostenaufwand, der durch diese Technik drastisch gesenkt werden kann.

Methoden zur Planung und Durchführung von Operationen

Fertigungs- und meßtechnische Hilfen zum Einsetzen von Implantaten

Es ist bekannt, daß ungeheuer viel Erfahrung, Können und Fingerspitzengefühl erforderlich sind, um z. B. eine Hüftprothese geometrisch exakt orientiert in den Oberschenkelknochen einzusetzen, und das unter den erschwerten beengten Operationsbedingungen. Aus maschinenbaulicher Sicht handelt es sich hierbei um einen präzisen Montagevorgang, der nicht mehr manuell durchgeführt werden sollte, weil die Reproduzierbarkeit und die Exaktheit der Ergebnisse stark zu wünschen übrig lassen. Ärzte und Ingenieure sollten gemeinsam darüber nachdenken, ob dieser und andere Montagevorgänge nicht mit Hilfseinrichtungen durchgeführt werden könnten, die auch in der maschinenbaulichen Montagetechnik eingesetzt werden. Vereinfacht gesagt handelt es sich hierbei um Montagehilfsvorrichtungen und meßtechnische Einrichtungen, die es erlauben, entsprechend den individuellen menschlichen Erfordernissen das Implantat mit äußerster Exaktheit einzusetzen.

Robotergestütztes Operieren

Gerade weil eines meiner Arbeitsgebiete die Robotik, also die Beschäftigung mit numerisch gesteuerten Handhabungsgeräten, ist, weiß ich, daß noch sehr viel getan werden muß, ehe es zum Einsatz von Industrierobotern bei „menschlichen Montagearbeiten", also bei Operationen, kommt. Die dabei hauptsächlich auftretenden Probleme beziehen sich auf die Schwierigkeiten bezüglich der Sterilisation und auf die noch nicht immer befriedigende Zuverlässigkeit. Der Problemkreis Sterilisation ist aber nach meiner Einschätzung mit einem vertretbaren Anpassungsaufwand lösbar, da es schon umfangreiche Vorarbeiten für den Einsatz von Robotern in Reinstraumbedingungen, z. B. bei der Chipfertigung, gibt. – Obwohl die Zuverlässigkeit von Robotern unter industriellen Gesichtspunkten schon hoch ist, so reicht sie dennoch nicht aus, um für alle Eventualitäten im Operationssaal gerüstet zu sein. Umfangreiche Forschungsarbeiten in meinem Arbeitsbereich versuchen hier weitere Verbesserungen zu erzielen. Trotz dieser Einschränkungen glaube ich, daß ein Handhabungsgerät, ähnlich wie wir es zu maschinenbaulichen Montageaufgaben einsetzen, im Bereich der Operationstechnik immer dann eine wertvolle Unterstützung darstellen kann, wenn höchste Genauigkeitsanforderungen gestellt werden. Auch wenn die geplante Einführung von Robotern in den Operationssaal bei vielen Medizinern auf emotionale Ablehnung stoßen wird, so darf doch nicht verkannt werden, daß es sich hierbei nicht um eine technische Spielerei handelt, sondern daß – wie in anderen medizinischen Bereichen auch – die Technik hier einen weiteren Beitrag zur Verbesserung der Krankenversorgung leisten soll, ohne daß dabei auch nur im entferntesten daran gedacht ist, den medizinischen Fachmann von seinem Arbeitsplatz zu verdrängen. Roboter dienen in der Technik als leistungsfähige Werkzeuge – nichts anderes werden sie in der Medizin sein.

Operationsplanung und Simulation

Im Maschinenbau werden seit einiger Zeit planerische und simulative Handwerkzeuge entwickelt, die es uns erlauben, komplexe Vorgänge vor deren Realisation auf dem Rechner durchzuspielen. Das bedeutet z. B., daß bei komplizierten räumlichen Bewegungsabläufen diese Vorgänge im Rechner modelliert werden, um so überprüfen zu können, ob sie kollisionsfrei realisierbar sind. Auch sind wir in der Lage, mit Hilfe unserer Simulations- und Planungstechniken festzustellen, ob bestimmte Montage- oder Fügevorgänge überhaupt durchführbar sind. Bei vielen komplizierten Operationen könnten m. E. solche Werkzeuge zur „Trockenübung" auch von großem Nutzen für die Medizin sein.

Wissensbasierte Systeme

Wissensbasierte Systeme sind – populär-wissenschaftlich ausgedrückt – Expertensysteme, die wiederum in den großen Bereich der künstlichen Intelligenz gehören. Auch bei diesem Kongreß hat es sich wieder gezeigt, welche enormen Fortschritte im medizinischen Bereich erzielt wurden. Das Informationsangebot ist so umfangreich, daß — wenn überhaupt — nur ganz wenige hochspezialisierte Experten alle Schattierungen des verfügbaren Wissens kennen. Hier können wissensbasierte Systeme beratend, unterstützend und helfend, nicht aber ersetzend, wirken. Diese Systeme haben inzwischen einen vernünftigen Reifegrad erreicht, der dazu geführt hat, daß selbst Experten gerne Expertensysteme einsetzen.

Mit ihrer Hilfe ist es sicher und einfach möglich, unabhängig von der individuellen menschlichen Tagesform und unabhängig von irgendwelchen Störeinflüssen, immer alle Wissenskomponenten zu berücksichtigen.

Ich hoffe, daß diese kurze, unvollständige und nicht sehr in die Tiefe gehende Aufzählung ingenieurmäßiger Entwicklungen einige Denkanstöße vermittelt hat und gleichzeitig dazu beiträgt, die Zusammenarbeit zwischen Medizinern und Ingenieuren zu intensivieren.

Schlußwort

D. WOLTER

Die Spanne „Von Hansmann bis Ilisarow" charakterisiert die Osteosynthesetechnik, die für uns heute von Bedeutung ist. Bis vor kurzer Zeit konnte man der Auffassung sein, daß die Osteosynthesetechnik, wie sie von Hansmann, von Langenbeck, Lambotte, Küntscher, Lane, Davis und anderen begründet und von einer großen Anzahl engagierter Wissenschaftler und Chirurgen optimiert worden ist, einen Stand erreicht hat, der als ausgereift und technisch perfektioniert angesehen werden konnte. Hierzu hat in den letzten Jahrzehnten die Arbeitsgemeinschaft für Osteosynthese (AO) Entscheidendes beigetragen.

Daß diese Beurteilung eine Fehleinschätzung ist, hat dieser Kongreß gezeigt. Eine neue Philosophie und Denkweise ist durch Ilisarow in die Knochenchirurgie eingeführt worden. Seine Arbeiten und Ergebnisse zeigen, daß unter Ausnutzung der von ihm gefundenen Gesetzmäßigkeiten mit weniger „Operativem" mehr zu erreichen ist.

Das Zusammenfügen des Knochens durch eine innere Schienung hat ihren Siegeszug erst antreten können, als die großen Probleme der Asepsis und Antisepsis beherrschbar wurden und grundlegende Arbeiten zur Biokompatibilität und Biomechanik geeignete Implantate haben entstehen lassen. Über viele Jahre verfolgten wir dabei die Auffassung, daß die interfragmentäre Mikrobewegung auszuschalten ist, damit die primäre Knochenheilung vonstatten gehen kann. Daß dies nicht dem „natürlichen" Heilungsprozeß entsprach, war uns allen klar.

Die Grenzen der stabilen inneren Fixation zeigten sich durch die notwendige Größe der Implantate, die Vaskularisationsbeeinträchtigung des Knochens, den großen operativen und technischen Aufwand und in der Patientengefährdung.

Das Dogma der notwendigen primären Stabilität im Frakturbereich sowie der primären Knochenheilung wird durch die Ergebnisse von Ilisarow in Frage gestellt. Unbemerkt von der „westlichen Medizin" hat er seit den 50er Jahren einen eigenen Weg in der Behandlung von Frakturen, Pseudarthrosen, Fehlstellungen usw. beschritten.

Erste Kontakte sind über Thor Heyerdahl erfolgt, zu dessen internationalem Team auch ein Russe und ein Italiener gehörten. Ein Freund dieses italienischen Teammitgliedes litt an einer chronischen Osteitis mit zahlreichen vorangegangenen erfolglosen Operationen. Der russische Kollege, der davon im Gespräch hörte und für den Ilisarow damals schon ein Begriff war, brachte den Kontakt zwischen diesem Patienten und Ilisarow zustande.

Die erfolgreiche Behandlung dieses Mannes führte dazu, daß italienische Kollegen nach Sibirien fuhren, um diese neue Methode kennenzulernen.

In der Zwischenzeit ist Ilisarow weltweit ein Begriff. Seine Technik und seine Thesen werden heute intensiv diskutiert und beeinflussen nicht nur Therapiemaßnahmen in der Knochenchirurgie, sondern auch in anderen medizinischen Bereichen.

Die vielen herausragenden Beiträge dieses Kongresses lassen erkennen, welcher Aufwand notwendig ist, um ausgezeichnete Ergebnisse zu erhalten und wieviel klinisches Wissen und Erfahrung angesammelt werden muß, um die komplizierte Technik einer inneren Osteosynthese zum Wohle des Patienten sinnvoll einzusetzen.

Die von Ilisarow dargestellte Methode ist sicherlich nicht einfach, aber für den Patienten risikoärmer. Aufgrund seiner jahrzehntelangen experimentellen und klinischen Forschungen kam er zu dem Ergebnis, daß die Spannung, die bei der dosierten Dehnung im lebenden Gewebe entsteht, gesetzmäßig zu aktiver Regeneration und Wachstum aller Gewebestrukturen führt. Dieser Dehnungsreiz versetzt dabei die Gewebe in eine neue Wachstumsphase, die Gewebe werden wieder „jung".

Dieses „jugendliche" Gewebe hat größere Regenerationspotentiale und Heilungsmöglichkeiten.

Berufsgenossenschaftliches Unfallkrankenhaus Hamburg, Bergedorfer Straße 10, W-2050 Hamburg 80, Bundesrepublik Deutschland

Wolter/Zimmer (Hrsg.)
Die Plattenosteosynthese und ihre Konkurrenzverfahren
© Springer-Verlag 1991

Dabei wird der Dehnungsreiz „unblutig", wie Ilisarow es nennt, durch Spickdrähte und ein Ringfixationssystem auf den Knochen gebracht, das operative Trauma ist somit minimal. Die Verjüngung der Gewebe, die vom Dehnungsreiz erreicht wird, ist der Schlüssel des Erfolges, wobei ein intaktes medulläres Gefäßsystem, interfragmentäre Kompression, Stabilität, rasche Funktionsaufnahme und Belastung als wichtige Komponenten in dem neuen Konzept ihren besonderen Stellenwert haben.

Nach diesen von den Kongreßteilnehmern als revolutionär empfundenen Beiträgen von Ilisarow haben Besuche an seiner Klinik in Kurgan – das wohl größte Klinikum und die größte Forschungseinrichtung für Knochenerkrankungen und Verletzungen in der Welt – gezeigt, daß das, was man im Vortrag als so sensationell empfand, in Kurgan Alltag ist.

In der Zwischenzeit haben zahlreiche Kliniken in Deutschland begonnen, sich mit dieser Methode zu beschäftigen, die in Italien seit 1983 und in USA seit ungefähr 1985 eingesetzt wird. Diese Methode wird die herkömmlichen Osteosynthesen nicht ersetzen können. Sie wird sich aber nach meiner Auffassung als fester Bestandteil in der Klinik etablieren. Dabei werden die allgemeinen Erkenntnisse von Ilisarow in jedem Bereich der Osteosynthese ihre bleibende Wirkung hinterlassen.

Allen Teilnehmern sei abschließend noch einmal gedankt, daß sie durch ihre ausgezeichneten Beiträge den fast vergessenen Pionier der Plattenosteosynthese Hansmann geehrt haben, der durch die Beiträge von Ilisarow eine besondere Würdigung erfahren hat.

Sachverzeichnis

G. A. Ilizarov, Kurgan, USSR

Transosseous Osteosynthesis

Theoretical and Clinical Aspects of the Regeneration and Growth of Tissue

Editorial assistance: S. A. Green

1991. Approx. 800 pp. 653 figs. in 3100 sep. illus.,
some in color. Hardcover
ISBN 3-540-53534-9

For the past 40 years, G. A. Ilizarov has been perfecting a system
of orthopedics and traumatology based upon the tensioned-wire
circular external skeletal fixator he invented in 1951. With his
apparatus, Ilizarov has unlocked from within bone a previously
hidden capacity to form new osseous tissue under appropriate
conditions of stabilization, distraction, and compression.

This profusely illustrated book is the only available compre-
hensive description of the basic science, biomechanical principles, and clinical strategies of the Ilizarov method. The mono-
graph contains numerous principles and techniques never before
published. The text includes an exposition of the historical background of osteosynthesis and a review of the experimental basis
of the author's biological discoveries: the influence of tension-
stress upon the genesis and growth of tissues; and the effect of
blood supply and loading on the shape-forming processes of
bones and joints.

Separate chapters focus on specific Ilizarov methods: fracture
care, limb lengthening, deformity correction, the management of
pseudarthroses and skeletal defects, and the treatment of osteomyelitis. Other sections deal with Ilizarov's reconstruction tactics
for congenital and acquired disorders of the hand, foot (two
chapters) and hip (six chapters).

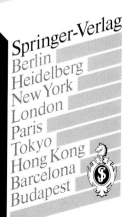

Springer-Verlag
Berlin
Heidelberg
New York
London
Paris
Tokyo
Hong Kong
Barcelona
Budapest

T. Stuhler, Nürnberg (Hrsg.)

Fixateur externe
– Fixateur interne

Unter Mitarbeit von H. Brebeck

Symposium, Nürnberg, 23./24. Oktober 1987

1989. XIII, 362 S. 162 Abb. 61 Tab. Geb. DM 158,–
ISBN 3-540-50830-9

In diesem Buch werden die verschiedenen Systeme
des Fixateur externe und interne für die Wirbelsäule –
z. T. von ihren Urhebern selbst – dargestellt.
Besonders ausführlich werden die Anwendungsmöglichkeiten des Fixateur externe bei den oberen
und unteren Extremitäten, Becken, Hand und Fuß
abgehandelt.

Aktuelle Weiterentwicklungen verschiedenster
Fixateursysteme werden in den einzelnen Kapiteln
besprochen.

Das Buch ist für jeden Unfallchirurgen, der sich mit
der Behandlung von Frakturen beschäftigt, eine wichtige Informationsquelle.

Preisänderungen vorbehalten.

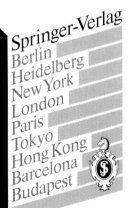

Springer-Verlag
Berlin
Heidelberg
New York
London
Paris
Tokyo
Hong Kong
Barcelona
Budapest